통증을 없애는

폼롤러 이완운동 치료

통증을 없애는

폼롤러 이완운동 치료

박정수 · 김민규 · 심재근 지음

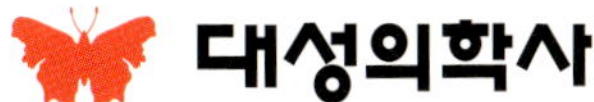

머리말

임상에서 운동과 관련된 상담, 처방, 치료를 하다보면 대사증후군, 근골격계 질환 및 기능장애의 진정한 원인에 대해서 고민하게 된다. 그러다 혈압, 혈당, 콜레스테롤이 올라가는 이유, 근골격계 질환이 생기게 되는 이유를 찾고 공부를 시작한다. 운동생리학, 병리학, 해부학과 같은 학문을 공부하다 보면 이러한 질환이 생기는 기전에 대해 배우게 된다. 그 이해를 바탕으로 임상에서 다양한 경험을 하다보면, 이러한 질환의 예방과 회복에 있어 가장 중요한 역할이 바로 올바른 움직임이라는 것을 깨닫는다.

정상적인 상태에서 움직임은 다양한 기능을 만들면서 일상생활을 할 수 있도록 도와준다. 그러나 사고로 인한 손상 또는 잘못된 움직임 패턴이 반복되면 움직임에 문제를 일으키고 이러한 움직임이 나타나는 부위에 부정적인 영향을 미치는 것은 물론, 이 움직임과 관련된 다른 부위에까지 영향을 주어 2, 3차적인 움직임 불균형을 만든다. 이로 인해 발생한 근골격계 질환은 운동과 일상생활의 활동량에 영향을 주어 대사증후군과 같은 내분비계 질환으로 이어진다.

결국 건강관리를 위해 움직임을 바로잡는 것이 무엇보다 중요하다고 할 수 있다. 그 방법에는 크게 약화된 근육을 강화시키는 것과 과긴장된 근육을 이완시키는 것이 있다. 통증이 있는 상태에서 움직임을 바로잡기 위해서는 근력의 증가도 중요하지만 근력을 증가시키는 과정에서 보상작용에 의한 또 다른 통증이 일어날 수 있기 때문에 긴장되어 있는 근육과 근막을 이완시키는 것이 무엇보다 중요하다. 이러한 근육과 근막을 이완시키는 방법에는 안마, 스포츠마사지, 롤핑 등 수기를 이용한 치료 방법이 있으나 최근에는 폼롤러와 마사지를 이용하여 근육과 근막을 스스로 이완하는 자가근막이완법(SMR, Self Myofascial Release)이 각광받고 있다.

움직임을 교정하기 위해서는 현재의 움직임에 대한 이해와 분석이 무엇보다 중요하다. 움직임 분석은 크게 전체적 관점의 움직임 분석과 부분적 관점의 움직임 분석이 있다. 전체적 관점의 움직임은 몸 전체의 움직임을 보고 그 안에서 나타나는 움직임을 분석하는 방법이다. 전체적 관점의 대표적인 움직임 분석 방법은 딥 스쿼트, 허들스텝, 인라인런지, 어깨 가동성, 레그레이즈, 몸통 안정성 푸시업, 회전 안정성의 7가지 동작으로 움직임을 평가하는 FMS(Functional Movement Screen)가 있고 부분적 관점의 움직임 분석에는 각 관절의 가동범위를 검사하는 관절가동범위검사(ROM, Range Of Motion) 방법이 있다.

전체적인 움직임 검사는 동작 하나에서 다양한 기능을 검사할 수 있다는 장점이 있으나, 해부학적 지식과 함께 풍부한 임상 경험이 있어야 정확한 분석이 가능하다는 단점이 있다. 반면 부분적 움직임 분석의 경우 각 관절에서 나타나는 문제점과 통증의 원인이 되는 근육에 대해 정확한 분석을 할 수 있다는 장점이 있으나, 비교적 시간이 오래 걸린다는 단점을 가진다.

『통증을 없애는 폼롤러 이완운동 치료』은 각 부위별 부분적 관점의 움직임 분석 방법인 관절가동범위검사를 바탕으로 통증의 원인이 되는 근육 및 근막에 대해서 평가한 후 자가근막이완법을 적용해 통증을 관리하는 방법에 대해서 쉽게 이해할 수 있도록 만든 책이다. 다양한 근골격계 질환으로 온몸이 아픈데 어떻게 관리를 해야 할지 모르는 분들과 임상 현장에서 통증을 관리하는 운동에 대해 고민하는 분들, 움직임을 교정하는 데 어려움을 느끼시는 분들에게 도움이 되길 바란다.

마지막으로 책을 내기까지 도움을 주신 많은 분들께 뭐라 감사의 말씀을 드려야 할지 모르겠다. 학부 시절부터 운동생리학을 바탕으로 운동 상황에서 인체의 변화의 과정에 대한 이해와 과학적 접근 방법을 알려주신 박동호 교수님과 지식을 바라보는 관점에 대해 알려주신 정동식 교수님, 건강한 삶을 위한 여가 관리의 중요성을 알려주신 박수정 교수님, 생활체육 1급 지도자 연수시절부터 ATP(All Training People)라는 이름으로 운동과 관련된 지식을 나누고 항상 발전된 방향성을 공유한 양호직 선생님께 감사의 말씀을 전한다. 함께 밸런스바디아카데미를 이끌어주면서 다양한 지식을 공유하고 지식의 확장에 도움을 주신 강영숙, 고현주, 김경훈, 김도환, 김민경, 김희수, 서영석, 윤영준, 이효성, 임상원, 임유신 최대석, 최우진, 황병철 선생님께도 감사의 말씀을 드리고 싶다.

그리고 책을 쓰는 과정에서 물심양면으로 도움을 주신 대성의학사 권오현 대표님과 촬영중 다양한 소도구를 제공해주신 밸런스바디 송창현 대표님, 부족한 내용을 멋진 디자인으로 이해하기 쉽게 편집해주신 김미애 편집장님, 사진을 고급스럽게 촬영해주신 김학선 작가님, 책의 모델이 되어주신 머슬매니아 이란희 선수에게 감사의 마음을 전한다.

2016년 8월

박정수, 김민규, 심재근

차례

4장 움직임을 위한 폼롤러 이완운동

5장 폼롤러 균형운동

1장

개론: 통증과 근육

1. 통증의 원인

현대를 살아가는 사람들 중에는 통증 없는 사람이 없을 정도로 많은 사람들이 크고 작은 통증에 시달리며 살아가고 있다. 많은 사람들이 통증으로 고통스러워하고 있지만 정작 이 통증이 왜 생기고 어떻게 관리해야 되는지에 대해서는 잘 모르고 있다. 통증이 발생하면, 원래는 아프지 않았는데 어느 날 갑자기 아프기 시작했다면서 목, 허리, 어깨, 무릎 관절 통증을 호소한다. 그러나 몸에서 갑작스러운 통증이 나타날 가능성은 굉장히 적다. 이전부터 몸은 문제가 발생한 부분에 대해 서서히 신호를 주고 있다.

신체는 생존의 관점에서 매우 효율적인 관리 시스템을 가지고 있어, 문제가 발생하기 전부터 더 큰 문제를 예방하기 위해 통증이라는 신호를 보낸다. 통증이라는 신호를 통해 2차적인 손상 및 손상을 일으키는 주원인으로 인한 문제발생을 억제하기 위해 시스템이 작동된다. 사람들은 이러한 신호를 받게 되면 가장 편한 방법으로 병원을 찾는다. 병원에서 진통제를 먹고 주사를 맞는 등 치료를 받는다. 문제는 이러한 과정에서 내성이 생겨 통증이라는 중요한 신호가 점차 줄어들고 문제의 발생을 알리는 경고시스템이 점점 가동이 되지 않는다는 데 있다. 맨 처음 발생하는 통증을 주의 깊게 관찰한 후 통증을 관리하면 더 큰 통증을 예방할 수 있지만, 편하게 병원에서의 루틴화된 치료에만 의존한다.

실례로 현대인 대다수는 허리에 통증을 느끼면서 살아간다. 허리 통증은 발생한 지 얼마 안 되었을 때는 간단한 스트레칭과 근막 이완운동을 통해서도 충분히 통증을 감소시키고 움직임을 개선할 수 있다. 그런데 몸에서 보내는 통증의 신호를 무시하고 스트레스를 주는 일상생활을 반복하면 어느 순간 몸은 통증에 점차 적응을 하고 통증에 대한 적응이 반복되면서 몸은 더 큰 통증에만 반응을 하도록 변하게 된다. 이 과정에서 더 큰 통증이 발생하면 병원에서 핫팩 마사지와 근육이완제 주사를 맞고 개선이 나타날 수 있다. 그러나 이러한 치료 후 움직임에 변화가 일어나지 않으면 통증의 악순환은 끝나지 않는다. 더 큰 통증에 대한 적응을 위해 수술을 선택하게 되고 이는 2차 수술, 3차 수술로 이어진다. 마지막에 가서야 운동과 움직임의 중요성에 대해 다시 인식하고 움직임과 운동의 중요성을 다시 깨닫게 된다.

통증은 인체에 있어 부정적인 것이 아니라 더 큰 문제를 알려주는 고마운 신호이다. 이러한 몸의 신호를 무시하면 결국 수술이라는 최악의 상황으로 이어진다. 수술로 통증이 사라진 것 같지만 실제 수술은 움직임에 또 다른 변화를 미쳐 더 큰 문제로 발전한다. 주변에 수술을 한 사람을 보면 알 수 있듯이 한 번 수술한 사람은 새로운 움직임에 대한 운동적 접근 없이는, 수술에 의한 움직임 변화로 인해 통증과 수술이라는 악순환의 고리를 만들고 만다. 이번 장에서는 통증의 중요성과 이러한 통증이 일어나는 원인에 대해 알아보도록 하자.

1.1 근골격계 통증의 원인

통증은 수용체를 지닌 특수한 신경에 대한 자극으로 인해 생기는 불쾌한 감각으로 정의된다. 일반적으로 통증은 통증 부위에 국한적으로 나타나며, 통증이 나타나는 부위에 따라 두통, 흉통, 복통, 요통 등으로 구분된다. 그러나 현대사회에 들어서 나타나는 대부분의 통증은 근골격계의 문제로 발생되고 있으며, 이러한 통증을 일으키는 요인으로는 잘못된 자세와 잘못된 움직임이 대부분이다. 그리고 잘못된 움직임의 반복으로 인해 발생하는 근육의 불균형과 긴장은 근막동통증후군(Myofascial Pain Syndrome)의 형태로 복합적인 통증을 일으키게 된다.

최근 근골격계 통증 중 가장 큰 비중을 차지하는 근막동통증후군은 발통점증후군(Trigger Point Syndrome)이라고도 하며 근육(Myo, Muscle)과 근육을 감싸고 있는 근막(fascia)의 병소에 기인하는 통증증후군(Pain syndrome)의 일종이다. 정상 상태의 근육에서는 긴장과 이완이 안정적으로 나타나지만 다양한 요인으로 인해 골격근의 발통점이 발생하면 불필요한 자극에 대한 과민부위가 발생하고, 장력을 형성하게 된다. 이 장력은 근막의 운동성을 떨어뜨리는 것은 물론 근막 주위의 신경, 혈관, 근육 또는 다른 신체 부위의 생리적인 움직임에 부정적인 영향을 미친다. 이는 결국 몸의 활동력을 떨어뜨리고 자세에 영향을 미쳐 통증의 악순환인 연관통(Reffered Pain)을 일으켜어 만성질환의 원인이 된다.

1.2 현대인 통증의 원인

기술이 발달하면서 현대인들에게 신체활동의 필요성이 많이 줄어들게 되었다. 이러한 신체활동의 감소는 일상생활에서 주로 사용되어야 할 근육의 사용을 줄인 반면 신체 내에서 안정과 균형을 담당하는 근육의 사용을 증가시켰다. 그 결과 신체의 근육 균형이 무너지면서 다양한 근골격계 질환으로 이어지고 있다. 현대인들에게 통증을 일으키는 원인에 대해서 알아보도록 하자.

1) 나쁜 자세

최근 대부분의 시간을 의자에 앉아서 생활함으로 인해 다양한 근골격계 질환이 증가하고 있다. 의자에 비스듬히 기대고 앉거나 다리를 꼬고 앉는 자세와 같이, 나쁜 자세는 골반에 영향을 미쳐 골반이 한쪽으로 뒤틀어지게 한다. 이렇게 틀어진 골반은 연결된 허리에 영향을 미쳐 허리에 통증을 주는 것은 물론, 어깨와 팔꿈치 같은 다른 관절에까지도 통증을 일으킬 수 있다(그림

1.1~1.3 참조).

2) 잘못된 움직임

정상적인 움직임에서 벗어난 관절은 근육긴장은 물론 관절 내 인대와 건에도 영향을 미친다. 정상적인 움직임에서는 관절 내 모든 조직이 연계성을 가지고 효율적인 움직임을 보인다. 그러나 정상에서 벗어난 움직임이 반복될 경우 이를 위해 인대와 건과 같은 연부조직에 스트레스가 발생한다. 이러한 스트레스가 반복되면 염증, 변성, 파열이 발생하여 통증으로 이어진다.

3) 부족한 근력

근육은 수축과 이완을 통해 움직임을 만드는 데 중요한 역할을 한다. 그런데 신체활동 감소로 인해 근육의 양이 줄고 근력이 약해지면 한쪽으로 힘의 균형이 깨진 상태에서 움직임이 발생하고, 이러한 움직임의 반복은 관절과 근육은 물론 뼈에도 스트레스를 준다. 그 결과 근육과 관절, 뼈에 다양한 형태의 통증을 유발한다.

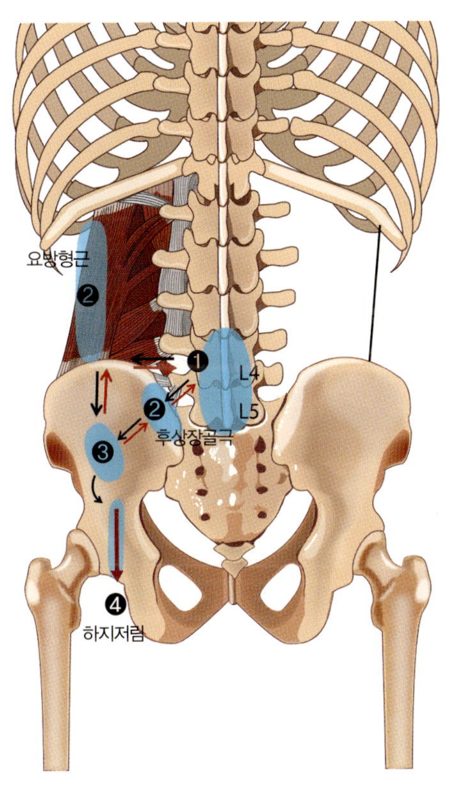

그림 1.1 요통의 진행과정

(1) 악화과정: ❶ 극돌기통증 → ❷ 후상장골극, 요방형근 통증 → ❸ 엉치 통증 → ❹ 하지저림
(2) 호전과정: ❹ 하지저림 → ❸ 엉치 통증 → ❷ 후상장골극, 요방형근 통증 → ❶ 극돌기 통증

❶ 요추의 횡돌기 사이의 간격이 좁아진다.
❷ 골반이 후하방변위(PI)로 틀어지며, 좌골결절이 반대편에 비해 높아진다.
❸ 대퇴골이 외반되면서 위로 올라가서 단족(短足)이 된다.
❹ 천추뼈도 같은 쪽으로 틀어진다.

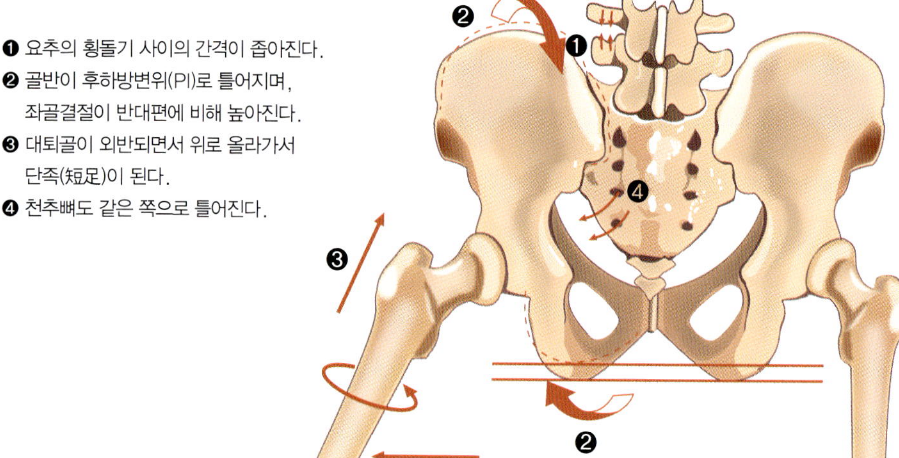

그림 1.2 요통의 진행과정(후면도)

❶ 횡돌기 사이의 간격이 좁아진다.
❷ 골반이 후하방변위(PI)로 틀어지며, 좌골이 들린다.
❸ 요추의 극돌기와 추체가 뒤쪽으로 후만(後彎)된다.
❹ 대퇴골이 외반되면서 위로 올라가서 단족(短足)이 된다.

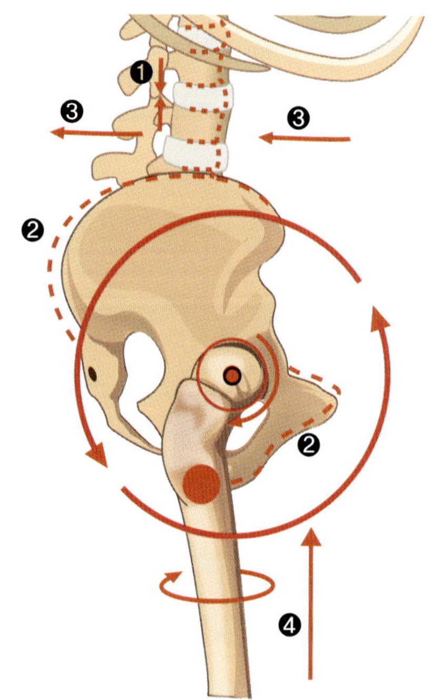

그림 1.3 요통의 진행과정(측면도)

4) 잘못된 영양섭취

영양분이 고르지 않고 편중된 영양섭취 또한 통증의 원인이 될 수 있다. 편향되고 몸에 맞지 않는 음식물 섭취는 소화기계에 스트레스를 줄 수 있다. 소화기계의 스트레스는 단순히 소화기계에만 문제를 발생시키는 것이 아니라 외부 기관에도 영향을 미친다. 예를 들어 잘못된 음식물 섭취로 인한 스트레스로 통증이 발생했을 경우, 이 통증으로 인해 자세가 구부러지고 이 때문에 전반적인 자세변형을 일으킬 수 있다.

1.3 일반적으로 발생하는 통증과 근육

많은 사람들이 두통, 목, 어깨, 허리, 무릎과 같은 관절에서 발생하는 수많은 통증으로 고생을 하고 있다. 이러한 통증을 일으키는 데 가장 큰 영향을 미치는 것이 바로 근육긴장이다. 근육이 긴장하면 주변 조직들은 긴장의 영향을 받아 압력, 장력과 같은 스트레스가 생기고 이로 인해 다양한 근골격계 질환이 발생하는 것이다. 지금부터 관절에서 발생하는 통증과 근육긴장의 관계를 알아보자.

1) 두통

목의 움직임을 관여하는 근육들은 대부분 직간접적으로 두개골과 연결선을 가지고 있다, 목의 움직임에 관여하는 근육들이 긴장하면 목뿐만 아니라 두개골에 영향을 미쳐 두통을 유발하게 된다. 최근 기술의 발달은 목의 스트레스를 증가시켜 목에 문제를 일으키는 원인이 된다.

- 두통의 예: 정두통, 편두통, 기혈성 두통, 소화성 두통 등

2) 목 통증

목은 7개의 경추로 이루어져 있어 고개를 들고, 숙이고, 돌리고, 옆으로 움직이는 등 다양한 움직임을 만든다. 그런데 이러한 움직임 중 목 근육이 긴장하면 근육의 균형이 깨진다. 근육의 불균형은 경추 움직임에 문제를 일으키고, 이러한 잘못된 움직임이 반복되면 목의 움직임에서 안정성을 담당하는 인대와 건은 물론 디스크에도 영향을 미쳐 다양한 경추 질환으로 이어진다.

- 경추질환의 예: 경추부척수증, 경추추간관절 질환, 경부퇴행성 질환, 경부신경근병, 경부염좌/좌상, 경추부협착증, 경부원인성 현훈, 후두신경통 등

3) 어깨 통증

어깨 관절은 밖으로 가슴근육, 등근육, 어깨근육으로 둘러싸여 있고, 안으로는 안정성을 담당하는 회전근개(Rotate Cuff)가 감싸고 있다. 그런데 어깨의 안정성을 담당하는 근육이 약해지면 어깨는 본래의 움직임에서 벗어나게 된다. 이렇게 잘못된 동작이 반복되면 근육긴장을 발생시키고 정상적인 움직임에서 벗어난 움직임을 반복하게 된다. 이는 근육 안과 밖, 그리고 좌우상하의 균형을 깨뜨려여 다양한 어깨 질환을 유발한다.

- 어깨 질환의 예: 어깨 통증, 오십견, 충돌증후군, 이두근/극상근 파열 등

4) 팔꿈치 통증

팔꿈치의 주요 기능은 팔을 구부렸다 폈다 할 수 있는 것인데 손바닥이 안쪽과 바깥쪽으로 돌아가게 하는 기능도 가지고 있다. 타이핑이나 가사노동과 같이, 손이 안쪽으로 돌아간 상태에서 반복적인 움직임을 할 경우 팔꿈치에 통증이 발생하고, 이것이 다양한 손목 질환으로 이어지기도 한다.

- 팔꿈치 질환의 예: 테니스 엘보, 골퍼스 엘보

5) 허리 통증

허리는 5개의 요추로 이루어져 있으며 몸의 기둥 역할을 하는 관절이다. 그런데 최근 좌업식 생활과 신체활동 부족으로 발생한 비만은 이러한 기둥 역할을 하는 관절에 영향을 미쳐 본래의 위치에서 벗어나 허리 특정 관절에 근육긴장을 유발시키게 되었다. 자세에 따라서 허리에 발생하는 스트레스가 다르게 나타나는데, 일반적으로 복부 근력의 약화, 허리 근력의 약화에 의해 발생되는 근육긴장으로 허리 통증이 발생한다.

- 허리 질환의 예: 요추 퇴행성 질환, 요부면관절병증, 요부신경뿌리병증, 요부 삠/긴장, 요부 척추용해증과 척추앞전위증, 요추관협착증, 천장골관절 기능장애

6) 엉덩이 통증

엉덩이 관절은 사람이 일어서는 데 가장 중요한 역할을 하는 관절이다. 그러나 최근 좌업식 생활과 활동부족은 엉덩이 근육의 사용을 감소시켜 엉덩이가 가지고 있는 본래의 움직임 기능을 잃어버리게 만들었다. 그 결과 엉덩이 바깥쪽에서 힘을 일으키는 근육인 둔근의 기능은 약화되고, 그 안에서 안정을 취해야 하는 근육인 이상근의 긴장은 증가되어 엉덩이가 저리는 등 엉덩이와 관련된 질환을 일으키고 있다.

- 엉덩이 질환의 예: 이상근증후근

7) 무릎 통증

무릎 관절은 신체가 활동할 때 안정적인 움직임을 만드는 데 중요한 역할을 하는 관절이다. 그런데 잘못된 자세로 인해 체중이 앞에 실린 상태로 반복적인 움직임을 하거나, 무릎이 안쪽으로 모이거나, 바깥쪽으로 벌어진 상태에서 잘못된 움직임이 반복될 경우 무릎에 스트레스가 올 수 있다. 이러한 무릎 스트레스는 다양한 무릎 질환의 원인이 된다.

- 무릎 질환의 예: 전방십자인대염좌, 후방십자인대염좌, 구획증후군, 무릎관절염, 무릎윤활낭염, 반월상연골판 손상, 무릎힘줄염 등

8) 발목과 발 통증

발목은 인체에서 제2의 심장이라 불리는 종아리 근육에 의해 대부분의 움직임이 이루어지는 관절이다. 발목 관절은 일상생활에서 가장 많이 사용되는 관절이나 노화와 잘못된 보행습관에 의해 움직임의 문제를 많이 일으키게 되는 관절 중 하나이기도 하다. 발목 관절의 가장 큰 문제는 평상시 정상적인 움직임이 사라져 올바른 근 수축과 이완이 발생되지 않다 발목 통증으로 이어진다

는 것이다.

- 발목 질환의 예: 아킬레스건염, 발목관절염, 발목과 발 윤활낭염, 발목염좌, 건막류/소건막류, 만성 발목불안정

2. 근육과 근막의 기능

지금까지 근육의 기능은 수축과 이완을 통한 움직임을 만드는 데에만 집중되었다. 그러나 근육은 수축과 이완 기능 외에 다양한 기능을 수행하는 인체의 근골격계 시스템이다. 근막 또한 근육을 감싸는 조직으로만 인식되었지만 최근에는 근막이 가지고 있는 부가적인 기능에 관심이 모아지고 있다. 지금부터 근육과 근막이 가지고 있는 기능에 대해서 알아보도록 하자.

2.1 근육 기능

1) 스트레스 반응

근육은 스트레스에 민감하게 반응한다. 이러한 반응은 몸을 보호하려고 만들어진 기전으로, 외부의 스트레스에 대하여 근수축을 통해 몸을 최대한 보호하는 반응이다. 이러한 반응의 예가 바로 스트레스를 받았을 때 뒷목이 당기는 현상이다. 위협을 받았을 때 고양이가 움츠리듯이 사람의 몸에서도 위협이 느껴졌을 때 동일한 인체 반응이 나타난다. 이러한 반응은 최근 정신적 스트레스가 육체적인 스트레스에 영향을 미치는 반응과 같다고 볼 수 있다.

2) 호흡 관여

호흡은 생명유지를 위해 필수적인 활동이다. 그런데 근육이 호흡에 관여한다는 점을 많은 사람들이 간과하고 있다. 잘못된 호흡은 호흡근에 불균형을 일으키고 그 영향으로 인해 외부의 체형불균형을 유발시킨다. 측만증과 같이 호흡 근육의 불균형이 심한 환자는 좌우의 폐기능이 다른 것은 물론 외형적인 모양도 다르게 나타난다. 잘못된 호흡의 영향은 내부 장기 및 근골격계 문제로 이어지기도 한다. 반면 정확한 호흡을 유지하는 운동은 호흡 외적으로 다양한 기능에 영향을 미친다.

3) 혈액순환의 펌프

혈액순환에 있어 가장 중요한 역할을 하는 것은 바로 심장이다. 심장은 근육으로 이루어져 있으며 혈액순환의 펌프로써 전신에 혈액을 순환시키는 역할을 한다. 또한 종아리 근육 역시 제2의 심장이라 불릴 정도로 혈액순환에 있어 중요한 역할을 한다. 종아리 근육 외에도 다양한 근육이 수축과 이완 과정을 통해 혈액순환 역할을 하게 된다.

4) 관절의 스트레스 관리

움직임을 일으킬 때 관절 내에서는 구르기, 돌기, 미끄러짐과 같은 관절 내 움직임이 발생한

다. 이러한 관절의 움직임은 근육을 이용한 움직임에 효율적인 안정성을 만들어주는 역할을 한다. 반면 잘못된 움직임은 이러한 관절의 움직임에 변형을 일으키는 것은 물론 인대와 건, 연골과 같은 관절 조직에 스트레스를 유발한다. 따라서 균형잡힌 근육 상태는 관절에서 발생하는 스트레스를 줄이는 역할을 하게 된다.

5) 체형 결정

체형은 골격의 위치에 따라 결정된다. 그런데 이러한 골격의 위치에 영향을 미치는 것이 바로 근육이다. 예를 들어 등을 웅크리고 어깨를 안쪽으로 움츠리면 어깨뼈는 안쪽으로 돌아간 상태가 유지된다. 이 자세가 반복되면 움츠리는 데 사용되는 근육은 긴장하고 그 결과 어깨가 안쪽으로 굽은 자세가 만들어진다. 움츠린 자세에 맞는 올바른 근육운동을 하면 건강한 자세를 만들 수도 있다.

6) 디스크 압력 조절

척추뼈 사이에는 섬유연골 관절로 이어주는 탄력이 있는 받침인 척추사이원판이 23개 존재한다. 잘못된 자세는 척추의 안정적인 균형에 영향을 미치는 근육의 불균형을 일으킨다. 그 결과 척추뼈가 틀어져 척추사이원판 사이에 압력 차이가 발생하고, 척추사이원판이 한쪽으로 튀어나와 신경을 누르면 디스크 질환이 발생한다.

7) 뼈 강화

근육의 수축과 이완이 일어나는 과정에서 근육뿐만 아니라 뼈에도 자극이 발생한다. 수축과 이완 과정에서 뼈는 중력에 의해 발생하는 스트레스와 함께 근육이 당기는 스트레스를 받는다. 예를 들어 팔굽혀펴기를 하면 근육은 자세를 유지하기 위해 수축 자극을 일으키고 뼈는 근육이 당기는 힘과 중력에 의해 발생되는 힘을 버티기 위한 스트레스를 받게 된다. 이 과정에서 발생하는 스트레스는 뼈를 더욱 강하게 만든다.

2.2 근막 기능

1) 근육의 형태를 유지

근막의 가장 기본적인 기능 중 하나는 움직임을 일으키는 근육의 형태를 유지시키는 것이다. 근육을 근외막, 근주막, 근내막으로 감싸고 근육이 서로 연계되어 효율적인 움직임을 가질 수 있게 만드는 것이 중요한 역할이라 할 수 있다. 그런데 잘못된 움직임과 근육긴장이 반복되면 이러한 근육을 감싸고 있는 근막에도 긴장이 유발되어 다양한 근골격계 통증을 일으키는 원인이 된다.

2) 움직임 효율성 증가

근막은 근육을 감싸는 기능 외에도 근막 안에 있는 근육의 압력과 부피를 조절함으로써 근육에서 발생하는 힘을 보조하는 역할을 한다. 근막에서 탄성과 신장으로 발생하는 압력은 근육이 수축할 때 더 큰 힘을 낼 수 있도록 도와준다. 또한 다양하게 연결되어 있는 근막의 연결은 움직임의 효율성을 극대화할 수 있는 구조를 만들어 에너지 효율성을 향상시킨다.

3) 기관의 위치 유지

근막은 근육뿐만 아니라 전신에 걸쳐서 연결되어 있는 하나의 연결망이다. 이는 모든 인체가, 정자와 난자가 결합한 하나의 세포에서 분열 과정을 통해 발달되었기 때문이다. 이전에는 근육과 신경, 혈관 등을 세분화시킨 관점에서 나누어 보았으나, 인체는 근막이라는 하나의 연결선을 가지고 연결된 하나의 복합체로 볼 수 있다. 이러한 근막은 전신의 연결성을 이루게 하는 기능과 함께 각 기관이 본래의 위치를 유지하여 제 위치에서 자기 역할을 할 수 있도록 도와준다.

4) 항상성과 면역 유지, 체온조절

근막은 인체의 틀을 형성할 뿐 아니라 조직과 기관 사이의 운동과 영양공급 과정에서의 윤활 작용을 한다. 또한 혈관과 신경들은 근막을 통하여 인체의 대사항상성을 유지한다. 그리고 침투한 세균과 같은 이물질 및 종양 등을 방어하는 작용을 하는 조직액과 림프의 흐름을 원활하게 하여 항상성과 면역을 유지시키는 역할을 한다.

5) 상처치료 역할

혈관은 근막을 통해 몸 안에서 혈액을 공급한다. 그런데 근막이 긴장하면 혈관을 수축시키게 되고 혈액공급에도 문제가 발생한다. 이로 인해 혈액에서 상처치료와 관련된 혈액 내 물질들의 공급에 차질이 빚어진다. 따라서 근막의 긴장을 이완시키는 것만으로도 혈액공급을 원활하게 만들어 상처치료에 도움을 줄 수 있다.

3. 근육긴장

근육의 이상과 변형된 상태를 이해하기 위해서는 근육의 정상적인 상태에 대한 이해가 필요하다. 일반적으로 근육의 경직은 정상적인 근육이 과도하게 긴장했을 때 발생한다. 근육긴장으로 인해 신체의 어느 부위에서도 경직이 발생할 수 있다. 이러한 근육긴장을 이해하기 위해 근육긴장과 관련된 용어의 정의와 특징을 먼저 살펴보자.

3.1 근육긴장의 이해

1) 정상 근육

정상 근육은 근육이 자연적으로 정상 상태의 길이, 긴장, 기능이 그대로 유지된 상태를 말한다. 정상적인 근육은 스트레칭을 할 때 근육의 길이가 이완되면서 유연성이 증가한다. 그러나 긴장된 근육은 길이가 이완되거나 유연성이 만들어지지 않아 근육의 불균형과 함께 부상의 위험성을 높인다. 이렇게 근육이 긴장된 상태가 유지된 경우 많은 근육이 사용되는 스포츠 활동은 물론 일상생활에서의 컨디션에도 영향을 미친다. 정상 상태의 근육에 폼롤러 근막 이완운동을 할 경우

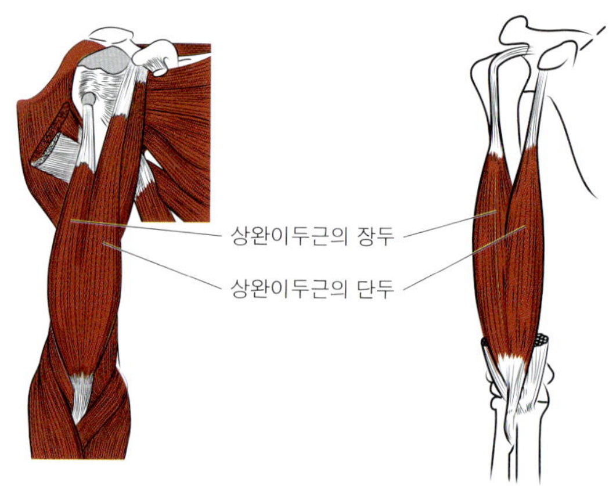

그림 1.4 상완이두근의 해부학

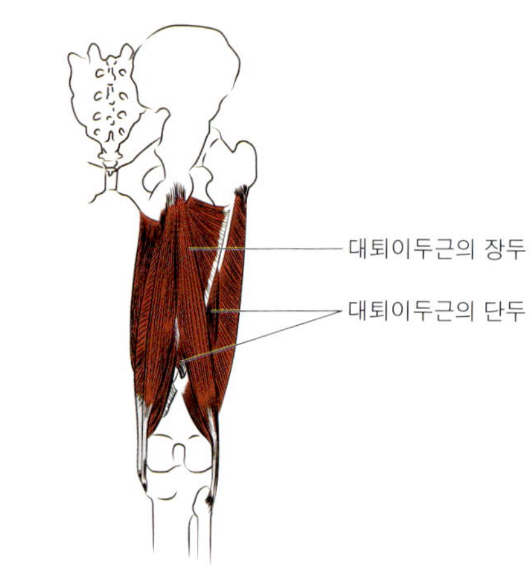

그림 1.5 대퇴이두근의 해부학

비교적 빠르게 근육이 이완된다. 정상 근육의 예로 팔을 펼 때 정상 가동범위(Range of Motion) 내에서 팔이 펴진다면 이때의 이두근(상완이두근[biceps brachii], 대퇴이두근[biceps femoris])(그림 1.4~1.5 참조)은 정상 근육이라 볼 수 있다.

2) 근육긴장

근육긴장은 근육의 톤이나 긴장이 정상보다 증가된 상태로 잘못된 자세를 유지할 경우 또는 일상생활에서 잘못된 움직임이 반복된 경우에 발생한다. 미세한 근육긴장은 전체 가동범위에서 약간의 불편함을 보이지만 근육활동과 근육의 움직임을 제한하지는 않는다. 근육 자체에 약간의 긴장을 유발시키기는 하지만 이러한 긴장은 노력에 따라 쉽게 이완할 수 있다. 그러나 이러한 상태에서 움직임을 가질 경우 근육이 단축된 것을 느낄 수 있다. 일례로 누워서 팔을 이완할 때 완벽하게 펴지지 않는다면 이때의 이두근은 근육이 긴장된 상태이다.

3) 과도한 근육긴장

과도한 근육긴장은 근육의 톤이나 긴장의 정도가 중간부터 심각한 수준에 이른 상태를 말한다. 장시간 동안 잘못된 자세나 과도한 근육 사용, 또는 부상의 영향을 받아 근육의 유연성이 떨어지고 움직임이 제한된 상태로, 근육섬유가 뭉쳐서 하나의 단단한 띠(taut band)를 형성한다는 특징을 가지고 있다. 과도하게 긴장된 근육은 이완시킬 때 통증을 수반하기 때문에 비교적 장기간의 이완 과정이 필요하다. 평상시에도 팔이 구부러진 느낌이 든다면 이때의 이두근은 과도하게 긴장된 상태일 것이다. 근육이 과도하게 긴장되어 있을 경우 제한된 움직임과 유연성의 상실에 대해 인지하지 못하고 잘못된 움직임을 반복하여 부상으로 이어진다는 특징이 있다.

4) 뇌와 과도한 근육긴장

뇌는 신체의 통제센터로 모든 신체의 움직임을 지시하는 역할을 한다. 뇌가 모든 움직임을 조절하는 과정에서 근육은 신체의 안정을 유지하고, 외부의 자극을 인식하는 역할을 한다. 안정을 유지하고 외부자극에 의한 부상을 방지하기 위해 신체는 일정한 생리적 작용에 반응한다. 이러한 반응을 위해 뇌는 근육의 수용체에 이러한 수축의 신호를 전달하고 이 과정에서 척추와 척추신경에 연결되어 있는 근육센서와 상호작용을 일으키게 된다. 근육센서는 근육의 길이 변화, 변화의 비율, 근육긴장을 감지하고 이러한 자극을 뇌로 전달하게 되는데, 이러한 정보를 받은 뇌는 자세의 안정성과 체내 스트레스를 최소화하기 위해 반대편 근육에 적합한 조절을 위한 신호를 다시 보낸다.

이 과정에서 잘못된 움직임과 자세는 뇌에서 보내는 근육수축 신호에 오류를 만들어 과도하게 활성화되거나 근육 내에서 과도한 수축자극이 반복되게 만든다. 이러한 근육수축과 관련된 오류는 근육긴장을 유발하고 그 결과 근육의 유연성을 감소시킨다. 이러한 신체적 변화는 동작을 수행할 때 발생하는 불편을 없애는 과정이나 보상작용과 같은 다양한 이유로 발생하는데, 문제는 이렇게 긴장된 근육이 인체 전반에 여러 가지 부정적인 영향을 미친다는 것이다.

잘못된 움직임과 자세는 근육을 긴장시키고 이렇게 긴장된 근육은 체내의 안정성, 유연성, 움직임제한, 자세불균형 등을 가져와 부상의 위험성을 높인다. 그리고 이 과정에서 발생한 근육긴장은 정도에 따라 미세한 긴장과 극도의 긴장으로 구분되고, 기간에 따라 단기적인 긴장과 만성적인 긴장으로 구분된다.

3.2 근육긴장의 원인

1) 자세불균형

신체는 오랜 시간 동안 안정된 자세를 유지하기 위해서 가장 편안한 자세를 찾는다. 문제는 근력이 약화되면 편안한 자세를 유지하기 위해 잘못된 자세를 반복하게 된다는 데에 있다. 그 결과 긴장된 근육은 짧아지고 약화된 근육은 늘어나게 된다. 자세불균형에 따른 근육의 불균형은 다양한 통증으로 이어질 수 있다. 따라서 근육긴장의 위험을 낮추려면 잘못된 자세를 피해야 한다.

2) 혈액순환 문제

근육활동 감소로 인해 이완된 근육은, 잘못된 자세나 근육의 불균형과 마찬가지로 혈액의 흐름을 제한시킬 수 있는 원인이 된다. 근육은 혈액의 펌프 역할을 하는데 근육이 이완할 때 혈관 안의 혈액이 차오르고, 수축할 때 혈액의 순환을 촉진시키는 역할을 한다. 그런데 근육이 과도하게 이완되거나 긴장하면 근육에 의해 혈관은 경직되어 혈액의 흐름에 문제가 생긴다. 이러한 혈액순환의 문제는 근육 내 부산물을 생성하고 근육에 신선한 공기를 공급하는 데 문제를 일으키게 된다. 그 결과 또 다른 근육의 긴장을 유발하는 원인이 된다.

3) 장시간 자세 긴장

오랜 기간 동안의 자세 긴장 상태를 유지하면 근육조직에는 미세한 손상이 발생한다. 이러한 손상이 발생할 때 근육은 이런 미세한 손상으로부터 보호하고 추가적인 손상을 방지하기 위한 방어적인 수축활동을 하게 된다. 그런데 문제는 이러한 손상방지를 위한 수축 과정이 반복적으로 발생하면 근육긴장이 유발된다는 점이다.

4) 반복적인 움직임

반복적인 움직임은 자주 사용되는 근육을 긴장시키고 반대편 근육을 약화시킨다. 또한 장시간에 걸친 근육의 과사용과 반복적인 이완활동은 부적절한 인체역학 부하를 유발하고 불필요한 스트레스를 증가시킨다. 불필요한 스트레스를 받는 과정에서 근육은 과도한 부하를 받거나 조절할 수 없는 움직임을 만들게 되는데, 이러한 부하와 움직임은 또 다른 근육의 긴장으로 전이된다.

5) 급성 손상

인체는 부상과 같은 스트레스 자극이 발생되었을 때, 손상을 최소화하기 위해 순간적인 근수축긴장을 통해 반사적으로 반응한다. 그런데 이러한 손상을 최소화하려는 반사적인 근수축 긴장이 손상을 입은 부위에서 발생할 경우 이차적인 손상을 미쳐 치유와 회복을 방해한다. 따라서 급성손상에 의한 반사적인 근수축 긴장은 이차적인 손상을 일으키는 원인이 되고, 이와 관련된 근육의 긴장을 증가시키며 잠재적인 통증과 근육긴장의 원인이 된다.

6) 만성 부상

인체는 부상을 당하면 부상 부위를 보호하고 안정화시키기 위해 주변 관절을 정상 범위에서 벗어나게 만드는 보상적인 움직임을 반복하게 된다. 이러한 보상적인 움직임은 보상작용에 주가 되는 근육의 사용을 증가시키고 그 결과 근육긴장을 유발한다.

7) 관절의 불안정

관절 내에서 반복적으로 발생하는 과도한 움직임은 관절의 주변 연부조직을 이완시켜 관절의 불안정을 만든다. 그 결과 관절의 부족한 안정성을 강화하기 위해 관절 주변의 근육들이 긴장하게 된다. 이렇게 잘못된 움직임의 반복으로 발생되는 관절의 불안정성을 안정적으로 유지하기 위해 주변 근육의 긴장이 유발된다.

8) 관절의 통증

관절에서 통증이 발생하면, 근육은 통증 부위를 보호하기 위해 방어적으로 수축 활동을 하게 된다. 이러한 관절의 통증을 낮추기 위한 방어적인 근육수축이 반복되면 근육은 반복적인 긴장을 유발시키고 그 결과는 근육의 긴장으로 이어진다.

9) 영양과 수분 부족

근육이 수축하기 위해서는 에너지가 필요하다. 체내에서 에너지를 만들기 위해 가장 기본적으로 필요한 것은 에너지원, 물, 산소이다. 그런데 충분한 에너지원과 수분이 공급되지 않는다면 근수축 과정에 문제가 발생하고 그 결과 근육긴장이 유발될 수 있다.

10) 스트레스

신체는 스트레스를 받으면 본능적으로 근육수축을 통해 신체를 방어하는 메커니즘을 가지고 있다. 이러한 무의식 상태에서의 스트레스에 의한 근육수축의 반복은 근육긴장을 유발시켜 다양한 근골격계 질환으로 이어진다.

11) 온도

인체는 환경에 적응하는 능력을 가지고 있는데, 인체가 낮은 온도에 노출되면 체온유지와 에너지 절약을 위해 근육수축을 한다. 추운 날씨에 온몸을 떠는 것도 이러한 이유에서다. 이를 통해 열 생성과 더불어 체내 열손실을 최소화하기 위한 반응이 나타나는데 이런 체온조절을 위한 근육 활동이 반복되면 근육을 긴장시키는 활동이 증가한다.

3.3 근육긴장의 영향

근육긴장은 움직임에 있어서 하나의 무거운 고무줄이라 할 수 있다. 근육이 긴장하면 본래의 움직임에 제한이 생기고, 이러한 움직임의 변화는 다른 움직임에 영향을 주어 하나의 제한이 아닌 여러 가지 움직임과 통증에 영향을 미친다. 이번 장에서는 이러한 근육긴장이 인체에 어떠한 영향을 주는지 알아보도록 하겠다.

1) 통증유발점

반복적인 근육긴장은 근육과 근육을 감싸는 근막에 과부하를 누적시켜 근육과 결체조직에 염증을 발생시키고, 이로 인해 짧아진 근육은 근육긴장대(taut band)를 형성하게 된다. 이러한 근육긴장대는 압력에 대한 통증을 일으키는 것은 물론 주변 통증과 멀리 있는 곳의 통증이 발생시키는 방사통(referral pain)을 일으켜 다양한 근골격계 질환의 원인이 된다.

2) 신체의 보상작용과 움직임 대체

보상작용은 본래 사용되는 근육이 아닌 다른 근육을 활성화시켜, 비슷하지만 전혀 다른 잘못된 움직임을 만드는 역할을 한다. 정상 움직임에서 손상이 발생하면 인체는 효율적인 보상 움직임을 통해 손상된 조직이 스트레스를 최소화한 상태에서 움직이도록 만든다. 그러나 이러한 보상작용으로 사용이 증가된 근육은 긴장을 하게 되고, 사용이 감소한 근육은 근육약화가 나타난다. 이러한 보상작용의 반복은 근육긴장을 일으키고 보상작용을 가중시키는 원인이 된다.

3) 유연성 감소

과도한 근육긴장은 근육을 이완하는 기능과 함께 관절의 가동성을 제한해 유연성을 감소시킨다. 유연성의 감소는 신체가 움직이는 동안 관절 가동범위(ROM, Range Of Motion)를 줄어들게 만들고, 그 결과 정상적인 인체역학과 움직임 패턴을 변화시킨다. 이렇게 변화된 인체역학과 움직임 패턴은 움직임의 보상작용을 유발하고 이는 통증으로 이어진다.

4) 근육경련

근육은 수축하기 위한 역치점 이상의 자극이 발생하였을 때 수축이 이루어진다. 그런데 근육이 과도하게 긴장을 하면 근육수축을 위한 역치점에 가까운 미세한 근수축자극이 발생하는데, 이로 인해 근육이 긴장된 상태에서 미세하게 수축과 이완을 반복하는 경련이 발생한다.

5) 근육기능 이상

근육이 긴장함으로써 본래 가지고 있던 움직임에서 벗어나 정상적으로 작동하지 않는 경우 근육의 보상작용으로 근육긴장이 일어나고, 이 과정에서 근육센서는 잘못된 정보를 전달해 근육의 불안정성을 일으킨다. 불안정성을 극복하기 위해 근육은 제어와 안정성을 유지하기 위한 근육의 긴장을 유발한다. 이러한 반응이 반복되면 근육의 과도한 긴장이나 부상으로 이어진다.

6) 근육불안정

상호억제법칙에서 움직임을 일으키는 주요 근육(주동근)이 수축하면 반대편 근육(길항근)은 휴식을 취한다. 그러나 짧아지고 긴장되어 불균형을 이루는 근육은 반대편 근육이 늘어나는 이완작용에 영향을 미친다. 긴장으로 인해 경직된 근육과 이완된 근육의 영향으로 근육은 불안정성이 증가하고 근육의 불균형을 증가시킨다.

7) 근육불균형

근육이 긴장되면 긴장된 근육 쪽으로 향하는 움직임은 쉽지만 반대편에서의 움직임은 어려워지고 약화가 나타난다. 그 결과 긴장이 나타나는 근육은 사용빈도가 높아져 길이가 짧아지는 반면, 사용빈도가 낮아 약화된 근육은 길이가 늘어나게 된다. 그 영향으로 근육의 불균형이 나타나고 이는 또 다른 근육긴장과 약화의 악순환으로 이어진다.

8) 염좌

염좌(sprain)는 다양한 근육은 물론 뼈를 연결하는 인대, 근육과 뼈를 연결하는 건과 같은 결합조직에서 발생한다. 염좌는 관절을 지지해주는 인대가 외부충격 등에 의해서 늘어나거나 일부 찢어지는 경우를 주로 말하며, 근육이 충격에 의해서 늘어나거나 일부 찢어지는 경우도 염좌

(strain)라고 한다. 반복적인 근육긴장은 근육의 유연성을 감소시키고 외부에서 강제적인 움직임이 발생되었을 때 근육과 건에 염좌의 발생 위험성을 높인다.

9) 건 관련 질환

지나치게 경직된 근육을 늘리기 위해 스트레칭을 할 경우 긴장된 근육과 근막으로 인해 효율적인 근육신장이 이뤄지지 않는다. 지나치게 긴장된 근육은 스트레칭을 할 때 과도한 긴장으로 늘어나지 않는 근육을 대체하기 위해 근육과 뼈를 이어주는 건에서 발생하는 스트레스를 증가시킨다. 그 결과 건에서 발생하는 스트레스가 증가하고 건 관련 질환의 위험성을 높인다.

10) 관절의 압박

지나치게 긴장된 근육은 뼈와 뼈를 이어주는 관절의 압박을 증가시킨다. 관절 사이의 압력이 높아진 경우 움직임이 발생할 때 관절 표면과 연골의 변성을 만드는 스트레스를 증가시켜 관절의 퇴화를 촉진시킨다. 이렇게 관절의 압박이 높아진 상태에서 움직임이 반복되면 관절염으로 이어진다.

11) 관절의 부하

움직임은 관절 내에서도 발생한다. 긴장된 근육은 관절 내 움직임의 부조화와 함께 움직임 비대칭을 일으켜 불균형적인 부하로 인한 스트레스를 일으킨다. 이러한 관절 내의 움직임 부조화는 근육의 수축활동에도 영향을 미치게 된다. 이러한 관절 내의 잘못된 움직임이 반복되면 관절의 스트레스로 이어진다.

12) 신경의 압박

신경은 뼈는 물론 근육 사이를 지나서 다양한 외부 정보를 뇌에 전달하고 뇌의 명령을 각 조직으로 전달하는 역할을 한다. 그러나 지나치게 긴장된 근육은 근육 주변을 지나가는 신경과 신경혈관의 가지를 압박할 수 있다. 이렇게 신경이 압박되면 저리거나 당기는 느낌이 든다.

13) 피로

과도하게 긴장된 근육은 경직되어 근육의 수축을 촉진하고 과사용을 유발한다. 증가된 근육수축과 과사용으로 인해 근육은 정상 근육에 비해 더 많은 수축이완이 반복되고, 근섬유에도 긴장이 발생한다. 긴장된 근육은 정상적인 에너지 대사가 이루어지지 않아 정상 근육에 비해 근피로도가 더 높고 빠르게 나타난다.

3.4 근육긴장의 이완 방법

근육긴장은 장시간 잘못된 자세, 급성과 만성 손상, 움직임의 제한과 같은 다양한 이유로 발생한다. 이러한 근육긴장은 근육의 불균형과 근육불안정, 인대와 건의 손상은 물론 관절에 문제를 일으켜 다양한 근골격계 질환을 일으키는 주원인이 된다. 이러한 근육긴장을 이완시키면 앞서 설명한 문제를 해결하는 데 도움을 주는 것은 물론, 움직임의 개선 등 다양한 효과를 가져온다. 근육과 근막을 이완시키는 것만으로도 다양한 근골격계 질환의 개선효과가 나타나기 때문에 운동치료사, 물리치료사, 지압요법사, 마사지 치료사들은 근육과 근막을 이완하는 다양한 근막이완기법을 사용하고 있다. 이번 장에서는 이러한 근막이완기법에 어떠한 방법들이 있는지 알아보도록 하자.

1) 능동적 이완 방법

능동적 이완 방법(ART, Active Release Techniques)은 근육에 압박을 가해 움직임 제한을 만든 상태에서 근육이 늘어나는 움직임을 통해 근육을 이완시키는 방법이다. 신체 내 근육불균형에 의해 만들어진 근육긴장을 이완하거나 부상에서 만들어진 흉터조직(scat tissue)을 이완하기 위해 능동적 이완 방법을 사용할 수 있다. 긴장된 근육을 이완하는 사람은 자신의 신체를 이용하여 근섬유의 착점과 기점에 평행한 방향으로 근육을 이완시킨다. 근육의 방향에 맞춰 저항을 제공한 상태에서 근수축을 유발시킴으로써 근육유연성 및 관절의 가동성을 높이는 데 효율적이라는 장점이 있지만 시술자 없이 혼자서 이행할 수 없다는 단점을 가지고 있다.

2) 수동적 이완 방법

수동적 근막이완 방법(PRT, Passive Release Techniques)은 스스로 근막을 이완하는 것이 아니라 물리치료사나 지압요법사, 마사지 치료사들이 근육과 근막을 이완해주는 방법이다. 능동적 이완 방법과의 차이는 움직임이나 신체의 움직임 없이 근막이완을 실행하는 사람의 손이나 근막이완 도구를 사용한다는 것이다. 수동적 이완 방법에는 손을 이용해서 근육을 부드럽게 풀어주는 마사지, 도수 치료기구인 그라스톤(graston)을 이용하여 손상조직과 근막기능저하를 효과적으로 제거하는 그라스톤기법, 침을 이용하여 긴장된 근육을 풀어주는 침술 등이 있다. 수동적 이완 방법은 단시간에 효율적으로 근막과 근육을 이완시키는 장점을 가지고 있지만 하는 사람에 따라 효과 면에서 차이가 나타나며 긴장된 근육의 이완만 이루어지기 때문에 이완 후 다시 긴장된다는 단점을 가지고 있다.

3) 폼롤러 이완운동법

폼롤러 이완운동법(Foarm Roller Release Exercise)은 폼롤러를 이용하여 근육과 근막을 이완하는 운동 방법으로 원통 모양의 폼롤러를 이용하여 긴장된 근육과 근막을 이완하는 운동 방법이다. 통증의 원인이 되는 근육과 근막에 폼롤러를 위치한 상태로 다양한 방법을 통해 근육과 근막을 이완시키는 것으로, 다른 이의 도움 없이 혼자서 근육과 근막을 이완시킬 수 있다는 장점을 가지고 있다. 또한 이완 과정에서 근육수축과 함께 근육의 움직임을 일으키기 때문에 이완 효과와 함께 움직임의 개선을 가져오는 효과가 있다. 그러나 폼롤러 이완운동을 처음 할 때 난이도 조절에 실패하면 근육긴장을 가져와 통증을 증가시킬 수도 있으므로 적절한 난이도를 선택하는 것이 중요하다.

2장

폼롤러 이완운동

1. 폼롤러

폼롤러는 무게가 가볍고 충격흡수력이 좋은 고급 스펀지나 공기를 주입할 수 있는 방법으로 만들어진 원통 모양의 소도구이다. 다양한 두께와 길이의 원통형 관으로 만들어져 있으며 전체 혹은 부분이 폼으로 되어 있다. 자기근막이완을 하기 위해 마사지볼, 지압공, 스틱, 마사지봉 등과 같은 다양한 도구가 있다. 이러한 자기근막이완 도구 중 최근 폼롤러가 가장 주목받는 것은 스스로 움직이는 근육활동과 함께 근육 이완을 하는 것은 물론, 본인이 난이도를 조절해서 적당한 강도를 조절할 수 있기 때문이다. 폼롤러를 이용하면 긴장된 근육을 효과적으로 이완시킬 수 있다.

2. 폼롤러의 종류

폼롤러의 종류는 크기, 두께, 경도, 내구성 등에 따라 구분된다. 크기는 일반적으로 짧은 60cm와 90cm의 긴 폼롤러가 있는데 길이에 따라 용도와 휴대의 편의성이 달라진다. 두께의 경우 자극 부위에 따라 다르게 사용할 수 있으며 경도와 내구성에 따라 압력 정도를 조절할 수 있으므로 사용 목적에 따라 적합한 폼롤러를 선택하여야 한다.

2.1 길이에 따른 폼롤러의 종류

폼롤러의 길이에 따라서 접촉 면적과 안정성이 달라질 수 있다. 운동 목적에 따라 적당한 길이의 폼롤러를 선택하면 균형 운동과 근막이완운동 시 효율성을 증대시킬 수 있다. 길이에 따른 폼롤러의 특징은 다음과 같다.

1) 긴 폼롤러(90cm)

- 매우 안정적이고 좀 더 훌륭한 지지와 조절을 가능하게 한다.
- 길이에 맞춰서 누울 수 있다.
- 다양한 스트레칭을 하거나 코어 안정성 운동을 수행할 수 있다.
- 균형성 운동을 수행할 때 다양한 자세를 취할 수 있다.
- 접촉면이 넓어서 넓은 면적의 근막이완운동을 할 수 있다.

2) 짧은 폼롤러(60cm)

- 휴대가 편하다.
- 운동할 때 비교적 작은 공간을 차지면서 운동할 수 있다.
- 누워서 하는 균형성 운동에 제한이 있다.
- 접촉면이 좁아 넓은 면적의 근막이완운동을 할 때 제한이 있다.

2.2 두께에 따른 폼롤러의 종류

폼롤러의 두께에 따라 압력과 안정성 자극이 다르게 나타난다. 폼롤러의 두께에 따른 특징을 알고 목적에 맞춰서 사용하면 근육과 근막을 효율적으로 이완시키는 것은 물론 대상자의 균형 능력에 맞춰 균형운동을 할 수 있다. 직경에 따른 폼롤러의 특징은 다음과 같다.

1) 두꺼운 폼롤러

두꺼운 폼롤러는 근육과 근막을 이완할 때 통증이 적게 나타나고 안정성이 높은 상태에서 균형운동을 할 수 있다. 비교적 낮은 강도에서 신체 위치와 척추 정렬을 최적화할 수 있고 신체의 전반적인 컨디션 상승에 도움을 준다. 두꺼운 폼롤러는 얇은 폼롤러에 비해 접촉 면적이 넓기 때문에 균형운동을 할 때 안정성이 높은 상태에서 균형성을 향상시킬 수 있다. 또한 접촉 면적이 넓어 압력이 분산된 상태에서 근육과 근막을 이완하여 상대적으로 통증이 적은 상태에서 근육과 근막을 이완할 수 있다.

2) 얇은 폼롤러

얇은 롬롤러는 크기가 작아서 휴대가 편한 장점을 가지고 있다. 또한 두꺼운 폼롤러에 비해 접촉 면적이 좁아 균형운동을 할 때 비교적 난이도가 높은 상태의 운동을 할 수 있고, 근육과 근막의 이완운동을 할 때는 면적당 높은 압력이 집중되어 좀 더 깊은 이완운동을 할 수 있다는 장점을 가지고 있다. 따라서 두께가 얇은 폼롤러는 두꺼운 폼롤러를 사용한 후 난이도를 높이는 방법으로 사용하는 것이 좋다.

2.3 밀도에 따른 폼롤러의 종류

1) 부드러운 폼롤러

부드러운 폼롤러는 근육긴장이 심하고 압통을 많이 느끼는 대상자가 이완운동을 할 때 적합하다. 부드러운 재질로 인해 폼롤러 이완운동을 할 때 발생하는 스트레스가 상대적으로 적어서, 긴장이 심하고 폼롤러 이완운동을 할 때 통증을 많이 느끼는 대상에게 적합하다. 그러나 부드러운 만큼 근육과 근막을 효율적으로 이완하지 못한다는 점과 함께 사용에 따른 모양 변형이 쉽게 나타나는 단점이 있다.

2) 중간 폼롤러

중간 밀도의 폼롤러는 딱딱한 폼롤러와 부드러운 밀도의 폼롤러 사이 밀도의 폼롤러라 할 수 있다. 부드러운 폼롤러에서 딱딱한 폼롤러로 넘어가기 전 중간 밀도의 폼롤러를 근육 상태에 맞춰서 사용하면 효율적인 근육과 근막 이완을 달성할 수 있다.

3) 딱딱한 폼롤러

밀도가 높아 딱딱한 폼롤러의 경우 폼롤러 이완운동을 할 때 압박이 높아 강도 높은 이완을 할 수 있다는 장점을 가진다. 이렇게 딱딱한 폼롤러의 경우 통증에 대한 민감도가 떨어진 사람이나 통증이 나타나지 않는 매우 긴장된 근육과 근막을 이완시킬 때 적합하다. 그리고 밀도가 높기 때문에 장시간 사용해도 폼롤러의 변형이 크게 나타나지 않는다는 장점을 가지고 있다. 그러나 통증이 심하거나 근육이 약한 상태에서 사용할 경우 근육손상으로 이어질 수 있다는 단점을 가진다.

3. 폼롤러 이완운동

일상생활에서 발생하는 다양한 근육긴장은 폼롤러를 이용한 근막이완운동을 하여 이완할 수 있다. 폼롤러 이완운동은 일반적인 스트레칭과 마사지에 비해 움직임을 이용하여 근육과 근막을 더욱 효율적으로 이완하고 통증을 개선하는 방법이다. 이번 장에서는 이러한 폼롤러로 근육과 근막을 이완하는 방법에 대해서 알아보도록 하자.

3.1 폼롬러 이완운동의 정의

일반적으로 근육긴장은 더 큰 이차적인 손상을 방지하기 위해서 발생한다. 문제는 이러한 근육긴장 때문에 잘못된 움직임이 발생하고 이것이 만성적인 근골격계 질환으로 이어진다는 것이다. 폼롤러 이완운동은 이러한 만성적인 근골격계 질환의 원인이 되는 근육긴장을 폼롤러를 이용하여 효율적으로 이완시키는 운동법으로, 근육통증으로 인해 발생하는 다양한 근막통증후군을 해결하는 데 도움을 준다.

3.2 폼롤러 이완운동의 주의사항

- 중력에 의해 목이 늘어지지 않게 한다.
- 척추와 골반, 어깨가 틀어지지 않은 상태에서 한다.
- 복부의 긴장이 풀려 배가 나오지 않은 상태에서 한다.
- 허리에 긴장이 풀려 허리가 처지지 않은 상태에서 한다.
- 관절에 스트레스를 주는 자세를 피해서 한다.
- 체중을 이용하여 적절한 압박을 취할 수 있는 자세를 유지한다.
- 호흡은 편안한 상태에서 정상적으로 한다.
- 압통이 75~50% 감소될 때까지 한다.
- 통증이 심할 경우 장시간 폼롤러 이완운동을 삼간다.

3.3 폼롤러 이완운동의 기본 사용법

근육은 고유감각수용기를 통해서 일정한 근육 길이를 유지하려는 성질을 가지고 있다. 그러나 잘못된 동작과 자세, 스트레스 등은 이러한 근육에 긴장을 유발시켜 통증을 일으킨다. 근육에 일정한 압력을 지속적으로 주면 근육의 길이를 감지하는 근방추(muscle spindle, 그림 2.1)와 근육의 장력을 감지하는 건방추(golgi tendon Organs, 그림 2.2)의 상호작용으로 인해 근육은 이완하게 된다.

1) 정지 상태로 이완하기

폼롤러를 이용한 근육과 근막 이완운동을 할 때 통증이 느껴지는 일정한 포인트에 압력을 발생시켜 유지하면 앞서 말한 근방추와 건방추의 상호작용으로 인해 근육의 이완이 발생한다. 이렇

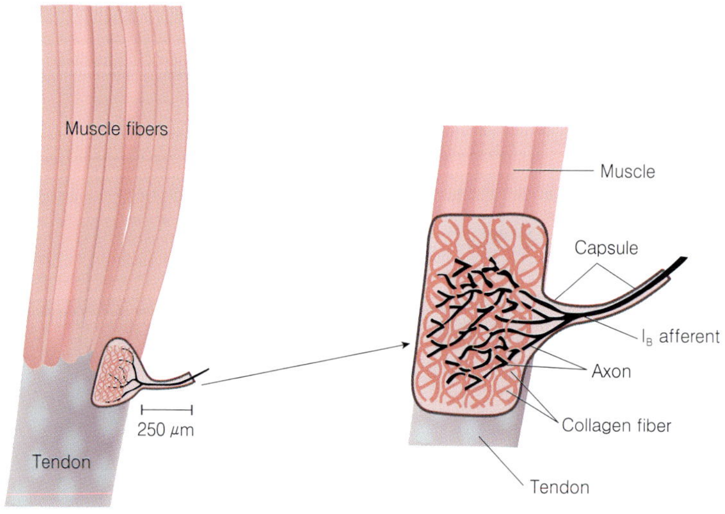

그림 2.1 근방추의 구조

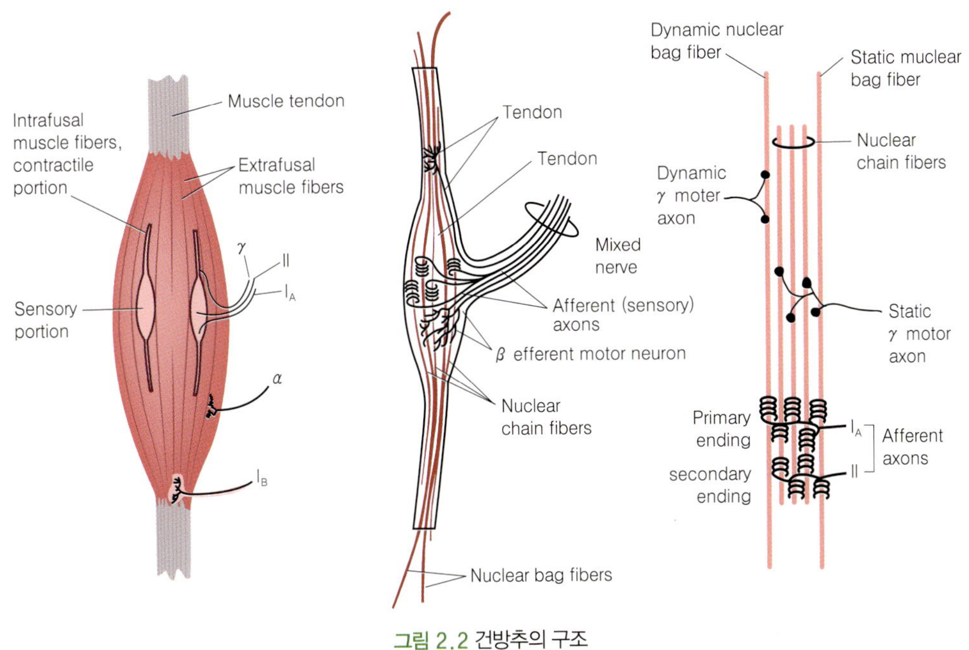

그림 2.2 건방추의 구조

게 이완된 근육은 신체가 정상적인 움직임을 할 수 있도록 도와주며 통증을 개선시킨다.

2) 폼롤러 방향으로 굴리면서 이완하기

폼롤러는 원통 모양으로, 굴릴 수 있도록 만들어졌다. 폼롤러 이완운동을 할 때 폼롤러 위에 긴장된 근육을 올려놓고 폼롤러가 굴러가는 방향에 맞춰서 위아래로 굴리는 동작을 하면 근육과 근막에 마사지 효과가 나타나 좀 더 효율적인 이완운동을 할 수 있다.

3.4 폼롤러 이완운동의 응용 사용법

1) 지그재그 기술

자세를 조절하는 능력에 따라서 점진적으로 이완을 달성할 수 있다. 이러한 조절 방법 중 하나가 지그재그 기술이다. 지그재그 기술은 폼롤러를 굴리는 상태에서 이완시키고자 하는 근육의 주변 3분의 1을 먼저 굴리면서 이완한 후, 반대편 3분의 1을 굴리면서 이완하는 것이다. 그 후 긴장된 근육을 이완시킴으로써 스트레스가 적은 상태에서 폼롤러 이완운동을 하는 기술이다. 이 기술을 사용할 때 통증 지점에 대해 인지해야 하기 때문에 근육감각이 증가된 시점에 사용할 수 있다.

2) 압박 기술

폼롤러를 이용하여 압박을 하면 근육에 공급되는 혈액을 제한할 수 있다. 이 과정에서 인체는 혈액공급이 부족한 부위에 혈액을 더 보내기 위한 생리활동을 하게 된다. 이때 압박을 제거하면 더 큰 혈액순환을 일으켜 문제가 되는 근육의 혈액순환을 촉진할 수 있다. 이 기술을 체력이 약하고 혈액순환이 좋지 못한 대상자에게 할 경우 순환장애를 일으킬 수 있으므로 조심해서 사용해야 한다.

3) 교차마찰 기술

근육섬유와 수직이 된 상태에서 폼롤러로 이완시키는 기술이다. 근육에 따라서는 이 방법이 더욱 효과적으로 근육 이완을 달성할 수 있다. 그러나 무리하게 할 경우 근육긴장을 악화시키고 염증을 일으킬 수 있으니 강도조절에 더욱 신경을 써야 한다.

4) 전신이완 기술

특정 근육을 이완시킬 수도 있지만 경우에 따라서는 여러 근육을 복합적으로 이완시킬 수 있다. 이러한 전신이완 기술의 경우 한꺼번에 여러 근육을 이완시킬 수 있다는 장점이 있으나 난이도가 높고 효율성이 떨어진다는 단점도 있다.

5) 수축이완 기술

폼롤러 근막 이완운동을 할 때 이완되는 근육의 반대편 근육을 수축하면 효과를 높일 수 있다. 폼롤러로 이완시키는 근육은 단축된 반면 반대 근육은 약화되어 있다. 따라서 폼롤러 이완운동 시 반대 근육을 수축하면 약화된 근육을 강화시키는 자극을 발생시켜 더욱 효과적인 폼롤러 이완운동을 할 수 있다.

3.5 강도조절 방법

폼롤러 이완운동을 너무 높은 강도로 하면 근육긴장을 발생시켜 통증을 증가시키고, 너무 낮은 강도로 하면 운동의 효율성이 떨어진다. 이렇듯 강도조절에 따라서 이완의 효과는 다르게 나타난다. 따라서 적합한 강도를 설정해주는 것이 무엇보다 중요하다. 이러한 폼롤러 이완운동의 강도조절 방법에는 폼롤러 두께, 길이, 밀도, 접촉 면적, 지지 면적, 속도, 스트레칭 등 다양한 요인이 있다. 이러한 요인을 조절하는 방법에 대해 알아보면 다음과 같다.

1) 강도를 약하게 조절하는 방법

긴장이 심하고 통증이 있는 근육과 근막을 이완할 때 높은 강도에서 하면 더 큰 근육긴장을 유발시켜 통증으로 이어진다. 따라서 근육긴장이 심하고 통증이 나타날 경우 폼롤러 이완운동의 강도를 낮춰서 해야 좀 더 효율적인 근육과 근막의 이완을 달성할 수 있다. 강도를 약하게 조절하는 방법은 다음과 같다.

- 긴장된 근육에 가벼운 스트레칭을 한 후 폼롤러 이완운동을 한다.
- 부드러운 폼롤러를 사용하여 운동할 때 눌리는 압력을 감소시킨다.
- 두꺼운 폼롤러를 사용하여 면적당 압력을 줄인다.

- 길이가 긴 폼롤러를 이용하여 안정성이 높은 상태에서 폼롤러 이완운동을 한다.
- 체중부하를 손과 발, 무릎, 팔꿈치 등으로 지지하여 부하를 감소시킨다.
- 바닥에 닿는 기저면을 증가시켜 안정성을 높인 상태에서 한다.
- 폼롤러와 접촉 면적을 넓게 한 상태에서 한다.
- 속도를 빠르게 하여 눌리는 압력이 생기는 시간을 줄인 상태에서 한다.
- 운동 시간을 짧게 나눠서 하고 여러 부위로 나누어서 한다.

2) 강도를 증가시키는 방법

통증민감성이 떨어지고 체력이 좋은 상태일 때 낮은 강도의 폼롤러 이완운동을 할 경우 효율성이 떨어진다. 따라서 통증이 없고 체력이 좋은 상태의 경우 폼롤러 이완운동의 강도를 높여서 해야 좀 더 효율적으로 근육과 근막의 이완을 달성할 수 있다. 강도를 증가시키는 방법은 다음과 같다.

- 딱딱한 폼롤러를 사용하여 눌리는 압력을 증가시킨다.
- 얇은 폼롤러를 사용하여 면적당 압력을 높여서 한다.
- 길이가 짧은 폼롤러를 이용해 안정성을 낮춘 상태에서 폼롤러 이완운동을 한다.
- 손과 발, 무릎, 팔꿈치 등의 지지를 제거하여 부하를 증가시킨다.
- 바닥에 닿는 기저면을 감소시켜 안정성을 낮춘 상태에서 한다.
- 폼롤러와 접촉 면적을 좁게 한 상태에서 한다.
- 속도를 느리게 하여 눌리는 압력이 생기는 시간을 늘린 상태에서 한다.
- 신체의 일부를 올려서 무게를 높인 상태에서 한다.
- 폼롤러 이완운동을 길게 하고 특정 부위를 집중해서 한다.

4. 폼롤러 이완운동의 효과

폼롤러 이완운동을 하면 움직임이 제한되었던 관절의 움직임이 증가하고 통증이 개선되며 자세가 교정되는 등 다양하고 긍정적인 신체의 변화를 가져오게 된다. 이러한 변화에 가장 큰 영향을 미치는 것이 바로 근육 이완이다. 이렇듯 폼롤러 이완운동은 다양한 근육의 긴장으로 발생되는 통증 해결은 물론 의료비용 감소와 운동 수행능력 향상과 같은 부가적인 변화를 낳는다. 이러한 폼롤러 이완운동의 효과는 다음과 같다.

4.1 통증관리 효과

사고가 아닌 일상에서 발생하는 대부분의 통증은 근육의 긴장으로 만들어진 잘못된 움직임에 의해 발생한다. 이러한 통증의 대부분은 근육이 이완됨으로써 개선될 수 있는데, 폼롤러 이완운동은 이러한 근육긴장을 이완시켜 다양한 이점을 가져온다.

1) 손상 후 회복 촉진

근육에서 발생하는 통증은 일반적으로 근육긴장의 정도에 따라 다르게 나타난다. 폼롤러 이완운동을 하면 근육긴장을 풀어주고 회복을 촉진하는 등 움직임의 증가와 함께 혈액의 흐름을 돕는다. 이러한 자극은 통증의 개선과 함께 움직임 회복에 도움을 줄 수 있다. 특히 부상을 당한 부위는 손상이 회복되었을 때도 손상 부위를 반사적으로 보호하는 수축 반응이 일어나는데 이러한 근육수축 반응은 오히려 혈액순환을 억제시켜 회복에 방해가 된다. 폼롤러 이완운동은 이러한 반사적인 근수축 반응을 억제시켜 스트레스를 줄이고 회복 및 통증 개선에 도움을 줄 수 있다.

2) 통증의 원인점 제거

잘못된 움직임을 반복하면 근육은 과도한 움직임을 발생시키는 부위에 근육긴장대를 형성한다. 긴장된 근육은 압박에 의해 통증이 만들어지는 통증유발점(Trigger Point)을 만든다. 통증유발점에서 발생하는 통증은 움직임을 제한해 잘못된 보상 움직임을 만들고, 정상적인 움직임에서는 사용되지 않던 근육의 과도한 사용으로 이차적인 근육긴장을 유발한다. 이때 발생되는 근육긴장으로 인해 다른 부위에 통증을 생성하는 방사통(Referral Pain)이 만들어진다. 실례로 두통의 경우 목근육긴장이 원인이 되어 발생하는데, 목근육의 긴장은 두개골의 압박을 증가시키고 이로 인해 두통이 발생할 수 있다. 폼롤러 이완운동은 근육을 이완시킴으로써 방사통에 의한 통증을 제거하는 것은 물론 이 방사통의 원인이 되는 통증유발점을 이완시킴으로써 다양한 통증의 원인을 제거하는 데 도움을 준다.

3) 만성통증 관리

손상에 의해 문제가 발생된 부위에 적절한 치료가 이루어지지 않으면 손상 부위의 영향으로 움직임에 변화가 생긴다. 이러한 움직임의 변화는 만성적인 통증과 손상의 위험성을 높이는 요인이 된다. 폼롤러 이완운동을 하면 만성통증의 원인이 되는 근육과 근막을 이완시킴으로써 만성적으로 발생하는 통증을 제거하고 근육손상의 위험성을 낮추는 데 도움이 된다.

4) 손상 치료 보완

손상 근육에서는 더 큰 손상을 예방하기 위해 수축반응이 일어난다. 그런데 이러한 지속적인 근육긴장은 손상된 근육에 지속적으로 부하와 스트레스를 주고, 근육에 영향을 미쳐 염증반응을 일으키게 된다. 폼롤러 이완운동은 근육긴장을 이완시킴으로써 근육긴장에 의해 발생하는 염증반응을 줄이는 데 도움을 줄 수 있다. 그러나 염증 반응이나 통증이 심할 경우 오히려 근육긴장을 유발시켜 상태를 악화시킬 수 있으니 주의해서 사용해야 한다.

4.2 인지를 통한 이차적인 손상 예방

폼롤러 이완운동을 통해 문제를 발생시키는 원인이 되는 비정상적인 근육을 확인할 수 있다. 신체 상태에 맞춘 폼롤러 이완운동은 과도하게 긴장된 근육을 이완시켜 부상의 잠재적 위험을 차단한다. 근육이 긴장되어 있더라도 통증이 나타나거나 근육긴장을 인지하지 못할 수 있다. 그러나 폼롤러 이완운동은 이렇게 인식되지 않은 긴장과 통증에 대한 인지력을 높여 이차적인 손상을 예방하는 데 도움을 준다.

1) 긴장된 근육인지

대부분의 부상들은 긴장된 근육과 관련하여 발생한다. 긴장된 근육에 의한 잘못된 움직임이 반복되고 이 과정에서 인대와 건이 손상된다. 폼롤러 이완운동은 폼롤러를 굴리면서 이완시키는 활동을 통해 평소 긴장되어 있는 근육을 인지할 수 있다. 이와 같이 평상시 인지하지 못한 근육긴장을 파악함으로써 부상의 위험을 최소화할 수 있다.

2) 문제 위치 파악

폼롤러 이완운동으로 통증을 통해 문제를 인지하기 전에 근육긴장을 파악할 수 있다. 신체는 손상을 일으키는 정도의 자극이 발생하였을 때 통증이라는 신호로 위험을 알린다. 그러나 이러한 자극보다 낮은 수준의 긴장에 대해서는 문제를 알리는 신호를 보내지 않는다. 폼롤러 이완운동을 하면 이러한 문제발생 이전에 근육긴장을 인지함으로써 문제가 나타나기 전에 해소할 수 있다. 이를 통해 손상에 대한 예방은 물론 효율적으로 근골격계 질환의 확대를 방지할 수 있다.

3) 재발하는 손상 예방

재발하는 손상의 특징 중 하나는 이전에 손상을 일으켰던 상황과 유사한 상황에서 발생한다는 것이다. 예를 들어 발목을 접질리면 회복이 된 후에도 유사한 상황에서 발목을 다시 접질리기 쉽다. 이러한 손상이 반복적으로 나타나는 이유는 손상에 의해 약해진 근육은 강화되지 못한 반면 반대쪽 근육은 지속적으로 긴장된 상태가 유지되기 때문이다. 폼롤러 이완운동은 반대쪽의 긴장된 근육을 이완시킴으로써 재발되는 손상을 예방하는 데 도움을 줄 수 있다.

4) 골격계 질환 예방

폼롤러 이완운동은 문제가 되는 특정 근육을 이완시키는 것은 물론 다른 부위에서 나타나는 문제나 더 큰 범위의 문제를 확인하는 데 도움을 준다. 근육통은 다른 근육에 영향을 미쳐 근육불균형과 통증을 일으키는 움직임을 제한시켜 근육약화를 초래한다. 발목 또는 손목같이 상대적으로 작은 관절의 움직임에 제한이 생기면 골반, 무릎, 허리와 같이 몸의 축이 되는 관절에 영향을 미치고, 이것이 결국 요통, 무릎 통증, 골반 통증으로 이어질 수 있다. 그런데 폼롤러 이완운동을 하면 이러한 작은 관절에서 문제를 일으키는 근육을 파악하여 보상적인 움직임을 제거함으로써 더 큰 근골격계 질환을 예방할 수 있다.

4.3 운동 수행능력 향상

폼롤러 이완운동은 운동 수행능력과 관련하여 다양하고 긍정적인 영향을 줄 수 있다. 폼롤러를 통해 근육과 근막을 이완시키면 관절의 가동범위가 증가되고 이로 인해 근력, 근지구력, 유연성, 평형성, 순발력, 민첩성과 같은 체력적 요인에 영향을 미쳐 운동 수행능력을 향상시킬 수 있다.

이러한 운동 수행능력의 향상은 스포츠 종목에서 스포츠 관련 기능을 극대화시킨다.

1) 유연성 증가와 효율적인 근피로 개선

폼롤러 이완운동은 근육과 근막의 긴장을 이완시킴으로써 사실상 근육의 유연성을 향상시킨다. 잘못된 움직임과 무리한 스포츠 활동은 근육긴장을 유발시켜 관절이 움직일 수 있는 관절 가동범위를 감소시킨다. 그러나 긴장된 근육에 폼롤러 이완운동을 하면 근육을 이완시켜 관절 가동범위를 증가시킨다. 이렇게 향상된 유연성은 폼롤러 이완운동을 통해 장시간 동안 유지된다. 유연성이 향상된 근육은 운동과 관련된 부상의 위험성을 최소화하는 것은 물론 근육의 혈액순환을 촉진해 운동 후 근피로 회복에도 도움을 준다.

2) 근육 발달과 근력 및 근지구력 증가, 파워 향상

근육을 수축시키기 위해 움직임을 일으키는 주동근과 이를 반대편에서 조절하는 길항근이 참여한다. 그런데 긴장되어 있는 근육이 길항근으로 작용하면 근육의 수축과 이완 과정에서 근육의 발달을 저해하는 요인이 될 수 있다. 경직된 길항근은 주동근의 수축 활동을 억제시켜 근육발달을 저해하는 역할을 한다. 이 과정에서 길항근의 경직된 근막은 주동근의 움직임을 제한시켜 주동근의 근육성장에 부정적인 영향을 미친다. 이러한 근육성장 방해는 근력과 근지구력 및 파워에 영향을 미친다. 그러나 폼롤러를 이용하여 근육과 근막을 이완하면 이러한 문제점을 개선시키는 것은 물론 운동할 때 가동범위를 증가시키고, 다양한 범위에서의 근수축 활동과 함께 가동성이 넓은 운동을 가능하게 하여 다양한 근육성장의 자극을 줄 수 있다. 폼롤러 이완운동은 근수축할 때 방해요인이 되는 길항근의 긴장을 제거하여 근지구력과 근력, 파워의 향상에도 도움을 준다.

3) 균형성 향상과 안정성의 극대화

폼롤러 이완운동은 긴장된 근육을 이완함으로써 근육의 균형을 유지시키는 데 도움을 준다. 폼롤러를 통해 근육과 근막이 이완되면 근육을 수축하는 조절 능력, 주동근과 길항근의 균형을 맞추는 균형성, 균형을 맞추기 위해 상호작용을 하는 고유감각수용체의 기능을 높여 신체의 안정성과 균형성을 향상시킨다. 특히 잘못된 자세에서 발생하는 근육긴장을 이완할 경우 신체적 균형성을 높여 전반적인 기능 향상에 도움을 준다.

5. 통증을 없애는 폼롤러 이완운동과 관련된 연구

통증을 없애는 폼롤러 이완운동은 스스로 근육과 근막을 푸는 운동인 자가근막이완법(SMR, Self Myofascial Release Technique)의 한 형태이다. SMR은 미국마사지치료협회(American Massage Therapy Association)에서 마사지의 효과로 이야기하는 근육의 긴장과 경직 완화, 부종 및 근육 통증, 경련 감소, 관절의 유연성 및 관절 가동범위 증가, 긴장 근육과 인대 염좌의 빠른 치유, 심지어 운동기능 강화의 효과가 나타난다. 또한 근막이완법(MFR, Myofascial Release)은 연부조직 유착 및 통증 완화, 조직의 압통, 부종, 염증 감소, 근육 회복력 향상과 동일한 효과를 가져오는 것으로 알려져 있다.

SMR의 효과는 마사지와 유사하여 생리학, 심리학, 생체역학, 신경학적 메커니즘에 긍정적인 영향을 미친다. 생리적으로는 근육의 점탄성 변화와 미토콘드리아의 생합성을 증가시키고 혈액 흐름 증가, 혈관 신생 및 혈관 내피 성장인자 증가 등의 변화와 함께 근육 염증을 감소시키며 조직의 유전자 발현 및 호중구 수치를 증가시킨다. 심리적으로는 불안을 감소시키고 기분을 좋게 만들어 휴식과 같은 심리적 혜택을 줄 수 있다. 또한 생체역학에서는 근육의 유연성 향상을 통해 움직임 효율성이 증가하고, 신경학적으로는 바른 자세를 만들어 신경의 통로가 확보됨으로써 신경전도율을 높일 수 있다고 운동전문가들 사이에서는 이야기되고 있다. 그러나 이러한 효과는 마사지의 효과로 인해 발생된다고 유추되는 것이고 폼롤러와 관련된 직접적인 연구자료는 많지 않다.

5.1 폼롤러 기전에 관련된 연구

폼롤러 이완운동의 기전에 관련된 연구도 진행되었는데, 토끼를 대상으로 신장성 운동(EEX, Eccentric exercise) 후 마사지와 같은 압력 부하(MLL, Massage-Like compressive Loading)를 실시한 연구에서 그 기전을 설명하고 있다(Butterfield, 2008). Haas(2013a)의 연구에 따르면 EEX 직후 MLL을 실시하였을 때와 신장성 운동 후 48시간 이후 MLL을 실시하였을 때 둘 다 근육과 관절 기능에서의 회복이 나타났다. 그러나 EEX 직후 실시한 MLL의 근육에서 호중구의 더 큰 감소와 대식세포의 침윤과 같은 이득이 통계적으로 유의하게 나타났다. Haas(2013b)의 또 다른 연구에서는 MLL의 강도와 빈도의 증가 모두에서 역학적 특성의 회복이 증가되었으나 로딩시간(15분 vs 30분)에서 근육섬유 손상을 감소시키기 위한 MLL의 조직학적 증거에서는 특별한 차이가 없었다. MLL이 일회성과 누적일 때 모두 운동을 한 근육의 점탄성 특성에 영향을 미친다는 것은, 반복적인 마사지는 한 번 하였을 때보다 추가적인 이득이 나타남을 의미한다(Haas, 2012). 이러한 연구결과는 비록 사람에게 한 것은 아니지만, 폼롤러와 같은 MLL이 근육 이완에 영향을 주고 반복적으로 하였을 때 추가적인 효과가 나타남을 의미한다.

5.2 폼롤러 효과와 관련된 연구

Schroeder(2015)의 〈Is self myofascial release an effective preexercise and recovery strategy?〉라는 제목의 리뷰 논문은 폼롤러와 관련된 연구 진행상황과 효과에 대해서 이야기한다. 이 연구에서는 2014년 PUBMED, EBSCO, MEDLINE, EMBASE and CINAHL 네 개의 연구 검색 사이트에서 'self myofascial release', 'foam rolling', 'roller massage', 'myofascial release foam roller'로 검색해 찾아낸 연구 중 총 9개의 연구를 선정하였다.

이 논문에서 6개의 연구는 폼롤러와 관련된 것이었고, 3개의 연구는 롤러마사지에 대한 것이었다. 이들 연구의 주제에 따른 분류에서는 폼롤러를 이용한 관절 가동범위(ROM, Range Of Motion)와 관련된 연구가 6개, 수행능력 및 힘의 발현과 관련된 연구가 5개, 근육통 및 피로와 관련된 연구가 2개, 폼롤러의 압력에 관한 연구가 1개, 상완-발목 맥파 속도(baPWV, brachial-ankle pulse wave velocity), 혈압, 심박수, 플라즈마, NO 농도에 관한 연구가 1개로 ROM과 관련된 연구가 가장 많이 나타났다. 또한 근육 형태로 구분된 연구에서는 햄스트링 6개, 대퇴사두근 5개, 장경인대(ITB) 4개, 엉덩이 내전근 2개, 종아리/비복근 2개, 승모근 2개, 둔근 1개과 광배근 1개 등으로 나타났다.

1) 관절 가동범위에 대한 효과

자가근막이완(SMR)에 따른 ROM의 변화에 대한 연구는 근육 부위에 따라 둔부, 대퇴사두근, 햄스트링 및 종아리에서 진행되었다. Halperin(2014), MacDonald(2014), MacDonald(2013), Mohr(2014), Sullivan(2013)의 다섯 연구에서는 각각 서로 다른 프로토콜을 이용하고 개입한 후 다른 시간을 적용하였으나 폼롤링과 롤러마사지의 효과로 ROM이 모두 증가한 것으로 나타났다. 그러나 지연성 근육통(DOMS, Delay Onset Muscle Soreness) 유발을 위해 스티프 레그 데드리프트를 하고 48시간 후 햄스트링에 10분 간 롤러마사지를 한 Jay(2014)의 연구에서만 ROM의 변화가 보이지 않았다.

SMR로 폼롤러를 사용한 3개의 연구에서는 SMR을 한 후 ROM이 증가하였다. MacDonald(2013)의 연구는 대퇴사두근의 폼롤링이 2분과 10분 후 ROM을 10도와 8도로 통계 면에서 의미 있게 증가시켰고, MacDonald(2014)의 연구에서는 폼롤러 SMR 운동 후 수동적 ROM과 동적 ROM이 증가하였다. 또 다른 연구인 Mohr(2014)의 연구에서는 정적 스트레칭과 폼롤링을 비교하였는데, 모두에서 수동적 힙 굴곡 ROM이 통계적인 변화를 보였다. 또한 두 가지 운동을 동시에 하였을 때 통제집단에 비해 통계적으로 더 큰 ROM의 증가가 나타났다.

롤러마사지를 사용한 두 연구에서는 각각 ROM의 증가한다고 하였다. Halperin(2014)은 종아리 마사지롤러의 사용이 참여 즉시, 그리고 10분 후의 ROM을 증가시키는 것을 발견했다. Sullivan(2013)은 롤러마사지 사용 후 햄스트링의 ROM에서 4.3% 증가하였으며 10초의 롤링 시간이 5초의 롤링에 비해 ROM이 증가한 것으로 나타났다. 그러나 Jay(2014)의 연구에서는 롤러마사지 후 햄스트링 ROM 직후, 10분, 30분과 60분으로의 변화에서 차이가 나타나지 않았다.

이러한 연구결과를 종합해볼 때 폼롤러 이완운동은 ROM의 증가에 긍정적인 영향을 주는 것으로 보이며 짧은 시간보다 긴 시간 하였을 때 더 큰 효과가 나타나는 것을 알 수 있다.

2) 신체 수행능력(Perfomance)과 관련된 폼롤러 연구

SMR 운동 후 수행능력의 변화와 관련된 연구는 Halperin(2014), Healey(2013) MacDonald(2014), MacDonald(2013), Sullivan(2013)에 의해서 진행되었다. MacDonald (2013)와 Halperin(2014)의 연구에서 폼롤링과 롤러마사지는 수직 점프와 최대 자발적 수축(MVC, Maximal Voluntary Contraction)에 긍정적인 영향을 준다고 하였고, Healey(2013)와 MacDonald(2014), Sullivan(2013)의 연구에서는 근육 수행능력의 변화가 없는 것으로 나타났다.

MacDonald(2013)의 연구결과에서는 폼롤링의 결과로 근육의 수행이 증가한 것으로 나타났다. 이 연구에서 허벅지와 둔근의 폼롤링은 통제 그룹과 폼롤링 후를 비교해보았을 때 수직 점프가 24시간(폼롤링 0%, 통제 -6%), 48시간(폼롤링 1%, 통제 -5%), 72시간(폼롤링 0%, 통제 0%)에 나타났다. 근육의 수축하려는 성질이 증가되지 않고 폼롤링에 의해 수직 점프가 증가하는 이러한 결과는, 폼롤링으로 인해 신경자극이 억제되었고 연결조직에서 구심성 수용체로부터 더 원활한 반응이 나타났기 때문이다(Barnes 1997, Connolly 2003, Saxton 1995). 또한 Halperin(2014)은 롤러마사지의 효과를 확인하기 위해 종아리에 롤러마사지를 하였는데, 롤러마사지 사용 즉시와 10분 후 정적 스트레칭과 비교하였을 때 최대 힘 출력이 통계적으로 더 증가했다고 하였다.

반면 Healey(2013)와 MacDonald(2014)의 연구에서는 근육의 수행에 변화가 없는 것으로 나타났다. Healey(2013)가 폼롤러를 사용한 그룹과 등척성 운동의 조건을 맞추기 위해 한 플랭크 운동을 한 그룹의 네 가지 운동 테스트(수직 점프 높이, 파워, 등척성 힘, 민첩성 테스트)에서 유의한 차이가 나타나지 않았다. MacDonald(2014)는 폼롤러 및 통제 조건에서 대퇴사두근 최대 자발적 수축을 측정하였을 때 모두에서 유사한 양의 힘을 생산할 수 있는 것으로 나타났다. 이러한 결과를 통해 폼롤링은 수행에 영향을 주지 않는다고 해석할 수 있다. 폼롤러 이완운동에 따른 MCV와 관련된 연구가 진행되었는데 Sullivan(2013)은 햄스트링에 롤러마사지를 한 후 MVC 힘의 변화를 찾을 수 없었다고 하였다. 그러나 MacDonald(2014)의 연구에서 폼롤링 후 24시간과 48시간 후 수직 점프 높이가 증가했다는 연구결과는, 마사지의 효과로 인해 수직 점프의 높이가 증가한 연구에 의해 지지를 받고 있다(Mancinelli 2006, Willems 1990). 흥미로운 것은 수행력의 변화가 나타나지 않는 연구에서도 ROM 향상이 나타났다는 점이다(Healey 2013, MacDonald 2014, Sullivan 2013). ROM의 증가에도 불구하고 수행능력의 감소가 나타나지 않은 것은 임상적으로 유용할 수 있다.

특이한 사항은 SMR을 적용한 후 수행능력 측정의 증가를 발견한 연구에서, Halperin(2014)은 SMR 적용 시간을 최소 90초(30초 3세트), MacDonald(2014)는 1분 2세트를 적용하였으나 수행능력의 변화가 없었던 Healey(2013)와 Sullivan(2013)의 연구에서는 SMR 적용 시간을 30초보다 적게 하였다. 이로써 수행능력의 성능 이점이 시간의 영향을 받을 수 있음을 알 수 있다.

이러한 연구결과를 종합해보면 폼롤러와 롤러마사지를 이용한 SMR은 충분한 자극 시간을 주었을 때 수행능력과 MVC에 긍정적인 영향을 미치는 것은 물론, 수행능력의 변화 없이 ROM을 증가시킴으로써 수행능력 향상을 위한 도움을 줄 수 있음을 알 수 있다.

3) 근육통과 관련된 연구

근육통과 관련된 연구를 한 사람으로는 MacDonald(2014)와 Jay(2014)가 있는데 둘의 연구 모두에서 근육통을 감소시켰다. MacDonald(2014)는 폼롤링을 이용하였고 Jay(2014)는 롤러마사지를 이용하여 근육통의 변화를 평가하였다. MacDonald(2014)는 폼롤링 후 10회 10세트 스쿼트 프로토콜을 하였을 때, 허벅지와 둔부 근육 통증이 24시간(폼롤링 543%, 통제 714%), 48시간(폼롤링 414%, 통제 807%), 72시간(폼롤링 243%, 통제 607%)으로, 폼롤링을 한 그룹에서 통증이 적게 나타났다. Jay(2014)는 10회 10세트 스티프레그 데드리프트를 하고 48시간 후에 처치한 그룹에서 통제 그룹에 비해 통계적으로 햄스트링 통증의 감소와 압통 역치의 증가를 발견하였다. 두 연구는 모두 저항 훈련(스쿼트 혹은 스티프 레그 드리프트)을 통해 지연성 근육통(DOMS, Delay Onset Muscle Soreness)을 유발시킨 후 SMR을 하였을 때 근육통이 감소되었다. 이러한 연구결과는 폼롤러와 롤러마사지를 이용한 SMR이 근육 통증을 감소시켜 신장성 운동(EEX, Eccentric exercise)을 한 후 DOMS 회복에 도움이 될 수 있음을 강하게 시사한다.

이러한 통증 감소와 관련한 몇 가지 이론이 있는데, 한 이론에서 폼롤러는 근육과 결합조직 특성 변화의 기전과 같이 DOMS 관리에 효율적인 운동장비(Connolly 2003, Crane 2012, Jone

1987)를 이용하여 회복률을 향상시킴으로써 통증을 감소시킨다(MacDonald 2014). Hernandez-Rief(2001)와 Weerapong(2005)의 이론에서는 압력 자극으로 변화된 부교감 신경 활동은 코티솔의 감소를 포함한 호르몬 수준에 변화를 야기하여 피로의 인식 결과를 감소시킨다고 하였다. Agren(1995)과 Lund(2002)의 이론에서는, 마사지와 같은 터치는 감소된 억제 경로의 활성화에 의해 중뇌의 중간뇌수도관 주변 플라즈마 및 중앙 회백질로 내생 옥시토신의 분비를 촉진시켜 기계적 통각 과민을 줄인다고 하였다. 또한 Lökekn(2009)은 부드러운 브러시 스트로크의 긍정적인 자극이 무수 기계적 수용기(C-tactile)를 활성화시킬 수 있어 긍정적인 것으로 인식하고 근육통을 완화하는 데 도움이 될 수 있다고 하였다.

4) 폼롤러 운동 수행 후 심장 혈관과의 관계

대부분의 연구는 폼롤러의 효과로 운동과 변수를 측정하여 진행되어 왔으나, Olsen(2012)은 폼롤러를 이용한 SMR이 심장 혈관 건강에 미치는 영향을 연구하였다. 이 연구에서는 운동을 하지 않는 개인을 대상으로 폼롤러를 이용한 SMR을 활용하였을 때 상완-발목 맥파 속도(baPWV), 혈압, 심박수 및 플라즈마 NO 농도의 변화를 조사하였다. 연구결과에 따르면 폼롤러를 이용하여 SMR을 하면 상완-발목 맥파 속도는 현저하게 감소하고 플라즈마 NO의 농도는 증가하는 것으로 나타났다. 이러한 연구결과는 폼롤러 SMR이 아마도 동맥 근육의 압축을 통해 NO의 증가 또는 혈관 확장을 유도하여 혈관 내피 기능을 개선하고 동맥 기능에 영향을 미칠 수 있음을 시사한다. 폼롤러 이완운동이 운동과 관련된 영향 외에도 심장 혈관 건강에 추가 혜택을 줄 수 있음을 알려준다.

5) 폼롤러 운동 수행 후 피로와의 관계

Healey(2013)는 운동선수 테스트 전에 한 폼롤러 SMR이 수행능력 및 피로도에 미치는 영향을 확인하기 위해 연구를 진행하였다. 운동 전 폼롤링과 동일한 등척성 운동 자극을 만들기 위해 한 플랭크를 비교하였고, 이후 수직 점프 높이, 파워, 등척성 힘, 민첩성 테스트를 하였다. 연구결과로는 0에서 10으로 표현되는 피로 비율을 나타내는 리커트 척도에서 폼롤링을 하였을 때가 플랭크를 하였을 때보다 피로도가 통계적으로 낮게 나타났다. 이러한 연구결과는 폼롤러 이완운동이 피로개선에도 도움을 줄 수 있음을 나타낸다.

6) 폼롤러 접촉 면적에 대한 효과 연구

Carran(2008)은 폼롤러의 접촉 면적에 따른 압력과 관련하여 연구를 진행하였다. 외측 허벅지에 다단계 강성 롤러(MRR, Multilevel Rigid Roller)와 바이오 폼롤러(BFR, Bio Foam Roller)를 이용하여 폼롤러의 접촉 면적에 따른 압력을 비교하였다. MRR은 BFR에 비해 압력센서 값이 통계적으로 높게 나타났으며 MRR의 접촉 면적은 통계적으로 BFR보다 낮게 나타났다. 이러한 연구결과는 SMR을 할 때 MRR이 통계적으로 높은 압력과 고립 접촉 면적에 잠재적 이점이 있음을 알 수 있었으며, 폼롤러의 형태에 따라 이완 효과가 다르게 나타날 수 있음을 알려준다.

이러한 연구결과를 종합해보면 대부분의 연구에서 폼롤러 이완운동은 수행능력과 같은 신체 기능적인 변화를 일으키지 않으면서 ROM을 향상시키는 것을 알 수 있다. 이러한 ROM의 향상은 관절 내 올바른 움직임을 만들어주는 것은 물론 다양한 부상예방 및 선수 기능 향상에 긍정적인 영향을 미칠 수 있다. 또한 기능 향상 측면에서 폼롤러 이완운동과 같은 SMR을 한 후 수행능력과 같은 신체기능 향상을 보이고 있으며 신체기능 향상이 나타나지 않은 연구에서도 수행능력과 관련하여 부정적인 영향을 미치지 않는 것으로 보고되었다. 근육통 및 피로와 관련된 연구에서도 폼롤러 이완운동과 같은 SMR은 근육통의 빠른 회복과 함께 근육 압통역치를 낮추는 것은 물론 피로회복에 있어서도 긍정적인 역할을 하는 것으로 보인다. 또한 폼롤러를 이용한 이완운동은 운동능력과 관련된 요인 외에 심장 혈관 기능에도 긍정적인 영향을 주며 폼롤러의 외형적인 형태에 따라서도 다양한 자극변화를 줄 수 있음이 과학적으로 입증되었다. 이렇듯 폼롤러 이완운동은 스스로 근막을 이완할 수 있는 좋은 운동 방법으로, 언제 어디서나 폼롤러만 가지고 있다면 남녀노소 누구나 편안히 근육의 통증 및 관절의 유연성, 신체기능 향상의 효과를 줄 수 있는, 과학적으로 입증된 유용한 운동 방법임을 알 수 있다.

3장

통증을 없애는 폼롤러 이완운동

1. 머리 근육과 폼롤러 이완운동

머리에 위치한 근육들은 대부분 얼굴 표정을 만드는 움직임에 주로 사용된다. 머리에는 머리를 구성하는 뼈와 근육 이외에도 신체를 전반적으로 관할하는 뇌와 뇌를 구성하는 뇌신경, 뇌혈관, 뇌척수액과 같은 중요한 역할을 하는 기관과 조직들이 위치해 있다. 머리에 있는 근육들은 간접적으로 뇌의 기능에 영향을 크게 줄 수 있는 것은 물론 긴장 정도에 따라 뇌에서 발생하는 다양한 문제의 원인이 될 수 있다. 따라서 머리의 근육들을 이완시킴으로써 뇌에서 발생하는 다양한 문제에 대해 직간접적으로 도움을 줄 수 있다. 그러나 폼롤러로 하는 이완운동의 경우 머리의 모든 근육을 이완시키는 데는 제한이 있다. 폼롤러 이완운동은 머리의 외측에서 영향을 미치는 전두근, 측두근, 후두근과 같은 두개골을 감싸는 근육을 이완시킬 수 있고, 머리에서 턱관절의 움직임에 영향을 주는 교근을 이완시킬 수도 있다. 지금부터 머리 근육을 이완시키는 폼롤러 이완운동에 대해 알아보도록 하자.

1.1 전두근과 폼롤러 이완운동

전두근(Frontalis Muscle)은 머리를 덮고 있는 건막에서 눈과 코 근처의 피부로 연결되어 이마에 가로주름을 만들거나, 눈썹을 올리는 움직임에 관여한다. 또한 전두근은 머리의 건막과 연결

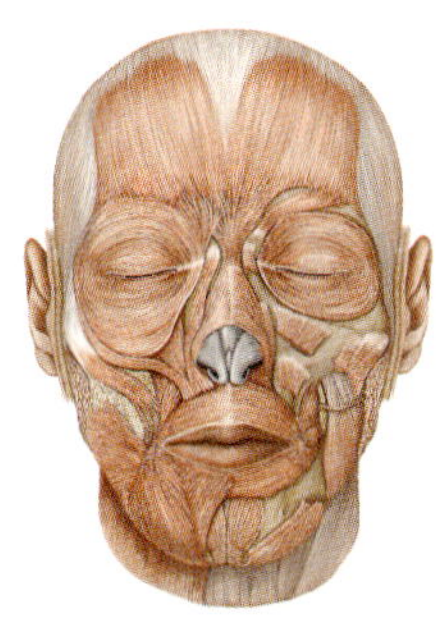
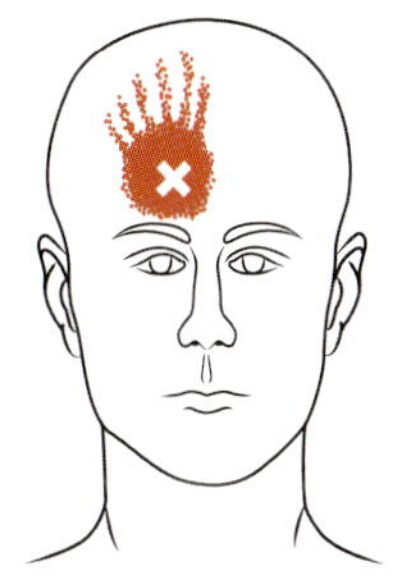
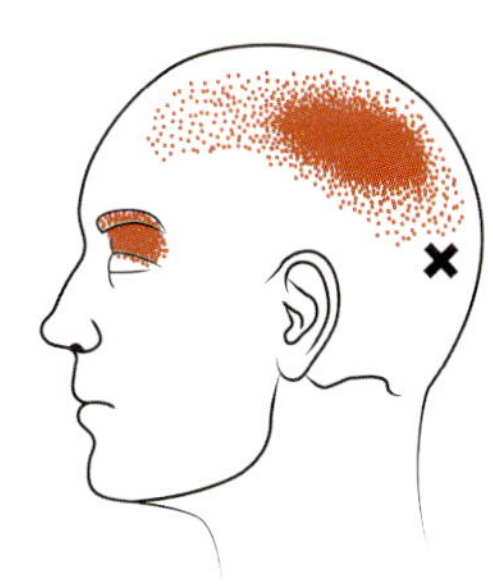

되어 전두골, 측두골, 후두골을 지나면서 후두근으로 이어진다. 전두근의 긴장은 후두근에 영향을 미쳐 두통을 일으킬 수 있다. 또한 심리적인 스트레스나 통증에 의해 이마를 찌푸리는 반복적인 습관은 전두근을 긴장시켜 머리 전면에 통증을 유발할 수 있다.

1) 전두근 폼롤러 이완운동 방법

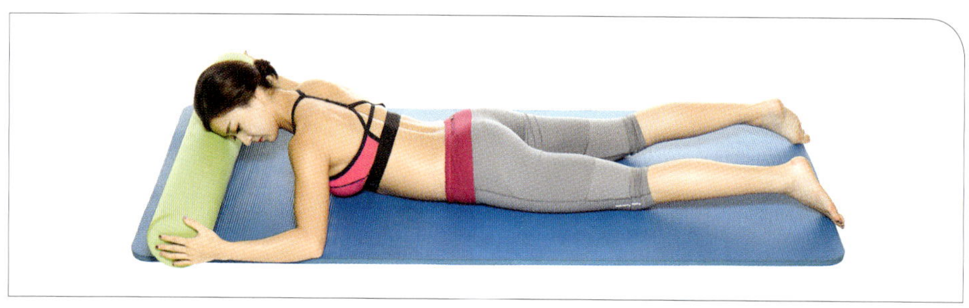

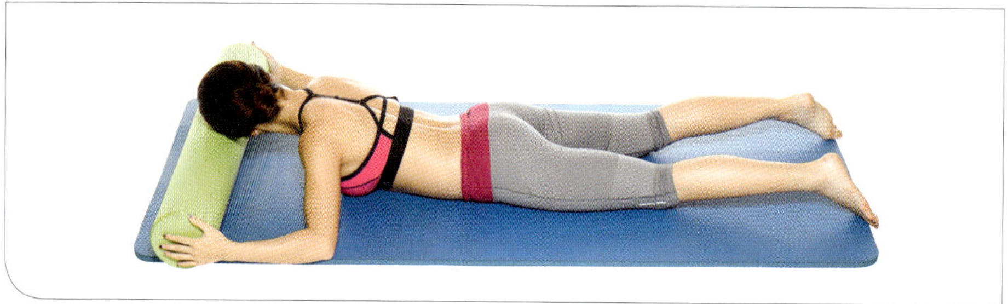

① 폼롤러를 이마 앞에 놓고 엎드려 눕는다.
② 체중을 이용하여 머리 앞이 눌리게 한다.
③ 머리와 몸의 연결을 유지한 상태로 몸을 좌우로 미세하게 돌린다.
④ 머리 앞의 뭉친 근육을 마사지하듯 풀어준다.

2) 난이도 조절 방법

① 머리 전면을 누르면서 한다.
② 가슴을 살짝 들어올려 체중이 머리 전면에 실리게 한다.
③ 엉덩이를 바닥에서 살짝 들어올려 체중이 머리 전면에 실리게 한다.

3) 주의사항

① 근육의 긴장이 심할 경우 무리하게 풀려고 하지 않는다. 무리해서 이완할 경우 전두근의 긴장을 더욱 증가시켜 두통을 일으킬 수 있다.
② 장시간 이완은 통증을 증가시키므로 오래 하지 않는다.

4) 전두근 이완 효과

① 머리 앞 눈썹 위 부위의 통증 개선
② 전두통 개선

1.2 측두근과 폼롤러 이완운동

측두근(Temporalis Muscle)은 두개골의 측면에 위치하는 근육으로 측부와에서 광대 아래를 지나 하악골 관상돌기의 내외측으로 연결되어 턱관절의 움직임과 하악골의 씹는 움직임에 관여한다. 측두근의 경우 전두골과 측두골을 연결하여 근육긴장이 발생할 경우 두통을 유발할 수 있다. 측두근은 두개골과 하악골을 연결하기 때문에 긴장이 발생할 경우 씹는 움직임에 영향을 주어 치통을 일으킬 수 있다. 또한 좌우 측두근의 불균형은 뇌압과 턱관절에 영향을 주어 편두통과 함께 턱관절 장애로 이어질 수 있다.

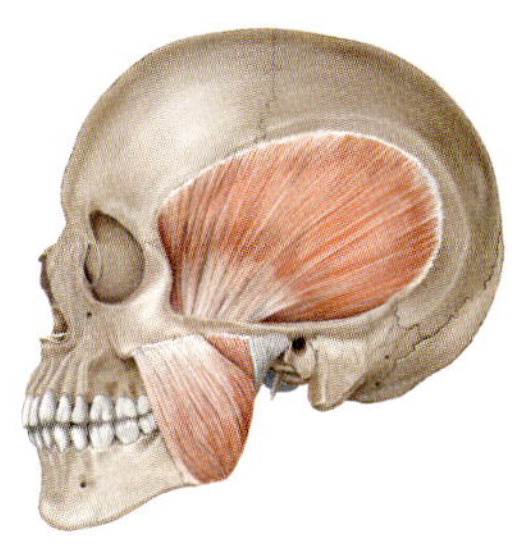

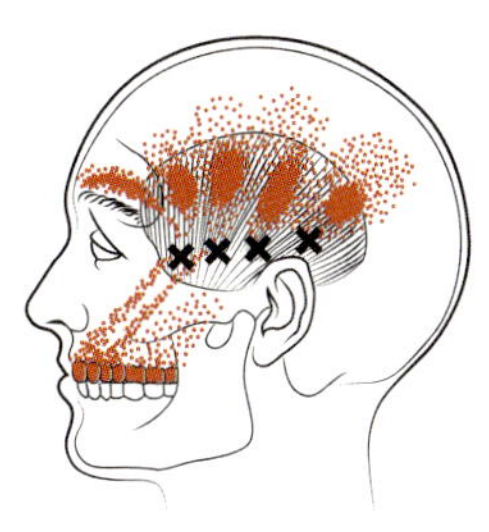

1) 측두근 폼롤러 이완운동 방법

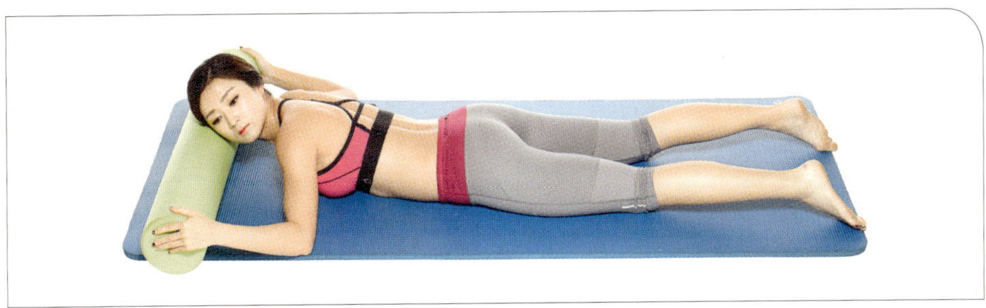

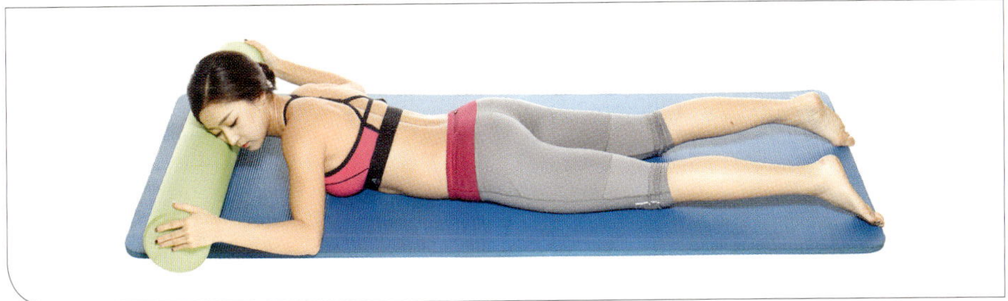

① 폼롤러를 머리 측면에 놓고 옆으로 눕는다.

② 체중을 이용하여 머리 측면이 눌리게 한다.

③ 머리와 몸의 연결을 유지한 상태로 몸을 좌우로 돌린다.

④ 머리 측면의 뭉친 근육을 마사지하듯 풀어준다.

2) 난이도 조절 방법

① 머리 측면을 누르면서 한다.
② 가슴을 옆으로 살짝 들어올려 체중이 머리 측면에 실리게 한다.
③ 엉덩이를 옆으로 살짝 들어올려 체중이 머리 측면에 실리게 한다.

3) 주의사항

① 근육의 긴장이 심할 경우 무리하게 풀려고 하지 않는다. 무리해서 이완할 경우 측두근의 긴장을 증가시켜 두통을 일으킬 수 있다.
② 장시간 이완은 통증을 증가시키므로 오래 하지 않는다.

4) 측두근 이완 효과

① 머리 측면 넓은 부위의 통증 및 편두통 개선
② 눈썹 부위와 눈 뒤쪽 그리고 윗니 일부나 전체 통증 개선
③ 턱이 완전히 벌어질 때 불편함 개선
④ 어금니 통증 개선
⑤ 윗니의 통각 감소로 시린 이 증상 개선
⑥ 신맛에 대한 고통이나 과민 반응 감소
⑦ 눈의 피로개선

1.3 교근과 폼롤러 이완운동 근육 이완

교근(Masseter Muscle)은 턱관절의 움직임을 담당하는 대표적인 근육으로, 광대뼈에서 아래 턱뼈의 외측으로 연결되어 있으며 내측 근육과 외측 근육으로 나뉜다. 교근의 내측 근육은 턱을 닫거나 내미는 움직임을 일으키는 반면 교근의 내측 근육은 턱을 뒤로 당기는 역할을 하면서 아래 턱뼈의 움직임을 조절한다. 이러한 교근은 과도하게 씹는 활동이나 잘못된 움직임이 반복될 경우 턱관절 기능에 문제를 일으켜 턱관절 장애를 일으킬 수 있다. 또한 교근의 긴장에 의한 잘못된 움직임의 반복은 치아에 영향을 미쳐 치통의 원인이 되기도 한다.

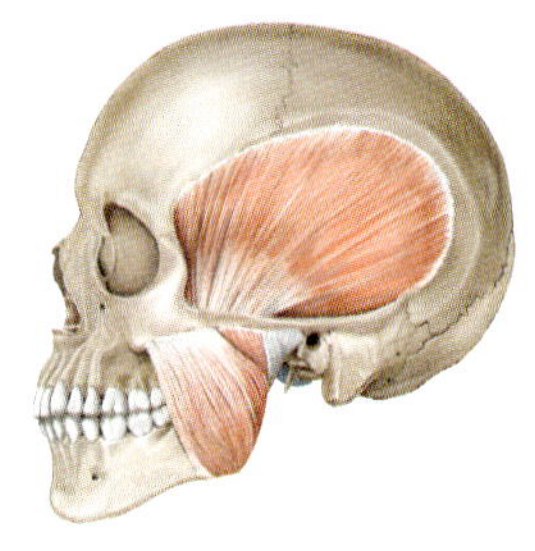
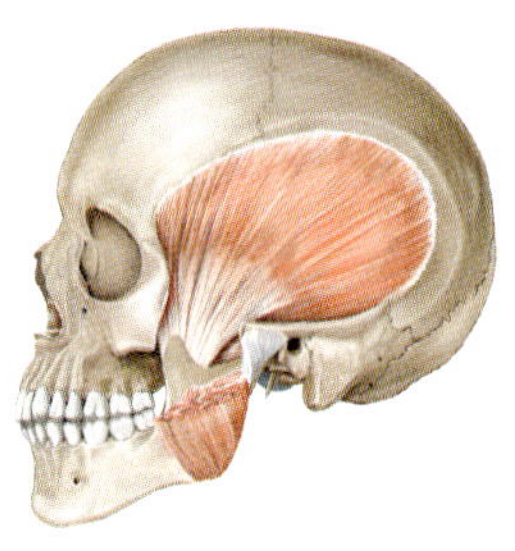
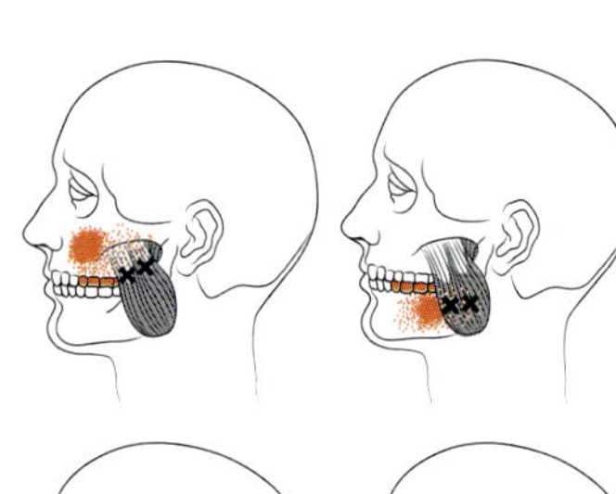
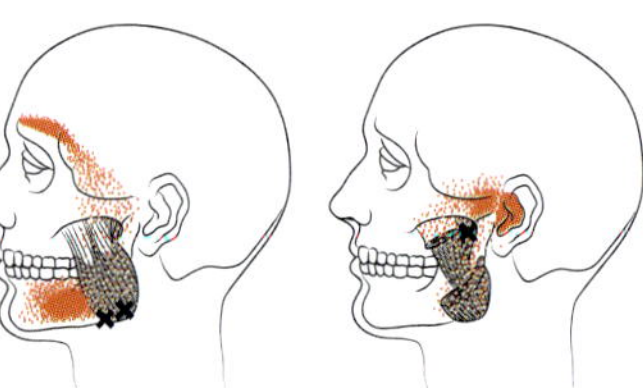

1) 교근 폼롤러 이완운동 방법

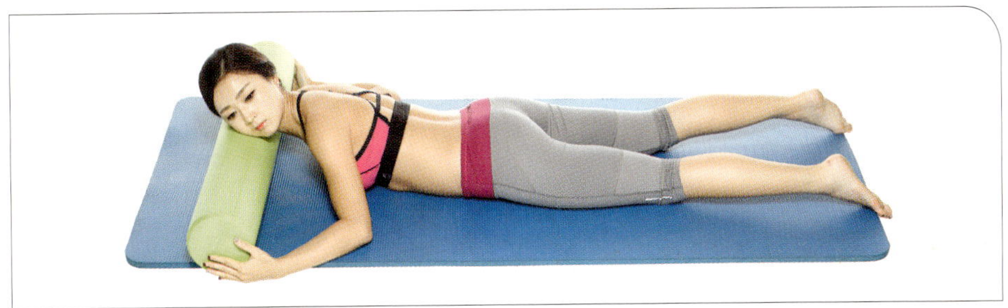

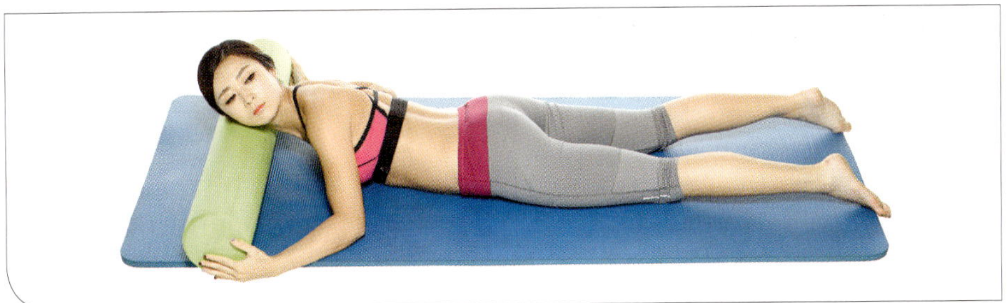

① 폼롤러를 턱관절 측면에 놓고 옆으로 눕는다.
② 체중을 이용하여 턱관절 측면이 눌리게 한다.
③ 몸을 좌우로 돌린다.
④ 턱관절 측면의 뭉친 근육을 마사지하듯 풀어준다.
* 내측의 교근을 이완시키기 위해서는 턱관절 측면의 근육이 충분히 이완된 후 입을 약간 벌린 상태에서 상악골과 하악골 사이의 근육에 폼롤러를 놓고 한다.

2) 난이도 조절 방법

① 턱관절 측면을 누르면서 한다.
② 가슴을 옆으로 살짝 들어올려 체중이 턱관절 측면에 실리게 한다.
③ 엉덩이를 옆으로 살짝 들어올려 체중이 턱관절 측면에 실리게 한다.

3) 주의사항

① 근육의 긴장이 심할 경우 무리하게 풀려고 하지 않는다. 무리해서 이완할 경우 교근의 긴장을 증가시켜 두통과 치통을 일으킬 수 있다.
② 장시간 이완은 통증을 증가시키므로 오래 하지 않는다.

4) 교근 이완 효과

① 하악골의 가장자리, 잇몸을 포함한 어금니, 상악골 통증 개선
② 턱관절 벌림 제한이 개선되어 턱관절 벌림이 편해짐
③ 턱관절 내 염증이나 통증 개선
④ 딱딱한 음식을 씹을 때 이가 아픈 증상 개선

⑤ 씹기 문제로 소화가 잘 안 되는 사람들에게 간접적인 영향

⑥ 풍치 질환에 간접적인 영향

⑦ 이명증, 부비동염에 간접적인 영향

⑧ 침을 많이 흘리는 소아의 침흘림 증상 개선

2. 목 근육과 폼롤러 이완운동

2.1 목 후면 근육과 폼롤러 이완운동

목 후면에 위치한 근육으로 표면에는 견갑골과 목의 움직임을 일으키는 승모근이 있고 심부에는 목이 움직일 때 안정성과 움직임을 담당하는 후두하근(대후두직근, 소후두직근, 상두사근, 하두사근), 견갑거근, 두반극근, 경반극근, 두판상근, 경판상근, 두최장근, 경장늑근, 경최장근, 다열근, 회전근, 극간근, 극근, 횡돌기간근 등으로 구성되어 있다. 이러한 목 후면 근육의 주요 기능은 목을 뒤로 젖힐 때 주로 사용되고, 옆으로 숙이거나 돌리는 움직임을 할 때는 목 전면과 측면의 근육들과 협응하여 움직임을 일으킨다.

목 후면의 근육은 두개골 후면에서 경추를 통해 흉추와 견갑골 후면에 연결되어 있기 때문에 목 후면에 영향을 주는 것은 물론 근육긴장에 따라 목 후면으로 연결된 혈관 및 신경에 영향을 미치게 된다. 목 뒤 근육이 긴장될 경우 목 후면의 움직임이 불편해지는 것과 함께 시신경, 청각신경, 목 안에 있는 기관들에도 영향을 미쳐 두통과 눈의 뻑뻑함과 같은 질환의 원인이 된다. 또한 두개골 후면에서 경추를 통해 흉추와 견갑골 후면으로 연결되어 있기 때문에, 근육긴장이 발생하면 목 후면은 물론 머리 후면의 통증과 어깨의 기능에 영향을 미치게 된다.

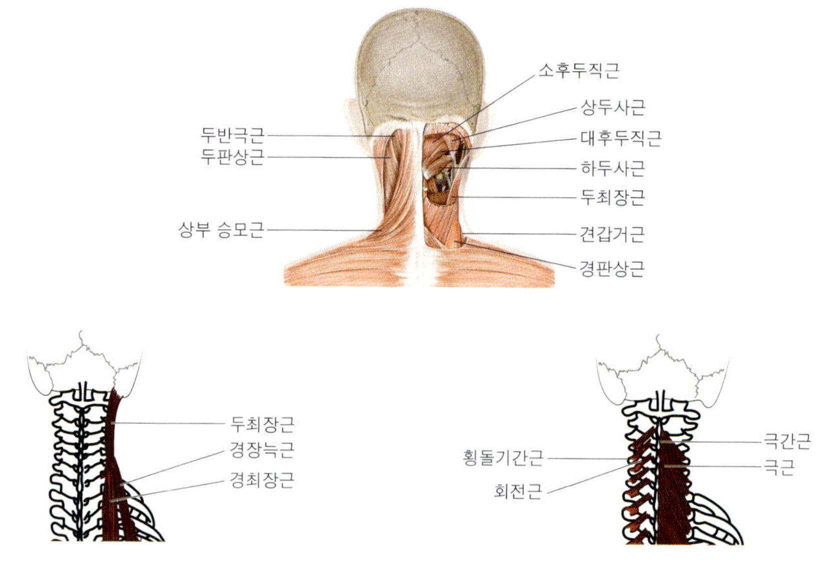

1) 목 후면 근육 폼롤러 이완운동 방법

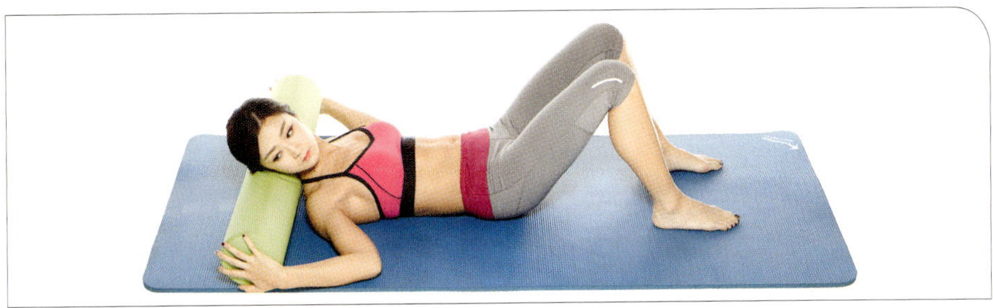

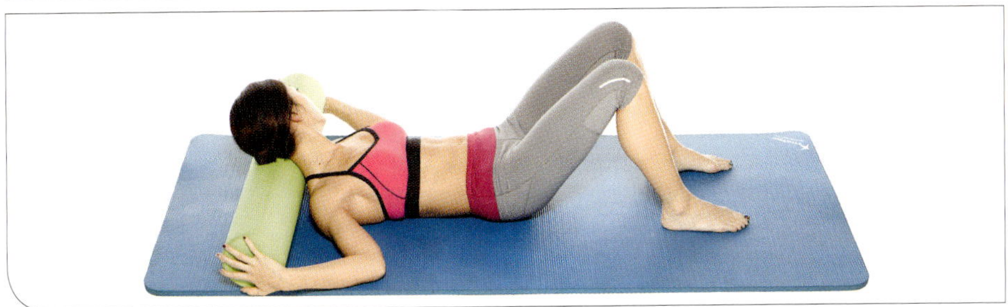

① 폼롤러를 목 후면에 놓고 양발을 골반 넓이로 눕는다.
② 양손으로 폼롤러의 끝을 잡는다.
③ 턱을 당기면서 양측 손을 향해 고개를 좌우로 돌린다.
④ 목 후면의 뭉친 근육을 마사지하듯 풀어준다.
* 고개를 돌릴 때 새끼손가락을 바라보면서 목의 움직임을 동일하게 움직인다.

2) 난이도 조절 방법

① 목 후면을 누르면서 한다.
② 가슴을 살짝 들어올려 체중이 목 후면에 실리게 한다.
③ 엉덩이를 살짝 들어올려 체중이 목 후면에 실리게 한다.

3) 주의사항

① 근육의 긴장이 심할 경우 무리하게 풀려고 하지 않는다. 무리해서 이완할 경우 목 후면 근육긴장을 증가시켜 두통과 안압을 일으킬 수 있다.
② 장시간 이완은 통증을 증가시키므로 오래 하지 않는다.

4) 목 후면 근육 이완 효과

① 머리 위가 무겁고 뻣뻣한 느낌과 함께 목 뒤 통증 개선
② 목을 돌릴 때 어깨에서 걸리는 느낌 감소
③ 어깨 상부 뻐근함, 어깨 근피로 개선, 어깨가 뻐근하고 무거운 느낌 감소
④ 목 뒤의 묵직한 느낌과 함께 목 뒤 통증 개선
⑤ 상부 흉추의 목이 숙여지는 움직임 개선

⑥ 경추의 측만 개선에 도움
⑦ 두통 및 눈의 뻣뻣하고 빠질 것 같은 증상 개선
⑧ 안압의 감소와 함께 눈의 피로 개선
⑨ 눈부심 증상, 낮에 눈을 못 뜨고 눈이 시린 증상 감소
⑩ 눈의 복시 현상과 현기증 감소
⑪ 원형탈모에 간접적으로 도움

2.2 목 전면 근육과 폼롤러 이완운동

목 전면에 위치한 근육은 흉골 상부와 쇄골의 내측 끝에서 유양돌기로 연결되어 있는 표면에 광경근과 흉쇄유돌근이 있고, 심부는 목을 움직일 때 안정성과 움직임을 일으키는 경장근, 두장근, 사각근(전, 중, 후), 설골근 등으로 구성되어 있다. 이러한 목 전면 근육의 주요 기능은 목을 앞으로 숙일 때 주로 사용되는데, 목을 옆으로 숙이거나 돌리는 움직임을 할 때 목 후면과 측면 근육과 협응하여 움직임을 일으킨다.

목 전면 근육은 두개골 측면과 목뼈 전면에서 쇄골와 늑골에 연결되어 있기 때문에 목의 전면은 물론, 근육긴장에 따라 목 전면으로 가는 혈관 및 신경에도 영향을 미쳐 목 전면 움직임과 함께 혈액순환에도 영향을 준다. 또한 두개골 측면의 뼈와 목뼈 전면에서 쇄골과 늑골에 연결되어 있기 때문에 근육긴장이 발생하면 목 전면은 물론 머리 측면의 통증과 편두통, 호흡 기능에도 영향을 미친다.

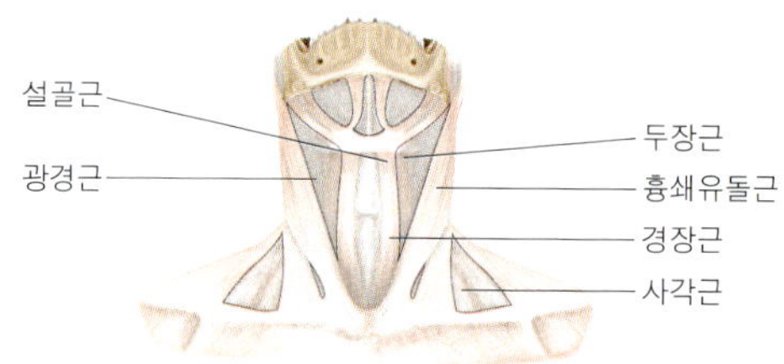

1) 목 전면 근육 폼롤러 이완운동 방법

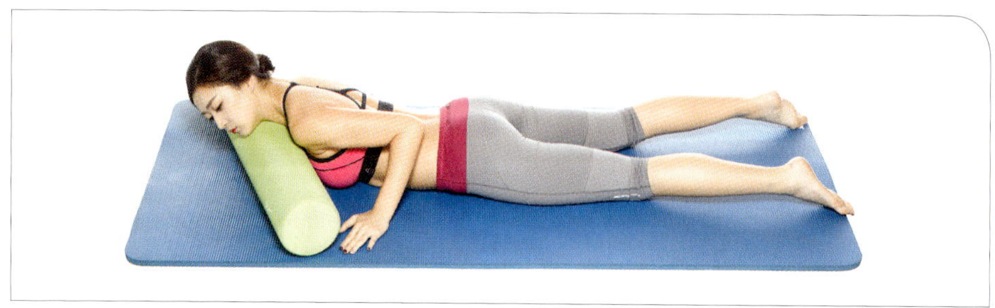

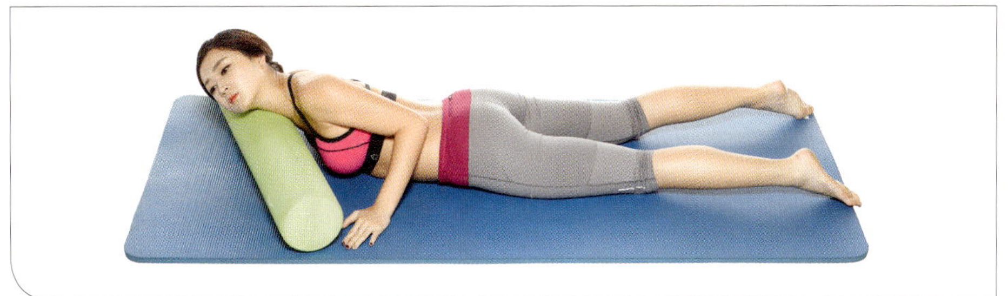

① 폼롤러를 사선 방향으로 뒤쪽이 올라가게 목 전면에 놓고 엎드려 눕는다.
② 바라보는 방향의 폼롤러를 낮게 한 상태로 턱을 들어올린다.
③ 목이 닿은 쪽 손으로 지면을 누르고 반대편 손을 아래로 밀면서 몸통을 좌우로 돌린다.
④ 목 전면의 뭉친 근육을 마사지하듯 풀어준다.
* 기도가 과도하게 눌리지 않은 상태에서 한다.

2) 난이도 조절 방법

① 목 전면을 누르면서 한다.
② 가슴을 바닥에서 살짝 들어올려 체중이 목 전면에 실리게 한다.
③ 엉덩이를 바닥에서 살짝 들어올려 체중이 목 전면에 실리게 한다.

3) 주의사항

① 근육의 긴장이 심할 경우 무리하게 풀려고 하지 않는다. 무리해서 이완할 경우 목 전면 근육긴장을 증가시켜 두통과 어지럼증을 일으킬 수 있다.
② 장시간 이완은 통증을 증가시키므로 오래 하지 않는다.

4) 목 전면 근육 이완 효과

① 목을 뒤로 젖히기, 좌우로 돌리기, 옆으로 숙이기 움직임 개선
② 후두골능(목 뒤 상부)과 두정부(정수리) 통증 개선 및 두피 경직 압통 감소
③ 흉골부(가슴 가운데 뼈)의 상부와 중간 하부의 통증 개선
④ 가슴 상부, 상지의 외측, 견갑골 내측 통증 개선
⑤ 어깨 관절 전면 통증, 상완 전면과 후면, 전완 엄지손가락 통증 개선
⑥ 손끝 저림, 손가락의 뻣뻣함 개선
⑦ 전두통 감소 및 균형감각 개선
⑧ 인두와 혓바닥 통증 개선
⑨ 시야의 흐릿함, 빛의 강도 둔감, 비염 개선 효과
⑩ 뺨과 어금니 통증 개선
⑪ 난청 및 현기증 개선

2.3 목 측면 근육과 폼롤러 이완운동

목 측면에 위치하는 근육은 표면의 흉쇄유돌근, 광경근, 상부승모근 등이 있고, 심부는 목을 움직일 때 안정성과 움직임을 일으키는 사각근, 경장근, 두장근, 설골근, 후두하근(대후두직근, 소후두직근, 상두사근, 하두사근), 견갑거근, 두반극근, 경반극근, 두판상근, 경판상근, 두최장근, 경장늑근, 경최장근, 다열근, 회전근, 극간근, 극근, 횡돌기간근 등으로 구성되어 있다. 이러한 목 측면 근육의 주요 기능은 목을 옆으로 숙일 때 주로 사용되고, 돌리는 움직임을 할 때 목 전면과 후면 근육과 협응하여 움직임을 일으킨다.

목 측면의 근육은 두개골의 정면과 후면의 측면에서 경추를 통해 쇄골과 늑골, 흉추와 견갑골 후면에 연결되어 있기 때문에 목의 측면은 물론, 근육긴장에 따라 목 측면으로 가는 혈관 및 신경에도 영향을 미쳐 목 측면의 움직임과 함께 혈액순환에도 영향을 준다. 또한 두개골 정면과 후면에서 경추를 통해 쇄골와 늑골, 흉추와 견갑골 후면으로 연결되어 있기 때문에 근육긴장이 발생하면 목 측면은 물론 머리 측면과 어깨의 통증과 호흡 기능에 영향을 미치게 된다.

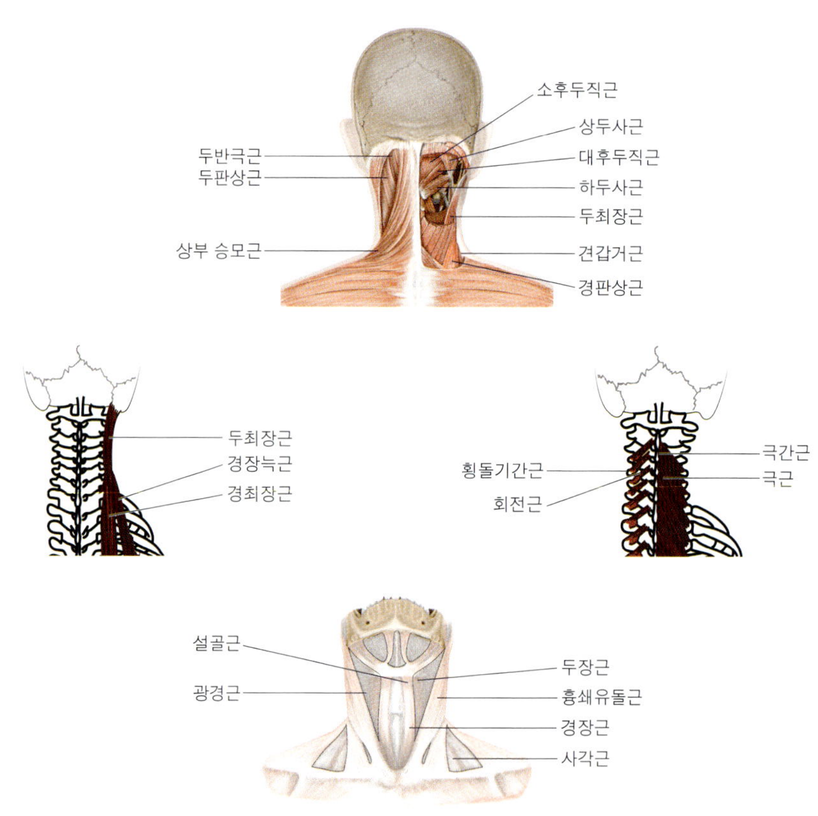

1) 목 측면 근육 폼롤러 이완운동 방법

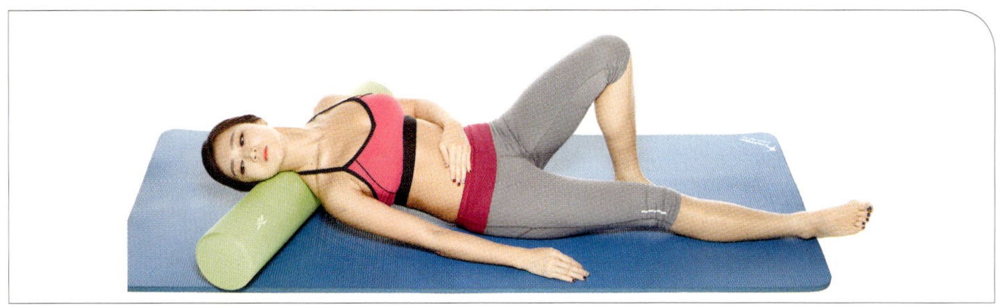

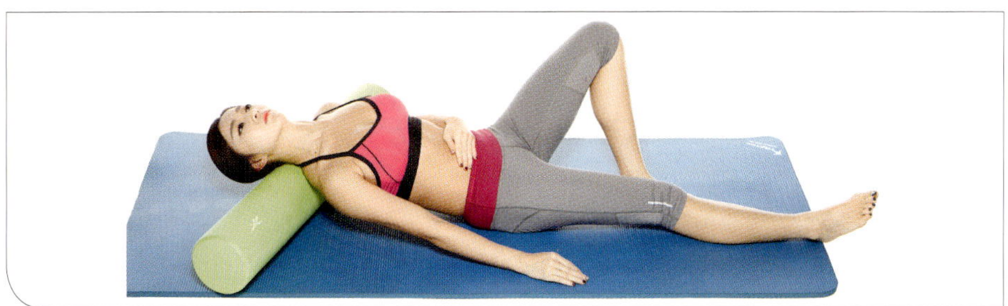

① 폼롤러를 목 뒤에 사선으로 놓고 눕는다.
  • 극상근의 경우: 폼롤러를 견갑골 상부에 놓고 눌리게 한다.
  • 견갑거근의 경우: 폼롤러를 견갑골 상부와 목 측면에 놓고 어깨를 내린 상태로 한다.
② 폼롤러가 내려간 방향으로 놓고 턱을 들고 목 뒤 사선을 누르면서 타고 올라간다.
③ 폼롤러가 목 전측면과 승모부의 후측을 누르면서 몸을 좌우로 돌린다.
④ 목 전측면과 승모부의 뭉친 근육을 마사지하듯 풀어준다.

2) 난이도 조절 방법

① 목 전측면과 승모부의 후측면을 누르면서 한다.
② 가슴을 위로 살짝 들어올려 체중이 승모부에 실리게 한다.
③ 엉덩이를 위로 살짝 들어올려 체중이 승모부에 실리게 한다.

3) 주의사항

① 근육의 긴장이 심할 경우 무리하게 풀려고 하지 않는다. 무리해서 이완할 경우 목 전측면과 승모부의 후측면 긴장을 증가시켜 두통과 어깨 통증을 일으킬 수 있다.
② 장시간 이완은 통증을 증가시키므로 오래 하지 않는다.

4) 목 측면 근육 이완 효과

① 목 옆으로 숙이며 통증 개선
② 고개 돌릴 때 통증 개선
③ 목 뒤 외측 통증 개선
④ 어깨 측면으로 들어올릴 때 통증 개선

⑤ 어깨가 빠지는 듯하고 무거운 느낌 감소
⑥ 어깨 후면부 통증 개선
⑦ 수면 상태에서 어깨쑤심 개선
⑧ 편두통 개선
⑨ 어지럼증 개선
⑩ 어금니 통증 개선

3. 등과 가슴 근육 폼롤러 이완운동

3.1 등 근육과 폼롤러 이완운동

등에 위치한 표면 근육에는 견갑골의 움직임을 담당하는 승모근의 중하부 섬유와 능형근이 있고 팔의 움직임을 담당하는 광배근의 상부섬유로 이루어져 있다. 등의 심부 근육에는 등을 펴는 움직임에 사용되는 상후거근, 흉장늑근, 흉최장근, 흉반극근, 다열근, 회전근, 극간근, 극근, 횡돌기간근 등으로 구성되어 있다. 이러한 등 근육의 주요 기능은 등을 뒤로 젖힐 때 주로 사용되고 옆으로 숙이거나 돌리는 움직임을 할 때 전면의 가슴 근육들과 협응하여 움직임을 일으키는 것은 물론 호흡에도 관여한다.

등 근육은 두개골 후면의 뼈에서 흉추, 흉추에서 견갑골 후면으로 연결되어 있기 때문에 목과 등, 어깨에 영향을 미치는 것은 물론, 근육긴장에 따라 등과 어깨 후면으로 이어진 혈관 및 신경에도 영향을 미쳐 등과 어깨 후면에 움직임과 함께 혈액순환에 문제를 일으킨다. 또한 두개골 후면의 뼈에서 흉추, 흉추에서 견갑골 후면으로 연결되어 있기 때문에 근육긴장이 발생하면 등은 물론 머리 후면의 통증과 어깨의 기능 및 호흡에 영향을 미치게 된다.

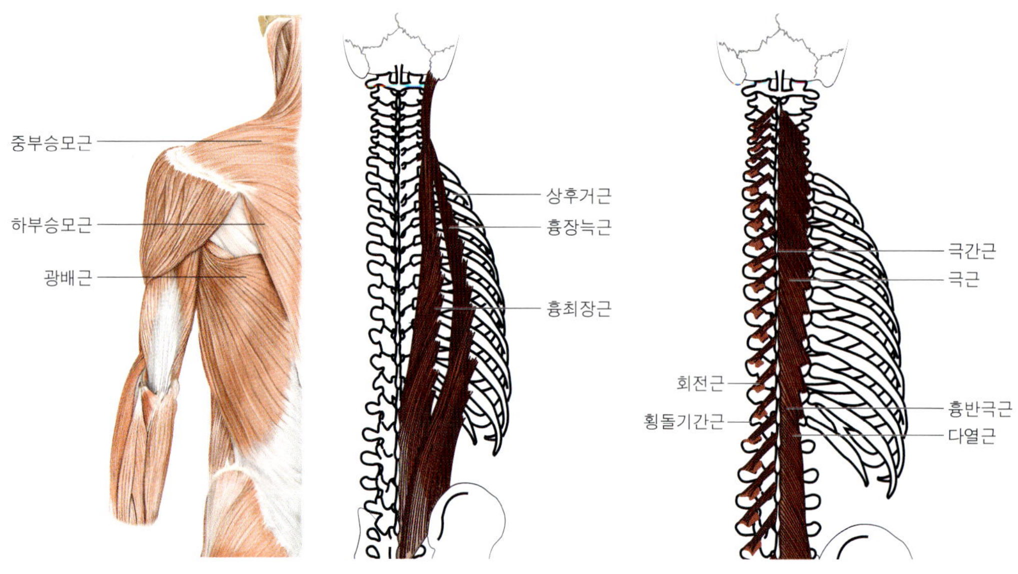

1) 등근육 폼롤러 이완운동 방법

(1) 어깨가 안쪽으로 굽은 체형(라운드 숄더)의 경우 아래 방법이 추천된다.

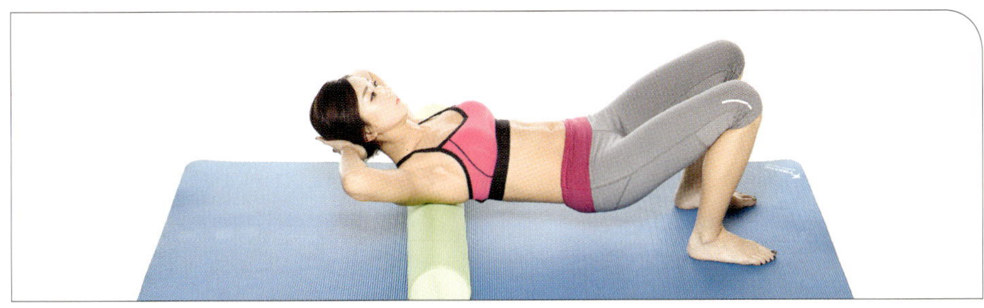

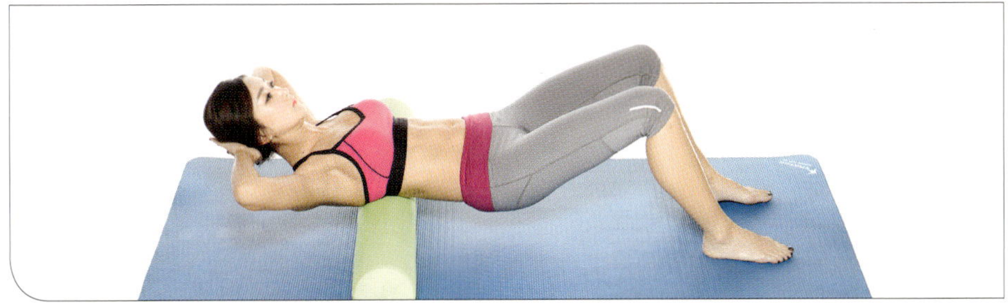

① 폼롤러를 등 후면에 놓고 눕는다.
② 양손을 머리에 놓고 양팔을 벌린다.
③ 골반 넓이로 발을 놓고 엉덩이를 들어올린다.
④ 무릎을 구부렸다 펴면서 등 뒤쪽의 뭉친 근육을 마사지하듯 풀어준다. 몸통을 약간 옆으로 돌리고 실시하면 압력이 높아져 한쪽을 집중적으로 이완할 수 있다.

(2) 일자등(등 근육의 긴장이 느껴지지 않을 경우)은 아래 방법을 이용하여 이완한다.

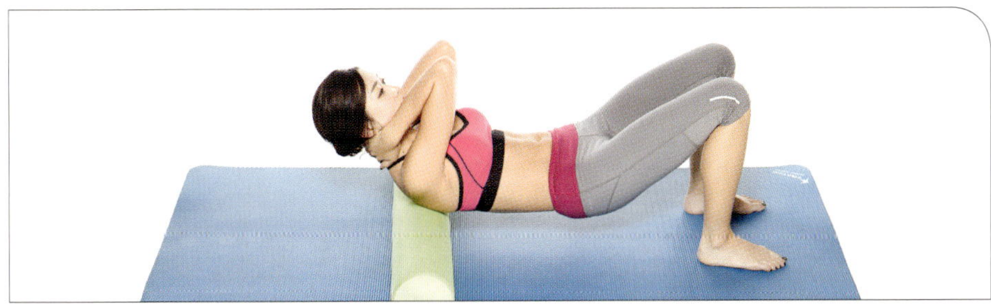

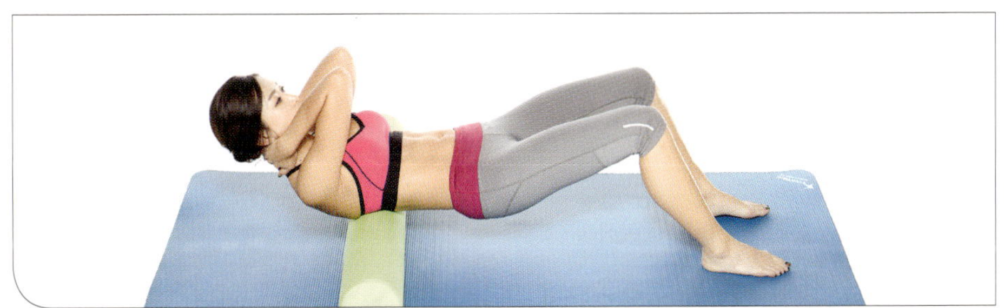

① 폼롤러를 등 후면에 놓고 눕는다.
② 양 팔꿈치를 앞으로 밀면서 모은다(등이 늘어나는 느낌으로 한다).
③ 골반 넓이로 발을 놓고 엉덩이와 허리를 들어올린다.
④ 무릎을 구부렸다 펴면서 등 뒤쪽의 뭉친 근육을 마사지하듯 풀어준다. 몸통을 약간 옆으로 돌리고 실시하면 압력이 높아져 한쪽을 집중적으로 이완할 수 있다.

(3) (2)의 동작이 어려울 경우 아래 방법을 이용할 것을 추천한다.

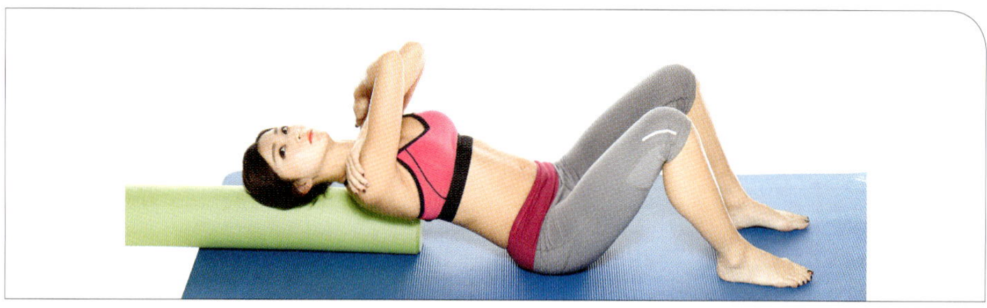

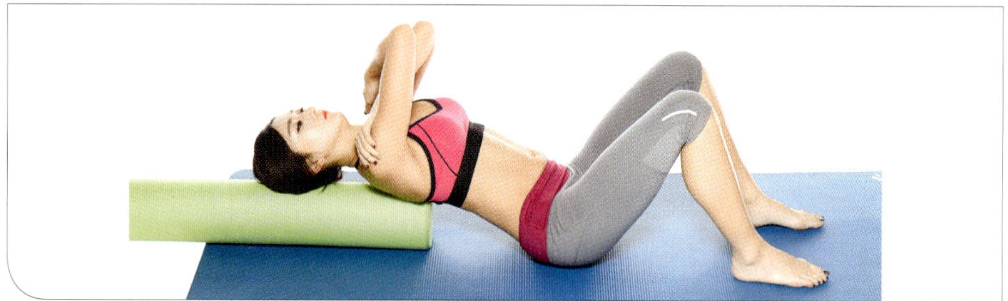

① 폼롤러의 모서리 부위를 등 후면에 놓고 눕는다.
② 양팔을 껴안고 양 팔꿈치를 앞으로 밀면서 모은다(등이 늘어나는 느낌을 느끼면서 한다).
③ 골반 넓이로 발을 놓은 상태에서 등 후면의 뭉친 근육을 좌우로 마사지하듯 풀어준다.

2) 난이도 조절 방법

① 등 후면으로 폼롤러를 누르면서 한다.
② 배를 위로 살짝 들어올려 체중이 등 후면에 실리게 한다.
③ 엉덩이를 위로 살짝 들어올려 체중이 등 후면에 실리게 한다.

3) 주의사항

① 근육의 긴장이 심할 경우 무리하게 풀려고 하지 않는다. 무리해서 이완할 경우 등근육의 긴장을 증가시켜 목의 불편함과 어깨 통증을 일으킬 수 있다.
② 장시간 이완은 통증을 증가시키므로 오래 하지 않는다. 운동 시 이완된 목의 통증이 유발될 수 있으므로 목 이완운동과 병행해서 한다.

4) 등 뒤 근육 이완 효과

① 몸을 숙이거나 돌릴 때 통증 개선
② 등과 허리 사이에 결리고 뻐근하고 쑤시는 통증 개선
③ 팔을 올리거나 외측으로 벌릴 때, 외측으로 돌릴 때 불편함 개선
④ 어깨 후면, 견갑골 상부 깊숙한 통증, 가슴 통증 개선
⑤ 가슴, 늑골 주변 통증 개선
⑥ 견갑골 주변과 등의 통증 개선
⑦ 목의 움직임 개선
⑧ 호흡을 할 때 결리고 답답한 느낌 개선
⑨ 팔꿈치 내측, 팔뚝, 새끼손가락 쪽 불편함 감소
⑩ 헛배, 소화불량 증상 개선

3.2 가슴 전면 근육과 폼롤러 이완운동

가슴 전면에 위치한 표면 근육에는 팔을 내측으로 모으는 대흉근이 있고, 가슴의 심부 근육에는 늑골에서 견갑골로 이어지는 전거근, 소흉근, 늑골 내측에 위치한 흉골근으로 구성되어 있다. 이러한 가슴 근육의 주요 기능은 팔과 견갑골을 앞으로 당기면서 가슴을 앞으로 모으는 역할이다. 또한 측면으로 숙이거나 돌리는 움직임을 할 때 등 근육과 협응하여 움직임을 일으킨다.

가슴 근육은 견갑골에서 흉골와 늑골, 쇄골로 연결되어 있기 때문에 가슴 전면은 물론, 근육긴장에 따라 가슴 전면으로 연결된 혈관 및 신경에 영향을 미쳐 가슴 전면에 움직임과 함께 혈액순환의 문제를 일으킬 수 있다. 특히 가슴근육의 긴장은 팔로 가는 신경에 작용해 팔과 손목의 통증과 기능에 영향을 준다. 또한 견갑골에서 흉골과 늑골, 쇄골에 연결되어 있기 때문에 근육긴장이 발생하면 가슴은 물론 어깨의 통증과 기능 및 호흡에 영향을 미치게 된다.

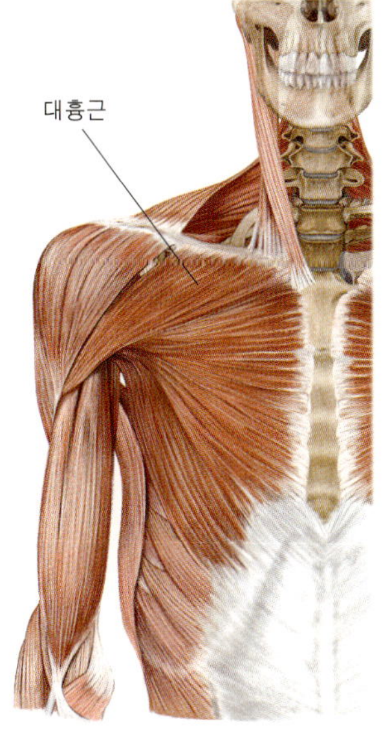

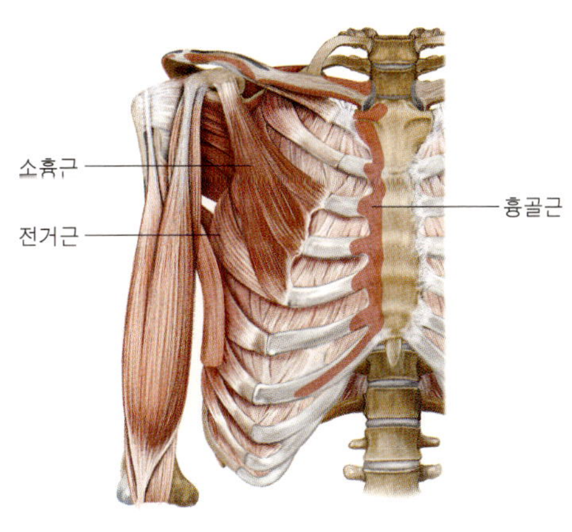

1) 가슴 전면 근육 폼롤러 이완운동 방법

가슴 상부 외측(대흉근, 소흉근)

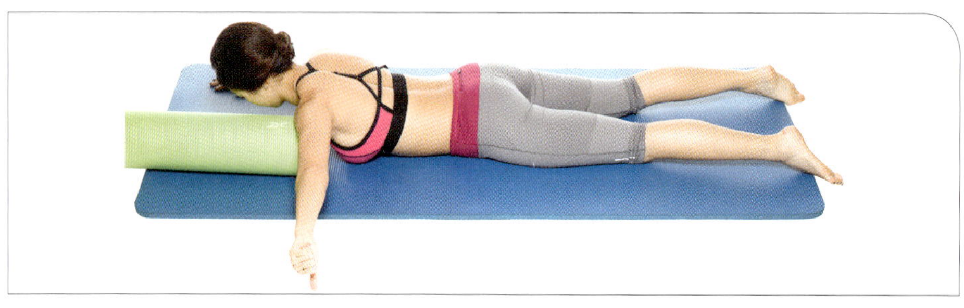

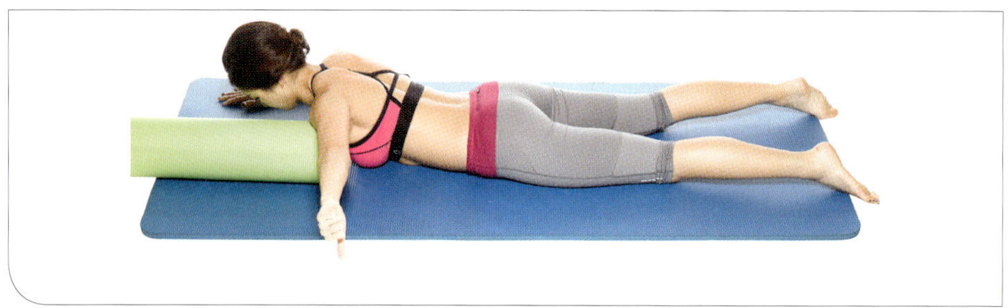

겨드랑이 아래 가슴 외측 하부(전거근)

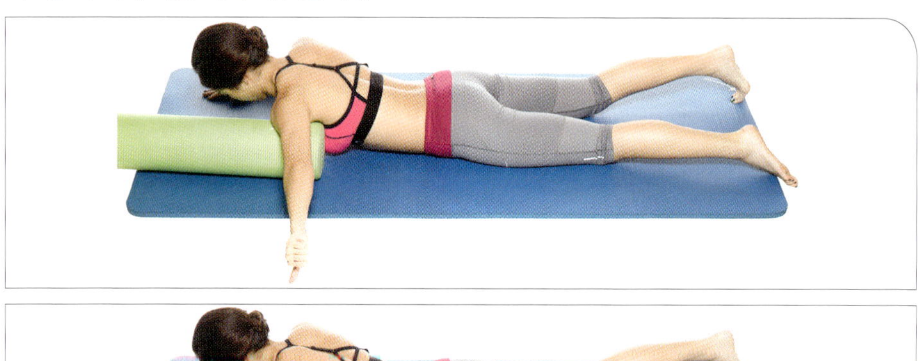

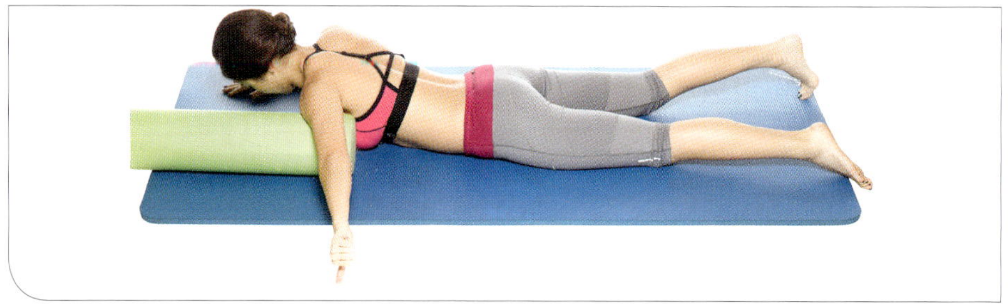

① 폼롤러를 가슴 외측 상부(대흉근, 소흉근), 외측 하부(전거근) 가슴 중앙(흉골근)에 놓고 엎드려 눕는다.
② 목적에 따라 긴장된 가슴 전면 근육의 포인트를 찾는다.
③ 체중을 이용해 가슴을 누르면서 몸을 좌우로 돌린다.
④ 가슴 전면의 뭉친 근육을 마사지하듯 풀어준다.

2) 난이도 조절 방법

① 목적에 따라 가슴 전면 근육 포인트를 누르면서 한다.
② 가슴을 살짝 위로 올려 체중이 목적 포인트에 실리게 한다.
③ 엉덩이를 살짝 위로 올려 체중이 목적 포인트에 실리게 한다.

3) 주의사항

① 근육의 긴장이 심할 경우 무리하게 풀려고 하지 않는다. 무리해서 이완할 경우 가슴근육의 긴장을 증가시켜 어깨, 팔, 손가락에 불편함을 일으킬 수 있다.
② 장시간 이완은 통증을 증가시키므로 오래 하지 않는다.

4) 가슴 전면 근육 이완 효과

① 견관절 전면부 통증 개선
② 팔을 전상방으로 뻗을 때와 뒤로 뻗을 때 어려움 개선
③ 가슴 중간 부위 및 전외측, 견갑골 아래 통증 개선
④ 어깨 통증과 견갑골 내측면의 통증 개선
⑤ 쇄골 아래에서 발생하는 흉통 개선
⑥ 상완, 전완의 척골측 통증 개선
⑦ 팔꿈치에서 새끼손가락 쪽, 손바닥 쪽의 3, 4, 5지 통증 개선
⑧ 저림 증상, 손이 차가운 증상 개선
⑨ 가슴이 답답하고 조금만 움직여도 숨이 차는 증상 감소 및 흉곽 압박감을 개선
⑩ 격한 흡기 시 가슴 부위의 통증 및 무리하거나 기침 시 옆구리 결림 증상 개선

4. 몸통 근육 폼롤러 이완운동

4.1 복부 근육과 폼롤러 이완운동

복부에 위치한 표면 근육은 몸을 앞으로 숙이는 데 사용되는 복직근, 측면에서 사선으로 숙이는 데 사용되는 외복사근, 내복사근으로 이루어져 있다. 복부의 심부 근육으로는 복횡근이 있어 몸의 안정성을 만들어주는 역할을 한다. 이러한 복부 근육의 주요 기능은 몸을 앞으로 숙이는 데

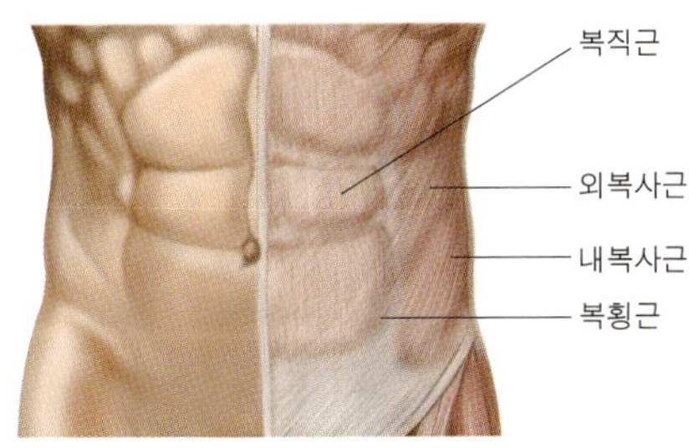

주로 사용되고 옆으로 숙이거나 돌리는 움직임을 할 때 허리 근육과 협응하여 움직임을 일으킨다.

복부 근육은 늑골에서 장골에까지 연결되어 있기 때문에 복부는 물론, 근육긴장에 따라 복부로 가는 혈관 및 신경에 영향을 미쳐 복부의 움직임과 함께 혈액순환과 관련된 기능에 문제를 일으킨다. 또한 늑골에서 장골로 연결되어 있기 때문에 근육긴장이 발생하면 복부는 물론 골반의 통증과 복부 안에 있는 다양한 장기들의 기능에 영향을 주어 소화 기능 및 호흡에 영향을 미친다.

1) 복부 근육 폼롤러 이완운동 방법

상복부

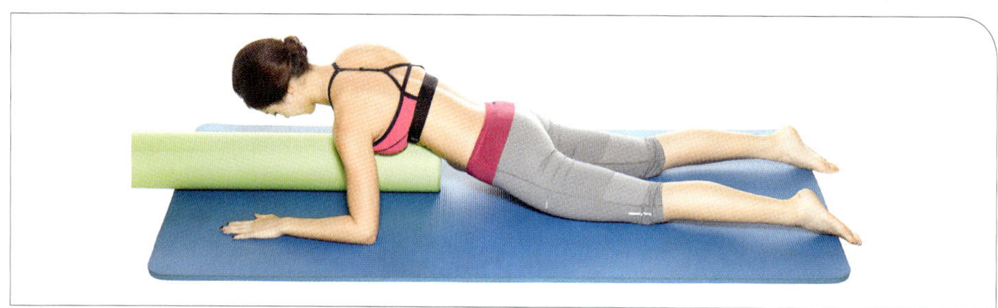

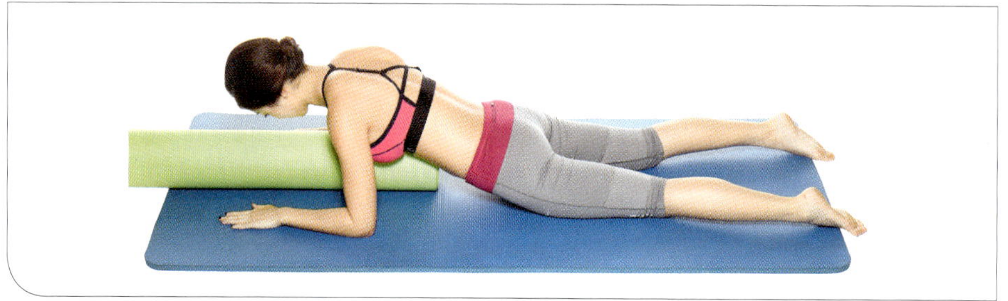

중복부

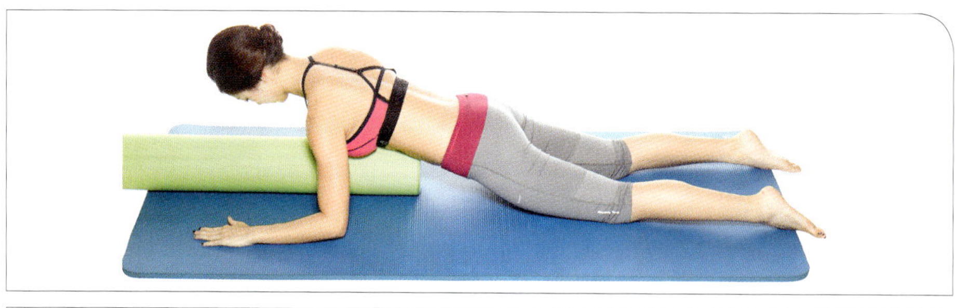

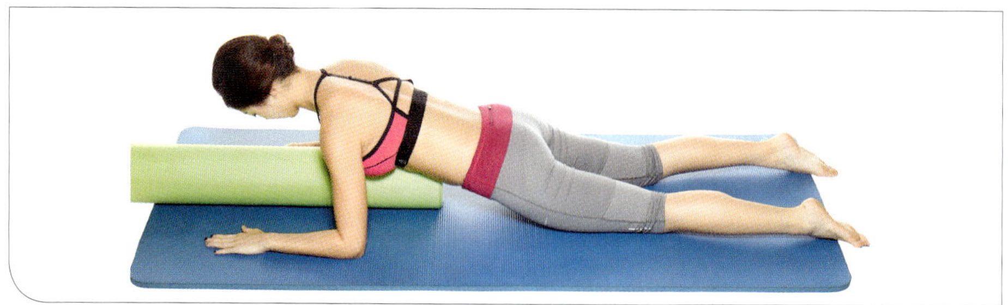

하복부

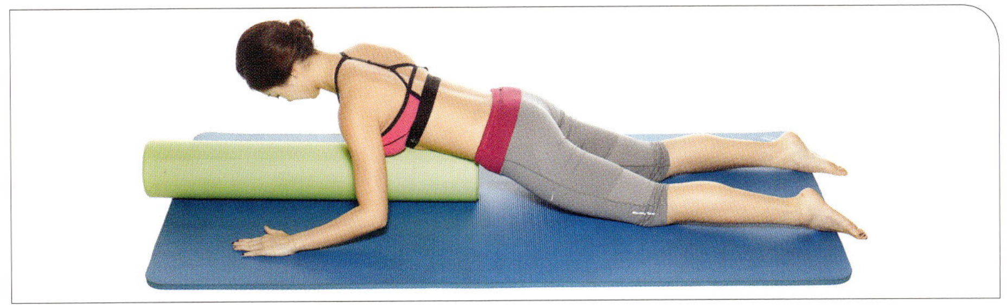

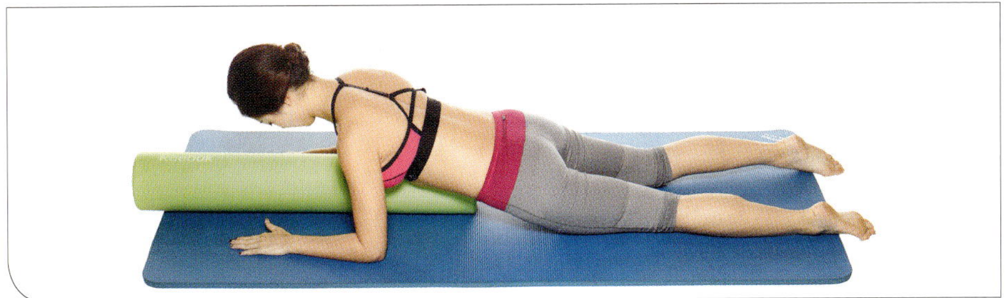

내외 복사근

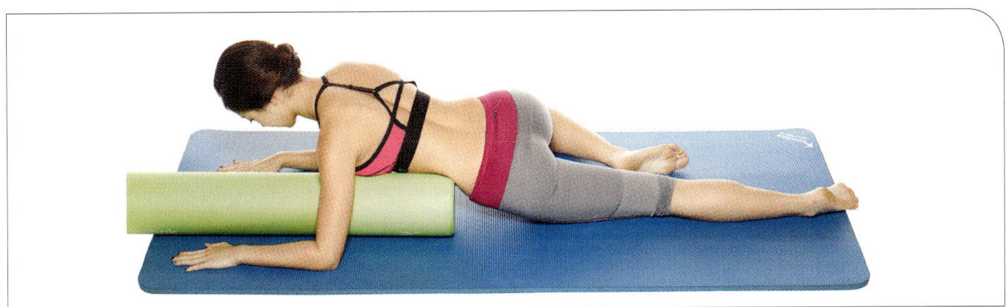

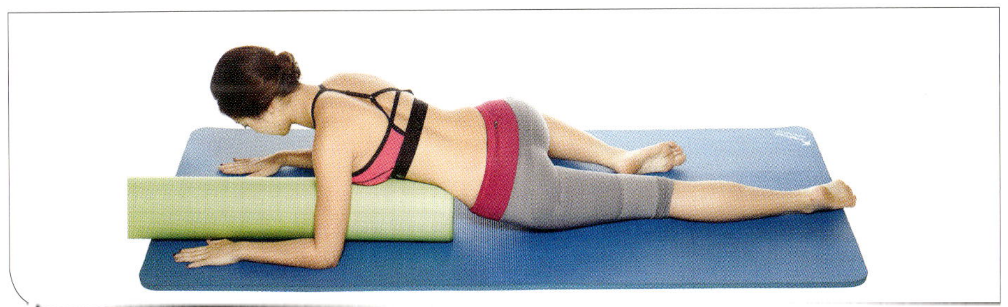

① 폼롤러를 복부 중앙(복직근)과 외측(내복사근, 외복사근)에 놓고 엎드린다.

- 복부 중앙(복직근)의 경우 상복부, 중복부, 하복부로 나눠서 한다.
- 복부 외측 이완 시에는 반대쪽 다리를 'ㄱ'자 형태로 유지한 채 엎드린다.

② 양 팔꿈치로 보조하면서 복부를 눌리게 한다.

③ 체중을 이용해 복부를 누르면서 몸을 좌우로 돌린다.

④ 복부의 뭉친 근육을 마사지하듯 풀어준다.

2) 난이도 조절 방법

① 팔꿈치의 버티는 힘을 빼고 복부가 눌리게 한다.
② 엉덩이를 살짝 위로 들면서 체중이 복부에 실리게 한다.
③ 무릎을 살짝 위로 들어올려 체중이 복부에 실리게 한다.

3) 주의사항

① 근육의 긴장이 심할 경우 무리하게 풀려고 하지 않는다. 무리해서 이완할 경우 복부 근육의 긴장을 증가시켜 복부의 불편함과 소화 기능에 문제를 일으킬 수 있다.
② 장시간 이완은 통증을 증가시키므로 오래 하지 않는다.

4) 복부 근육 이완 효과

① 허리 뒤로 젖히는 움직임 개선 및 허리 통증과 하지 통증 개선
② 허리와 천장관절 부위의 수평 통증 개선
③ 골반 주위와 골반 내측의 통증 개선
④ 심호흡 시 나타나는 등의 수평 통증 감소 및 가슴 답답함과 얕은 호흡의 개선
⑤ 복직근 상부 뻐근함, 복부팽만감, 소화불량, 오심, 구토 개선
⑥ 복부 경련 장산통 개선
⑦ 트림과 복통 개선
⑧ 하대정맥 흐름 개선
⑨ 소변이 시원하게 나올 수 있게 함
⑩ 생리통, 월경곤란증 개선
⑪ 설사와 부인과 질환 개선
⑫ 하복부의 차가운 느낌 개선

4.2 허리 근육과 폼롤러 이완운동

허리에 위치한 표면 근육에는 팔과 연결되어 팔을 아래로 내리는 데 주로 사용되는 광배근이 있고, 그 안에 몸을 뒤로 젖히는 데 주로 사용되는 장늑근, 최장근, 요방형근, 하후거근, 두반극근, 다열근, 회전근, 극간근, 극근, 횡돌기간근 등이 위치해 있다. 이러한 허리 근육의 주요 기능은 몸을 뒤로 젖히는 데 주로 사용되고, 옆으로 숙이거나 돌리는 움직임을 할 때도 복부 근육과 협응하여 움직임을 일으킨다.

허리 근육은 요추에서 장골과 천골의 후면, 상완골에서 요추, 장골과 천골 후면에 연결되어 있기 때문에 허리는 물론, 근육긴장에 따라 허리 후면으로 가는 혈관 및 신경에 영향을 주어 허리 후면 움직임과 함께 혈액순환에 문제를 일으킨다. 또한 요추에서 장골과 천골의 후면, 상완골에서 요추, 장골과 천골의 후면에 연결되어 있기 때문에 근육긴장이 발생하면 허리는 물론 골반의 후면 통증과 어깨의 기능 및 호흡에 영향을 미치게 된다.

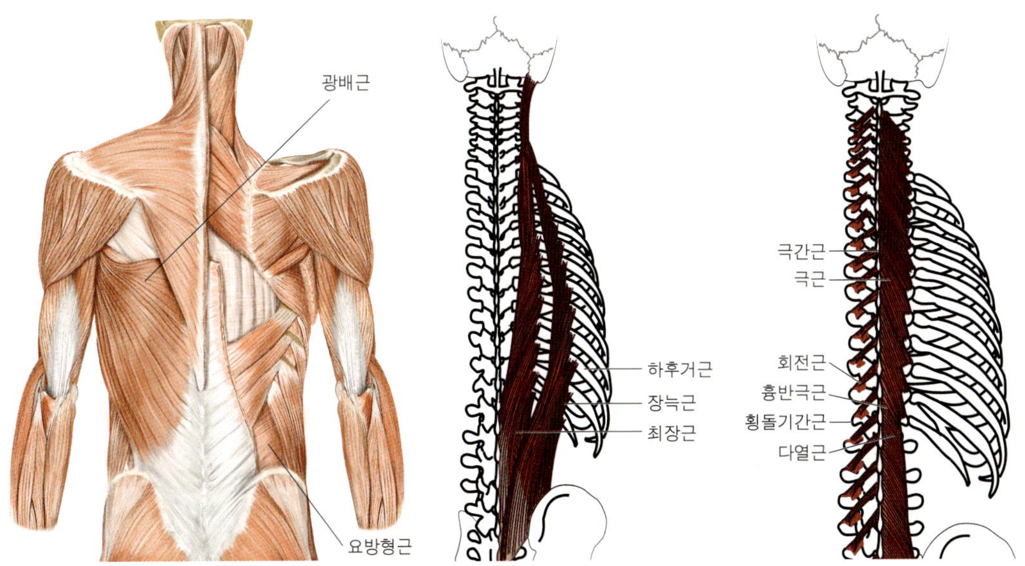

1) 허리 근육 폼롤러 이완운동 방법

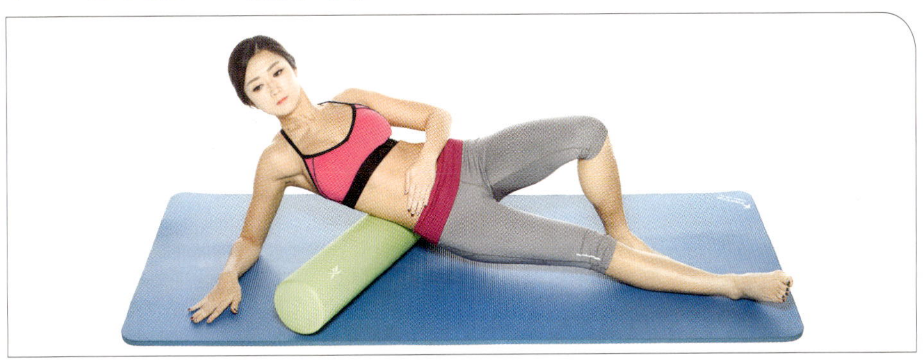

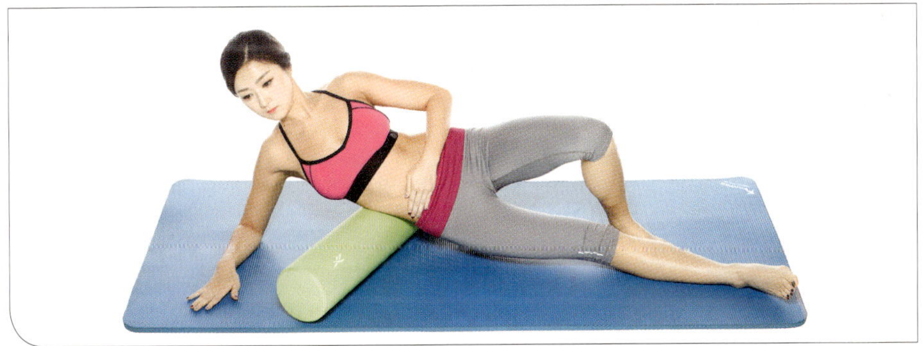

① 폼롤러 전면이 사선 위로 올라가게 놓고 허리의 외측 후면을 대고 눕는다.

② 한 팔을 바닥을 지탱하고 반대쪽 팔을 배 위에 올려놓는다.

③ 바닥을 지탱하는 팔과 같은 쪽 다리는 펴고 반대쪽 다리는 구부려 발로 바닥을 지탱한다.

④ 엉덩이 힘을 이용해 몸을 좌우로 굴린다.

⑤ 허리 외측 후면의 뭉친 근육을 마사지하듯 풀어준다.

2) 난이도 조절 방법

① 옆구리 외측 후면이 폼롤러에 눌리게 한다.
② 상체를 살짝 위로 들어올려 체중이 허리에 실리게 한다.
③ 엉덩이를 살짝 위로 들어올려 체중이 허리에 실리게 한다.

3) 주의사항

① 근육의 긴장이 심할 경우 무리하게 풀려고 하지 않는다. 무리해서 이완할 경우 허리 근육의 긴장을 증가시켜 허리 통증을 일으킬 수 있다.
② 장시간 이완은 통증을 증가시키므로 오래 하지 않는다.

4) 허리 근육 이완 효과

① 허리를 앞으로 굽히거나 옆으로 숙이는 움직임 개선
② 골반, 허리, 엉덩이의 통증(오래 서 있으면 심화) 개선
③ 옆구리 결림과 통증 개선
④ 하부 늑골 외측의 결리고 쑤시는 통증 개선
⑤ 엉덩이 심부의 통증과 뻐근함 개선
⑥ 복부 외측 통증 개선
⑦ 보행할 때 칼로 에이는 듯한 날카로운 통증 개선
⑧ 계단 오를 때 엉덩이 결리는 통증 개선
⑨ 기침이나 재채기, 크게 웃을 때 생기는 통증 개선
⑩ 생식기 통증 감소 및 성기능 개선

5. 어깨 근육과 폼롤러 이완운동

5.1 어깨 전면 근육과 폼롤러 이완운동

어깨 전면에 위치한 표면 근육에는 팔을 전면에서 위로 올리고 내측으로 모으는 움직임을 담당하는 전삼각근이 있고, 심부에는 팔을 안쪽으로 돌리는 데 사용되는 견갑하근이 있다. 이러한 어깨 전면 근육은 팔을 앞으로 들어올리거나 팔을 안쪽으로 돌리는 움직임에 주로 사용된다.

어깨 전면 근육은 쇄골과 견갑골에서 상완골과 연결되어 있기 때문에 팔 전체는 물론, 근육긴장에 따라 어깨 전면으로 가는 혈관 및 신경에 영향을 미쳐 팔저림 증상과 함께 혈액순환에 문제를 일으킨다. 또한 견갑골 전면에서 상완골과 연결되기 때문에 근육긴장이 발생하면 어깨 전면은 물론 팔 후면의 기능에 영향을 미쳐 통증을 유발할 수 있다.

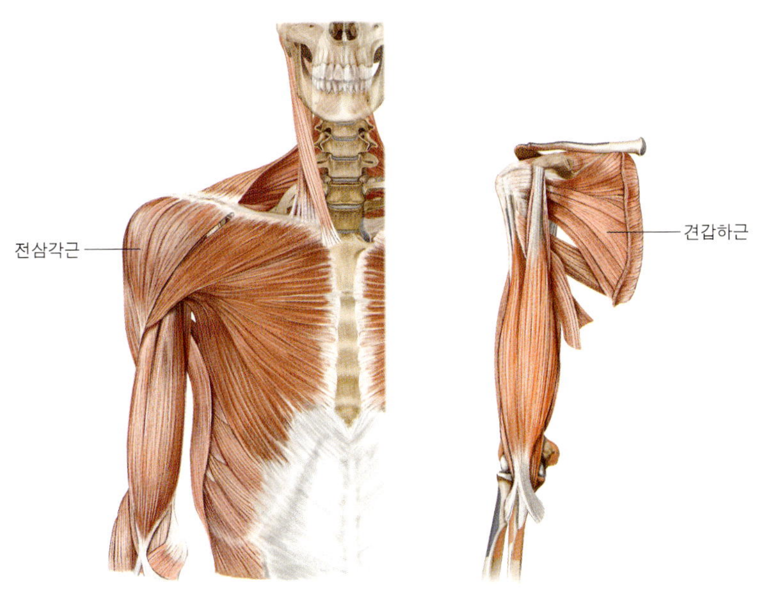

1) 어깨 전면 근육 폼롤러 이완운동 방법

어깨 전면(전삼각근)

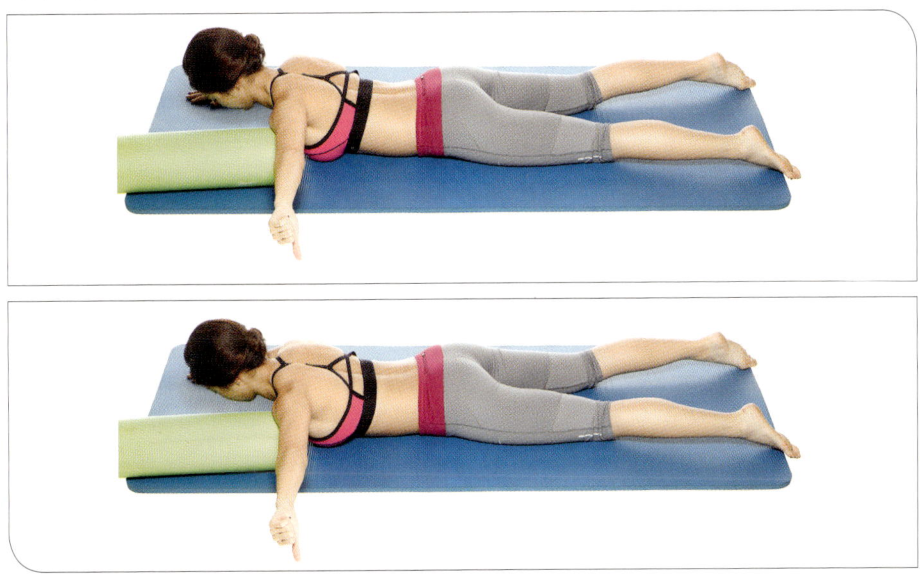

① 폼롤러를 어깨 전면(전삼각근), 중간(중삼각근)에 놓고 엎드린다.
② 어깨 전면, 견갑골 내측에 긴장된 근육의 포인트를 찾는다.
③ 체중을 이용해 포인트를 누르면서 몸통을 좌우로 돌린다.
④ 뭉친 근육을 마사지하듯이 풀어준다.

견갑골 내측(견갑하근)

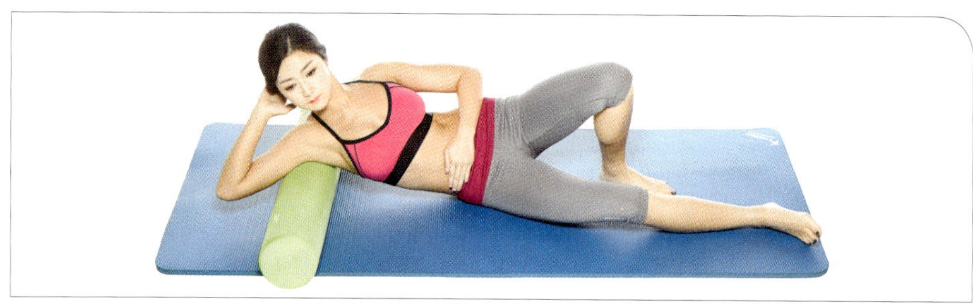

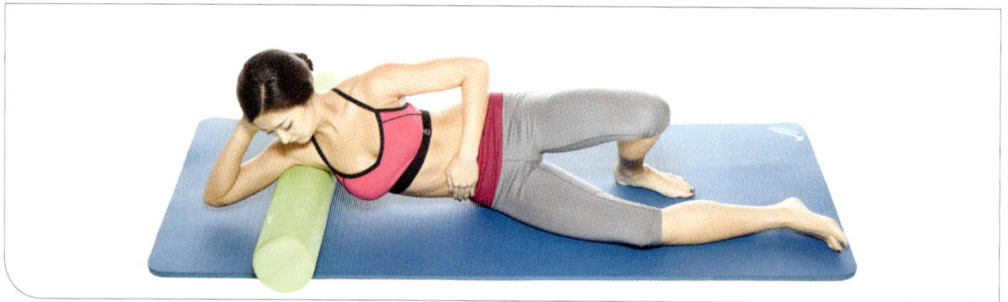

① 손을 머리 뒤에 놓고 팔꿈치를 든 상태에서, 폼롤러를 어깨 전면 겨드랑이 안쪽(견갑하근)에 놓고 같은 쪽 다리를 펴고 눕는다.
② 어깨 전면, 견갑골 내측에 긴장된 근육의 포인트를 찾는다.
③ 체중을 이용해 포인트를 누르면서 몸통을 좌우로 돌린다.
④ 뭉친 근육을 마사지하듯이 풀어준다.

2) 난이도 조절 방법

① 긴장된 근육의 포인트를 누르면서 한다.
② 가슴을 살짝 위로 들어올려 체중이 어깨 전면에 실리게 한다.
③ 복부를 살짝 위로 들어올려 체중이 어깨 전면에 실리게 한다.

3) 주의사항

① 근육의 긴장이 심할 경우 무리하게 풀려고 하지 않는다. 무리해서 이완할 경우 어깨 전면 근육의 긴장을 증가시켜 어깨 통증을 일으킬 수 있다.
② 장시간 이완은 통증을 증가시키므로 오래 하지 않는다.

4) 어깨 앞 근육 이완 효과

① 어깨 전면, 후면, 상부 통증 개선
② 팔을 올리거나 외측으로 돌릴 때의 통증 개선
③ 견갑골과 어깨 후면에 집중되는 통증 개선
④ 옆구리 결림과 통증 개선
⑤ 흉곽 압박감 개선

⑥ 수면 시 어깨 통증 개선
⑦ 손바닥 쪽의 4, 5지 통증 개선
⑧ 격한 흡기 시 가슴 부위의 통증 결림 개선

5.2 어깨 후면 근육과 폼롤러 이완운동

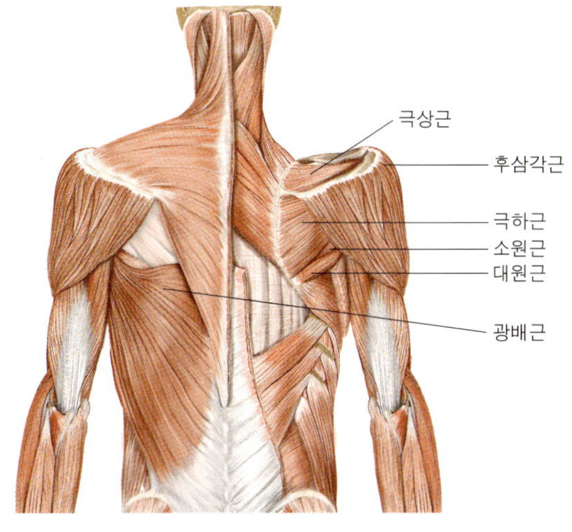

어깨 후면에 위치한 표면 근육에는 팔을 뒤로 올리고 내측으로 모으고 외측으로 벌리는 움직임을 담당하는 후삼각근이 있고, 심부에는 팔을 바깥쪽으로 돌리는 데 사용되는 극하근, 소원근, 대원근과 팔을 위로 올리는 극상근이 있다. 이러한 어깨 후면 근육은 팔을 뒤로 올리거나 외측으로 돌리고 올리는 움직임에 주로 사용된다.

어깨 후면 근육은 대부분 견갑골 후면에서 상완골과 연결되어 있기 때문에 팔 후면은 물론, 근육긴장에 따라 어깨 후면으로 가는 혈관 및 신경에 영향을 미쳐 팔 후면 저림 증상과 함께 혈액순환에 문제를 일으킨다. 또한 견갑골 후면에서 상완골과 연결되어 있기 때문에 근육긴장이 발생하면 어깨는 물론 팔 후면의 기능에 영향을 미쳐 통증을 유발할 수 있다.

1) 어깨 후면 근육 폼롤러 이완운동 방법

어깨 후면(후삼각근)

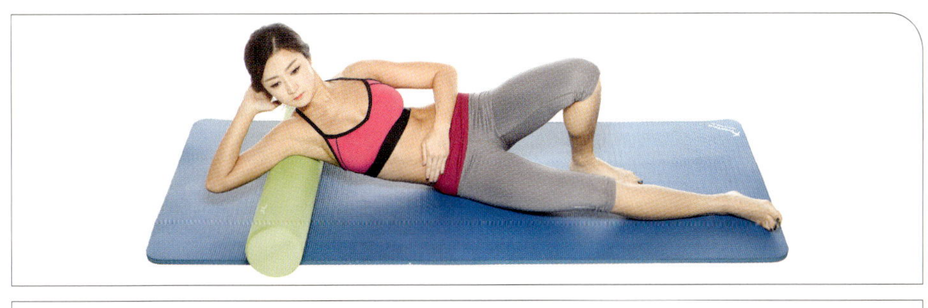

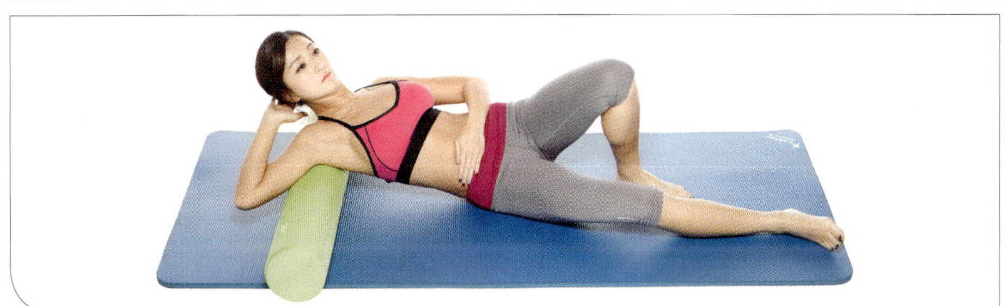

견갑골 후면 하부(극하근, 소원근, 대원근, 광배근 상부)

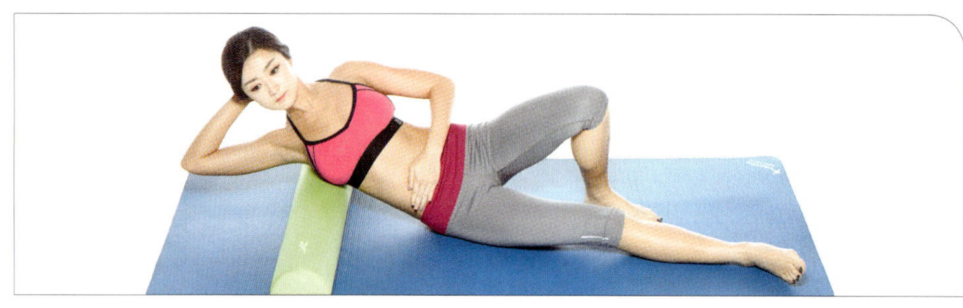

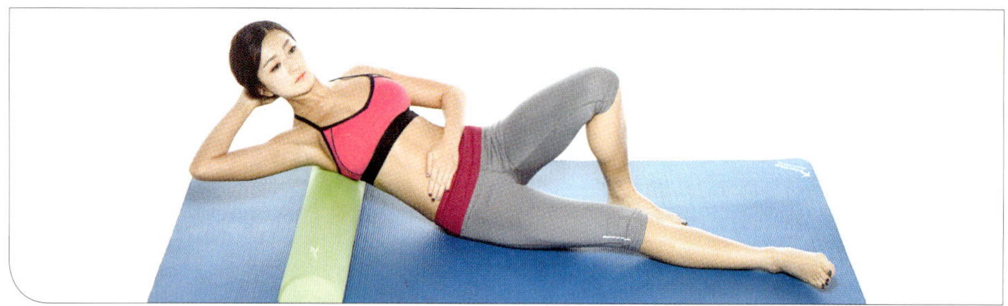

① 폼롤러를 어깨 후면(후삼각근)과 견갑골 후면 하부(극하근, 소원근, 대원근, 광배근 상부)에 놓고 눕는다. 극상근의 경우는 목 측면 근육 폼롤러 이완운동을 참고한다.
② 목적에 따라 긴장된 어깨 후면 근육의 포인트를 찾는다.
③ 어깨 후면과 견갑골 후면 하부를 누르면서 몸을 좌우로 돌린다.
④ 어깨 후면과 견갑골 후면 하부의 뭉친 근육을 마사지하듯 풀어준다.

2) 난이도 조절 방법

① 어깨 후면과 견갑골 후면 하방을 누르면서 한다.
② 등을 살짝 위로 들어올려 체중이 어깨 후면과 견갑골 후면 하방에 실리게 한다.
③ 펴고 있는 한쪽 다리의 엉덩이를 살짝 위로 들어올려 체중이 어깨 후면과 견갑골 후면 하방에 실리게 한다.

3) 주의사항

① 근육의 긴장이 심할 경우 무리하게 풀려고 하지 않는다. 무리해서 이완할 경우 어깨 후면 근육의 긴장을 증가시켜 어깨 통증을 일으킬 수 있다.
② 장시간 이완은 통증을 증가시키므로 오래 하지 않는다.

4) 어깨 후면 근육 이완 효과

① 팔을 외측으로 들거나 돌릴 때 통증 개선
② 어깨 전면 관절 속 깊숙한 심부 통증 개선
③ 어깨 관절 속 깊은 통증 개선
④ 어깨 후면 통증 개선

⑤ 손을 등 뒤로 들지 못하는 증상 개선
⑥ 옷을 입을 때 아픈 팔 증상 개선
⑦ 견갑골 내측의 날카로운 통증 개선
⑧ 견갑골 시림 증상 개선
⑨ 상완이두근 외측부, 전완 요골측 통증 손가락 통증 개선
⑩ 견갑대 피로로 인한 불면증 감소
⑪ 가슴 답답한 증상 개선

6. 상완 근육과 폼롤러 이완운동

6.1 상완 전면 근육과 폼롤러 이완운동

상완의 전면에 위치한 표면 근육에는 팔을 접는 움직임을 담당하는 상완이두근이 있고 심부에는 팔을 접을 때 어깨의 안정성을 만드는 오훼완근, 팔꿈치에서 안정성을 만드는 상완근으로 이루어져 있다. 이러한 상완 전면 근육은 팔을 접는 움직임에 주로 사용되고 안정적인 움직임을 갖게 한다.

상완 전면 근육은 견갑골에서 상완골을 통해 전완과 연결되어 있기 때문에, 상완은 물론 근육긴장에 따라 상완 전면으로 연결된 혈관 및 신경에 영향을 주어 상완 전면에 저림 증상과 함께 혈액순환에 문제를 일으킨다. 또한 견갑골 전면에서 상완골을 통해 전완과 연결되어 있기 때문에 근육긴장이 발생하면 상완의 전면은 물론 팔꿈치 후면 기능에 영향을 미쳐 통증을 유발할 수 있다.

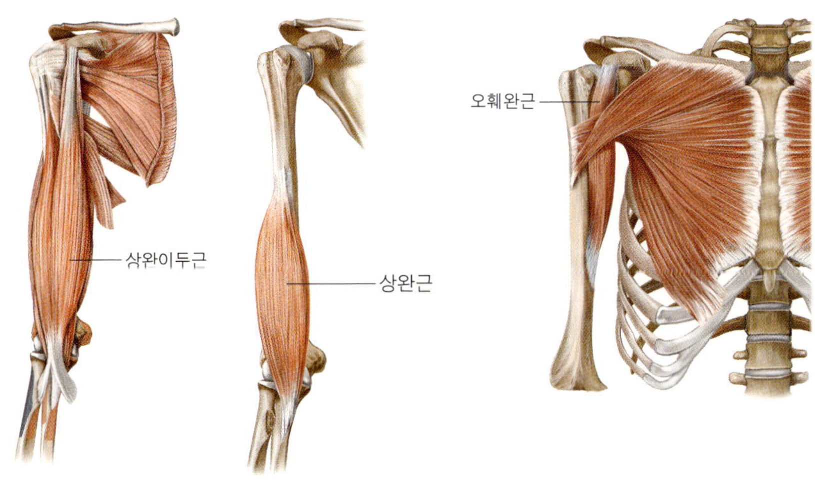

1) 상완 전면 근육 폼롤러 이완운동 방법

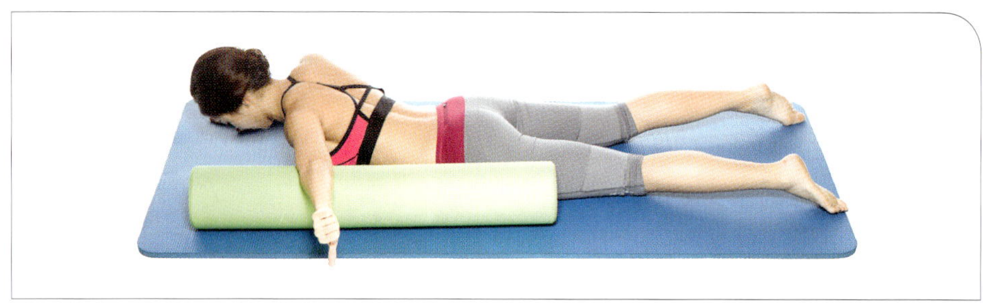

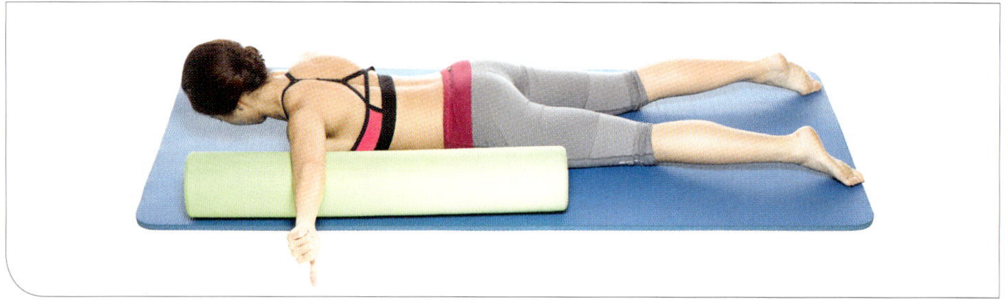

① 폼롤러를 상완(상부는 오훼완근, 중간은 상완이두근, 하부는 상완근)의 앞면에 놓고 엎드린다.
② 상완 전면에 긴장된 근육의 포인트를 찾는다.
③ 체중을 이용해 상완을 누르면서 몸을 좌우로 돌린다.
④ 상완 전면의 뭉친 근육을 마사지하듯 풀어준다.

2) 난이도 조절 방법

① 상완 전면을 누르면서 한다.
② 가슴을 살짝 위로 들어올려 체중이 상완 전면에 실리게 한다.
③ 복부를 살짝 위로 들어올려 체중이 상완 전면에 실리게 한다.

3) 주의사항

① 근육의 긴장이 심할 경우 무리하게 풀려고 하지 않는다. 무리해서 이완할 경우 상완 전면 근육의 긴장을 증가시켜 팔과 팔꿈치 통증을 일으킬 수 있다.
② 장시간 이완은 통증을 증가시키므로 오래 하지 않는다.

4) 상완 전면 근육 이완 효과

① 팔꿈치를 펼 때 발생하는 통증 개선
② 어깨 전면부와 상부의 통증 개선
③ 상완이두근 건의 통증 개선
④ 어깨를 움직일 때 딸깍거리는 소리와 통증 개선
⑤ 견관절의 아탈구 개선

6.2 상완 후면 근육과 폼롤러 이완운동

상완의 후면에 위치한 표면 근육에는 팔을 펴는 움직임을 담당하는 상완삼두근이 있고 하부에는 팔을 펼 때 팔꿈치에서 안정성을 만들어주는 주근이 있다. 상완 후면 근육은 팔을 펴는 움직임에서 주로 사용되고 안정적인 움직임을 갖게 한다.

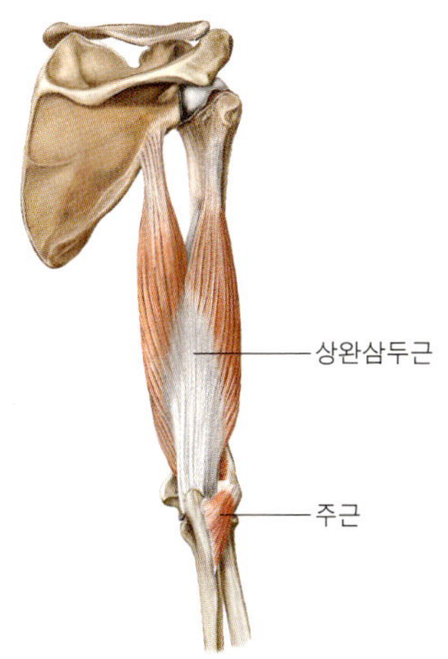

상완 후면 근육은 견갑골에서 상완골을 통해 전완과 연결되어 있기 때문에 팔 후면은 물론 근육긴장에 따라 팔 후면으로 이어진 혈관 및 신경에 영향을 주어, 팔 후면의 저림 증상과 함께 혈액순환에 문제를 일으킨다. 또한 견갑골에서 상완골을 통해 전완과 연결되어 있기 때문에 근육긴장이 발생하면 어깨와 상완의 후면은 물론 팔꿈치 후면의 기능에도 영향을 미쳐 통증을 유발할 수 있다.

1) 상완 후면 근육 이완운동 방법

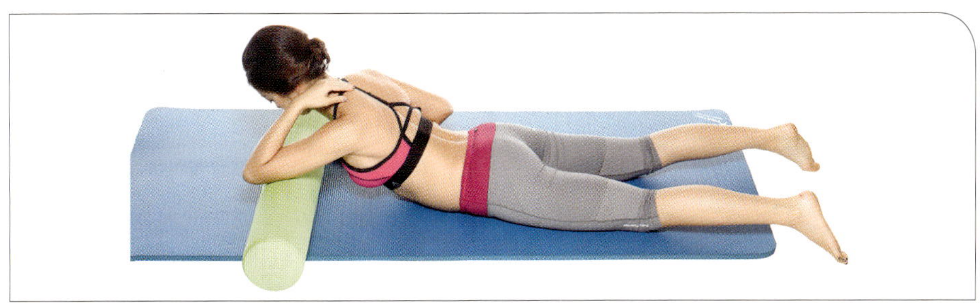

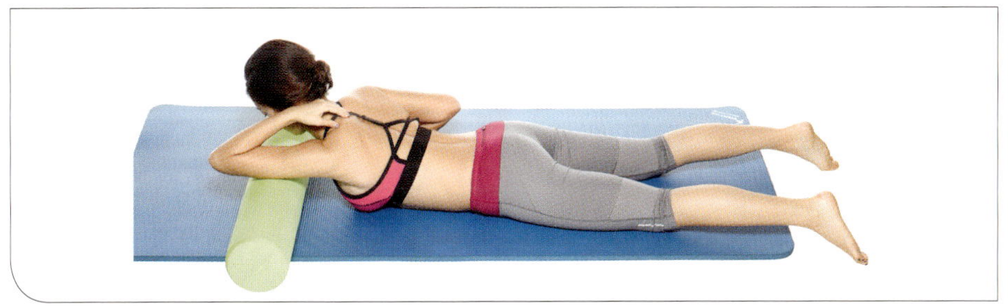

① 팔을 접은 상태로 폼롤러를 상완 후면(전체: 상완삼두근, 주근: 전완 후면 근육 이완 참고)에 놓고 엎드린다.
② 상완 후면에 긴장된 근육의 포인트를 찾는다.
③ 상완 후면을 누르면서 몸을 위아래로 굴린다.
④ 상완 후면의 뭉친 근육을 마사지하듯 풀어준다.

2) 난이도 조절 방법

① 상완 후면을 누르면서 한다.

② 가슴을 살짝 위로 들어올려 체중이 상완 후면에 실리게 한다.
③ 복부를 살짝 위로 들어올려 체중이 상완 후면에 실리게 한다.

3) 주의사항

① 근육의 긴장이 심할 경우 무리하게 풀려고 하지 않는다. 무리해서 이완할 경우 상완 후면 근육의 긴장을 증가시켜 팔 후면과 팔꿈치 통증을 일으킬 수 있다.
② 장시간 이완은 통증을 증가시키므로 오래 하지 않는다.

4) 상완 후면 근육 이완 효과

① 상완 후면부의 통증 개선
② 어깨 후면부, 상완의 내측 후면, 팔꿈치 외측, 척골 통증 개선
③ 전완과 손가락의 4, 5지 통증 개선
④ 팔꿈치 내측 통증 개선

7. 전완 근육과 폼롤러 이완운동

7.1 전완 전면 근육과 폼롤러 이완운동

전완 전면에 위치한 표면 근육에는 손목을 접는 움직임을 담당하는 상완요골근, 요측수근굴근, 척측수근굴근, 장장근이 있고 손목을 안쪽으로 돌리는 원회내근이 있다. 심부에는 손가락을 접을 때 사용되는 천지굴근, 심지굴근, 엄지손가락을 접는 장무지굴근이 있고 손목을 안쪽으로 돌릴 때 사용되는 방형회내근으로 이루어져 있다. 이러한 전완 전면 근육은 손목을 접는 움직임과

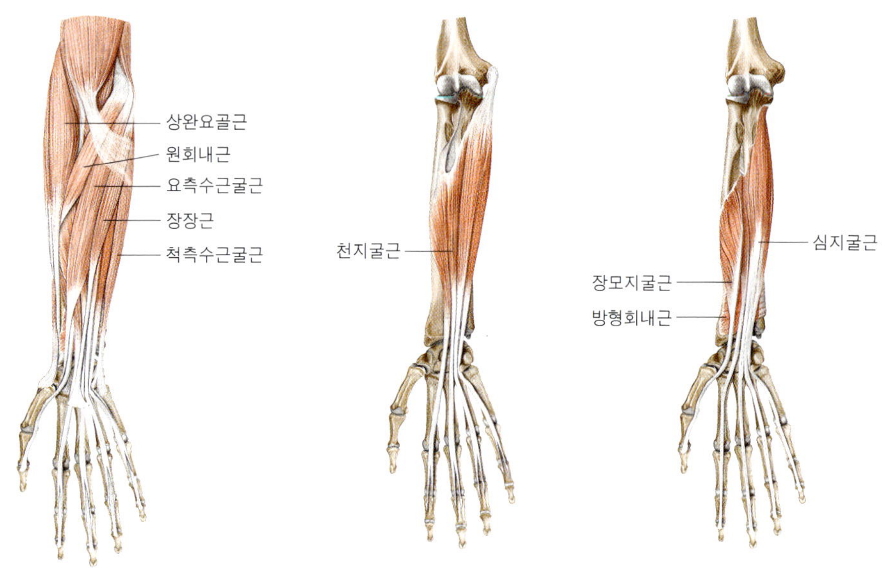

안쪽으로 돌리는 움직임에 주로 사용되고 안정적인 움직임을 갖게 한다.

전완 전면의 근육은 상완골과 요골, 척골 그리고 수골로 연결되어 있기 때문에 전완 전면은 물론 근육긴장에 따라 전완 전면으로 이어진 혈관 및 신경에 영향을 미쳐, 전완의 전면에 저림 증상과 함께 혈액순환에 문제를 일으킨다. 또한 전완 전면에서 상완골과 수골에 연결되어 있기 때문에 근육긴장이 발생하면 전완 전면은 물론 전면 팔꿈치와 손목의 기능에 영향을 미쳐 통증을 유발할 수 있다.

1) 전완 전면 근육 폼롤러 이완운동 방법

전완의 전면 내측

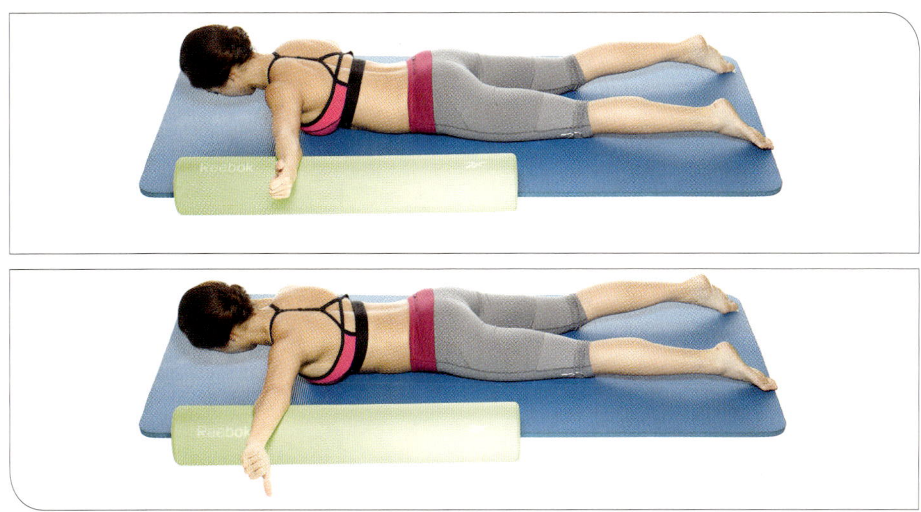

손목의 전면

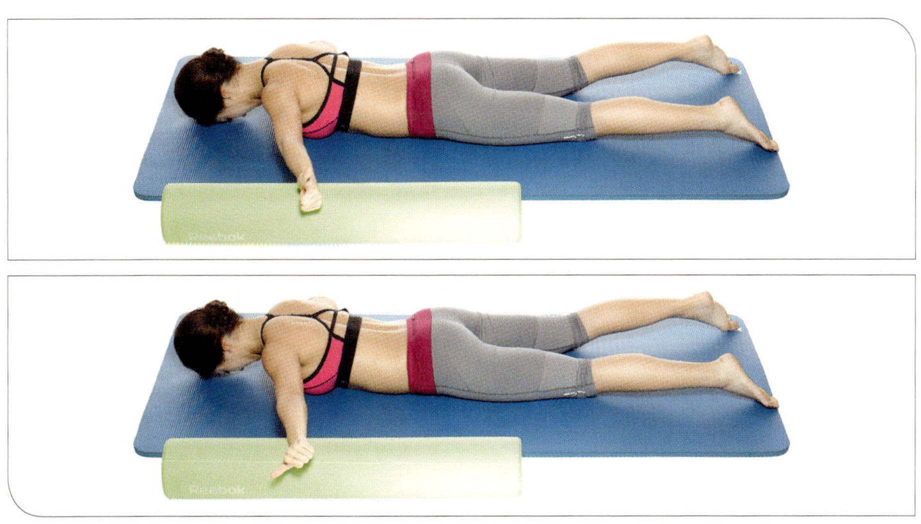

① 폼롤러를 전완의 전면 내측(장장근, 수근굴근, 지굴근, 원회내근 등)과 손목 전면(방형회내근)에 놓고 엎드린다.
② 전완의 전면 내측에 긴장된 근육의 포인트를 찾는다.
③ 체중을 이용해 전완 전면을 누르면서 몸을 좌우로 돌린다.
④ 전완 전면 내측의 뭉친 근육을 마사지하듯 풀어준다.

2) 난이도 조절 방법

① 전완 전면 내측 및 손목 전면을 누르면서 한다.
② 가슴을 살짝 위로 들어올려 체중이 전완 전면과 손목 전면에 실리게 한다.
③ 복부를 살짝 위로 들어올려 체중이 전완 전면과 손목 전면에 실리게 한다.

3) 주의사항

① 근육의 긴장이 심할 경우 무리하게 풀려고 하지 않는다. 무리해서 이완할 경우 전완 전면과 손목 전면 근육의 긴장을 증가시켜 손목과 손가락의 불편함과 통증을 일으킬 수 있다.
② 장시간 이완은 통증을 증가시키므로 오래 하지 않는다.

4) 전완 전면 근육 이완 효과

① 손목을 펴거나 엄지손가락 방향으로 꺾을 때 통증 개선
② 손가락을 펼 때 통증과 손끝 저림 개선
③ 손목을 외측으로 돌릴 때 통증 개선
④ 내측상과 압통 개선
⑤ 손바닥 쪽 손목 통증 개선
⑥ 손목을 엄지손가락 방향으로 꺾고 손을 강하게 쥘 때 통증 개선

7.2 전완 후면 근육과 폼롤러 이완운동

전완 후면에 위치한 표면 근육에는 팔을 펼 때 보조로 사용하는 주근, 손목과 손가락을 펴는 움직임을 담당하는 척측수근신근, 지신근, 소지신근, 장요측수근신근이 있다. 심부에는 손을 바깥으로 돌리는 회외근, 손목과 손가락을 펼 때 사용되는 단요측수근신근과 시지신근, 엄지손가락 펴는 움직임을 담당하는 장무지신근과 단무지신근, 그리고 엄지손가락을 벌릴 때 사용되는 장무지외전근이 있다. 이러한 전완 후면 근육은 손목을 펴는 움직임과 바깥쪽으로 돌리는 움직임에서 주로 사용되고 안정적인 움직임을 갖게 한다.

전완 후면 근육은 요골과 척골에서 상완골, 수골로 연결되어 있기 때문에 전완 후면은 물론, 근육긴장에 따라 전완 후면으로 이어진 혈관 및 신경에 영향을 주어 전완의 후면에 저림 증상과 함께 혈액순환 문제를 일으킨다. 또한 전완 후면에서 상완골과 수골에 연결되어 있기 때문에 근육긴장이 발생하면 전완 후면은 물론 후면 팔꿈치와 손목 기능에 영향을 미쳐 통증을 유발할 수 있다.

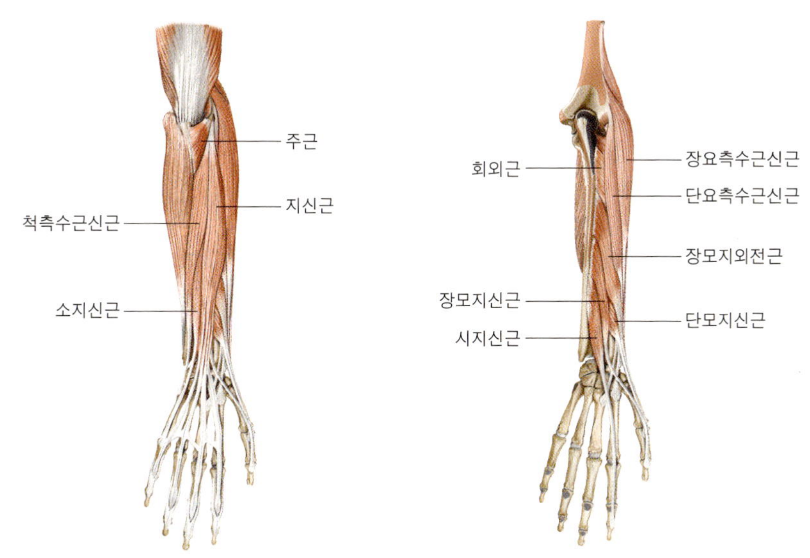

1) 전완 후면 근육 폼롤러 이완운동 방법

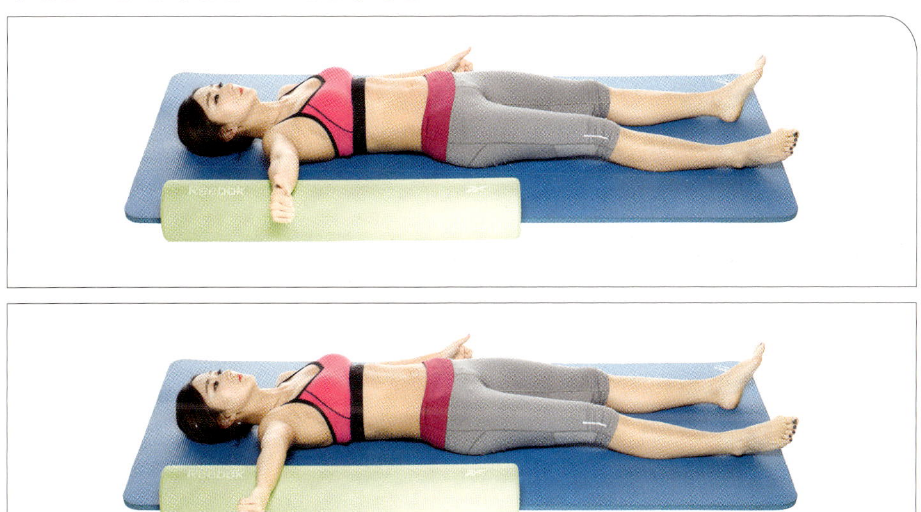

① 폼롤러를 전완 후면 외측(상완요골근과 수근신근, 수지신근, 회외근 등) 팔꿈치 아래(주근)에 놓고 눕는다.
② 전완 후면 외측에 긴장된 근육의 포인트를 찾는다.
③ 체중을 이용해 전완 후면 외측을 누르면서 몸을 좌우로 돌린다.
④ 전완 후면 외측의 뭉친 근육을 마사지하듯 풀어준다.

2) 난이도 조절 방법

① 전완 후면 외측을 누르면서 한다.

② 가슴을 살짝 위로 들어올려 체중이 전완 후면 외측에 실리게 한다.
③ 복부를 살짝 위로 들어올려 체중이 전완 후면 외측에 실리게 한다.

3) 주의사항

① 근육의 긴장이 심할 경우 무리하게 풀려고 하지 않는다. 무리해서 이완할 경우 전완 후면의 긴장을 증가시켜 손목과 손가락의 불편함과 통증을 일으킬 수 있다.
② 장시간 이완은 통증을 증가시키므로 오래 하지 않는다.

4) 전완 후면 근육 이완 효과

① 손목을 굽히거나 새끼손가락 방향으로 꺾을 때 통증 개선
② 손가락 쥘 때 통증 및 손끝 저림 개선
③ 손목을 안쪽으로 돌릴 때 통증 개선
④ 외측상과 압통과 통증 개선
⑤ 손목과 손등 쪽 통증 개선
⑥ 엄지와 시지까지 전완을 따라 감각이상증 및 통증 개선
⑦ 손목을 새끼손가락 방향으로 꺾고 손을 강하게 쥘 때 통증 개선

8. 골반 근육과 폼롤러 이완운동

8.1 골반 전면 근육과 폼롤러 이완운동

골반 전면에서 움직임을 담당하는 근육은 골반 내부에 위치해 있으며 다리를 들어올리거나 외측으로 벌리거나 돌리는 움직임을 담당하는 장골근과 대요근이 있고, 골반 하부에서 장기를 받치면서 골반의 안정성을 담당하는 골반저근이 있다. 골반 전면의 대요근과 장골근은 다리를 들어올리거나 외측으로 벌리고 돌리는 움직임에 주로 사용된다.

골반 전면 근육은 대퇴골과 연결되어 있기 때문에 다리는 물론 근육긴장에 따라 다리로 이어지는 혈관 및 신경에 영향을 주어 하지의 저림 증상과 함께 혈액순환에 문제를 일으킨다. 또한 골

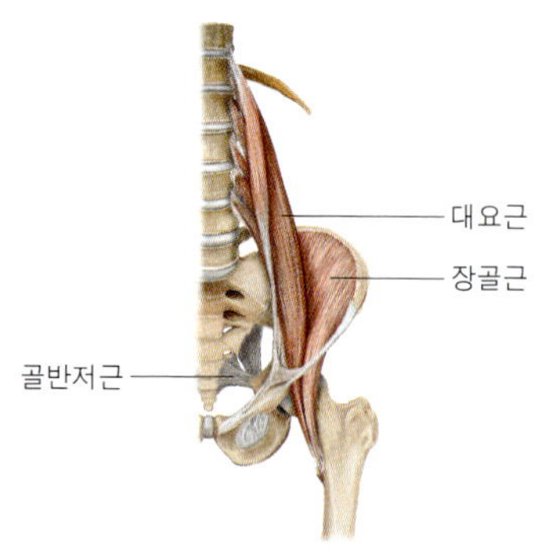

반 전면에는 장기 및 생식기가 위치해 있기 때문에 근육긴장이 발생하면 장기 문제 및 생식기 기능에도 영향을 미쳐 통증을 유발할 수 있다.

1) 골반 전면 근육 폼롤러 이완운동 방법

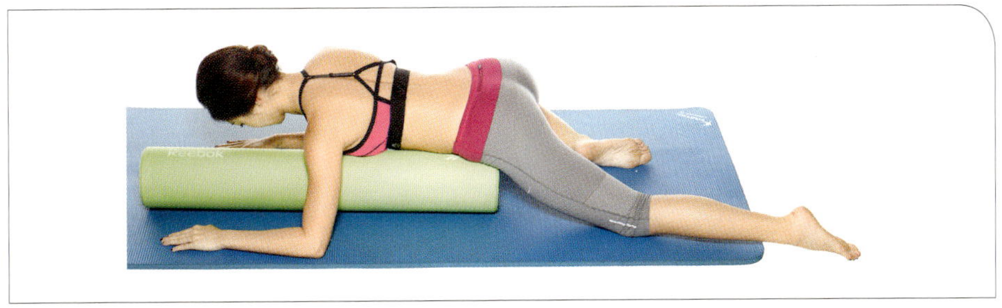

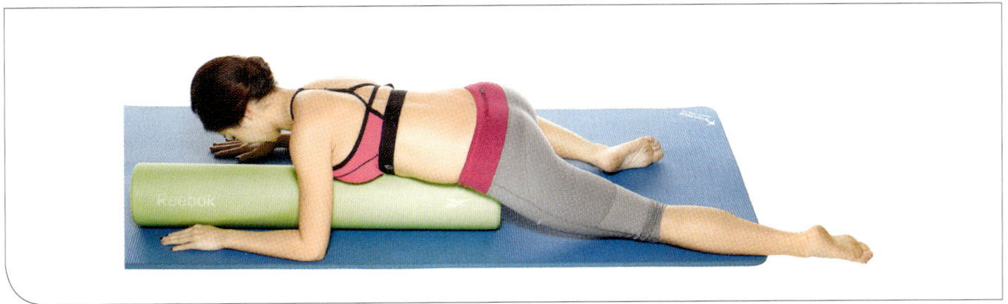

① 폼롤러를 뒤로 뻗은 다리 골반 내측에 놓고 반대쪽 다리를 'ㄱ'자로 유지한 채 엎드린다.
② 양 팔꿈치와 'ㄱ'자 형태의 무릎으로 폼롤러를 고정하고 골반 내측이 눌리게 한다.
③ 몸을 좌우로 굴리면서 골반 내부를 마사지한다.
④ 골반 내부의 뭉친 근육을 마사지하듯 풀어준다.

2) 난이도 조절 방법

① 팔꿈치와 무릎의 버티는 힘을 빼고 골반 내부가 눌리게 한다.
② 반대편 엉덩이를 살짝 위로 들어올려 체중이 골반 내부에 실리게 한다.
③ 반대편 무릎을 살짝 위로 들어올려 체중이 골반 내부에 실리게 한다.

3) 주의사항

① 근육의 긴장이 심할 경우 무리하게 풀려고 하지 않는다. 무리해서 이완할 경우 골반 내측 근육의 긴장을 증가시켜 골반 내부와 소화기계 및 생식기에 불편함과 통증을 일으킬 수 있다.
② 장시간 이완은 통증을 증가시키므로 오래 하지 않는다.

4) 골반 전면 근육 이완 효과

① 허리를 뒤로 젖히기, 다리 뒤로 젖히기 움직임 시 통증 개선
② 척추를 따라 집중되는 통증 허리와 둔부 통증 개선

③ 무릎 통증 개선
④ 천골과 내측 둔부의 통증 개선
⑤ 대퇴상부 전, 내측과 서혜부 통증 개선
⑥ 척추기립근의 뻣뻣함 개선
⑦ 장 마사지 효과로 인해 변비 증상 개선
⑧ 천장부 통증 개선
⑨ 전립선, 음낭 통증 개선
⑩ 성기능 관련 질환 개선

8.2 둔부 후면 근육과 폼롤러 이완운동

둔부 후면에서 움직임을 담당하는 근육은 표면에서 다리를 뒤로 올리거나 바깥쪽으로 돌리는 데 사용되는 대둔근과 중둔근에 위치해 있으며, 심부에는 다리를 바깥쪽으로 돌리는 데 사용되는 소둔근, 이상근, 외회전근(상쌍자근, 하쌍자근, 내폐쇄근, 외폐쇄근, 대퇴방형근)이 있다. 둔부 후면 근육들은 다리를 뒤로 올리거나 바깥으로 돌리는 움직임에서 주로 사용된다.

둔부 후면의 근육은 대퇴골과 연결되어 있기 때문에 하지의 후면은 물론 근육긴장에 따라 다리로 이어진 혈관 및 신경에 영향을 미쳐 대퇴부와 종아리 후면의 저림 증상과 함께 혈액순환에 문제를 일으킨다. 또한 둔부 후면에서 대퇴골과 연결되어 있기 때문에 근육긴장이 발생하면 둔부 후면에 불편함이 생기는 것은 물론 다리 후면 기능에 영향을 미쳐 통증을 유발할 수 있다.

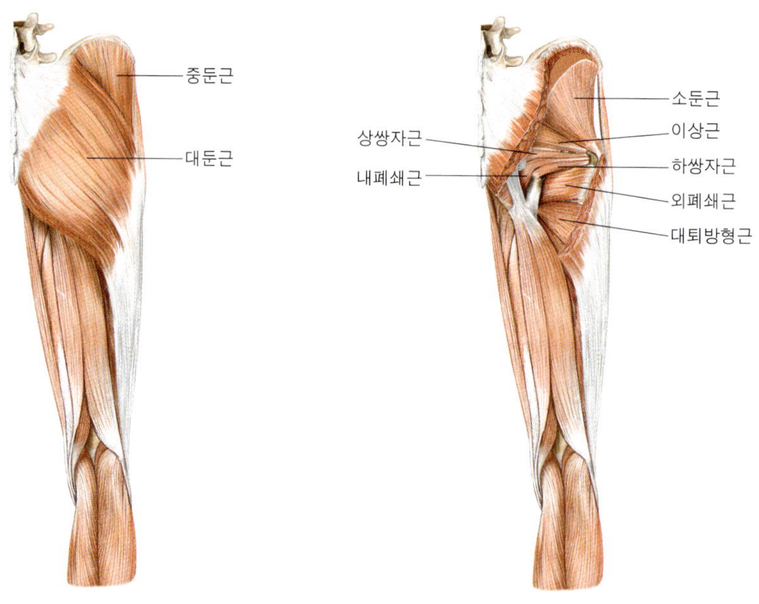

1) 둔부 후면 표면 근육 폼롤러 이완운동

(1) 둔부 후면 표면 근육 폼롤러 이완운동 방법

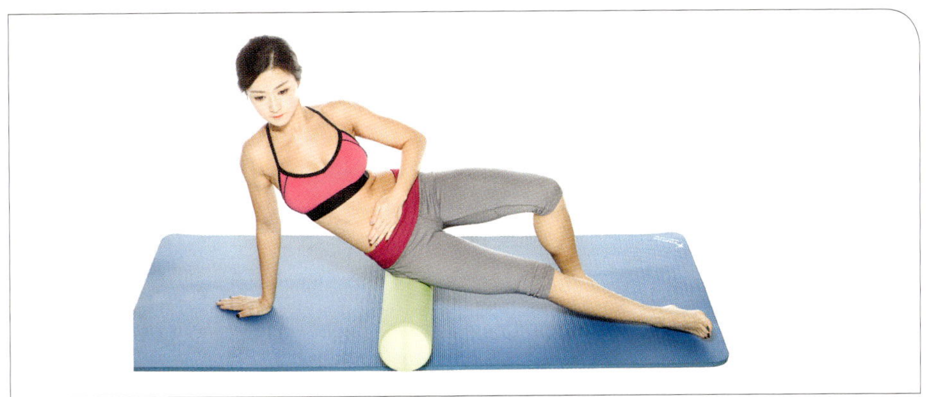

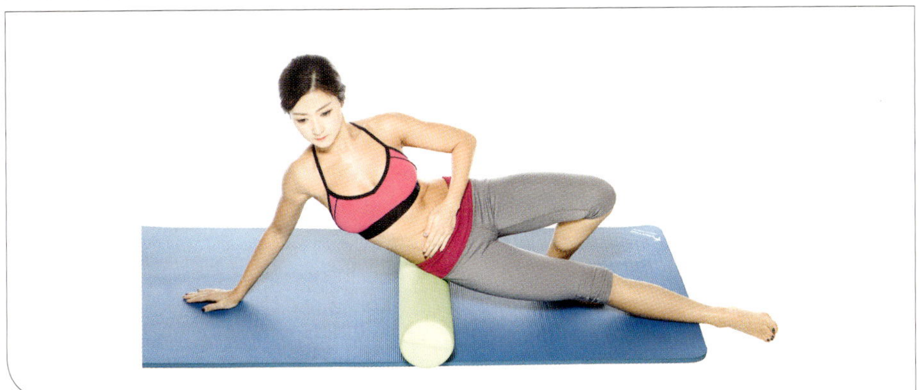

① 폼롤러를 둔부 후면(대둔근, 중둔근)에 놓고 팔로 지면을 지지하면서 눕는다.
② 반대편 손은 배에 올리고 둔부의 긴장된 근육의 포인트를 찾는다.
③ 둔부 후면을 누르면서 몸을 상하좌우로 움직인다.
④ 둔부 후면의 뭉친 근육을 마사지하듯 풀어준다.

(2) 난이도 조절 방법

① 둔부 후면을 누르면서 하다.
② 팔을 구부리면서 체중이 둔부 후면에 더 실리게 한다.
③ 구부린 무릎의 엉덩이를 살짝 들어올려 체중이 반대편 둔부 후면에 더 실리게 한다.

(3) 주의사항

① 근육의 긴장이 심할 경우 무리하게 풀려고 하지 않는다. 무리해서 이완할 경우 둔부 후면 근육의 긴장을 증가시켜 둔부, 대퇴부, 하퇴부 후면의 불편함과 통증을 일으킬 수 있다.
② 장시간 이완은 통증을 증가시키므로 오래 하지 않는다.

(4) 둔부 후면 근육 이완 효과

① 허리 앞으로 숙이기 및 다리 뒤로 젖히기 움직임 시 통증 개선

② 둔부의 전체적인 통증 개선

③ 엉치의 뻐근함 감소

④ 둔부의 깊숙한 통증으로 뼈를 찌르는 듯한 통증 개선

⑤ 천장 관절, 천골 통증 개선

⑥ 무릎 외측 통증 개선

⑦ 허리 당김, 대퇴후부 당김 개선

⑧ 꼬리뼈 통증 개선

⑨ 요통과 하지 통증 개선

⑩ 팔자걸음 개선

2) 둔부 후면 심부 근육 이완운동

(1) 둔부 후면 심부 근육 폼롤러 이완운동 방법

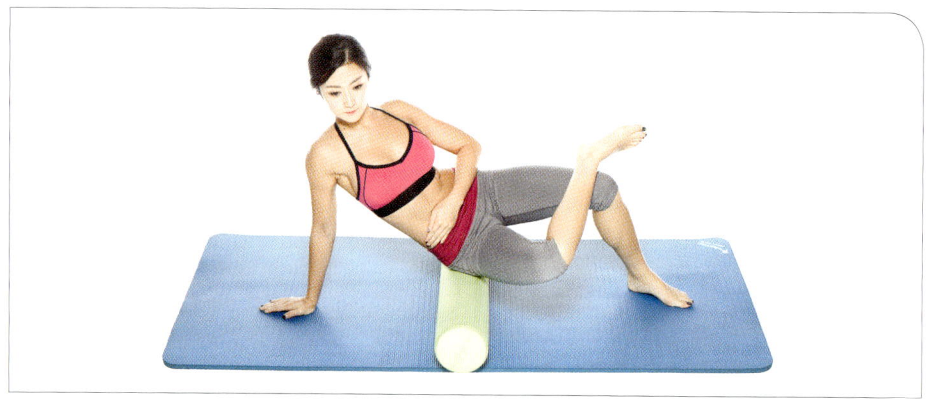

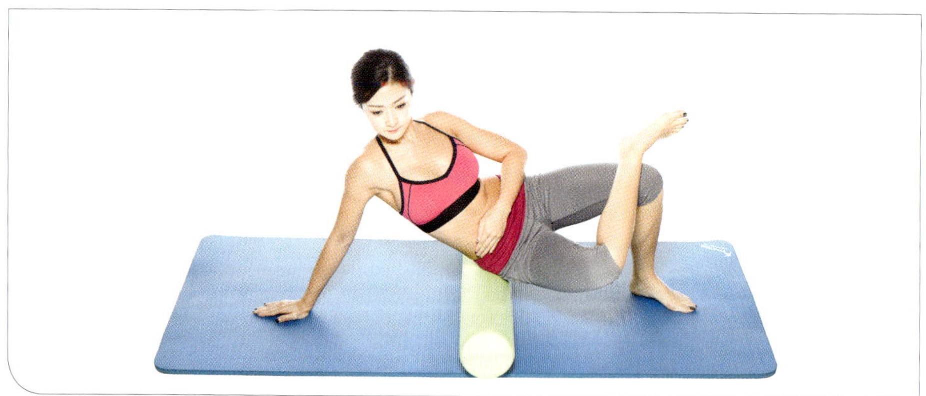

① 폼롤러를 둔부 후면에 놓고 한 손은 지면을 지지한 상태로 엉덩이가 닿아 있는 무릎을 반대 무릎에 올리고 비스듬히 기댄다.

② 반대편 손은 배에 올리고 둔부 심부의 긴장된 근육(소둔근, 이상근, 외회전근)의 포인트를 찾

는다.

③ 둔부 심부를 누르면서 몸을 상하좌우로 움직인다.

④ 둔부 심부의 뭉친 근육을 마사지하듯 풀어준다.

(2) 난이도 조절 방법

① 둔부 심부를 누르면서 한다.

② 팔을 구부리면서 체중이 둔부 심부로 더 실리게 한다.

③ 지면에 닿은 발쪽 엉덩이를 살짝 들어올려 체중이 반대편 둔부 심부에 더 실리게 한다.

(3) 주의사항

① 근육의 긴장이 심할 경우 무리하게 풀려고 하지 않는다. 무리해서 이완할 경우 둔부 후면 근육의 긴장을 증가시켜 둔부, 대퇴부, 하퇴부 후면의 불편함과 통증을 일으킬 수 있다.

② 장시간 이완은 통증을 증가시키므로 오래 하지 않는다.

(4) 둔부 후면 심부 근육 이완 효과

① 다리를 안쪽으로 돌리는 움직임 시 나타나는 통증 개선

② 천골 관절 통증, 고관절의 둔부 후면 통증 개선

③ 둔부 전체와 대퇴 후면 통증 개선

④ 둔부에서 무릎 후면의 통증 개선

⑤ 다리의 저림, 발바닥 저림 개선

⑥ 다리가 바깥으로 돌아가는 증상 감소

⑦ 요통 개선

⑧ 서혜부 통증 회음 부위 통증 개선

⑨ 발기부전, 조루, 성교 시 불쾌증, 골반 안 통증 개선

⑩ 하지의 종잡을 수 없는 통증 개선

9. 대퇴부 근육과 폼롤러 이완운동

9.1 대퇴부 전면 근육과 폼롤러 이완운동

대퇴부 전면에서 움직임을 담당하는 근육은 주로 다리를 앞으로 들어올리거나 무릎을 펴는 데 사용되고 바깥쪽으로 무릎을 돌리는 움직임에 이용된다. 이들 근육의 표면에는 대퇴직근, 내측광근, 외측광근, 봉공근이 위치해 있으며, 심부에는 중간광근이 있어 다리의 움직임이 발생할 때 안정성을 제공하는 역할을 한다.

대퇴부 전면 근육은 장골에서 대퇴골과 슬개골을 통해 경골 전면에 연결되어 있기 때문에 대퇴부의 전면은 물론 근육긴장에 따라 대퇴부 전면으로 이어진 혈관 및 신경에 영향을 미쳐 대퇴부

전면에 저림 증상과 함께 혈액순환 문제를 일으킨다. 또한 장골에서 대퇴골과 슬개골을 통해 경골과 연결되어 있어 근육긴장이 발생하면 골반과 대퇴부 전면은 물론 무릎 기능에 영향을 미쳐 통증을 유발할 수 있다.

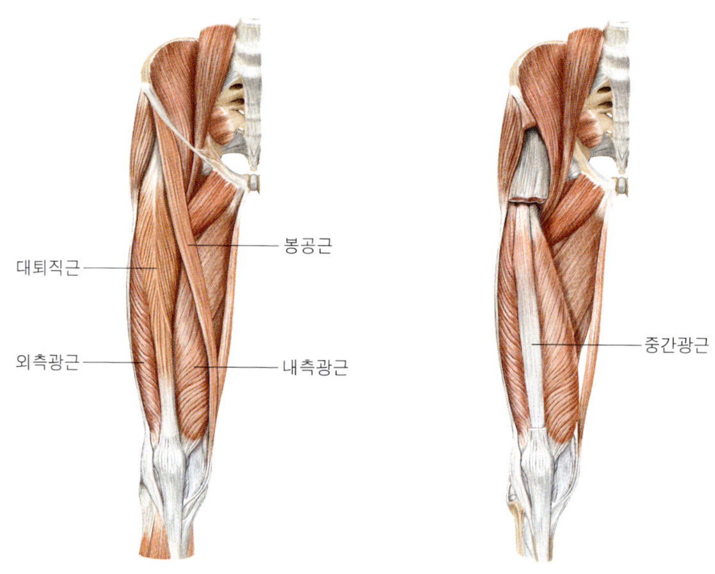

1) 대퇴부 전면 근육 폼롤러 이완운동 방법

양발 일자: 대퇴직근, 중간광근

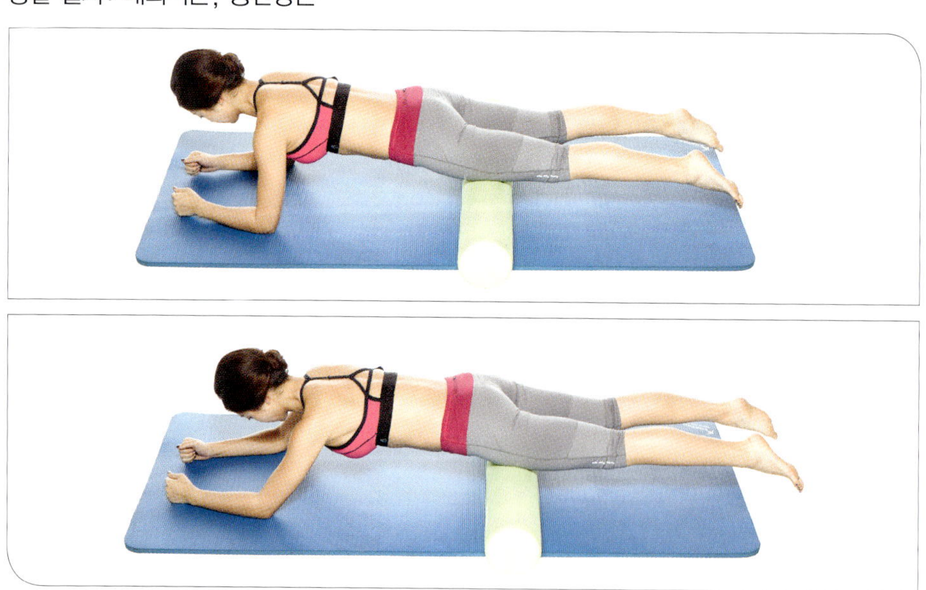

양발 벌리기: 내측광근, 봉공근 하부

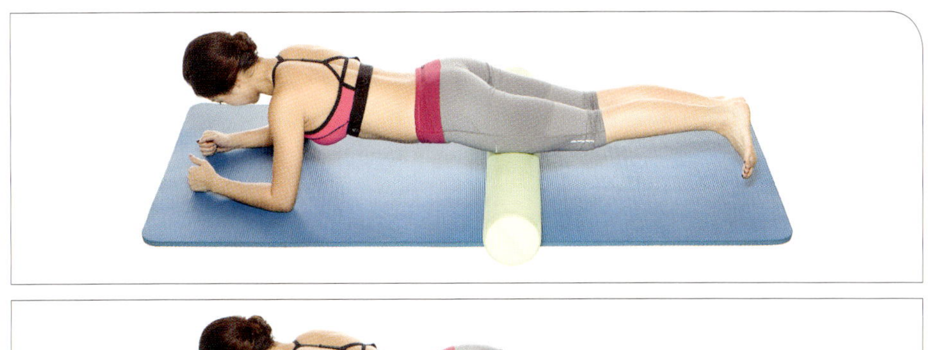

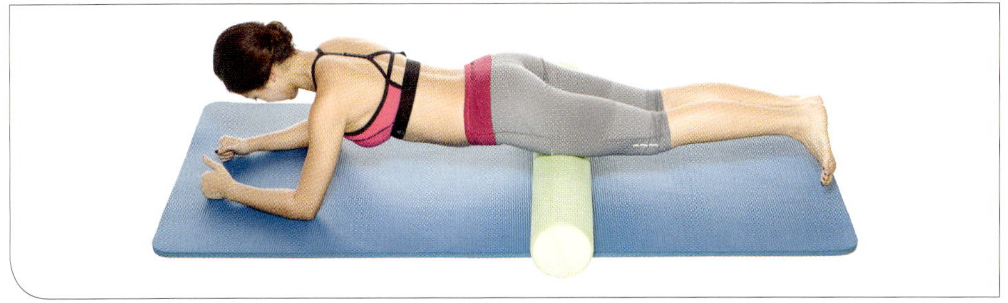

양발 모으기: 외측광근, 봉공근 상부

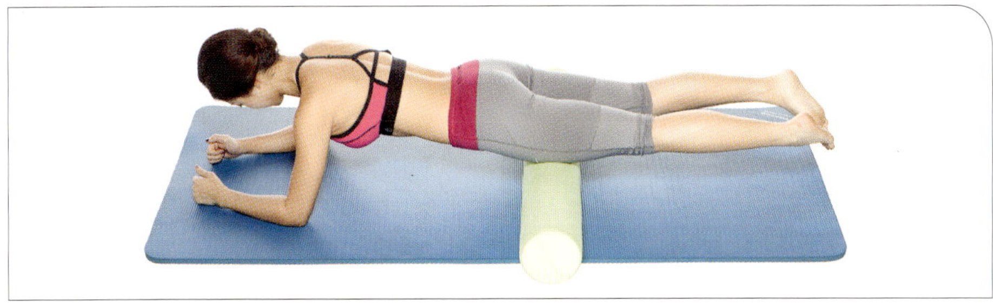

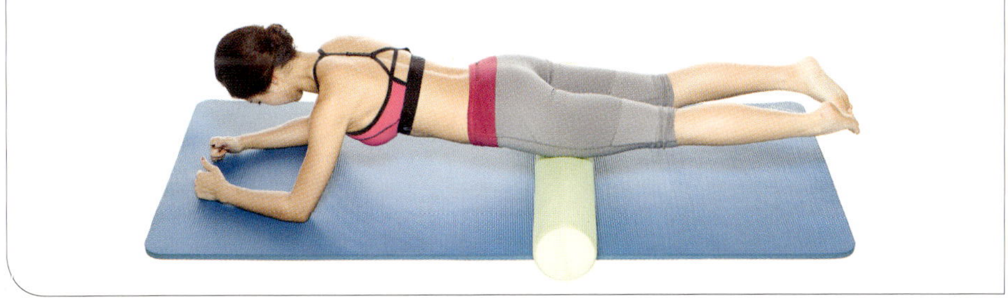

① 폼롤러를 대퇴부 전면(양발 일자는 대퇴직근과 중간광근, 양발 벌리기는 내측광근과 봉곤근 하부, 양발 모으기는 외측광근과 봉공근 상부)에 놓고 엎드린다.

② 양 팔꿈치를 지면에 대고 발을 든 상태로 대퇴부 전면의 긴장된 근육의 포인트를 찾는다.

③ 몸을 위아래로 굴리면서 대퇴부 전면을 마사지한다.

④ 대퇴부 전면에 뭉친 근육을 마사지하듯 풀어준다.

* 복부를 들어올린 상태에서 하면 복부운동 효과를 줄 수 있다.

복부의 근력이 약할 경우 위 동작은 허리에 무리를 줄 수 있다. 앞의 동작이 어렵게 느껴지면 아래 방법을 이용할 것을 추천한다.

한 발 일자: 대퇴직근, 중간광근

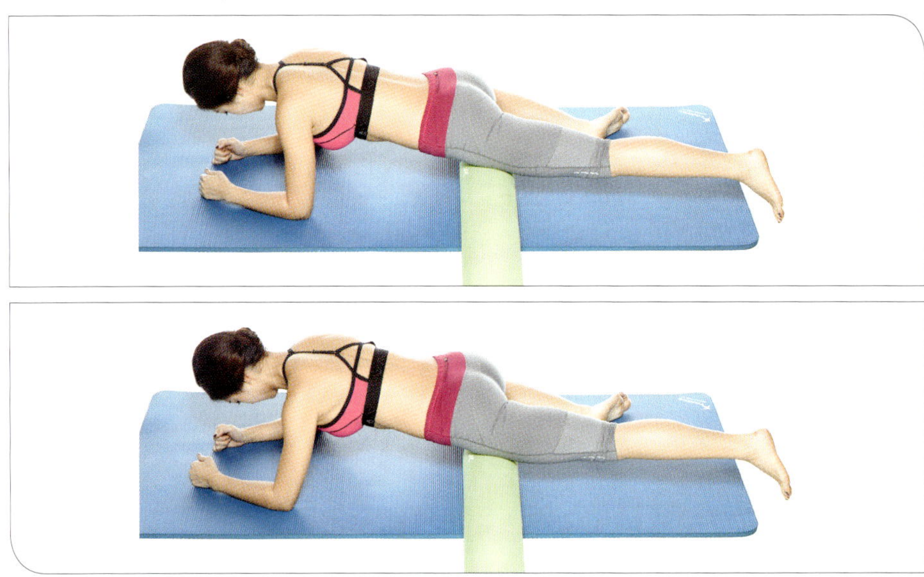

한 발 벌리기: 내측광근, 봉공근 하부

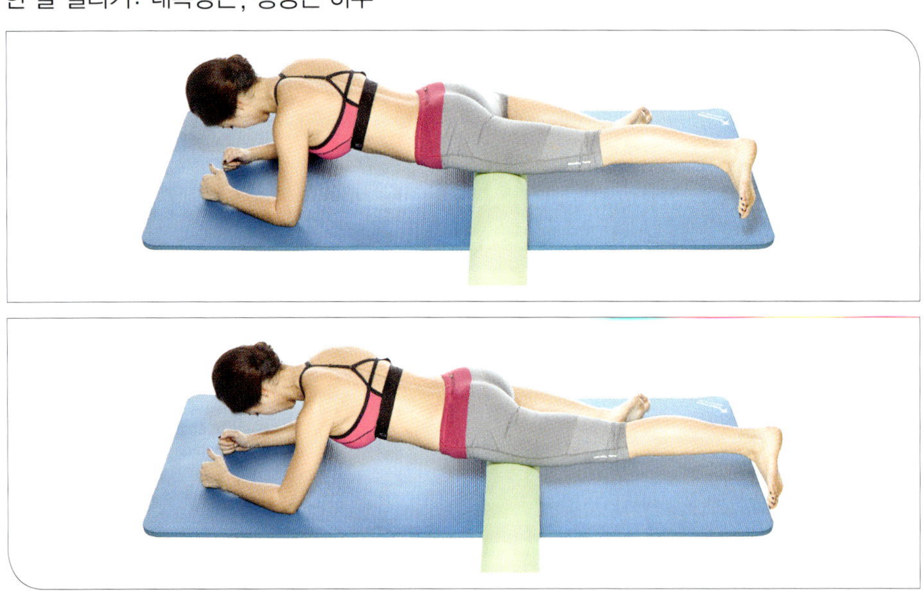

한 발 모으기: 외측광근, 봉공근 상부

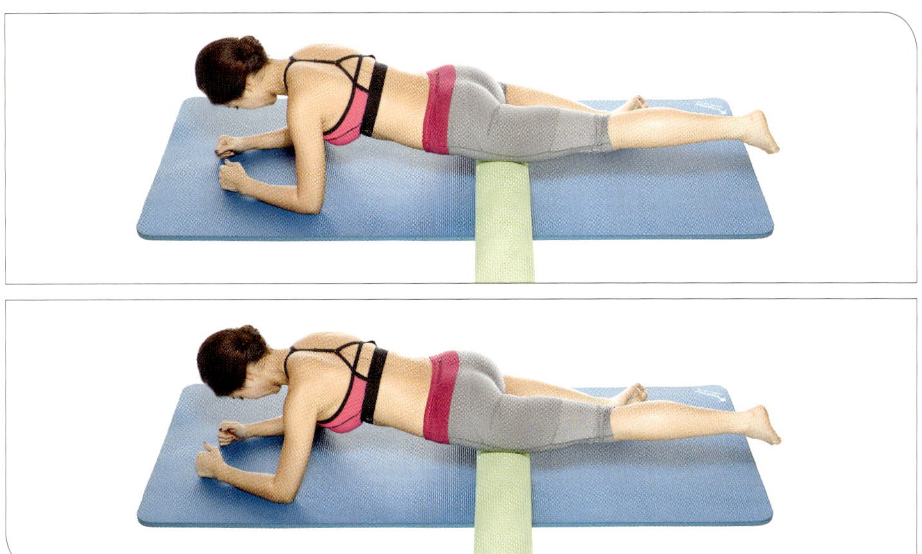

① 폼롤러를 한쪽 대퇴부 전면(한 발 일자는 대퇴직근과 중간광근, 한 발 벌리기는 내측광근과 봉공근 하부, 한발 모으기는 외측광근과 봉공근 상부)에 놓고 반대 무릎을 외측으로 벌리고 엎드린다.

② 양 팔꿈치를 지면에 대고 발을 든 상태로 대퇴부 전면에 긴장된 근육의 포인트를 찾는다.

③ 몸을 위아래로 굴리면서 대퇴부 전면을 마사지한다.

④ 대퇴부 전면의 뭉친 근육을 마사지하듯 풀어준다.

* 복부 근력이 약할 경우 허리에 스트레스를 줄 수 있으므로 위 방법을 이용해서 한다.

2) 난이도 조절 방법

① 팔꿈치가 버티는 힘을 빼고 대퇴부 전면이 눌리게 한다.

② 복부를 들어서 대퇴부 전면이 더 눌리게 한다.

③ 양발을 지면 쪽으로 누르면서 대퇴부 전면이 더 눌리게 한다.

3) 주의사항

① 근육의 긴장이 심할 경우 무리하게 풀려고 하지 않는다. 무리해서 이완할 경우 대퇴부 전면 근육의 긴장을 증가시켜 대퇴부 전면과 무릎에 불편함과 통증을 일으킬 수 있다.

② 장시간 이완은 통증을 증가시키므로 오래 하지 않는다.

4) 대퇴부 전면 근육 이완 효과

① 대퇴직근

- 슬개골 심부와 슬개골 주변의 욱신거리는 심부통 개선
- 슬개골 야간 통증과 하퇴 전면의 통증으로 인한 수면장애 개선

- 빠른 보행과 보폭이 큰 걸음 수행 가능
- 계단 내려갈 때 통증 개선
- 둔부 통증, 하퇴 후면과 무릎 뒤쪽 통증 개선
- 무릎 통증 개선

② 내측광근

- 무릎 발열, 대퇴부 하부 내측의 쑤시는 통증 개선
- 무릎 내측 뼈가 맞물리는 통증 개선
- 무릎 시림, 야간 통 수면장애 개선
- 대퇴부 전면 및 내측 통증과 하퇴부 통증 개선

③ 중간광근

- 대퇴부 중간 상부의 심부 통증 개선
- 무릎 움직일 때 통증 개선
- 보행 시 무릎을 펼 때 통증 개선
- 절룩거리는 걸음 개선
- 부드러워진 무릎

④ 외측광근

- 외측 전체 통증과 무릎의 후외측 통증 개선
- 비골두의 통증 및 외측부 인대 통증 개선
- 슬개골 외측의 시린 증상 개선
- 외측의 쑤시는 심부 통증 개선
- 무릎이 뻣뻣해서 다리를 끄는 보행 개선
- 팔자걸음 개선
- 비복근 가자미근, 장요근 단축 개선

9.2 대퇴부 후면 근육과 폼롤러 이완운동

대퇴부 후면에서 움직임을 담당하는 근육은 주로 다리를 뒤로 올리거나 무릎을 접는 데 사용된다. 이들 근육에는 대퇴이두근, 반건양근, 반막양근이 있다. 또한 무릎 후면에는 슬와근, 족척근 있어 다리의 움직임이 발생할 때 무릎의 안정성을 제공하는 역할을 한다.

대퇴부 후면 근육은 장골에서 대퇴골을 통해 경골 후면으로 연결되어 있기 때문에 대퇴부 후면은 물론 근육긴장에 따라 대퇴부 후면으로 이어진 혈관 및 신경에 영향을 미쳐 대퇴부 후면에 저림 증상과 함께 혈액순환에 문제를 일으킨다. 또한 장골 후면에서 대퇴골을 통해 경골 후면으로 연결되어 있어 근육긴장이 발생하면 골반과 대퇴부 후면은 물론 무릎의 기능에 영향을 미쳐 통증을 유발할 수 있다.

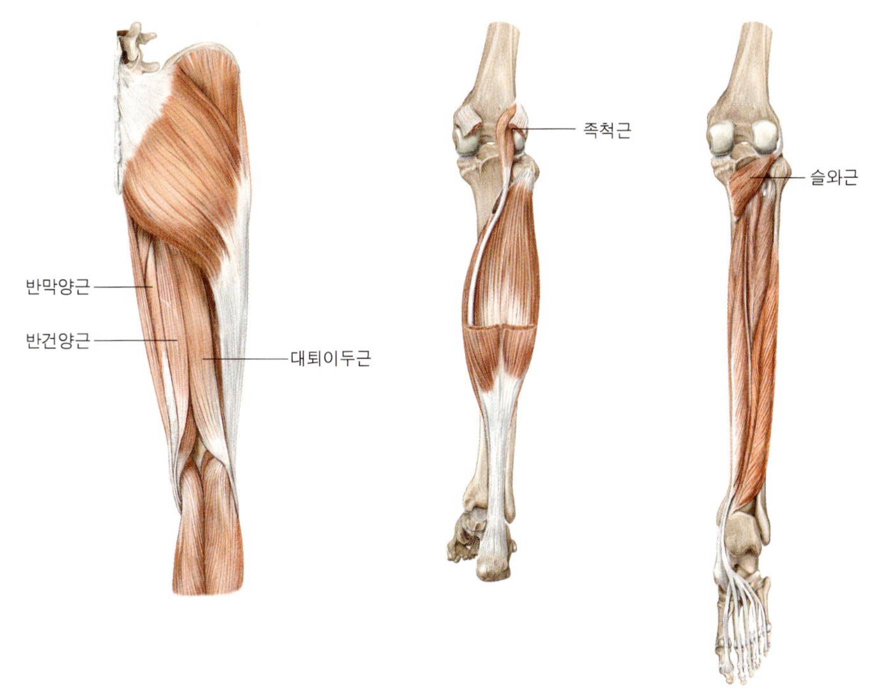

1) 대퇴부 후면 근육 폼롤러 이완운동 방법

대퇴부 후면: 반건양근, 반막양근, 대퇴이두근

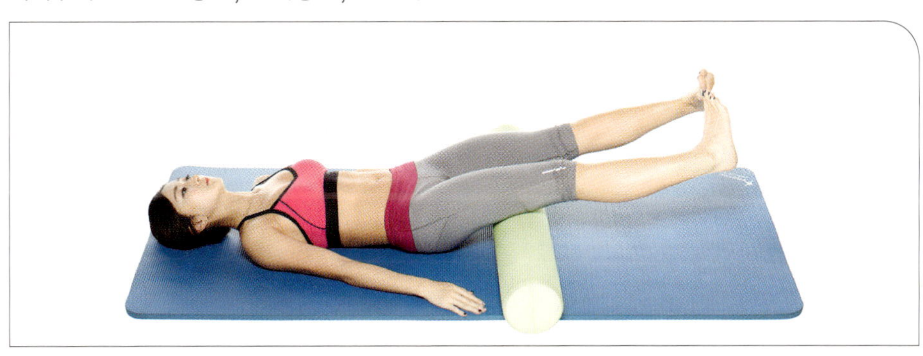

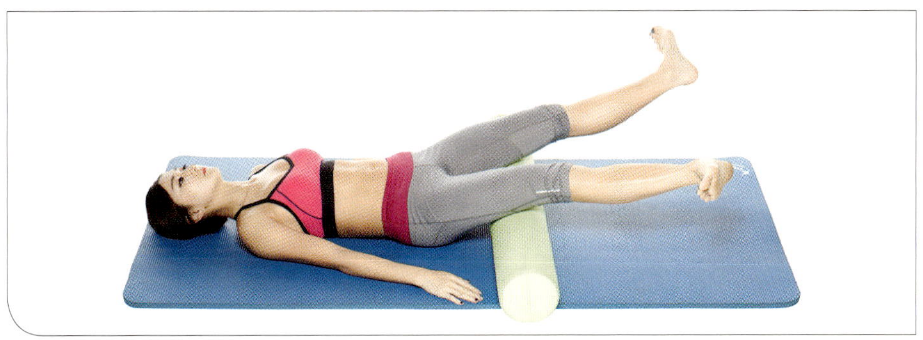

무릎 후면: 슬와근, 족척근

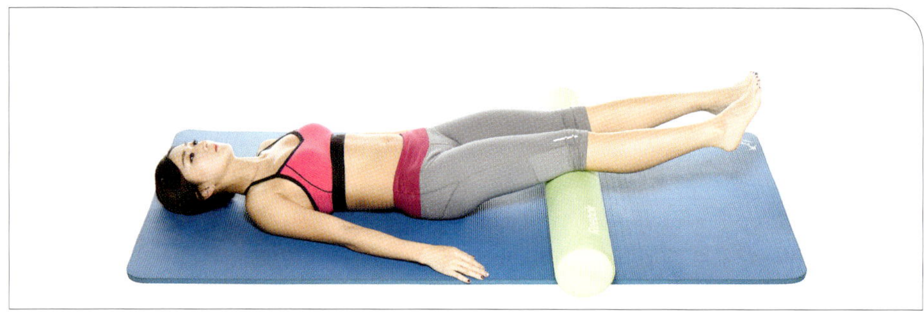

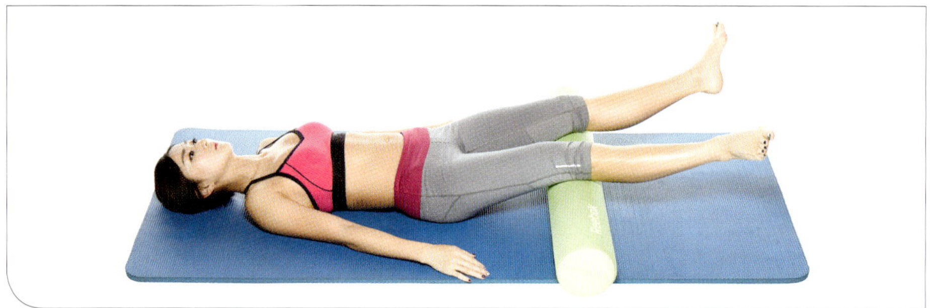

① 폼롤러를 대퇴부 후면에 놓고 눕는다.

② 양손은 지면에 대고 대퇴부 후면(내측은 반근양근과 반막양근, 외측은 대퇴이두근, 무릎 후면은 슬와근과 족척근)에 긴장된 근육의 포인트를 찾는다.

③ 대퇴부 후면을 누르면서 양다리를 좌우로 벌렸다 모은다.

④ 대퇴부 후면의 뭉친 근육을 마사지하듯 풀어준다.

* 동작을 할 때 허리를 들어올린 상태에서 하면 근육 이완 효과를 더욱 증대시킬 수 있다.

2) 난이도 조절 방법

① 대퇴부 후면을 누르면서 한다.

② 엉덩이를 살짝 위로 들어올려 체중이 대퇴부 후면에 더 실리게 한다.

③ 허리를 살짝 위로 들어올려 체중이 대퇴부 후면에 더 실리게 한다.

앞의 동작도 어려울 경우 아래 방법을 추천한다.

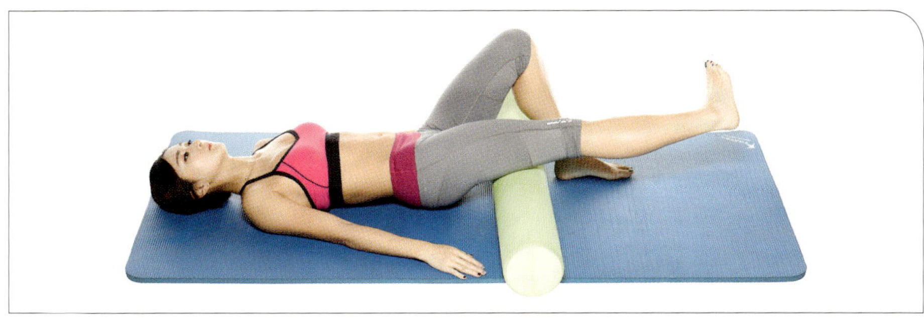

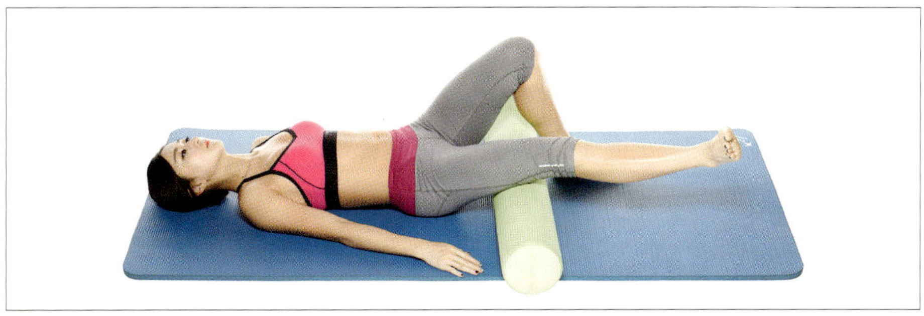

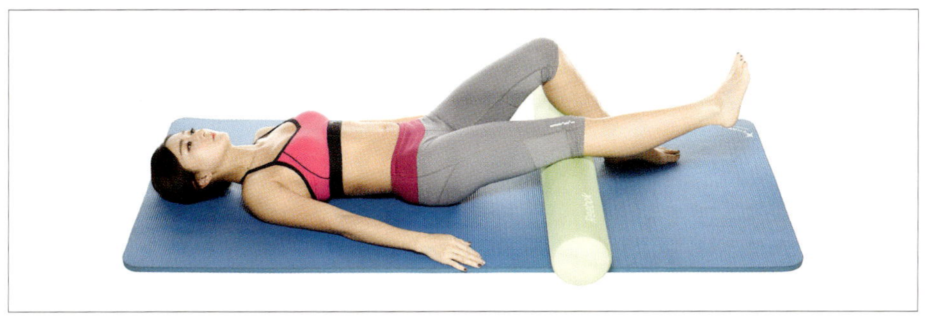

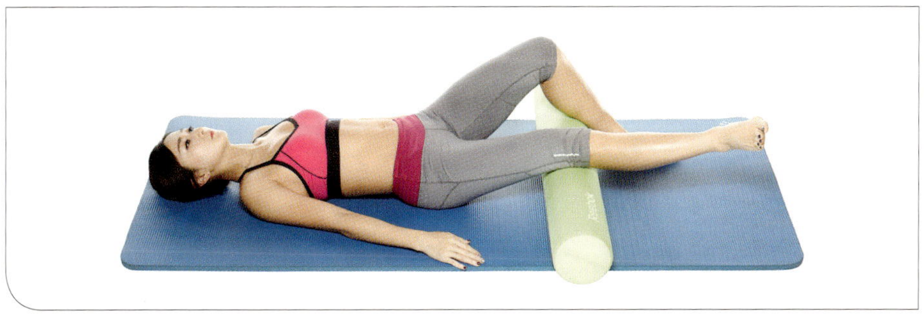

① 폼롤러를 한쪽 대퇴부 밑에 두고 반대쪽 발을 지면에 놓고 무릎을 구부려 눕는다.

② 양손은 지면에 대고 대퇴부 후면(내측은 반근양근과 반막양근, 외측은 대퇴이두근, 무릎 후면은 슬와근과 족척근)에 긴장된 근육의 포인트를 찾는다.

③ 한쪽 대퇴부 후면을 누르면서 다리를 좌우로 벌렸다 모은다.

④ 한쪽 대퇴부 후면의 뭉친 근육을 마사지하듯 풀어준다.

3) 주의사항

① 근육의 긴장이 심할 경우 무리하게 풀려고 하지 않는다. 무리해서 이완할 경우 대퇴부 후면 근육의 긴장을 증가시켜 대퇴부 후면과 하퇴부 후면에 불편함과 통증을 일으킬 수 있다.

② 장시간 이완은 통증을 증가시키므로 오래 하지 않는다.

4) 대퇴부 후면 근육 이완 효과

① 반막양근, 반건양근

- 좌골조면 부위와 대퇴 상부의 통증 개선
- 대퇴부 후면과 내측 면을 따라 하퇴부 통증 개선
- 내측 하복부 질환 개선
- 대퇴부 후내측의 당기는 증상 감소
- 경골 내측과 하부에 집중되는 통증 개선
- 보행 시 대퇴부와 하퇴부의 당기는 증상 개선

② 대퇴이두근

- 슬관절 후면의 깊숙한 통증 개선
- 대퇴부 후면과 외측, 하퇴부, 둔부 통증 개선
- 보행 시 슬관절 후면 통증 개선
- 걸을 때 통증이나 저림 감각 이상 개선

③ 슬와근

- 슬관절 후면 통증 개선
- 무릎을 구부릴 때 무릎 후면 경골 통증 개선
- 언덕이나 계단 내려올 때 무릎 후면 통증 개선
- 급작스러운 방향 전환 시 무릎 후면 통증 개선

9.3 대퇴부 외측 근육과 폼롤러 이완운동

대퇴부 외측에서 움직임을 담당하는 근육은 주로 다리를 외측으로 벌리는 움직임에 사용되며 대퇴부 전면에 위치한 근육들과 함께 다리를 펴는 움직임에도 관여한다. 이들 근육에는 대퇴근막장근과 외측광근, 장경인대 등이 있는데 이들 근육은 다리를 외측으로 벌리는 역할을 한다.

대퇴부 외측 근육은 장골에서 대퇴골과 슬개골을 통해 경골 외측에 연결되어 있기 때문에 대퇴부 외측은 물론 근육긴장에 따라 대퇴부 외측으로 이어진 혈관 및 신경에 영향을 미쳐 대퇴부 외측 저림 증상과 함께 혈액순환에 문제를 일으킨다. 또한 장골 외측에서 대퇴골과 슬개골을 통해 경골과 연결되어 있어 근육긴장이 발생하면 골반과 대퇴부 외측은 물론 무릎의 기능에도 영향을 주어 통증을 유발할 수 있다.

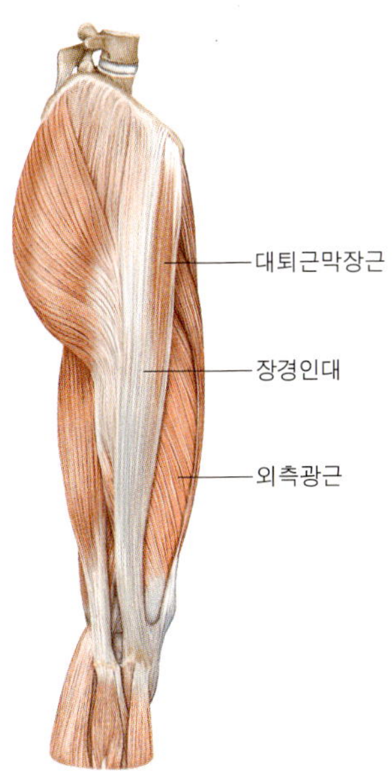

1) 대퇴부 외측 근육 폼롤러 이완운동 방법

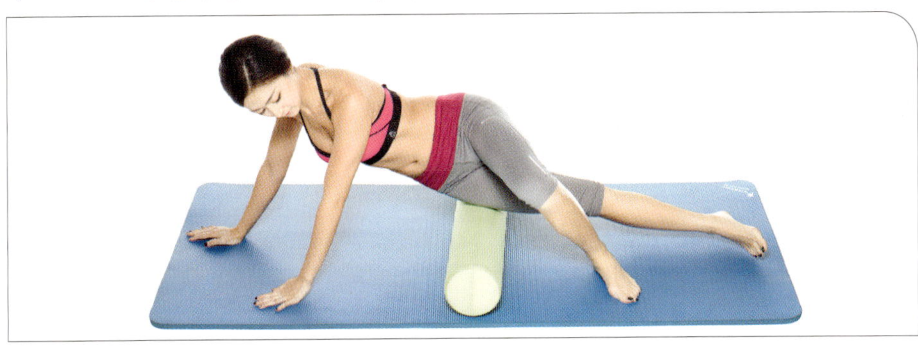

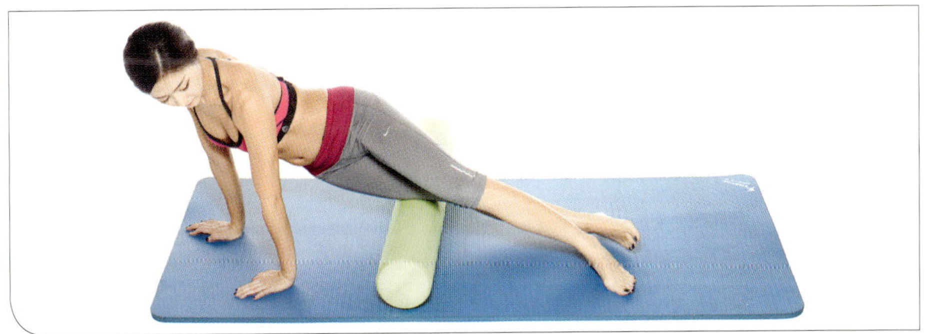

① 폼롤러를 대퇴부 외측(대퇴근막장근은 상부 전면, 장경인대는 측면, 외측광근은 전측)에 놓고 바닥을 양손으로 지지하면서 측면으로 눕는다.
② 폼롤러가 닿는 다리의 반대편 다리로 지면을 지지하면서 대퇴부 외측에 긴장된 근육의 포인트를 찾는다.
③ 대퇴부 외측을 누르면서 몸을 위아래로 굴린다.
④ 대퇴부 외측의 뭉친 근육을 마사지하듯 풀어준다.

2) 난이도 조절 방법

① 팔꿈치가 버티는 힘을 빼고 대퇴부 외측이 눌리게 한다.
② 복부를 측면으로 들어서 대퇴부 외측이 더 눌리게 한다.
③ 폼롤러가 닿는 쪽의 발을 지면을 향해 대퇴부 외측이 더 눌리게 한다.

3) 주의사항

① 근육의 긴장이 심할 경우 무리하게 풀려고 하지 않는다. 무리해서 이완할 경우 대퇴부 외측 근육의 긴장을 증가시켜 외측 대퇴부와 하퇴부에 불편함과 통증을 일으킬 수 있다.
② 장시간 이완은 통증을 증가시키므로 오래 하지 않는다.

4) 대퇴부 외측 근육 이완 효과

① 고관절 내 깊숙이 방사되는 통증 개선
② 대퇴부 외측을 따라 나타나는 통증 개선
③ 대퇴부 외측 무릎 통증 개선
④ 양반다리로 장시간 앉아 있을 때 고관절 대전자 부위 통증 개선
⑤ 고관절의 불편함 개선

9.4 대퇴부 내측 근육과 폼롤러 이완운동

대퇴부 내측에서 움직임을 담당하는 근육은 주로 다리를 안으로 모으는 데 사용되고 다리를 안쪽으로 돌리는 움직임에도 이용된다. 이들 근육에는 대내전근, 장내전근, 단내전근, 치골근, 박근 등이 있으며 다리를 안쪽으로 모으거나 돌리는 역할을 한다.

대퇴부 내측 근육은 장골에서 대퇴골 내측으로 연결되어 있기 때문에, 대퇴부의 내측은 물론 근육긴장에 따라 대퇴부 내측으로 이어진 혈관 및 신경에 영향을 미쳐 대퇴부 내측에 저림 증상과 함께 혈액순환 문제를 일으킨다. 또한 장골 내측에서 대퇴골과 연결되어 있기 때문에 근육긴장이 발생하면 무릎이 내측으로 돌아가 대퇴부 내측에 통증을 일으키고 골반의 전방경사를 만들어 골반의 장기와 함께 요통에도 영향을 준다.

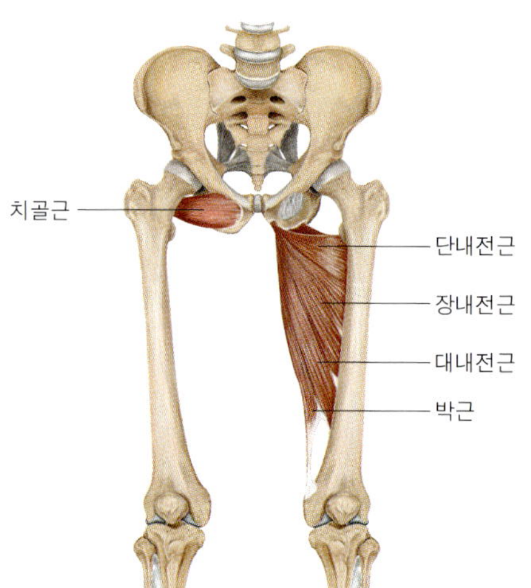

1) 대퇴부 내측 근육 폼롤러 이완운동 방법

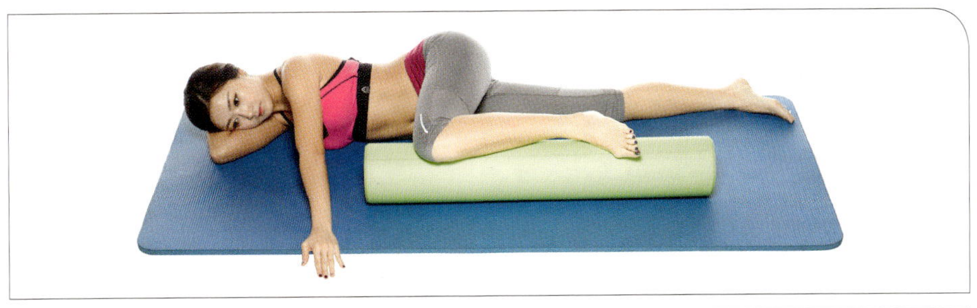

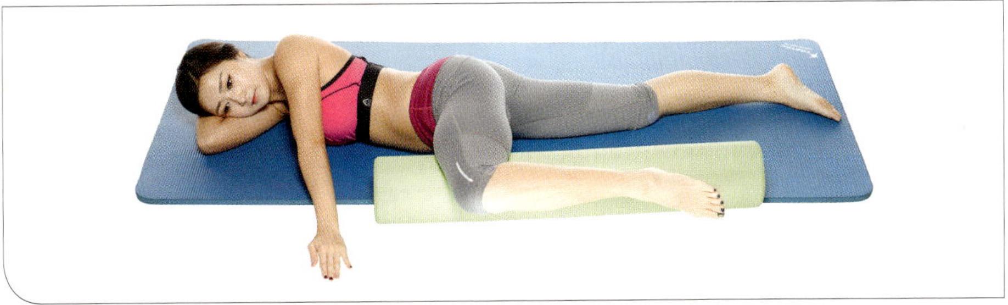

① 폼롤러를 대퇴부 내측에 놓고 측면으로 눕는다.
② 한쪽 팔로 머리를 베고 한쪽 무릎 내측을 폼롤러에 댄 상태로 대퇴부 내측이 눌리게 한다.
③ 몸을 앞뒤로 굴리면서 대퇴부 내측을 마사지한다.
④ 대퇴부 내측의 뭉친 근육을 마사지하듯 풀어준다.

2) 난이도 조절 방법

① 팔꿈치가 버티는 힘을 빼고 대퇴부 내측이 눌리게 한다.
② 복부를 들어서 대퇴부 내측이 더 눌리게 한다.
③ 엉덩이를 들어서 대퇴부 내측이 더 눌리게 한다.
④ 다리를 펴고 한다.

3) 주의사항

① 근육의 긴장이 심할 경우 무리하게 풀려고 하지 않는다. 무리해서 이완할 경우 허벅지 내측 근육의 긴장을 증가시켜 허벅지 내측에 불편함과 통증을 일으킬 수 있다.
② 장시간 이완은 통증을 증가시키므로 오래 하지 않는다.

4) 대퇴부 내측 근육 이완 효과

① 서혜부에서 대퇴부와 무릎 내측면까지의 통증 개선
② 서혜부 지역의 깊숙한 통증 개선
③ 대퇴부 전면과 내측면 통증 개선
④ 무릎 내측 상부의 통증과 무릎 뻣뻣함 개선
⑤ 보행 시 무릎 내전, 내회전이 되는 안짱다리 모양의 무릎과 보행 개선

⑥ 둔부의 통증과 하지의 통증 개선
⑦ 무릎을 들거나 구부릴 때 다리를 모으는 동작에서의 통증 개선
⑧ 고관절이 뒤틀리는 내외 회전 시 통증 개선
⑨ 대퇴부의 외전 또는 신전 시 통증 개선
⑩ 골반 속 통증 개선
⑪ 변비와 방광 문제 간접적 개선
⑫ 보행 시 뒤꿈치가 닿을 때 통증 개선
⑬ 계단 오르거나 내려갈 때 통증 개선

10. 하퇴부 근육과 폼롤러 이완운동

10.1 하퇴부 전면 근육과 폼롤러 이완운동

하퇴부 전면에서 움직임을 담당하는 근육은 발목을 위로 올리거나 외측으로 발목을 돌리는 데 사용되는 표면의 전경골근과 심부에서 발가락을 들어올리는 장지신근, 엄지발가락을 들어올리는 장무지신근 등이 있다. 이들 근육은 하퇴부 전면에서 발목을 올리거나 발가락을 들어올리는 움직임에서 주로 사용된다.

하퇴부 전면 근육은 경골과 비골에서 족골의 전면에 연결되어 있기 때문에, 하퇴부의 전면은 물론 근육긴장에 따라 하퇴부 전면으로 이어진 혈관과 신경에 영향을 주어 하퇴부 전면에 저림 증상과 함께 혈액순환 문제를 일으킨다. 또한 경골과 비골에서 족골과 연결되어 있어 근육긴장이 발생하면 하퇴부 전면은 물론 족관절의 기능에도 영향을 미치게 된다.

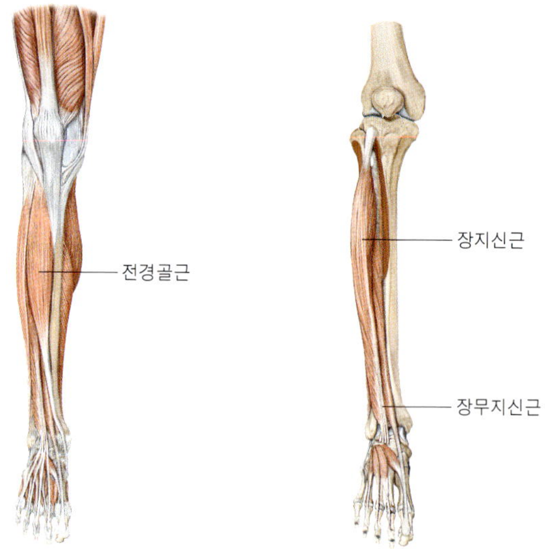

1) 하퇴부 전면 근육 폼롤러 이완운동 방법

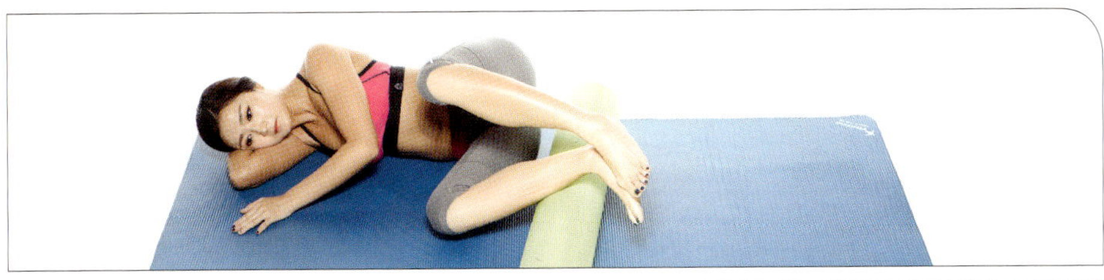

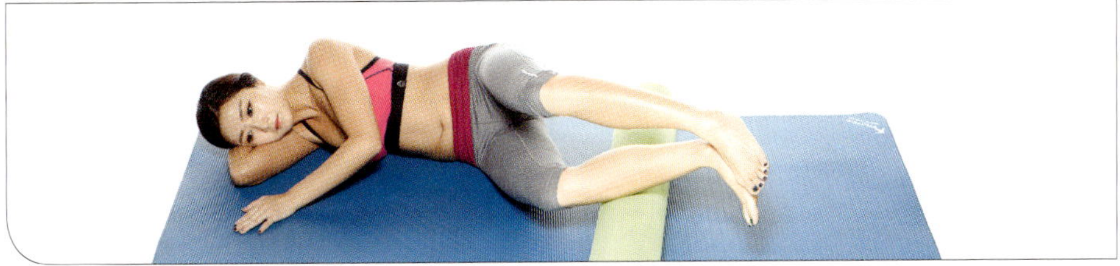

① 폼롤러를 하퇴부 전측면에 놓고 측면으로 눕는다.
② 폼롤러에 닿은 하퇴부의 발목을 반대편 발로 누르면서 하퇴부 전측면에 긴장된 근육의 포인트를 찾는다.
③ 하퇴부 전측면을 누르면서 무릎을 위아래로 올렸다 내린다.
④ 하퇴부 전측면의 뭉친 근육을 마사지하듯 풀어준다.

2) 난이도 조절 방법

① 폼롤러가 닿는 하퇴부 전측면을 누르면서 한다.
② 엉덩이를 살짝 위로 들어올려 체중이 하퇴부 전측면에 실리게 한다.
③ 허리를 살짝 위로 들어올려 체중이 하퇴부 전측면에 실리게 한다.

3) 주의사항

① 근육의 긴장이 심할 경우 무리하게 풀려고 하지 않는다. 무리해서 이완할 경우 하퇴부 전면 근육의 긴장을 증가시켜 발목과 하퇴부에 불편함과 통증을 일으킬 수 있다.
② 장시간 이완은 통증을 증가시키므로 오래 하지 않는다.

4) 하퇴부 전면 근육 이완 효과

① 하퇴부 전면과 내측의 통증 개선
② 엄지발가락 등의 통증 개선
③ 발의 전면이 땅에 끌리는 듯한 증상 감소
④ 돌이나 도로 표면에 발끝이 걸려 넘어지는 경우 감소
⑤ 쪼그려 앉을 때 통증 개선
⑥ 발가락 배측 및 발끝 통증 개선
⑫ 1,2지 감각이상, 저림, 따끔거림 개선
⑬ 발목의 전외측부 관절 통증 개선

10.2 하퇴부 후면 근육과 폼롤러 이완운동

하퇴부 후면에서 움직임을 담당하는 근육은 발을 아래로 내리거나 안쪽으로 발목을 돌리는 데 사용되는 표면의 비복근, 가자미근과 심부에서 발을 내리는 족척근, 후경골근, 발가락을 내리는 장지굴근, 엄지발가락을 내리는 장무지굴근 등이 있다. 이들 근육은 하퇴부 후면에서 발목이나 발가락을 내릴 때 주로 사용된다.

하퇴부 후면의 근육은 대퇴골에서 경골을 통해 종골 후면으로 연결되어 있기 때문에 하퇴부 후면은 물론 근육긴장에 따라 하퇴부 후면으로 이어진 혈관 및 신경에도 영향을 미쳐 하퇴부의 후면 저림 증상과 함께 혈액순환에 문제를 일으킨다. 또한 대퇴골에서 경골과 비골을 통해 종골과 연결되어 있기 때문에 근육긴장이 발생하면 하퇴부 후면과 무릎 및 발목 후면 기능에 영향을 미쳐 통증을 유발할 수 있다.

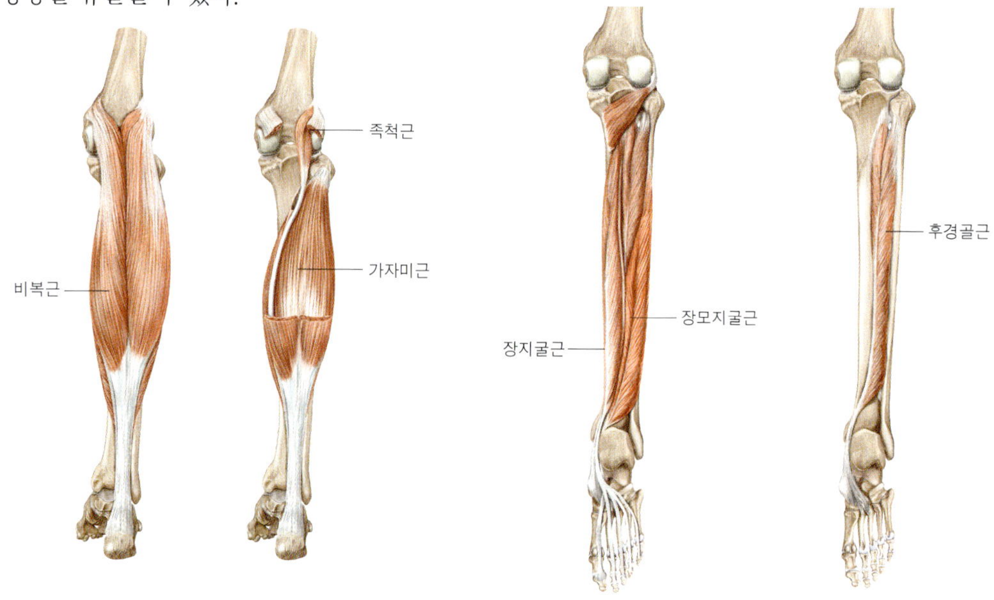

1) 하퇴부 후면 근육 폼롤러 이완운동 방법

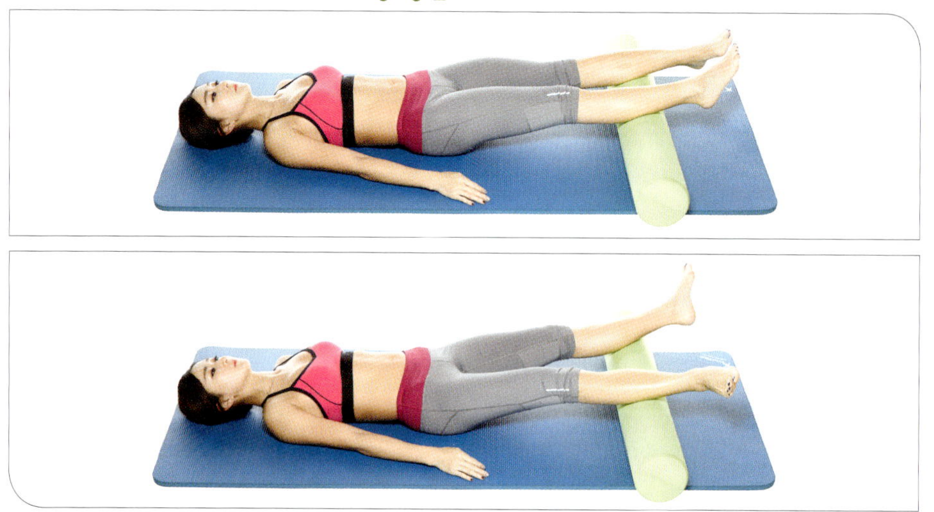

① 폼롤러를 하퇴부 밑(비복근, 가자미근, 후경골근, 장지굴근, 장무지굴근)에 놓고 눕는다.
(족척근: 대퇴부 후면 근육 폼롤러 이완운동 참고)
② 양손은 지면에 대고 하퇴부 후면에 긴장된 근육 포인트를 찾는다.
③ 하퇴부 후면을 누르면서 양다리를 좌우로 벌렸다 모은다.
④ 하퇴부 후면의 뭉친 근육을 마사지하듯 풀어준다.

2) 난이도 조절 방법

① 하퇴부 후면을 누르면서 한다.
② 양 무릎을 펴고 하퇴부 후면이 더 눌리게 한다.
③ 엉덩이를 들어 하퇴부 후면이 더 눌리게 한다.
④ 반대편 다리를 올려 더욱 세게 눌리게 한다(아래 그림 참고).

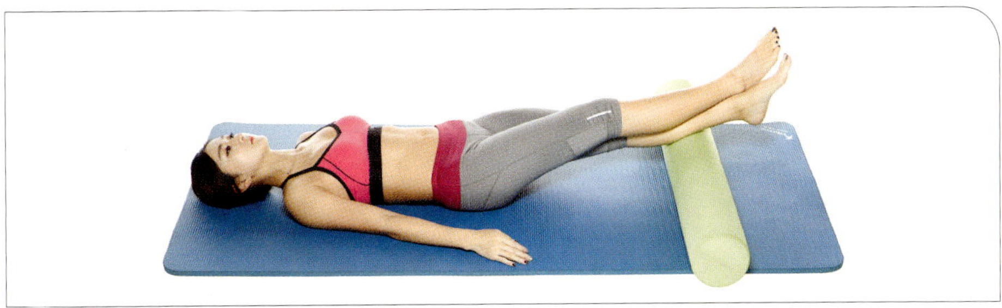

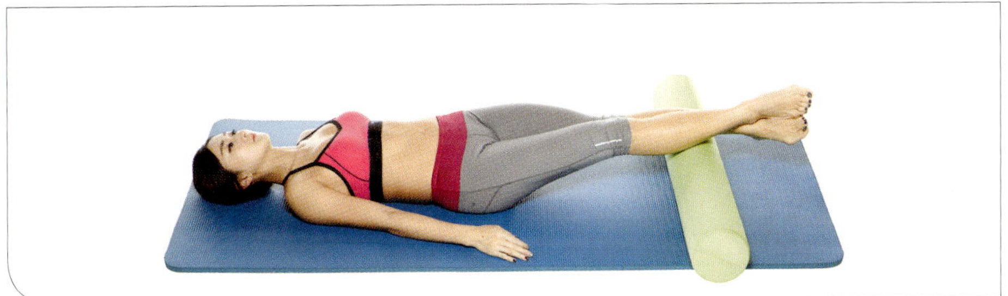

3) 주의사항

① 근육의 긴장이 심할 경우 무리하게 풀려고 하지 않는다. 무리해서 이완할 경우 하퇴부 후면 근육의 긴장을 증가시켜 발목과 하퇴부에 불편함과 통증을 일으킬 수 있다.
② 장시간 이완은 통증을 증가시키므로 오래 하지 않는다.

4) 하퇴부 후면 근육 이완 효과

① 하퇴부 후면과 내측의 통증 개선
② 발바닥 전체 혹은 내측 족궁 통증 개선
③ 하퇴부 근복 근경련의 통증 및 당김 증상 개선
④ 슬와부 또는 하퇴부, 발등, 엄지발가락 통증 개선
⑤ 보행 시 뒤꿈치 닿을 때 슬와부 또는 하퇴부 통증 개선
⑥ 아킬레스건 및 발바닥을 포함하는 뒤꿈치 후면 통증 개선

⑦ 하퇴부 중앙 통증 개선
⑧ 쪼그려 앉을 때 하퇴부 아킬레스건 및 뒤꿈치 통증 개선
⑨ 천장관절 통증 및 요통 개선
⑩ 다리 저는 증상 개선
⑪ 계단 오를 때 통증 개선
⑫ 보행 시 아킬레스건 통증 개선
⑬ 보행이나 달리기 시 장딴지 깊숙한 당김 증상 감소
⑭ 갑작스러운 달리기 시 아킬레스 발바닥 통증 개선

10.3 하퇴부 외측 근육과 폼롤러 이완운동

하퇴부 외측에서 움직임을 담당하는 근육은 발을 외측으로 드는 데 사용되는 장비골근, 단비골근, 제3비골근 등이 있다. 이들 근육은 발을 하퇴부 외측으로 들어올리는 움직임에 주로 사용된다.

하퇴부 외측의 근육은 비골에서 족골의 외측에 연결되어 있기 때문에 하퇴부의 외측은 물론 근육긴장에 따라 하퇴부 외측으로 연결된 혈관 및 신경에 영향을 미쳐 하퇴부 외측에 저림 증상과 함께 혈액순환에도 문제를 일으킨다. 또한 비골에서 족골 외측으로 연결되어 있기 때문에 근육긴장이 발생하면 하퇴부 외측과 발목 기능에 영향을 주어 통증을 유발할 수 있다.

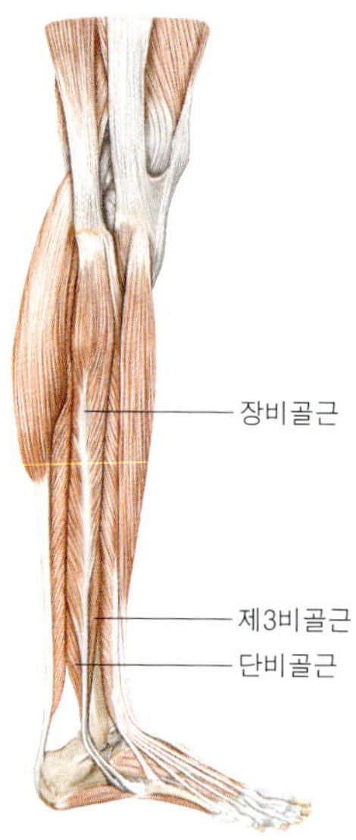

1) 하퇴부 외측 근육 폼롤러 이완운동 방법

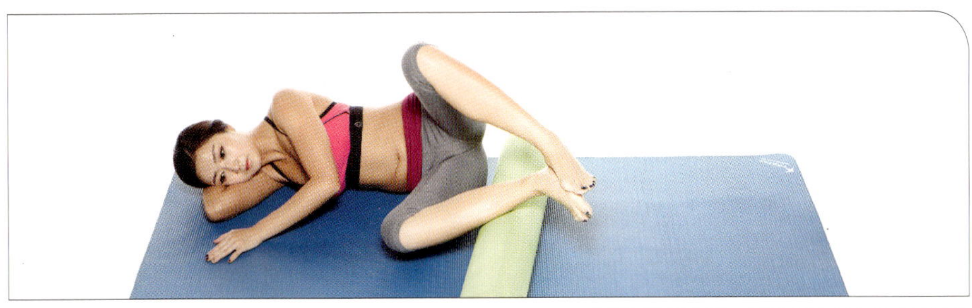

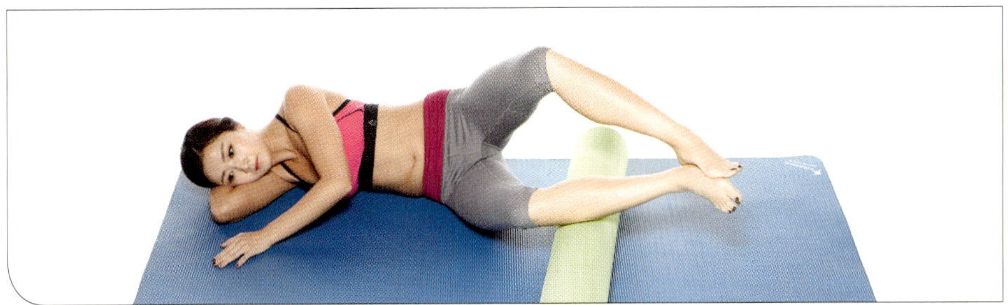

① 폼롤러를 하퇴부 외측에 놓고 측면으로 눕는다.
② 폼롤러가 닿는 하퇴부 발목을 반대편 발로 누르면서 하퇴부 외측에 긴장된 근육의 포인트를 찾는다.
③ 하퇴부 외측을 누르면서 무릎을 위아래로 올렸다 내린다.
④ 하퇴부 외측의 뭉친 근육을 마사지하듯 풀어준다.

2) 난이도 조절 방법

① 폼롤러가 닿는 하퇴부 외측을 누르면서 한다.
② 엉덩이를 살짝 위로 들어올려 체중이 하퇴부 외측에 실리게 한다.
③ 허리를 살짝 위로 들어올려 체중이 하퇴부 외측에 실리게 한다.

3) 주의사항

① 근육의 긴장이 심할 경우 무리하게 풀려고 하지 않는다. 무리해서 이완할 경우 하퇴부 외측 근육의 긴장을 증가시켜 발목과 하퇴부에 불편함과 통증을 일으킬 수 있다.
② 장시간 이완은 통증을 증가시키므로 오래 하지 않는다.

4) 하퇴부 외측 근육 이완 효과

① 하퇴부의 외측 통증 개선
② 발목의 외측 통증 개선
③ 제1중족골과 제2중족골 사이의 저림, 따끔거림 개선
④ 발목의 전외측 및 뒤꿈치 외측 통증 개선

4장

움직임을 위한 폼롤러 이완운동

1. 움직임을 평가하는 방법

통증이 나타나는 관절은 정상 관절에서 나타나는 움직임과 비교하였을 때 제한이 나타난다. 움직임의 제한은 비정상적인 움직임을 일으키고 관절을 이루는 뼈와 근육, 인대, 건과 같은 조직에 스트레스를 준다. 따라서 통증을 관리하려면 이러한 비정상적인 관절의 움직임에 대한 올바른 평가와 함께, 그 평가를 바탕으로 필요한 운동을 해야 한다.

움직임을 평가하는 방법은 크게 움직임 자체를 보고 판단하는 방법과 줄자를 이용한 방법, 스마트폰을 이용한 방법이 있다.

1.1 움직임 자체를 평가하는 방법

움직임 자체를 이용한 평가 방법은 관절에서 일어나는 움직임을 실제로 수행해 육안으로 확인하고 평가하는 방법으로, 움직임을 하는 동안 각 관절에서 발생하는 움직임을 통합적으로 분석해야 한다.

- 장점: 짧은 시간에 평가가 가능하다.
  각 관절의 가동범위 외에 움직임에 발생하는 문제를 평가할 수 있다.
- 단점: 평가의 전문성과 경험의 누적이 필요하다.

1.2 줄자를 이용한 평가 방법

줄자를 이용한 평가 방법은 각 관절의 움직임 변화가 나타났을 때 이동한 거리를 측정함으로써 문제가 발생한 관절을 평가하는 방법으로 동일한 줄자의 포인트를 측정함으로써 움직임 제한의 변화에 따른 통증 개선 및 움직임 개선을 평가할 때 유용하다.

- 장점: 정량화된 수치를 이용한 측정이 가능하다.
  좌우 차이에 대한 비교를 쉽게 할 수 있다.
- 단점: 정상치에 대한 기준이 사람마다 다르므로 정상치 평가의 어려움이 있다.

1.3 스마트폰을 이용한 평가 방법

최근 기술 발달로 다양한 관절의 가동범위를 측정할 수 있는 어플들이 구글앱스토어에 올라와 무료로 다운받을 수 있다. 고니오메터(Goniometer)로 검색하면 관절 가동범위를 측정할 수 있는 어플을 다운받을 수 있다. 스마트폰을 이용한 평가 방법의 경우 측정 방법이 쉬우면서도 정확한 기준에 맞춰 측정할 수 있는 유용한 평가 방법이다.

- 장점: 각 관절의 각도를 정확하게 측정할 수 있다.
  정상범위와 비교함으로써 문제가 있는 움직임을 식별할 수 있다.
- 단점: 측정하는 데 상대적으로 시간이 많이 걸린다.
  숙달 정도에 따라 오차가 발생한다.

2. 폼롤러를 이용해 목의 통증을 없애는 이완운동

목은 앞으로 숙이기(굴곡), 뒤로 젖히기(신전), 좌우로 숙이기(측굴), 좌우로 돌리기(회전)의 움직임을 할 수 있다. 그러나 평상시 잘못된 자세와 스트레스로 인해서 많은 사람들이 이러한 움직임에 제한을 느끼고 통증을 호소한다. 이렇게 움직임을 제한하는 근육을 이완하는 것만으로도 목의 움직임 향상과 통증을 줄이는 데 도움을 줄 수 있다.

특히 목은 머리에서 생각하는 움직임을 전달하는 중요한 통로로 목의 상태에 따라 신체는 많은 영향을 받는다. 최근 테블릿PC, 스마트폰과 같은 디지털 기기의 사용 증가로 인해 목의 불편함을 호소하는 사람들이 증가하고 있다. 목은 머리를 어깨와 팔로 연결시키는 것은 물론 신경이 지나가는 통로 역할을 한다. 따라서 목에 근육긴장이 발생하면 단순한 목의 통증뿐만 아니라 눈의 불편함, 두통, 어깨결림과 같은 2차적인 문제를 유발한다. 이때 목의 근육긴장을 이완시켜주는 것만으로도 목은 물론 눈의 뻑뻑함, 두통, 어지럼증, 어깨결림 등과 같은 부가적인 불편 해소에 큰 도움을 줄 수 있다.

2.1 목을 앞으로 숙일 때의 통증과 폼롤러 이완운동

1) 목 앞으로 숙이기 움직임

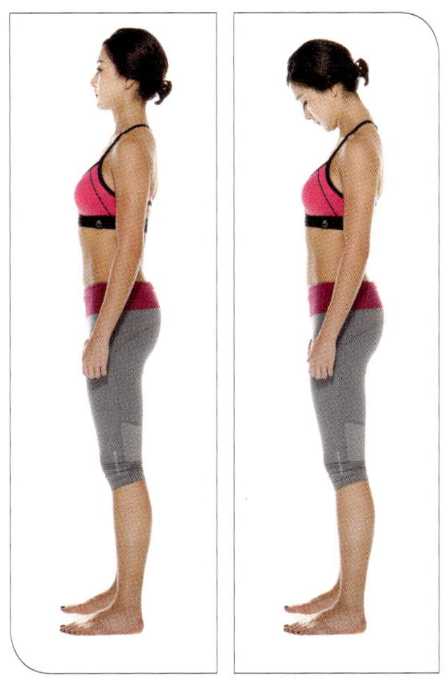

① 올바른 자세를 유지하며 똑바로 선다.

② 목 뒤 근육의 긴장을 느끼면서 목을 앞으로 숙인다.

③ 목이 숙여지는 각도와 길이를 기록한다.

주의: 목을 숙일 때 등이 구부러지거나 허리가 뒤로 나오지 않도록 한다.

2) 목 앞으로 숙이기 움직임을 방해하는 근육

목을 앞으로 숙이는 움직임에 사용되는 근육은 대부분 목 전면에 위치한다. 목 전면의 근육들이 수축하면서 목이 앞으로 숙여지는 동작을 만든다. 반면 목 후면의 근육은 목이 앞으로 숙여지는 데 반대되는 역할을 하여 목을 앞으로 숙이는 움직임을 방해한다. 목 후면에서 목을 숙이는 움직임을 주로 방해하는 근육으로는 상부승모근, 견갑거근, 두판상근, 경판상근, 대후두직근, 소후두직근, 상두사근, 두반극 등이 있고 보조로 방해하는 근육으로 두최장근, 경최장근, 경장늑근 등이 있는데 이들 근육을 이완시키면 목을 앞으로 숙이는 움직임 개선과 함께 목 후면에서 발생하는 통증을 개선할 수 있다.

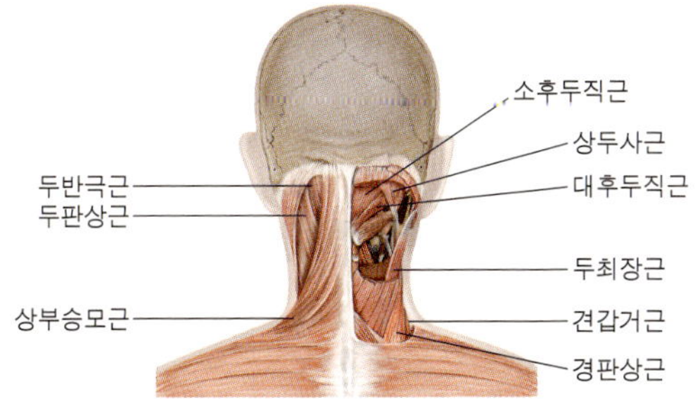

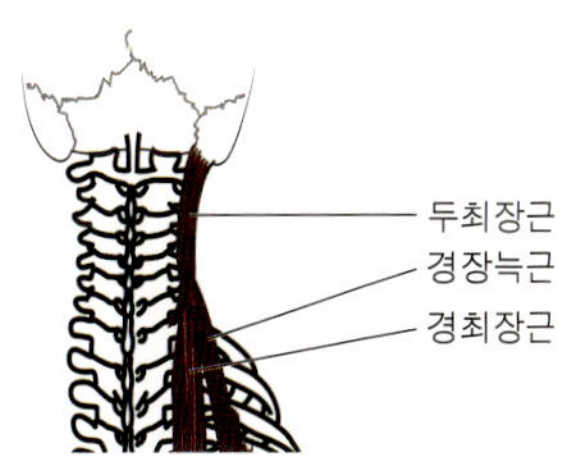

3) 목 앞으로 숙이기 움직임 확인 방법

(1) 줄자를 이용한 확인

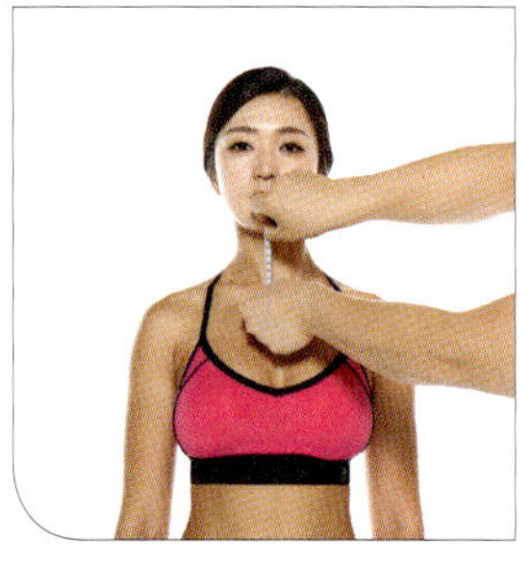
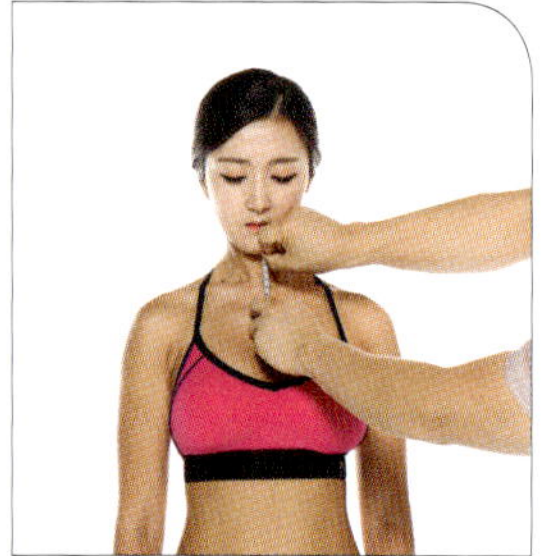

① 줄자를 턱과 흉골 끝에 두고 길이를 측정한다.
② 고개를 숙인 후 턱과 흉골 끝까지의 길이를 재측정한다.
③ 시작 자세의 길이와 고개를 숙인 후 길이의 차이를 기록한다.

주의: 목을 앞으로 숙일 때 상체가 숙여지지 않게 한다.

(2) 스마트폰을 이용한 확인

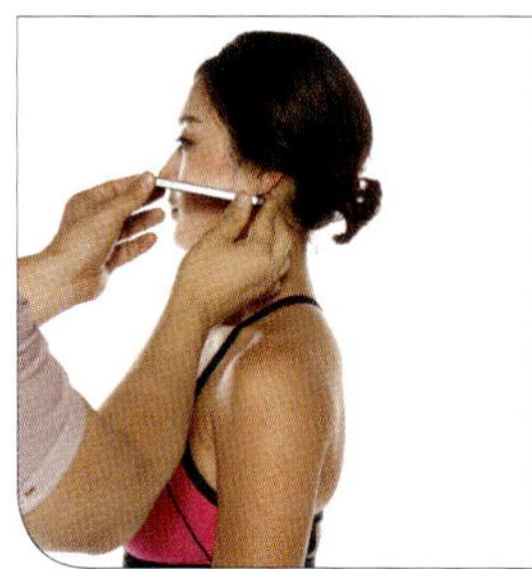
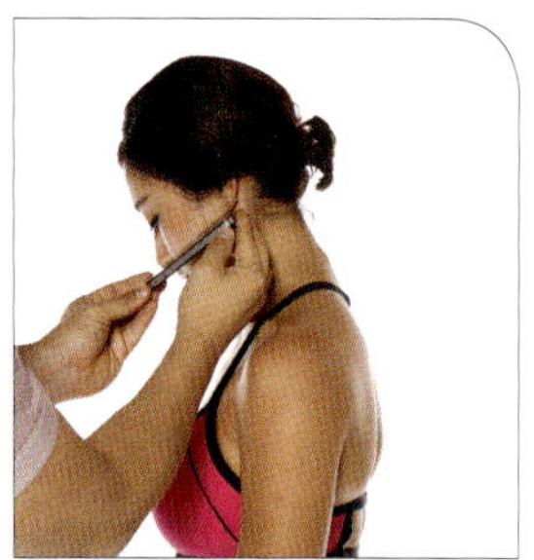

① 스마트폰을 귀와 코에 일직선으로 둔다.
② 정면을 본 상태에서 시작(Start)을 누른다.
③ 고개를 숙인 후 종료(Stop)를 누르고 각도 차이를 기록한다.

주의: 목을 앞으로 숙일 때 상체를 숙이지 않게 한다.

4) 목 앞으로 숙일 때 통증을 없애는 이완운동

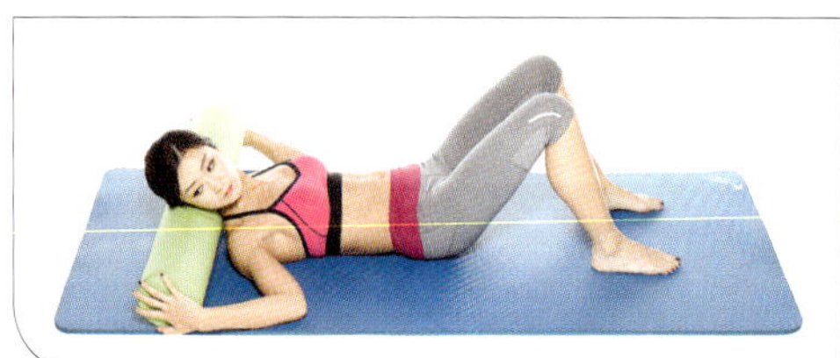
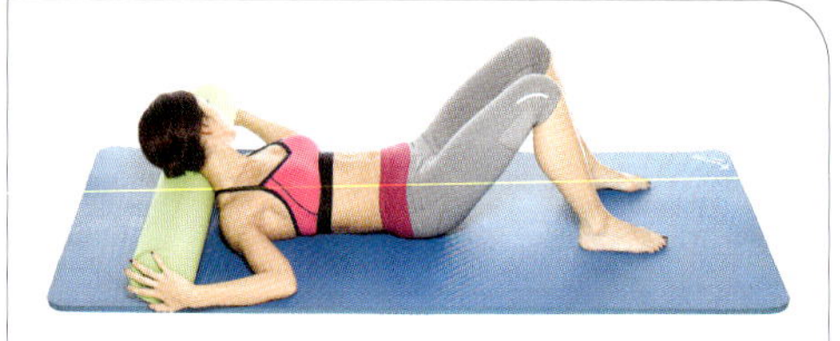

3장 목 후면 근육 폼롤러 이완운동(47쪽) 참고

2.2 목 뒤로 젖힐 때 통증과 폼롤러 이완운동

1) 목 뒤로 젖히기 움직임

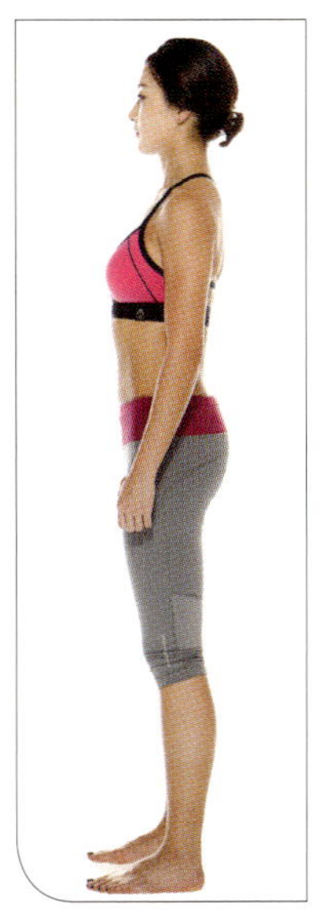
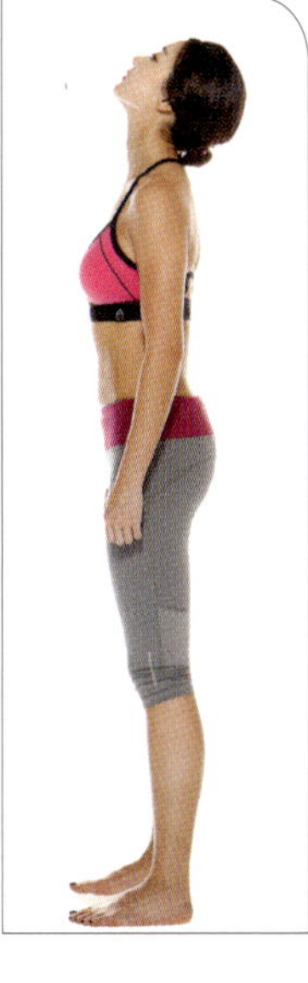

① 올바른 자세를 유지하면서 똑바로 선다.

② 목 뒤쪽 근육의 긴장을 느끼면서 고개를 뒤로 젖힌다.

③ 목이 젖혀지는 각도와 길이를 기록한다.

주의: 고개를 젖힐 때 가슴이 들리거나 배를 내밀지 않도록 한다.

2) 목 뒤로 젖히기 움직임에 사용되는 근육

목을 뒤로 젖히는 움직임에 사용되는 근육은 대부분 목 후면에 위치한다. 목 후면의 근육들이 수축하면서 목을 뒤로 젖히는 동작을 만든다. 반면 목 전면의 근육은 고개가 젖혀지는 데 반대되는 역할을 하여 목 뒤로 젖히기 움직임을 방해한다. 목 전면에서 목 뒤로 젖히기 움직임을 방해하는 근육으로는 흉쇄유돌근, 전사각근, 두장근, 경장근 등이 있는데 이들 근육을 이완시키면 목을 뒤로 젖히는 움직임 개선과 함께 목 전면에서 발생하는 통증을 개선할 수 있다.

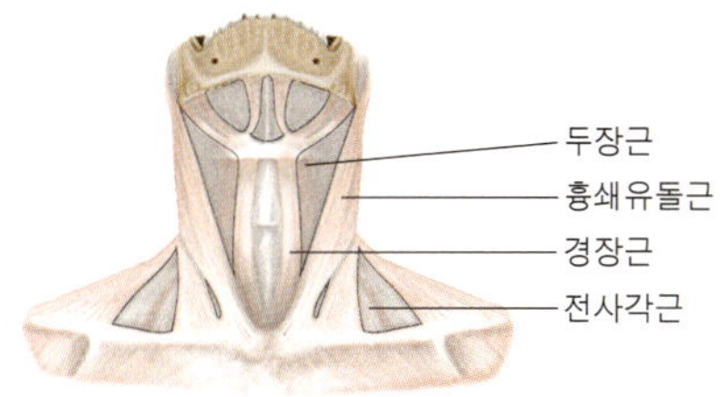

3) 목 뒤로 젖히기 움직임 확인 방법

(1) 줄자를 이용한 확인

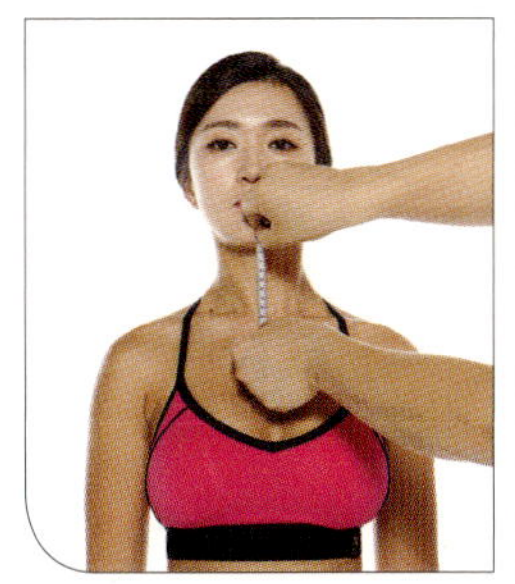
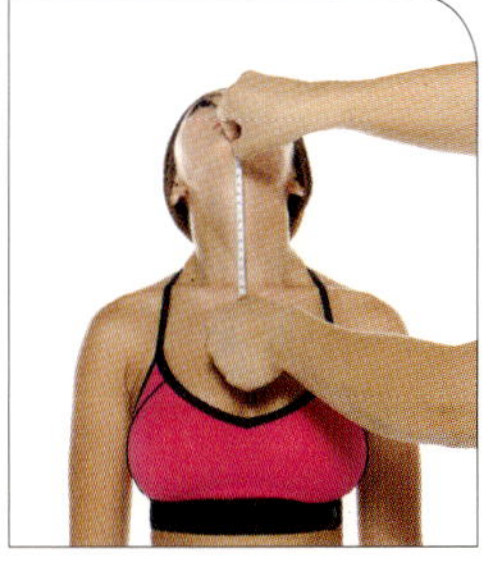

① 줄자를 턱과 흉골 끝에 두어 길이를 측정한다.

② 고개를 젖힌 후 턱과 흉골 끝까지의 길이를 재측정한다.

③ 시작 자세의 길이와 고개를 젖힌 후 길이의 차이를 기록한다.

주의: 목을 뒤로 젖힐 때 가슴이 들리지 않게 한다.

(2) 스마트폰을 이용한 확인

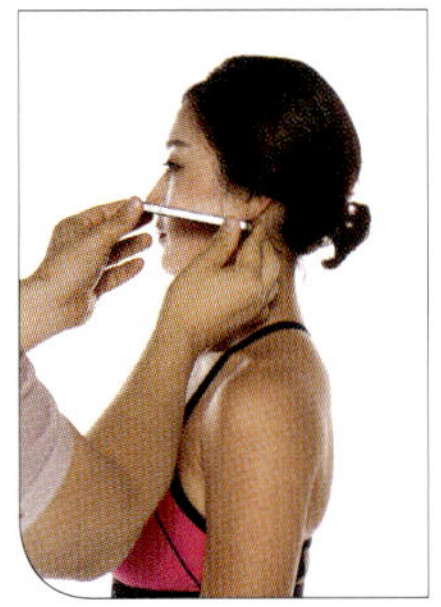
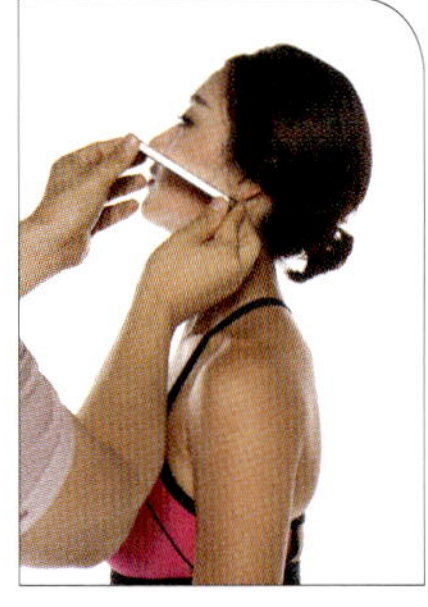

① 스마트폰을 귀와 코에 일직선으로 둔다.
② 정면을 본 상태에서 시작(Start)을 누른다.
③ 고개를 젖힌 후 종료(Stop)를 누르고 각도 차이를 기록한다.

주의: 목을 뒤로 젖힐 때 가슴이 들리지 않게 한다.

4) 목 뒤로 젖힐 때 통증을 없애는 폼롤러 이완운동 방법

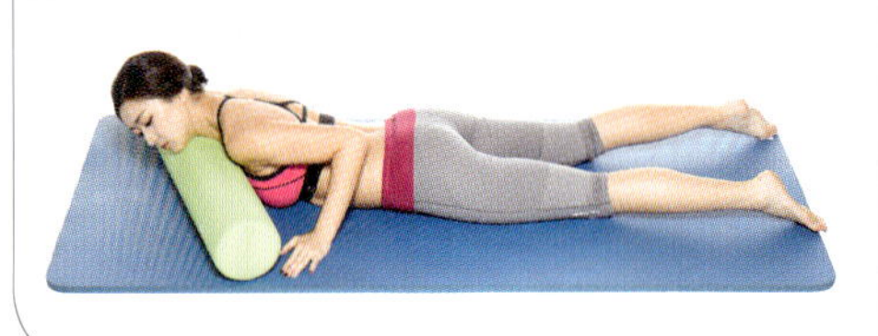
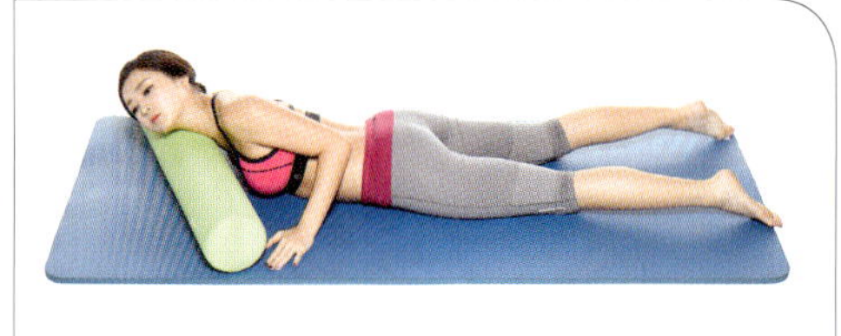

3장 목 전면 근육 폼롤러 이완운동(48~49쪽) 참고

2.3 목 옆으로 숙일 때 통증과 폼롤러 이완운동

1) 목 옆으로 숙이기 움직임

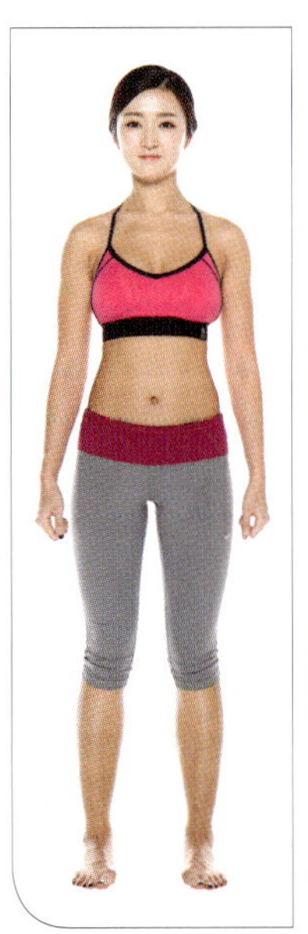
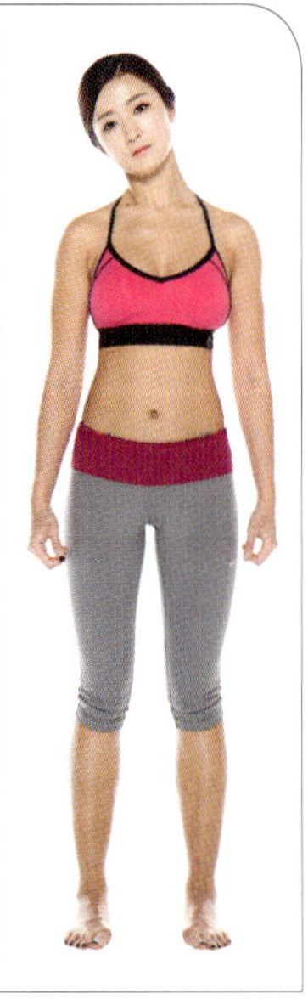

① 올바른 자세를 유지하면서 똑바로 선다.
② 반대편 목 측면 근육의 긴장을 느끼면서 고개를 옆으로 숙인다.
③ 목이 옆으로 숙여지는 각도와 길이를 기록한다.

주의: 고개를 숙일 때 어깨가 들리거나 몸이 외측으로 나가지 않도록 한다.

2) 목 옆으로 숙이기 움직임에 사용되는 근육

목을 옆으로 숙이는 움직임에 사용되는 근육은 대부분 목 측면에 위치한다. 목 측면의 근육들이 수축하면서 고개가 옆으로 숙여지는 동작을 만든다. 이때 목의 반대쪽 근육은 고개가 옆으로 숙여지는 데 반대되는 역할을 하여 목이 옆으로 숙여지는 움직임을 방해한다. 목 측면에서 목이 반대편 방향으로 숙여지는 움직임을 주로 방해하는 근육으로는 후측면의 주요 저항 근육인 상부승모근, 견갑거근, 두판상근, 경판상근과 보조적으로 방해하는 두최장근, 경최장근, 경장늑근 등이 있고 전측면의 흉쇄유돌근, 두장근, 경장근, 사각근(전, 중, 후) 등이 있다. 이들 근육을 이완시키면 목을 옆으로 숙이는 움직임 개선과 함께 목 측면에서 발생하는 통증을 개선할 수 있다.

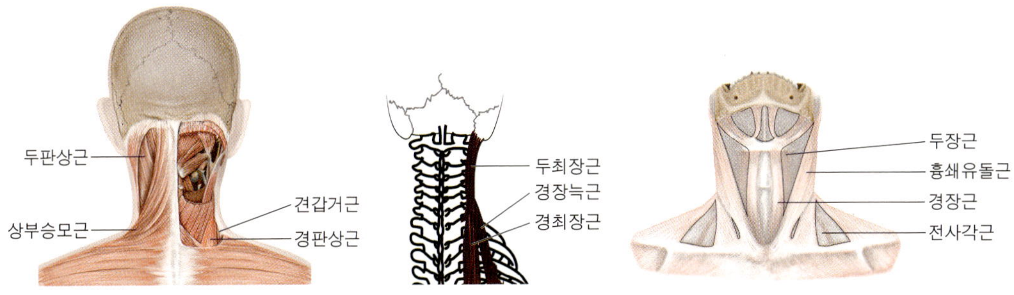

3) 목 옆으로 숙이기 움직임 확인 방법

(1) 줄자를 이용한 확인

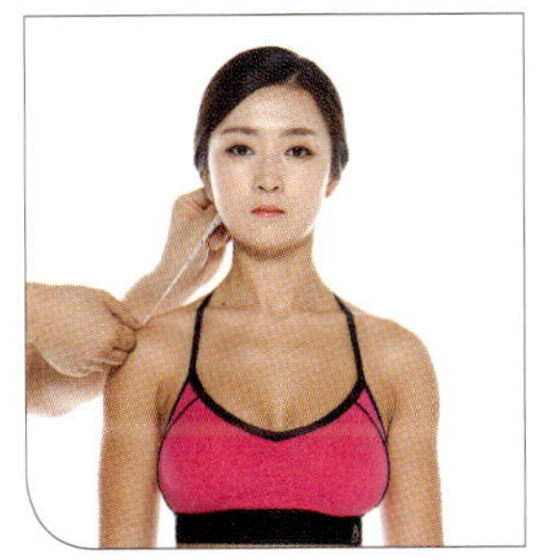
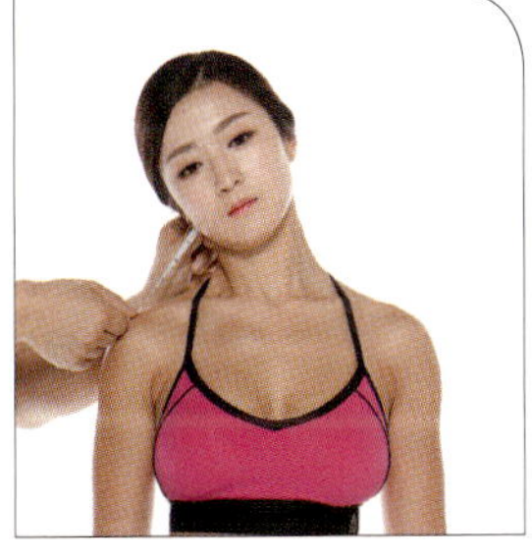

① 줄자를 귓불과 쇄골 끝에 두고 길이를 측정한다.
② 고개를 옆으로 숙인 후 귓불과 쇄골 끝까지 길이를 재측정한다.
③ 시작 자세의 길이와 고개를 옆으로 숙인 후 길이의 차이를 기록한다.

주의: 목을 옆으로 숙일 때 반대편 어깨가 들리지 않게 한다.

(2) 스마트폰을 이용한 확인

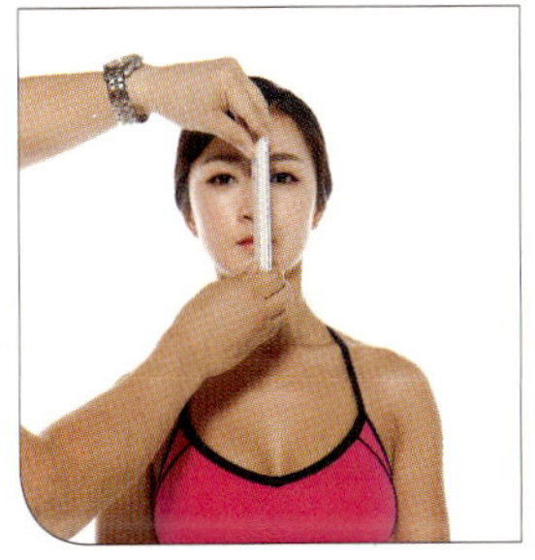
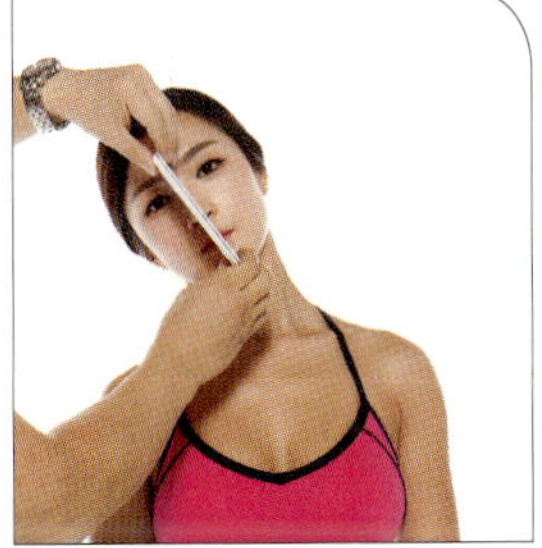

① 스마트폰을 얼굴 중앙에 둔다.
② 정면을 본 상태에서 시작(Start)을 누른다.
③ 고개를 옆으로 숙인 후 종료(Stop)를 누르고 각도 차이를 기록한다.

주의: 목을 옆으로 숙일 때 반대편 어깨가 들리지 않게 한다.

4) 목을 옆으로 숙일 때 통증을 없애는 폼롤러 이완운동

목이 옆으로 숙여지지 않는 방향의 반대편 측면 근육과 전면 근육을 이완한다.

(1) 목 후측면 근육

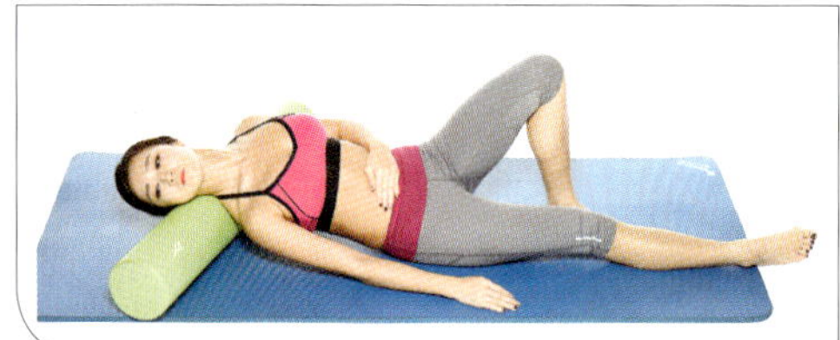

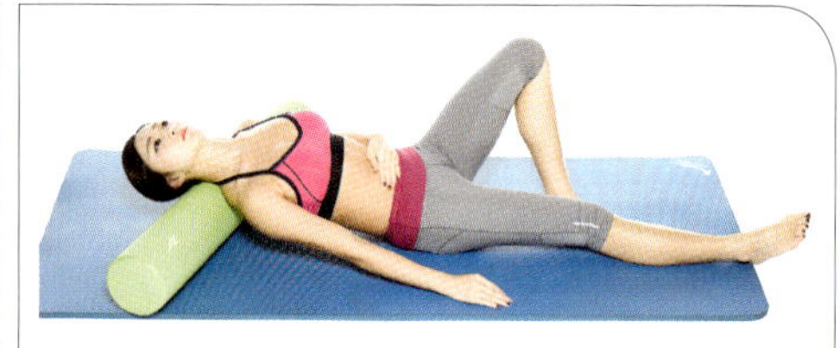

3장 목 측면 근육 폼롤러 이완운동(51쪽) 참고

(2) 목 전측면 근육

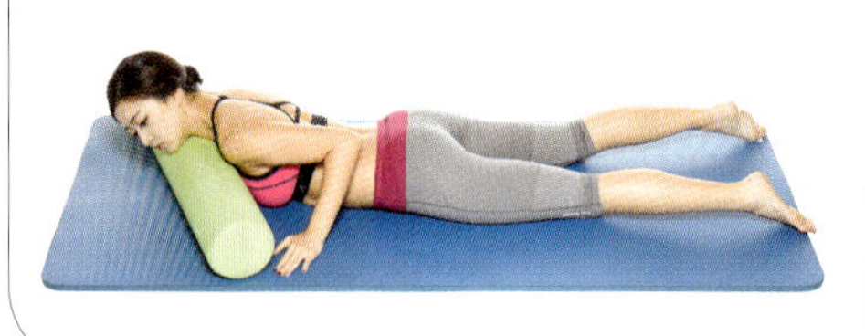

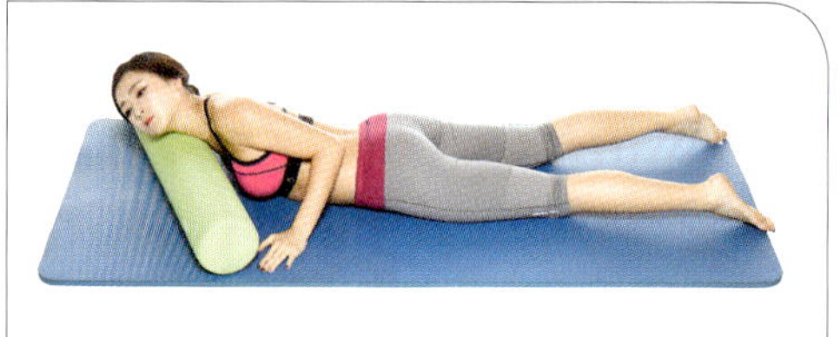

3장 목 전면 근육 폼롤러 이완운동(48~49쪽) 참고

2.4 목 옆으로 돌릴 때 통증과 폼롤러 이완운동

1) 목 옆으로 돌리기 움직임

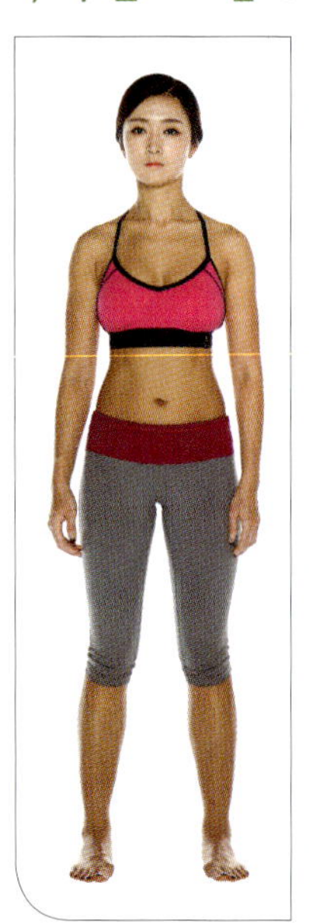

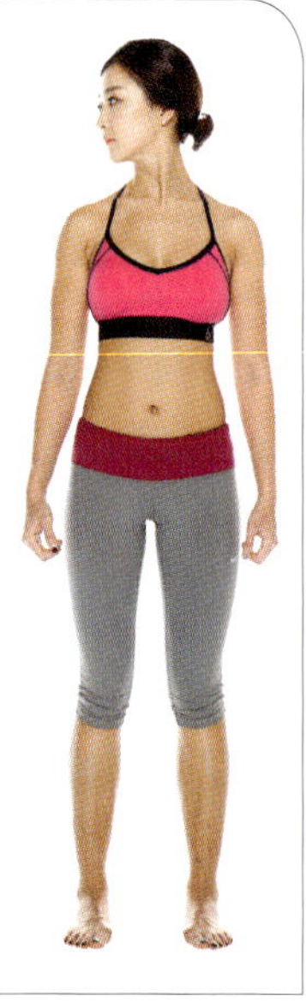

① 올바른 자세를 유지하면서 똑바로 선다.

② 목이 돌아가는 쪽의 목 뒤와 반대쪽 목 앞 근육의 긴장을 느끼면서 고개를 돌린다.

③ 목이 돌아가는 각도와 길이를 기록한다.

주의: 목을 돌릴 때 어깨나 몸이 돌아가지 않도록 한다.

2) 목 옆으로 돌리기 움직임 시 사용되는 근육

목을 옆으로 돌리는 움직임에 사용되는 근육 중 돌리는 방향과 같은 방향에서 주로 사용되는 근육에는 견갑거근, 두판상근, 경판상근, 대후두직근, 하두사근, 경장근, 두장근이 있고 보조로 사용되는 근육에는 두최장근, 경최장근, 경장늑근 등이 있다. 목을 돌리는 반대 방향에서 사용되는 근육에는 상부승모근, 흉쇄유돌근, 전사각근, 중사각근, 후사각근 등이 있다. 이들 근육 중 목을 옆으로 돌릴 때 사용되는 근육의 반대 근육은 목이 옆으로 돌아가는 데 반대되는 역할을 한다. 반대 역할을 하는 근육을 이완시키면 목을 옆으로 돌리는 움직임 개선과 함께 목 측면에서 발생하는 통증을 개선할 수 있다.

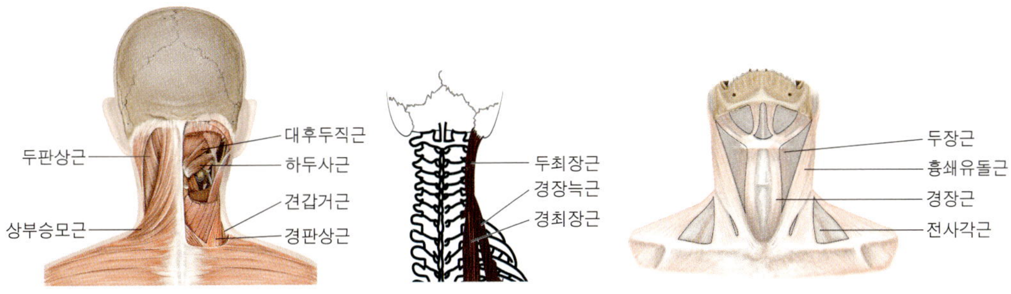

3) 목 옆으로 돌리기 움직임 확인 방법

(1) 줄자를 이용한 확인

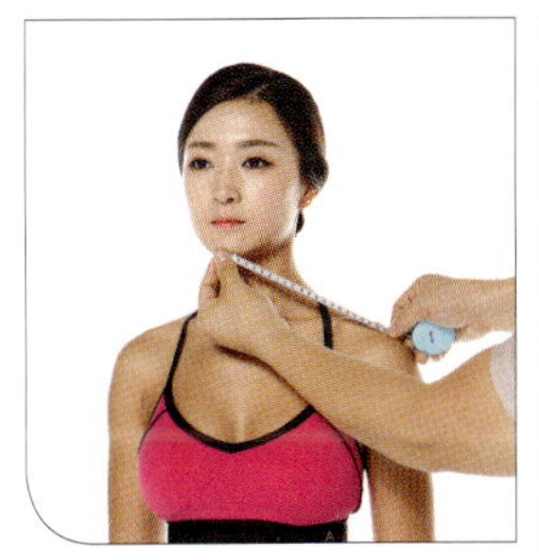
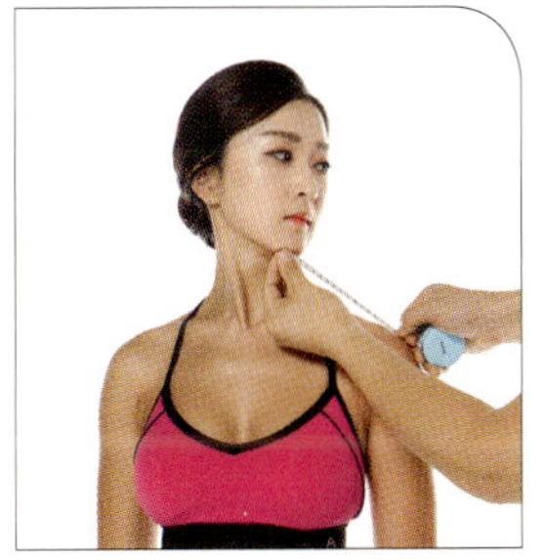

① 줄자를 턱과 쇄골 끝에 두고 길이를 측정한다.
② 고개를 돌린 후 턱과 쇄골 끝까지의 길이를 재측정한다.
③ 시작 자세의 길이와 고개를 돌린 후 길이의 차이를 기록한다.

주의: 목을 옆으로 돌릴 때 상체가 돌아가지 않게 한다.

(2) 스마트폰을 이용한 확인

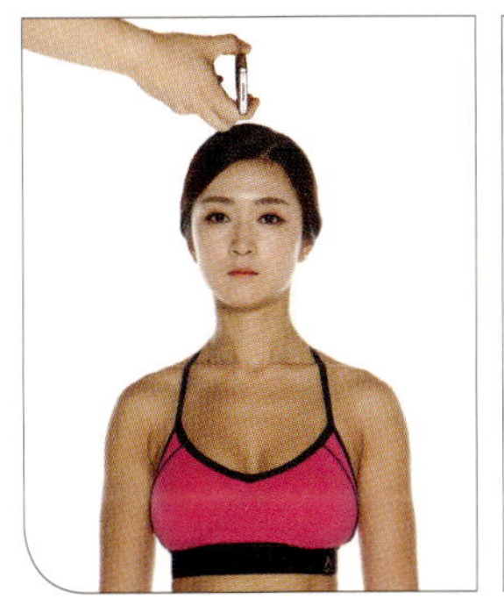
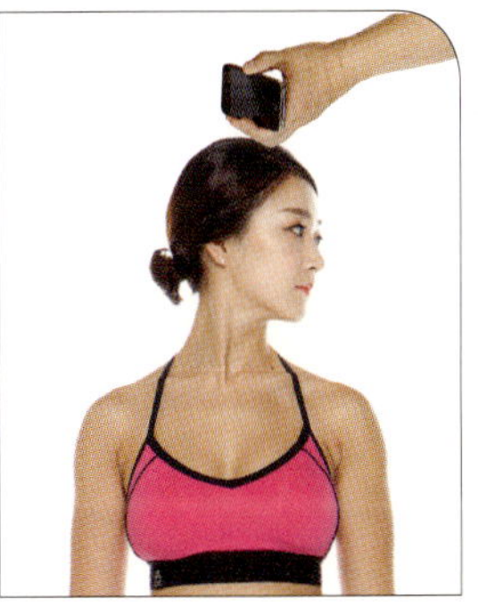

① 바닥에 누운 상태에서 스마트폰이 머리 중앙에 오게 한다.
② 정면을 보고 시작(Start)을 누른다.
③ 고개를 돌린 후 종료(Stop)를 누르고 각도 차이를 기록한다.

주의: 목을 옆으로 돌릴 때 상체가 돌아가지 않게 한다.

4) 목 옆으로 돌릴 때 통증을 없애는 폼롤러 이완운동

목이 잘 돌아가지 않는 방향의 반대쪽 목 후면과 측면 근육, 같은 방향의 목 전면 근육을 이완한다.

(1) 목 후면 근육

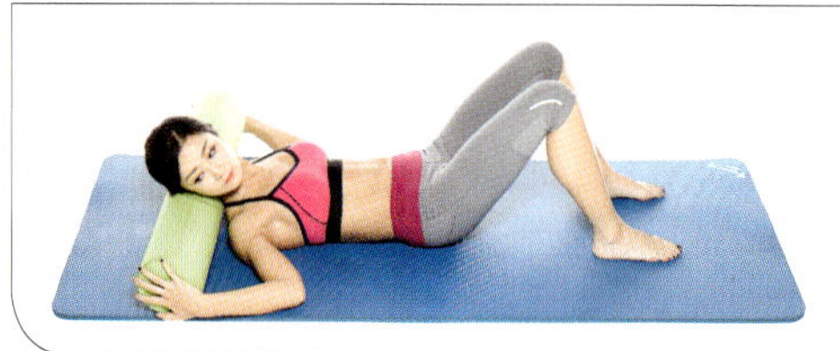

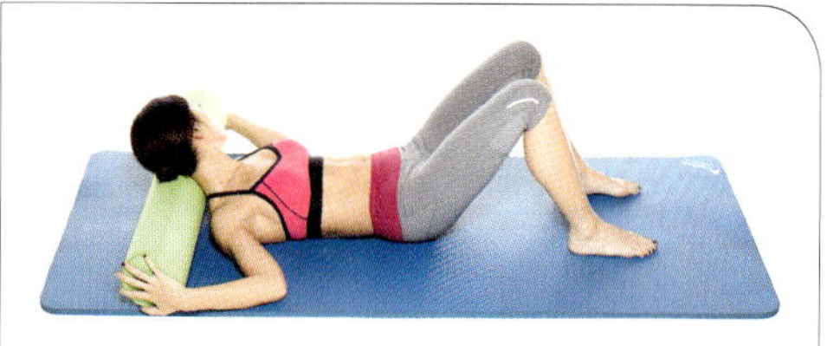

3장 목 후면 근육 폼롤러 이완운동(47쪽) 참고

(2) 목 전면 근육

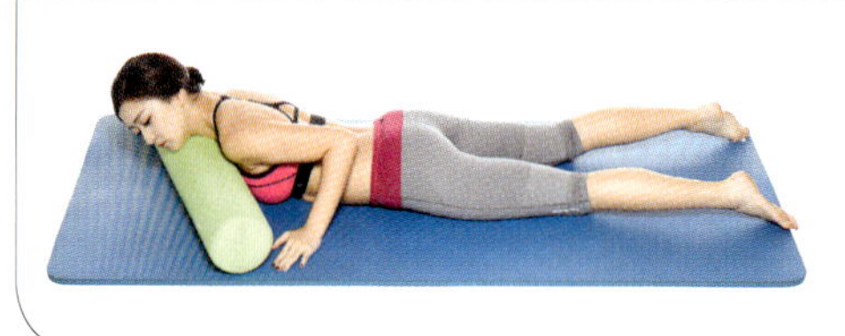

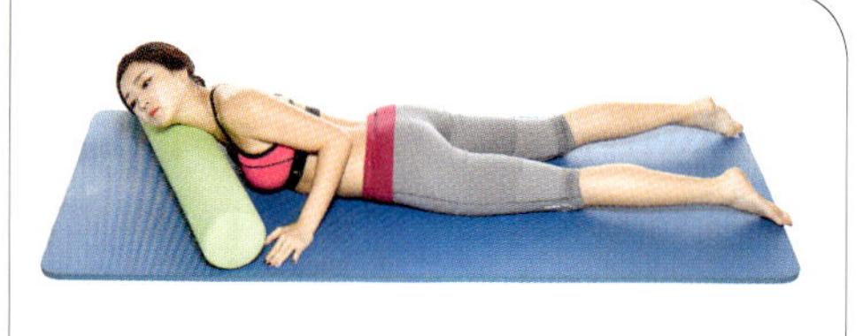

3장 목 전면 근육 폼롤러 이완운동(48~49쪽) 참고

(3) 목 측면 근육

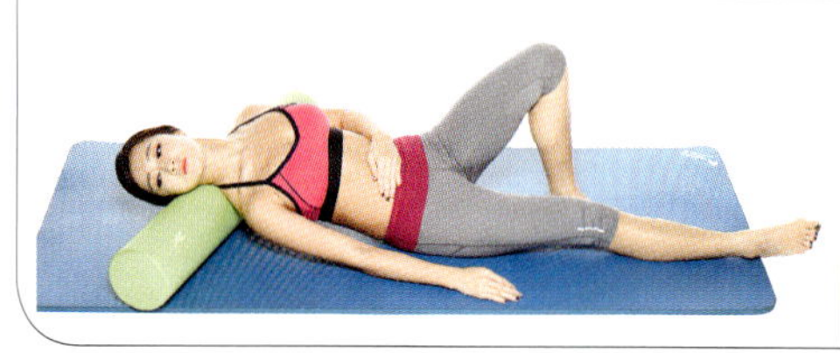

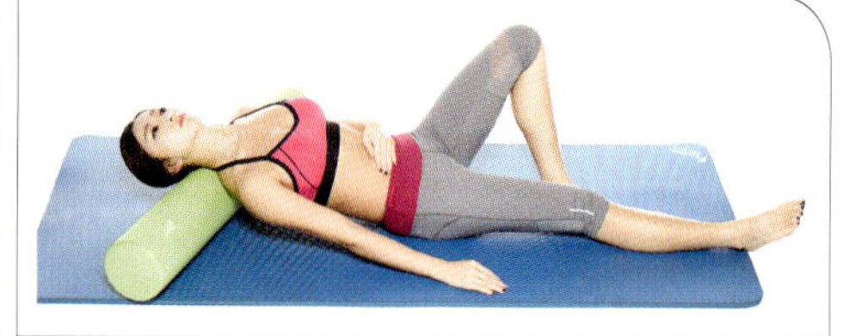

3장 목 측면 근육 폼롤러 이완운동(51쪽) 참고

2.5 목 움직임의 정상범위

움직임 / 각도	앞으로 숙이기	뒤로 젖히기	옆으로 숙이기	옆으로 돌리기
정상범위	45°~50°	75°~80°	35°~40°	65°~75°

2.6 폼롤러 이완운동 전후 비교표 작성

폼롤러 이완운동 전과 후의 차이 체크리스트에 작성한다.

각도 \ 움직임	앞으로 숙이기		뒤로 젖히기		좌우로 돌리기		좌우로 숙이기	
	전	후	전	후	전	후	전	후
가동범위(각도)								
가동범위(길이)								
움직이고 통증 없음								
움직이지 않고 통증 없음								
움직이지 않고 통증								

3. 폼롤러를 이용해 등의 통증을 없애는 이완운동

등은 앞으로 숙이기(굴곡), 뒤로 젖히기(신전), 좌우로 숙이기(측굴), 좌우로 돌리기(회전) 움직임을 할 수 있다. 그러나 잘못된 자세와 스트레스로 인해서 많은 사람들이 이러한 움직임에 제한을 느끼고 통증을 호소한다. 이때 움직임을 제한하는 근육을 이완시키는 것만으로도 등의 움직임 향상과 통증을 줄이는 데 도움을 줄 수 있다.

또한 등은 목과 허리를 연결시켜주는 중요한 역할을 하는 관절로, 등의 상태에 따라서 목과 허리의 움직임에 큰 영향을 미친다. 등이 과도하게 펴지거나 구부러질 경우 목과 허리 움직임에 제한을 가져온다. 또한 등의 상태에 따라 부가적으로 어깨의 움직임에 영향을 미쳐 어깨에 문제를 일으킬 수 있다. 따라서 등을 이완시키는 것만으로도 등은 물론 목과 허리의 움직임 개선은 물론 어깨에서 발생하는 근골격계 질환 개선과 같은 부가적인 불편함을 해소하는 데 많은 도움을 줄 수 있다.

3.1 가슴 앞으로 숙일 때 통증과 폼롤러 이완운동

1) 가슴 앞으로 숙이기 움직임

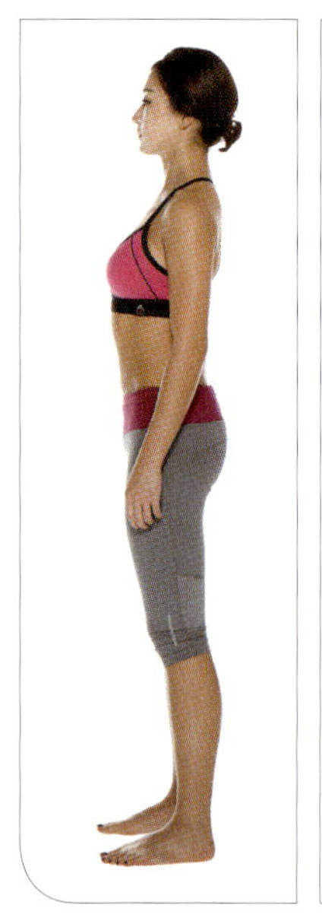

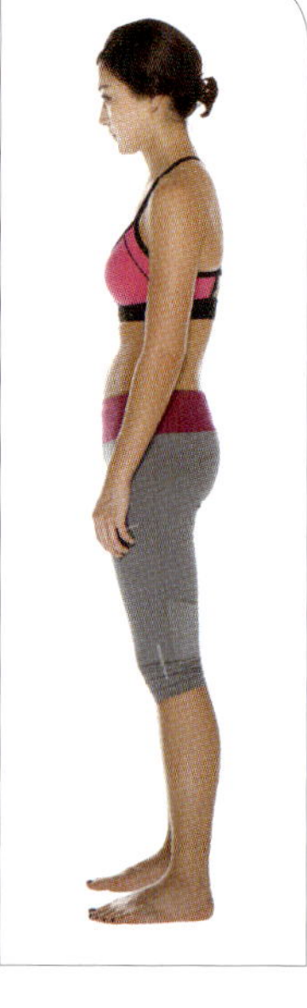

① 올바른 자세를 유지하면서 똑바로 선다.

② 등 후면 근육에 긴장을 느끼면서 고개를 앞으로 숙인다.

③ 가슴이 숙여지는 각도와 길이를 기록한다.

주의: 가슴을 숙일 때 목을 숙이거나, 허리가 뒤로 나오지 않도록 한다.

2) 가슴 앞으로 숙이기 움직임을 방해하는 근육

가슴을 앞으로 숙이는 움직임에 사용되는 근육은 대부분 가슴 전면에 위치한다. 가슴 전면의 근육들이 수축하면서 가슴 숙이기 동작을 만든다. 반면 등 근육은 가슴이 숙여지는 데 반대되는 역할을 하여 가슴 앞으로 숙이기 움직임을 방해한다. 등에서 가슴이 앞으로 숙여지는 움직임을 방해하는 근육으로는 후면의 승모근, 능형근, 흉최장근, 흉장늑근, 흉반극근, 극근, 다열근, 회전근, 극간근, 횡돌기간근 등이 있는데 이들 근육을 이완시키면 가슴을 앞으로 숙이는 움직임 개선과 함께 가슴 전면에서 발생하는 통증을 개선할 수 있다.

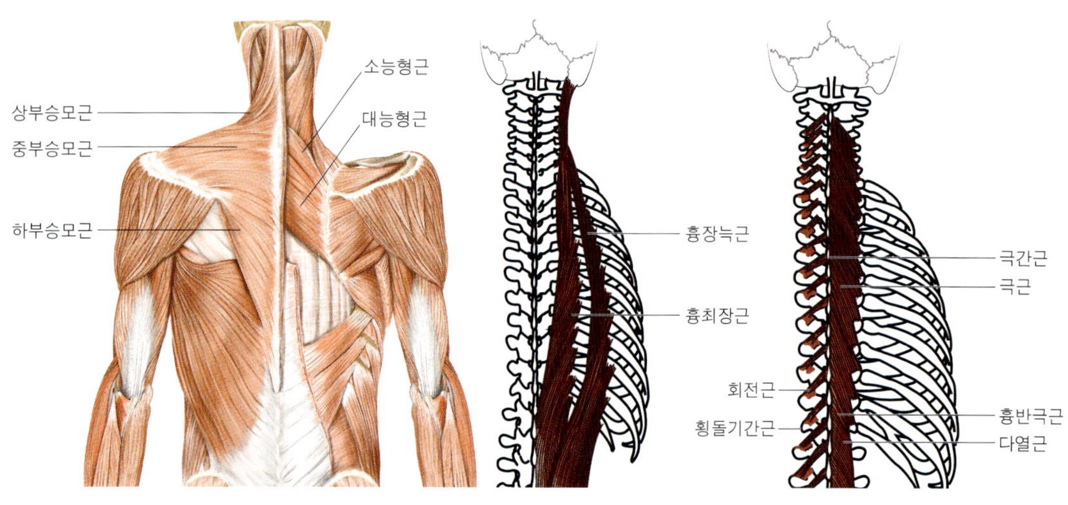

3) 가슴 앞으로 숙이기 움직임 확인 방법

(1) 줄자를 이용한 확인

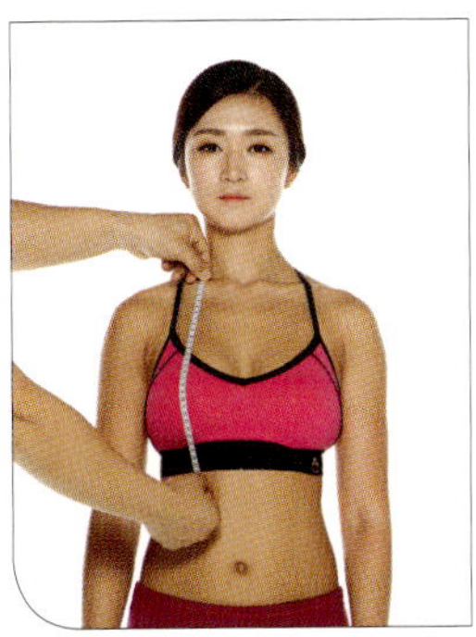

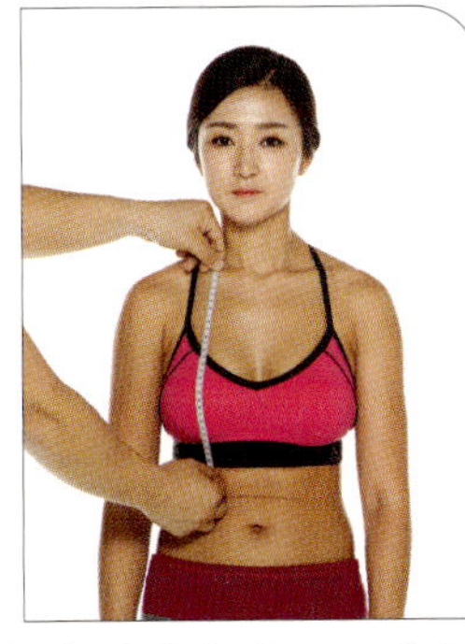

① 줄자를 쇄골 중앙과 마지막 늑골 중앙에 두고 길이를 측정한다.
② 가슴을 숙인 후 쇄골 중앙에서 마지막 늑골 중앙까지의 길이를 재측정한다.
③ 시작 자세의 길이와 등을 숙인 후 줄어든 길이의 차이를 기록한다.

주의: 가슴을 앞으로 숙일 때 머리가 앞으로 나오지 않게 한다.

(2) 스마트폰을 이용한 확인

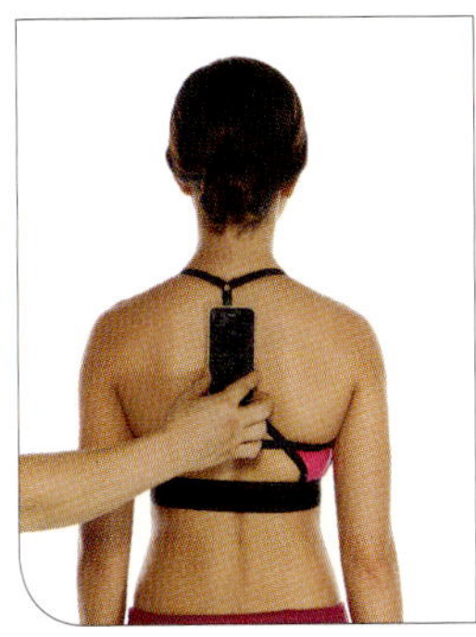

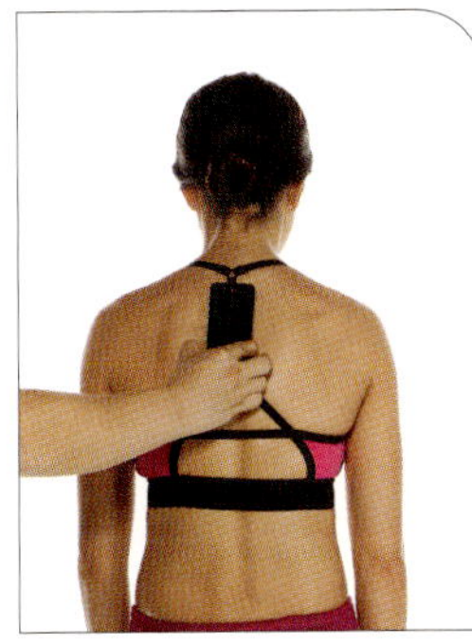

① 스마트폰을 등과 수평으로 둔다.
② 바로 선 상태에서 시작(Start)을 누른다.
③ 등을 웅크린 후 종료(Stop)를 누르고 각도 차이를 기록한다.

주의: 가슴을 앞으로 숙일 때 머리가 앞으로 나가지 않게 한다.

4) 가슴 앞으로 숙일 때 통증을 없애는 이완운동

등 표면과 심부의 근육

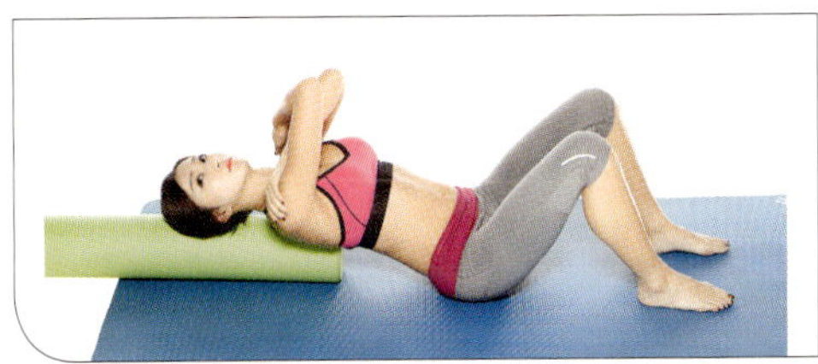

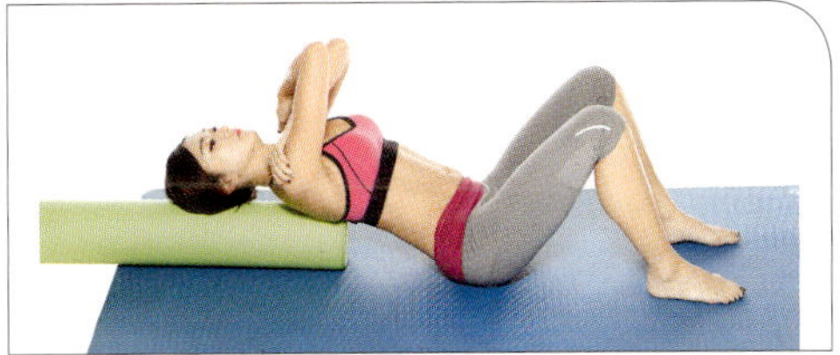

3장 등 근육 폼롤러 이완운동(54쪽) 참고

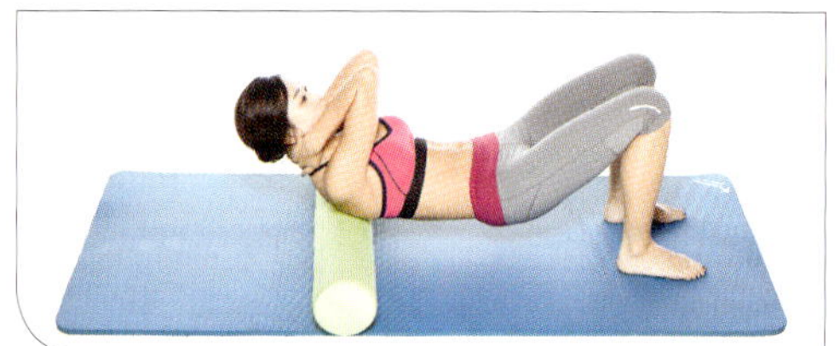
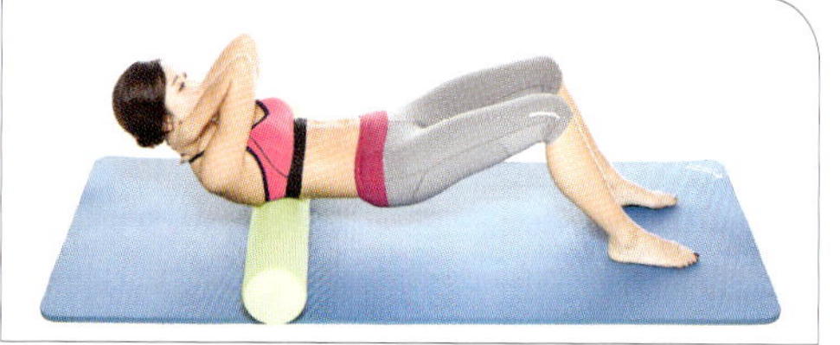

3장 등 근육 폼롤러 이완운동(일자등, 53~54쪽) 참고

3.2 등 뒤로 젖힐 때 통증과 폼롤러 이완운동

1) 등 뒤로 젖히기 움직임

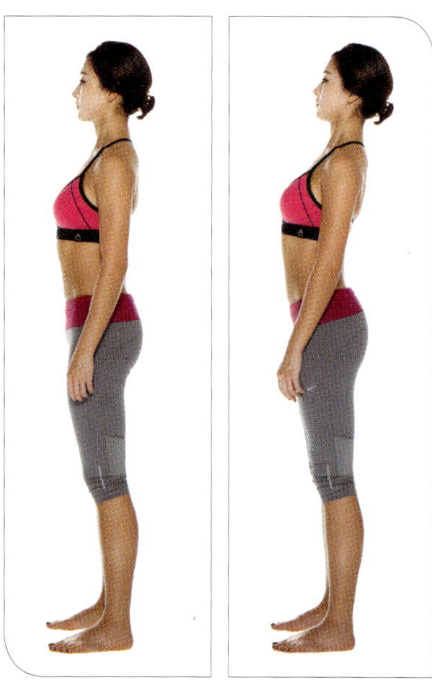

① 올바른 자세를 유지하면서 똑바로 선다.
② 가슴 전면 근육의 긴장을 느끼면서 등을 뒤로 젖힌다.
③ 등이 젖혀진 각도와 길이를 기록한다.
주의: 등을 젖힐 때 목이 들리거나, 배를 내밀지 않도록 한다.

2) 등 뒤로 젖히기 움직임 시 사용되는 근육

등을 뒤로 젖히는 움직임에 사용되는 근육은 대부분 등 후면에 위치한다. 등 후면의 근육들이 수축하면서 등이 젖혀지는 동작을 만드는 것이다. 반면 가슴 전면과 복부의 근육은 등이 젖혀지는

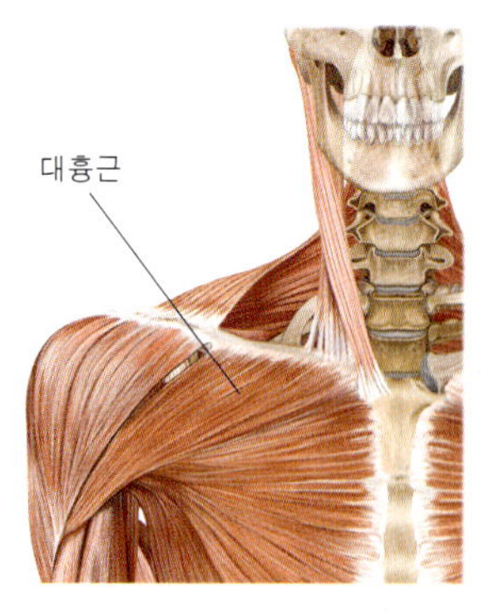

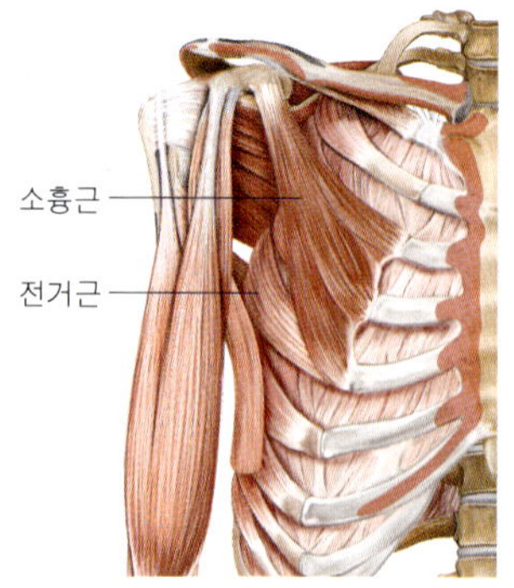

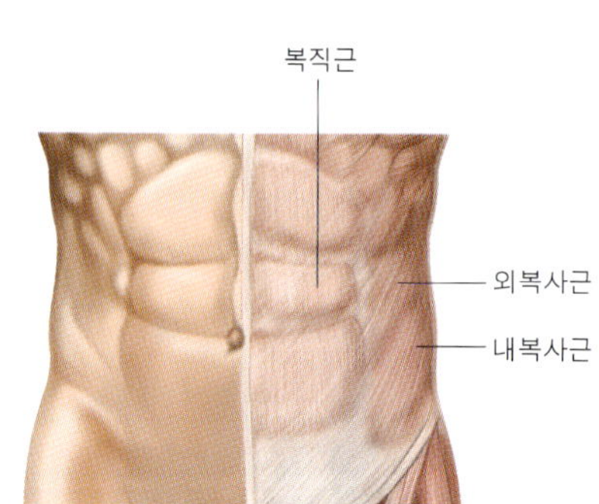

데 반대되는 역할을 하여 등 뒤로 젖히기 움직임을 방해한다. 등 뒤로 젖히기 움직임을 방해하는 근육으로는 가슴 전면의 대흉근, 소흉근, 전거근과 복부 상부의 복직근, 외복사근, 내복사근 등이 있는데, 이들 근육을 이완시키면 등을 뒤로 젖히는 움직임과 등 후면에서 발생하는 통증을 개선할 수 있다.

3) 등 뒤로 젖히기 움직임 확인 방법

(1) 줄자를 이용한 확인

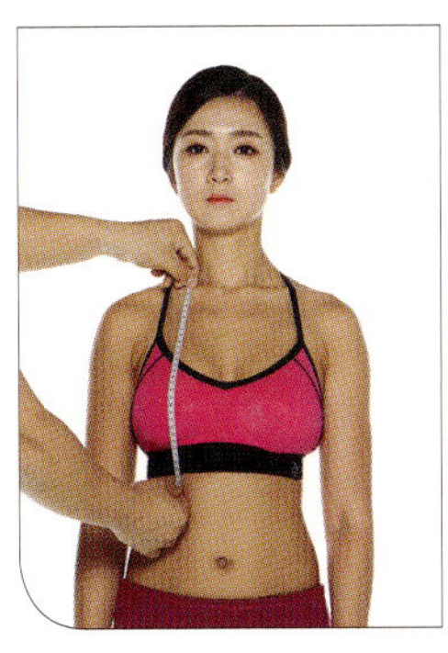
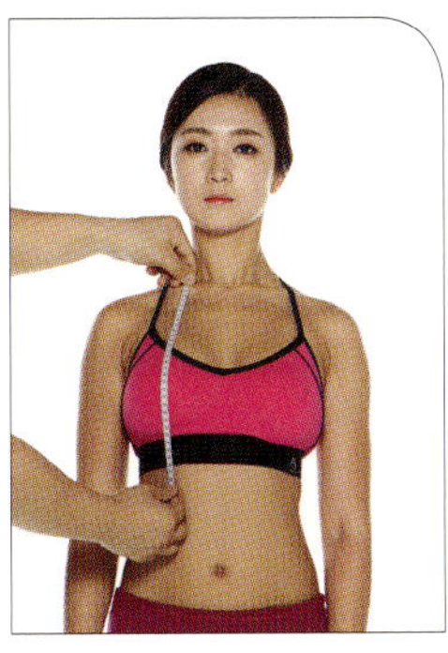

① 줄자를 쇄골 중앙과 마지막 늑골 중앙에 두고 길이를 측정한다.
② 가슴을 숙인 후 쇄골 중앙에서 마지막 늑골 중앙까지의 길이를 재측정한다.
③ 시작 자세의 길이와 등을 숙인 후 늘어난 길이의 차이를 기록한다.
주의: 등을 뒤로 젖힐 때 머리가 뒤로 나가지 않게 한다.

(2) 스마트폰을 이용한 확인

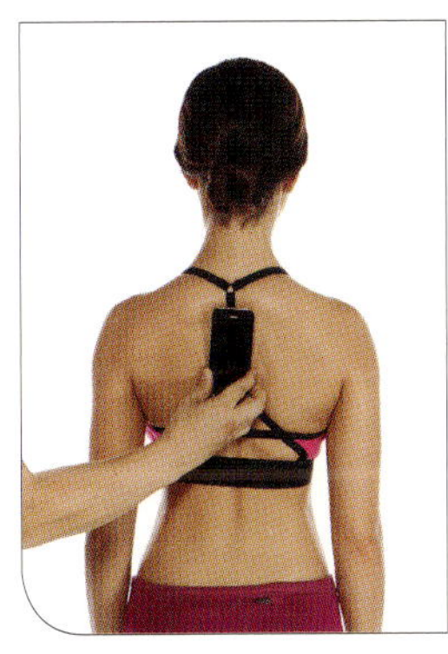
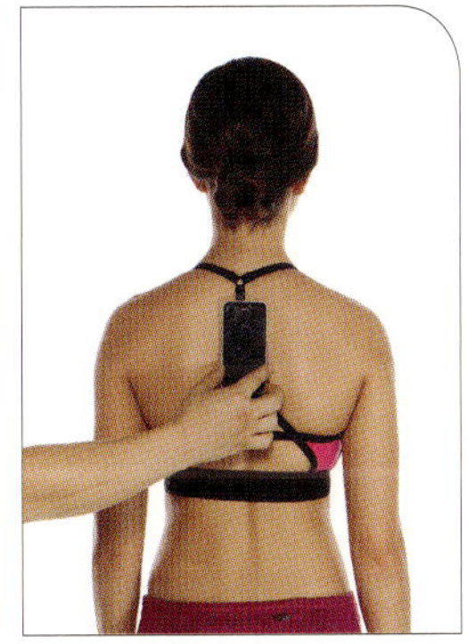

① 스마트폰을 등과 수평 상태로 둔다.
② 바로 선 상태에서 시작(Start)을 누른다.
③ 가슴을 편 후 종료(Stop)를 누르고 각도 차이를 기록한다.
주의: 등을 뒤로 젖힐 때 머리가 뒤로 나가지 않게 한다.

4) 등 뒤로 젖힐 때 통증을 없애는 폼롤러 이완운동

(1) 대흉근, 소흉근, 전거근

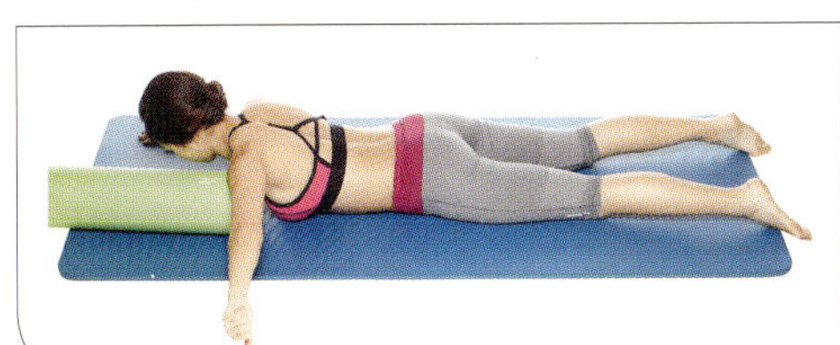
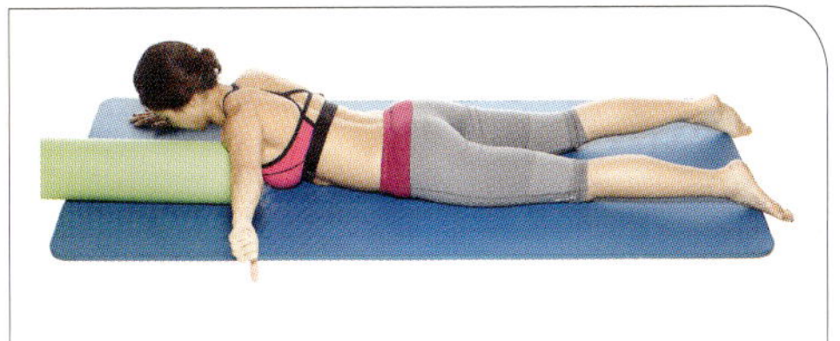

3장 가슴 전면 근육 폼롤러 이완운동(56쪽) 참고

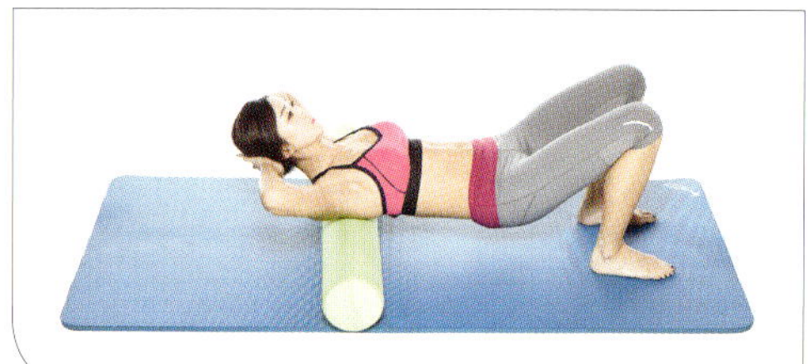
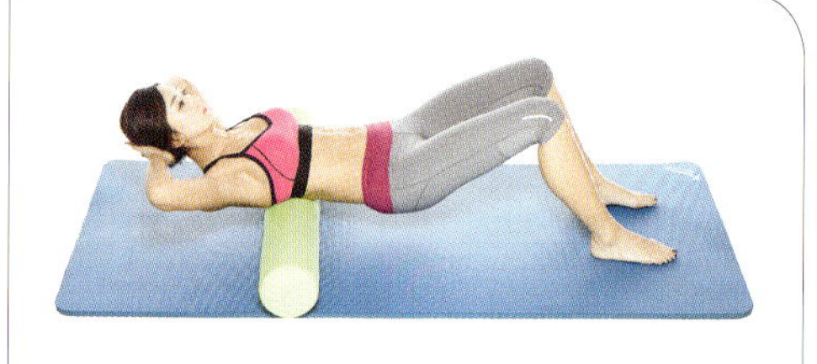

3장 등 근육 폼롤러 이완운동(어깨가 안쪽으로 굽은 체형, 53~54쪽) 참고

(2) 복직근, 외복사근, 내복사근, 복횡근

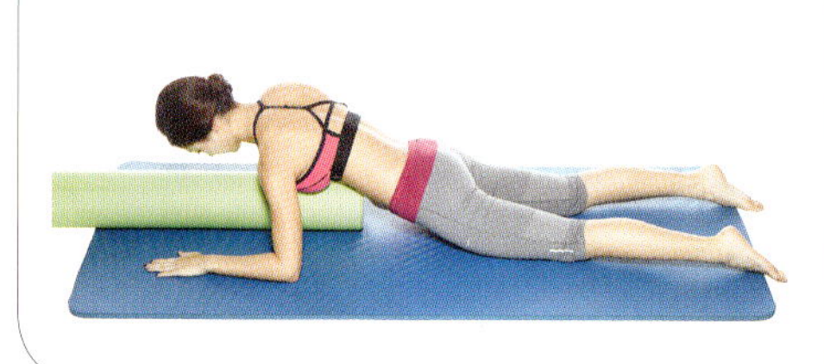
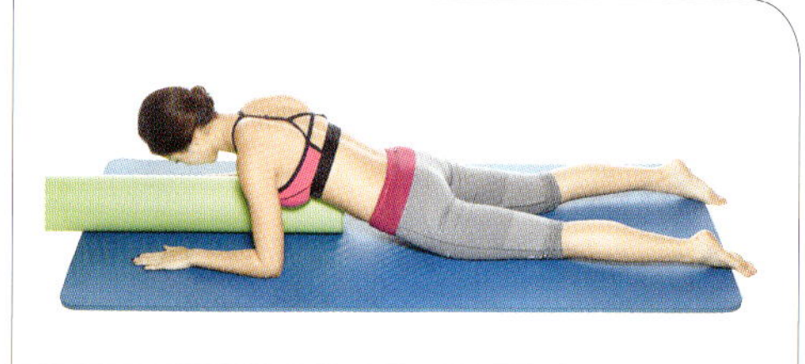

3장 복부 근육 폼롤러 이완운동(58~59쪽) 참고

3.3 등 옆으로 숙일 때 통증과 폼롤러 이완운동

1) 등 옆으로 숙이기 움직임

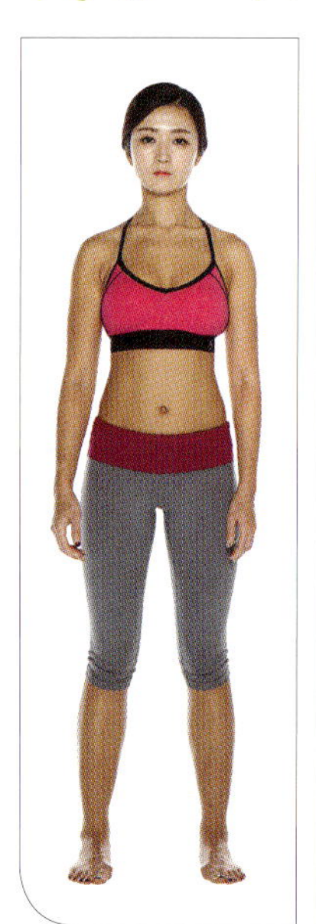
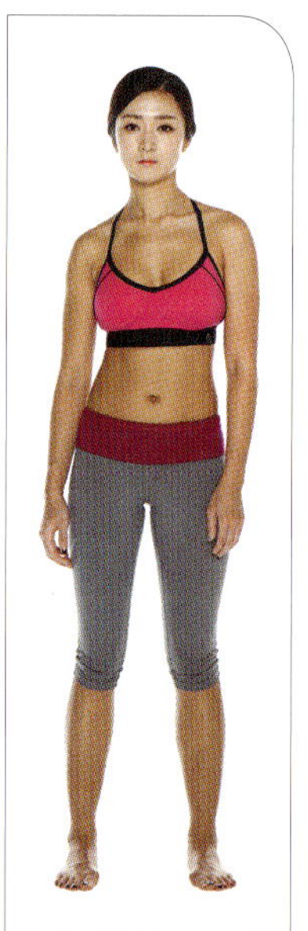

① 올바른 자세를 유지하면서 똑바로 선다.

② 반대편 등 측면 근육의 긴장을 느끼면서 등을 옆으로 숙인다.

③ 등이 측면으로 숙여지는 각도와 길이를 기록한다.

주의: 등을 숙일 때 목이나 몸이 숙여지지 않도록 한다.

2) 등 측면으로 숙이기 움직임 시 사용되는 근육

등을 측면으로 숙이는 움직임에 사용되는 근육은 대부분 등 측면에 위치한다. 등 측면의 근육들이 수축하면서 등이 측면으로 숙여지는 동작을 만든다. 이때 등 반대쪽 근육은 등이 측면으로 숙여지는 데 반대되는 역할을 하여 등 측면으로 숙이기 움직임을 방해한다. 등 측면에서 등이 반대편 방향으로 숙여지는 움직임을 방해하는 근육으로는 반대편 후측면의 광배근, 중 · 하부승모근, 흉최장근, 흉장늑근, 흉반극근, 다열근, 회전근, 극근, 극간근 등이 있고 반대편 전측면의 대흉근, 소흉근, 전거근 등이 있는데, 이들 근육을 이완시키면 등을 옆으로 숙이는 움직임과 함께 등 측면에서 발생하는 통증을 개선할 수 있다.

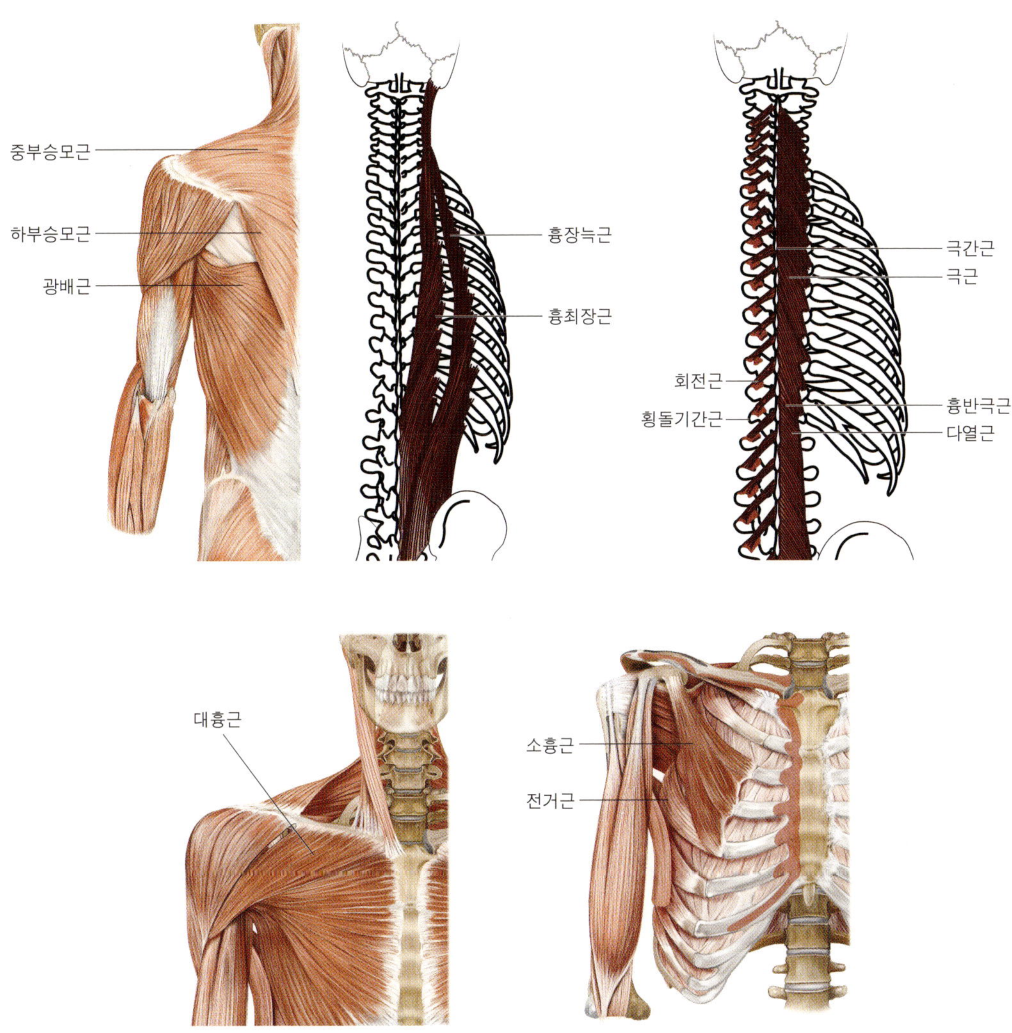

3) 등 옆으로 숙이기 움직임 확인 방법

(1) 줄자를 이용한 확인

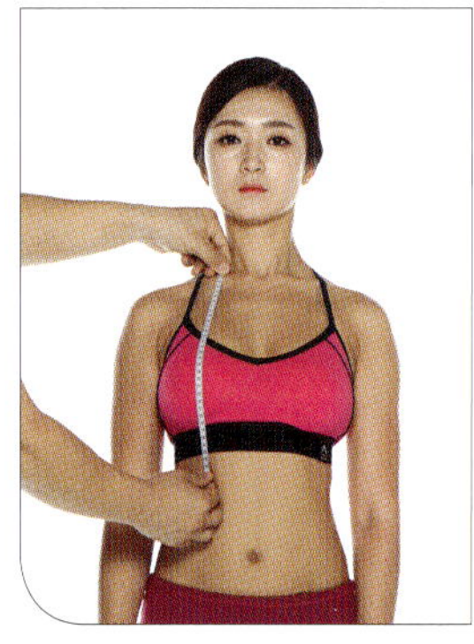

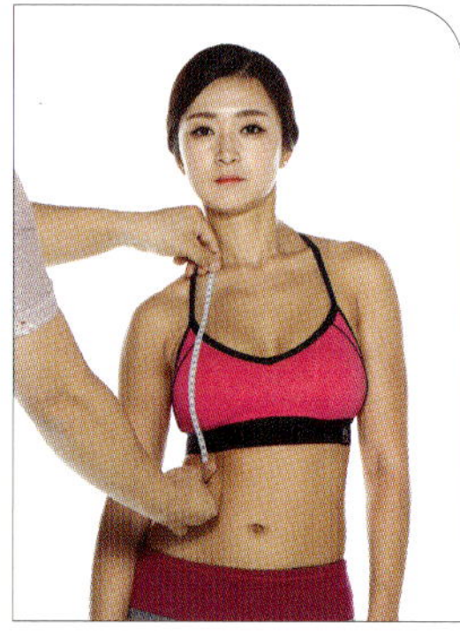

① 줄자를 쇄골 중앙과 마지막 늑골 중앙에 두고 길이를 측정한다.
② 옆으로 숙인 후 숙인 방향의 쇄골 중앙에서 마지막 늑골 중앙까지 길이를 재측정한다.
③ 시작 자세의 길이와 등을 옆으로 숙인 후 줄어든 길이의 차이를 기록한다.

주의: 등을 옆으로 숙일 때 머리가 옆으로 과도하게 꺾이지 않게 한다.

(2) 스마트폰을 이용한 확인

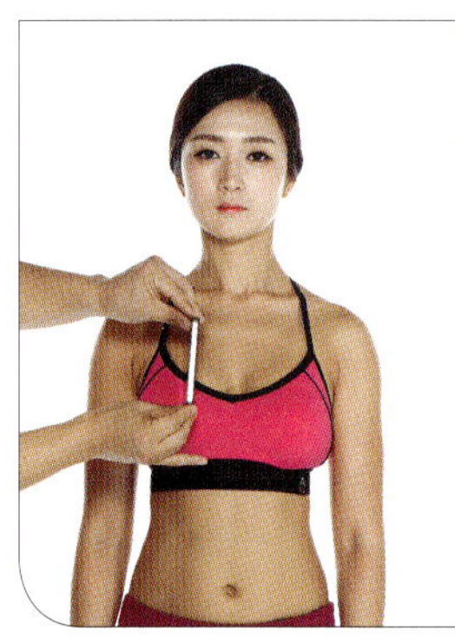

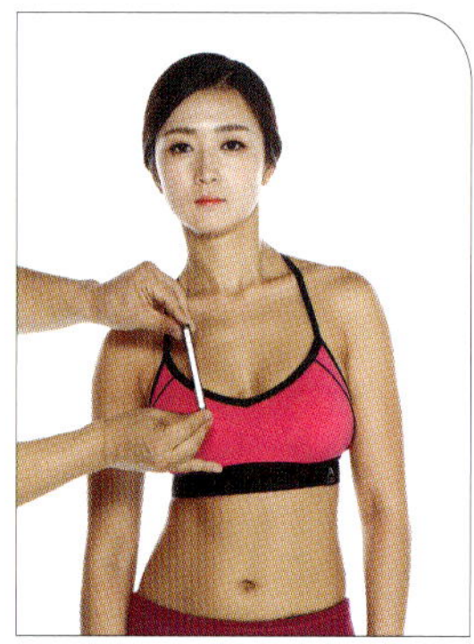

① 스마트폰을 가슴 중앙에 일직선으로 둔다.
② 바로 선 상태에서 시작(Start)을 누른다.
③ 등을 한쪽 옆으로 숙인 후 종료(Stop)를 누르고 각도 차이를 기록한다.

주의: 등을 옆으로 숙일 때 머리가 옆으로 과도하게 꺾이지 않게 한다.

4) 등 옆으로 숙일 때 통증을 없애는 폼롤러 이완운동

등이 옆으로 숙여지지 않는 방향의 반대편 후측면 근육과 전면 근육을 이완한다.

(1) 중 · 하부 승모근, 흉최장근, 흉장늑근, 흉반극근, 다열근, 회전근, 극근, 극간근

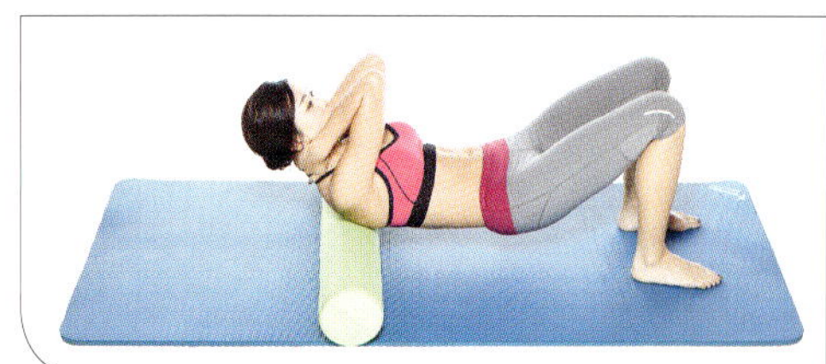

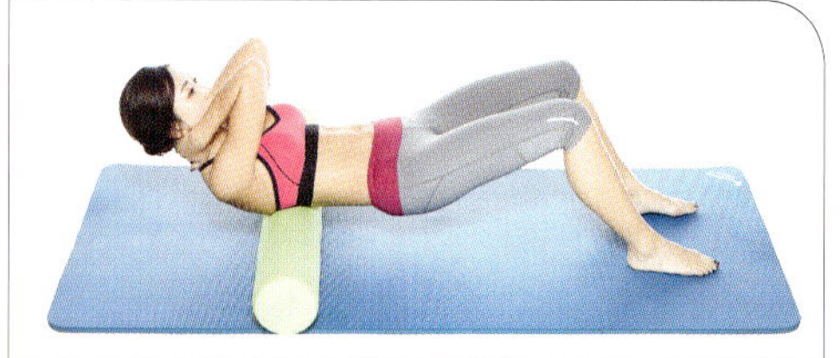

3장 등 근육 폼롤러 이완운동(53~54쪽) 참고

(2) 광배근

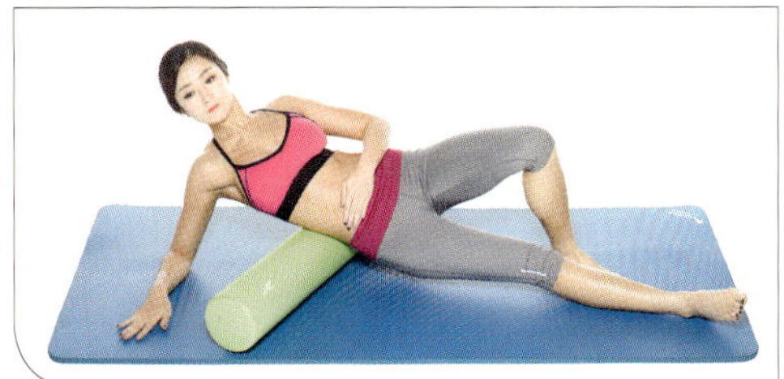

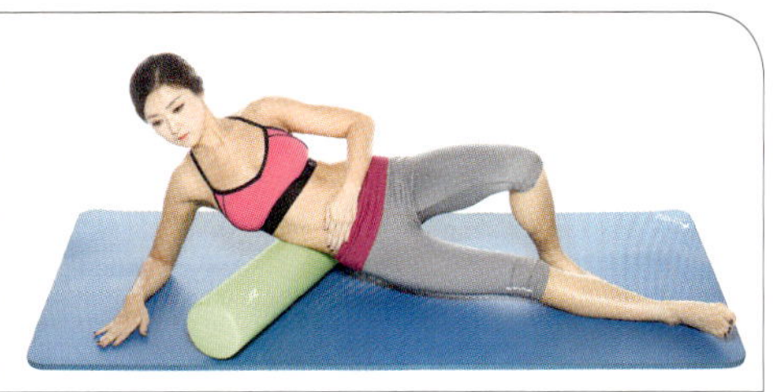

3장 허리 근육 폼롤러 이완운동(61쪽) 참고

(3) 대흉근, 소흉근, 전거근

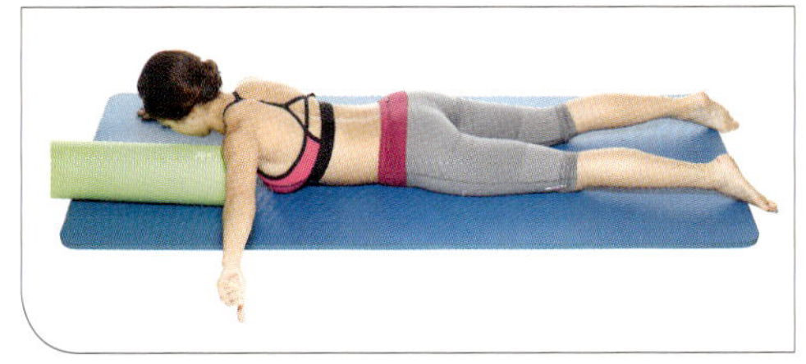

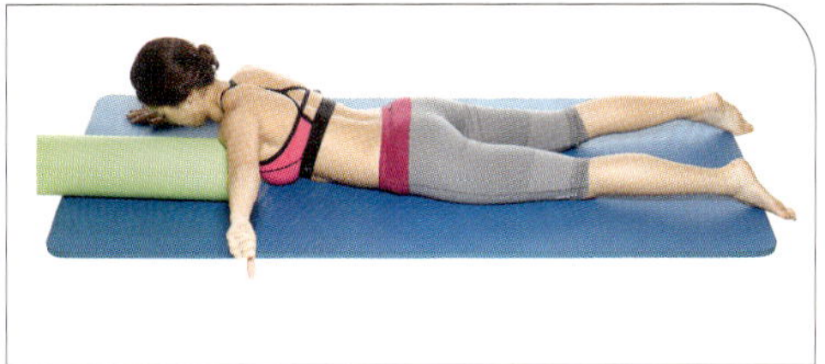

3장 가슴 전면 근육 폼롤러 이완운동(56쪽) 참고

3.4 등 옆으로 돌릴 때 통증과 폼롤러 이완운동

1) 등 옆으로 돌리기 움직임

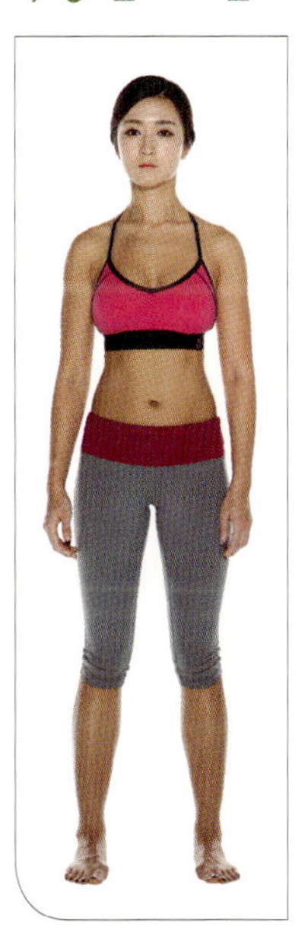

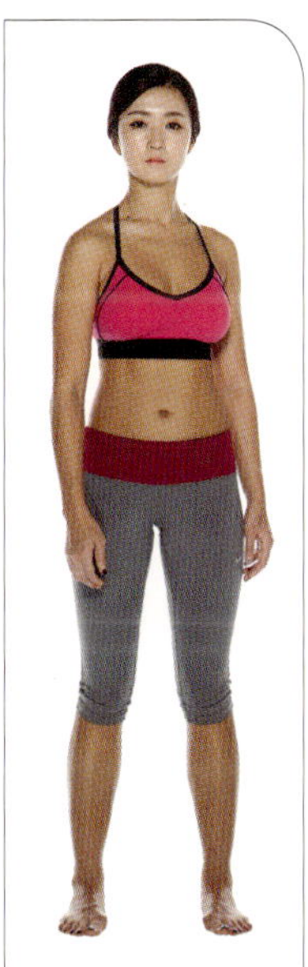

① 올바른 자세를 유지하면서 똑바로 선다.

② 등이 돌아가는 쪽 가슴 전면과 반대쪽 등 후면 근육의 긴장을 느끼면서 등을 돌린다.

③ 등이 돌아가는 각도와 길이를 기록한다.

주의: 등을 돌릴 때 목이나 허리가 돌아가지 않도록 한다.

2) 등 옆으로 돌리기 움직임 시 사용되는 근육

등을 옆으로 돌리는 움직임에서 사용되는 근육 중 등을 돌리는 방향과 같은 방향에서 사용되는 근육에는 광배근, 중 · 하부승모근, 흉장늑근, 흉최장근, 흉반극근, 다열근, 회전근, 횡돌기간근, 극간근, 극근 등이 있고, 등을 돌리는 방향과 반대 방향에서 사용되는 근육에는 대흉근, 소흉근, 전거근 등이 있다. 이들 근육 중 등을 옆으로 돌릴 때 사용되는 근육의 반대 근육은 등이 옆으로 돌아가는 데 반대되는 역할을 한다. 반대 역할을 하는 근육을 이완시키면 등을 옆으로 돌리는 움직임과 함께 등 측면에서 발생하는 통증을 개선할 수 있다.

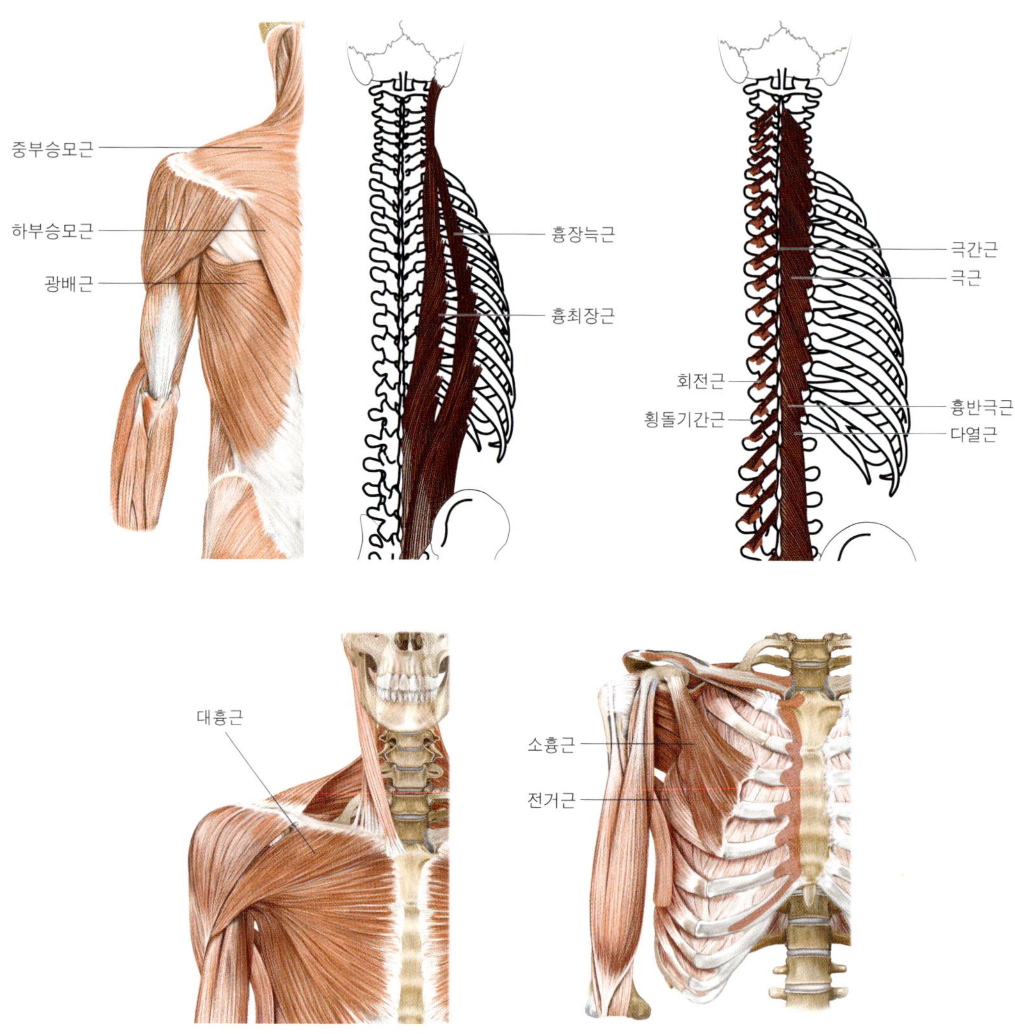

3) 등 옆으로 돌리기 움직임 확인 방법

(1) 줄자를 이용한 확인

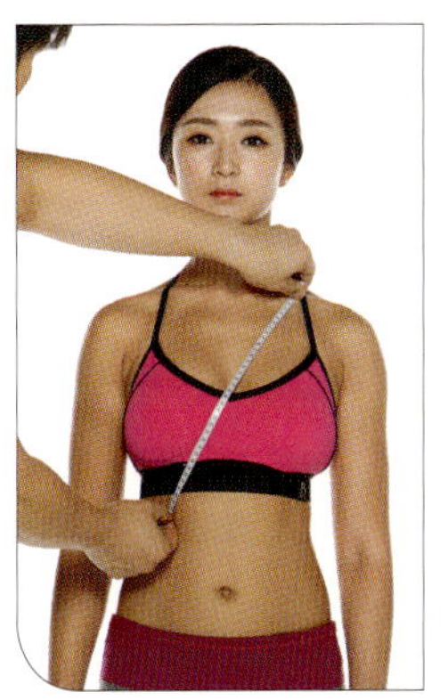

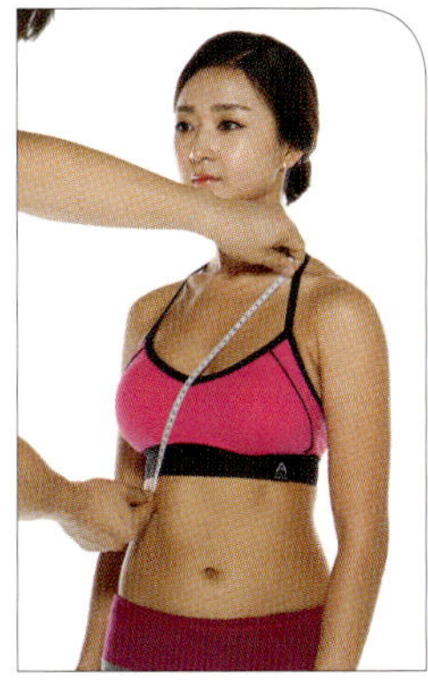

① 줄자를 쇄골 중앙과 반대편 마지막 늑골 중앙에 두고 길이를 측정한다.

② 옆으로 돌린 후 숙인 방향의 쇄골 중앙에서 반대편 마지막 늑골 중앙까지 길이를 재측정한다.

③ 시작 자세의 길이와 등을 옆으로 돌린 후 길이의 차이를 기록한다.

주의: 등을 옆으로 돌릴 때 머리와 허리가 돌아가지 않게 한다.

(2) 스마트폰을 이용한 확인

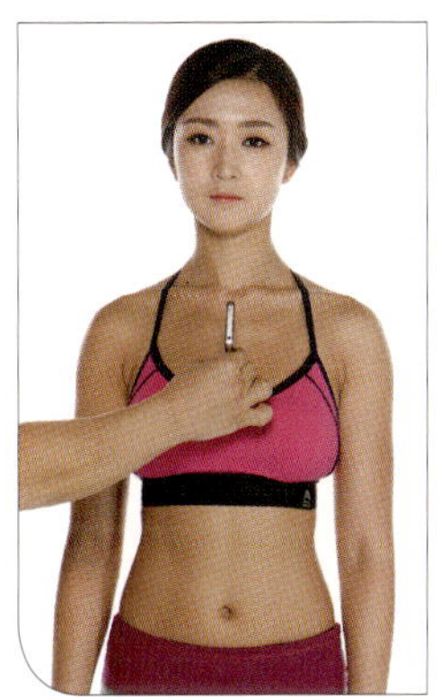

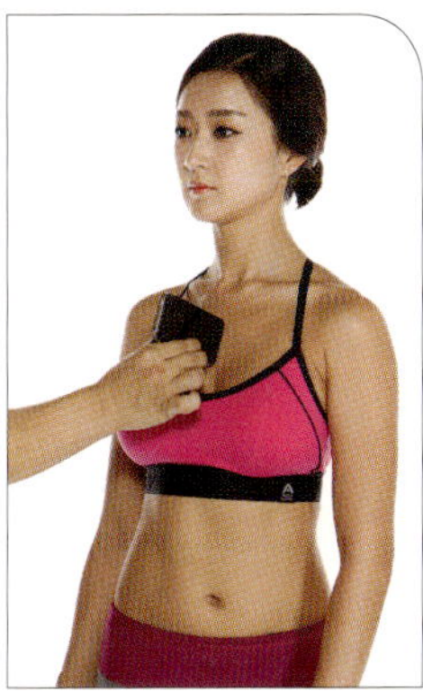

① 바닥에 누운 상태에서 가슴 중앙으로 스마트폰이 오게 한다.

② 정면을 본 상태에서 시작(Start)을 누른다.

③ 상체를 돌린 후 종료(Stop)를 누르고 각도 차이를 기록한다.

주의: 등을 옆으로 돌릴 때 머리와 허리가 돌아가지 않게 한다.

4) 등 옆으로 돌릴 때 통증을 없애는 폼롤러 이완운동

등이 잘 돌아가지 않는 방향의 반대 등 후면, 복부 근육, 같은 방향의 가슴 근육을 이완한다.

(1) 중 · 하부승모근, 흉반극근, 다열근, 회전근(반대쪽 근육)

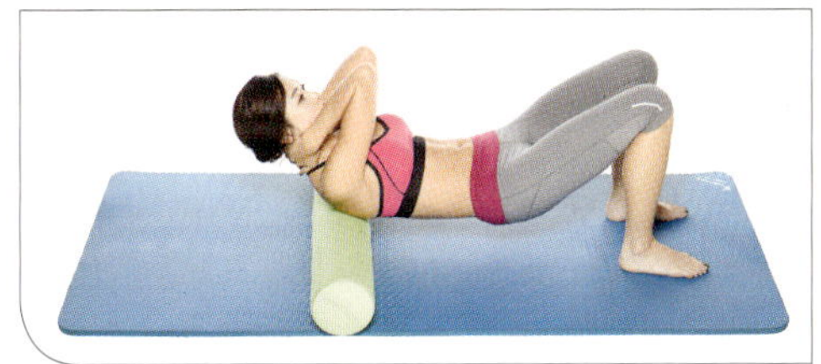

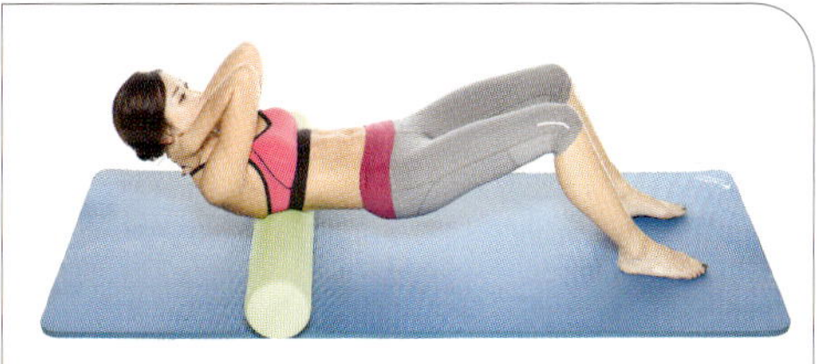

3장 등 근육 폼롤러 이완운동(53~54쪽) 참고

(2) 광배근(반대쪽 근육)

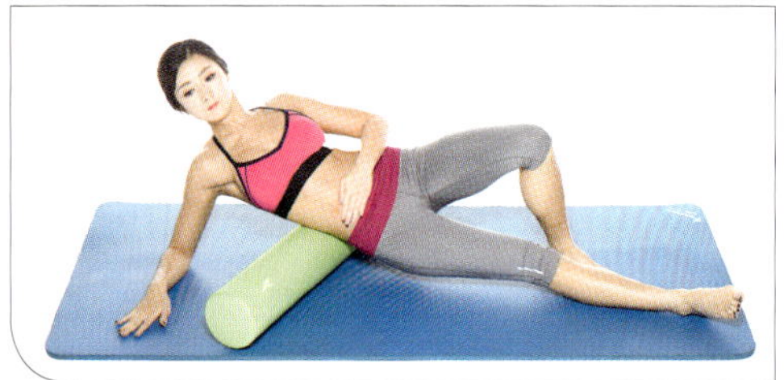
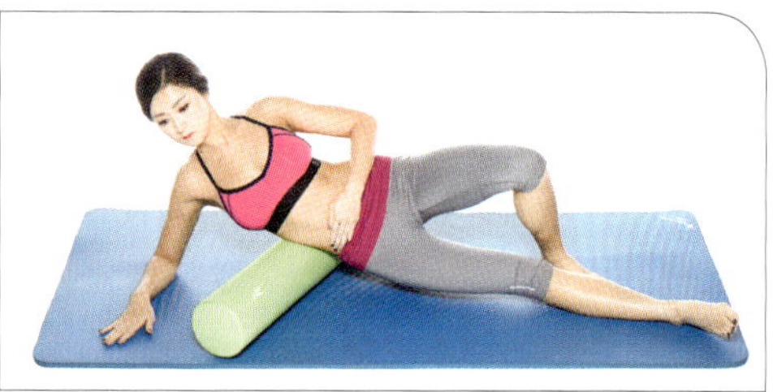

3장 허리 근육 폼롤러 이완운동(61쪽) 참고

(3) 대흉근, 소흉근, 전거근(같은 쪽 근육)

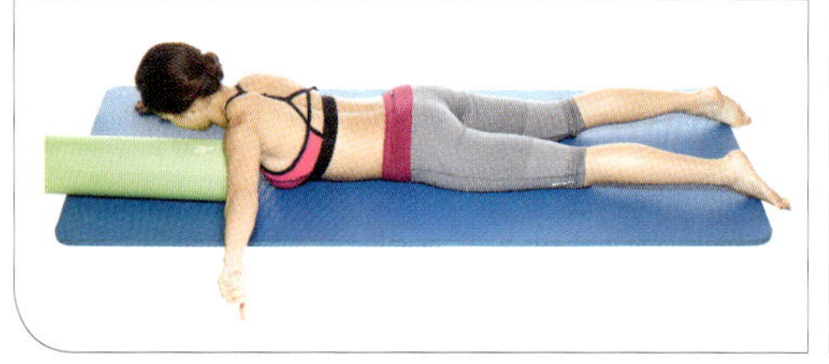
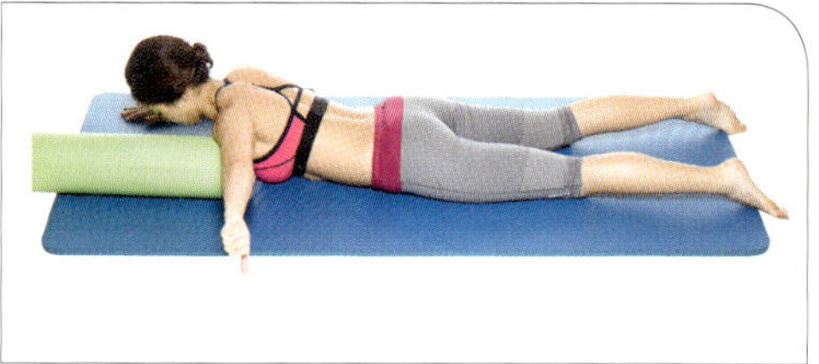

3장 가슴 전면 근육 폼롤러 이완운동(56쪽) 참고

3.5 등 움직임의 정상범위

각도 \ 움직임	앞으로 숙이기	뒤로 젖히기	옆으로 숙이기	옆으로 돌리기
정상범위	30°~40°	20°~25°	25°~30°	30°~35°

3.6 폼롤러 이완운동 전후 비교표 작성

폼롤러 이완운동 전과 후의 차이를 체크리스트에 작성한다.

각도 \ 움직임	앞으로 숙이기		뒤로 젖히기		좌우로 돌리기		좌우로 숙이기	
	전	후	전	후	전	후	전	후
가동범위(각도)								
가동범위(길이)								
움직이고 통증 없음								
움직이지 않고 통증 없음								
움직이지 않고 통증								

4. 폼롤러를 이용해 허리의 통증을 없애는 이완운동

허리는 앞으로 숙이기(굴곡), 뒤로 젖히기(신전), 좌우로 숙이기(측굴), 좌우로 돌리기(회전)의 움직임을 할 수 있다. 그러나 잘못된 자세와 스트레스로 인해 많은 사람들이 이러한 움직임에 제한을 느끼고 통증을 호소한다. 그러나 이러한 움직임을 제한하는 근육을 이완시키는 것만으로도 허리의 움직임 향상과 통증을 줄이는 데 도움을 줄 수 있다.

허리는 골반과 연결되어 몸에서 기둥과 같은 역할을 하는 관절이다. 최근 좌업식 생활로 인해 골반과 허리 움직임에 문제가 발생하면서 요통을 호소하는 사람들이 증가하고 있다. 허리의 경우 몸의 기둥 역할을 하기 때문에 허리에서 발생하는 문제는 무릎, 어깨, 목과 같은 관절에 영향을 미쳐 2차적인 근골격계 문제를 유발한다. 또한 허리 전면에는 대장이나 소장과 같은 장기가 위치하기 때문에 허리의 상태에 따라 소화기계에 영향을 줄 수 있다. 따라서 허리를 이완시키는 것은 허리의 통증과 움직임을 개선하는 것은 물론 목과 무릎, 어깨와 같은 관절에 영향을 미쳐 부가적인 불편함을 해소하고 소화기계 개선에도 많은 도움을 줄 수 있다.

4.1 허리를 앞으로 숙일 때 통증과 폼롤러 이완운동

1) 허리 앞으로 숙이기 움직임

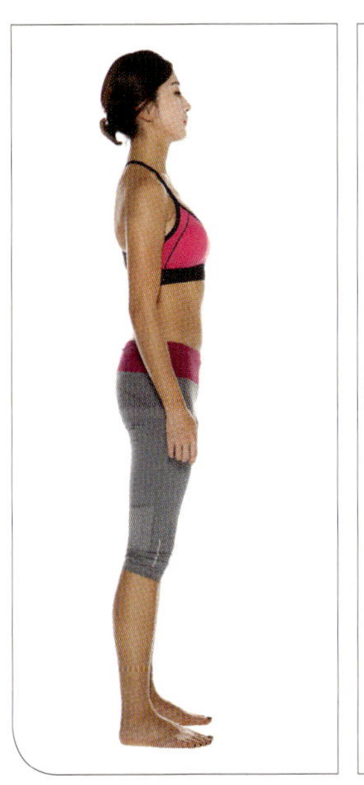

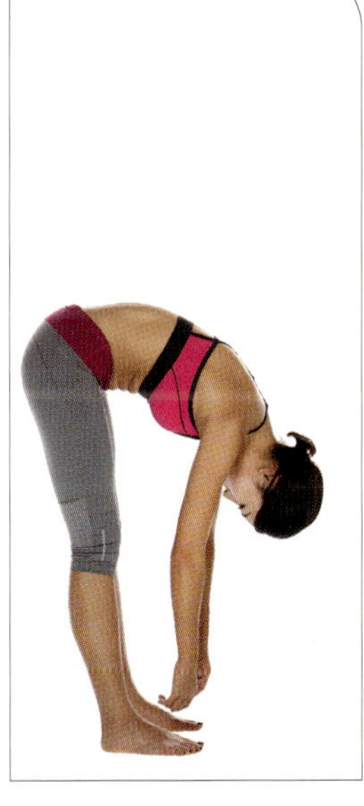

① 올바른 자세를 유지하면서 똑바로 선다.

② 허리 후면 근육에 긴장을 느끼면서 허리를 앞으로 숙인다.

③ 허리가 숙여지는 각도와 길이를 기록한다.

주의: 허리를 숙일 때 목이 나오거나, 등이 웅크러지지 않도록 한다.

2) 허리 앞으로 숙이기 움직임을 방해하는 근육

허리를 앞으로 숙이는 움직임에 사용되는 근육은 대부분 복부에 위치한다. 복부의 근육들이 수축하면서 허리가 앞으로 숙여지는 동작을 만든다. 반면 허리 후면의 근육은 허리가 앞으로 숙여지는 데 반대되는 역할을 하여 허리 앞으로 숙이기 움직임을 방해한다. 허리 앞으로 숙이기 움직임을 방해하는 근육으로는 후면의 광배근, 요방형근, 극근, 요장늑근, 최장근, 다열근, 회전근, 극간근, 횡돌기간근 등이 있는데 이들 근육을 이완시키면 허리를 앞으로 숙이는 움직임과 함께 허리에서 발생하는 통증을 개선할 수 있다.

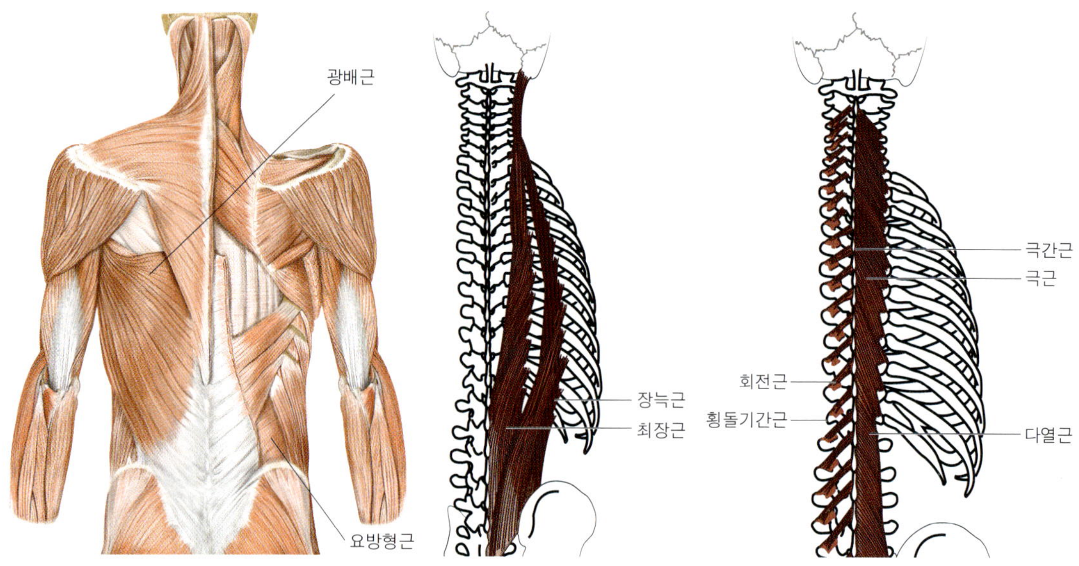

3) 허리 앞으로 숙이기 움직임 확인 방법

(1) 줄자를 이용한 확인

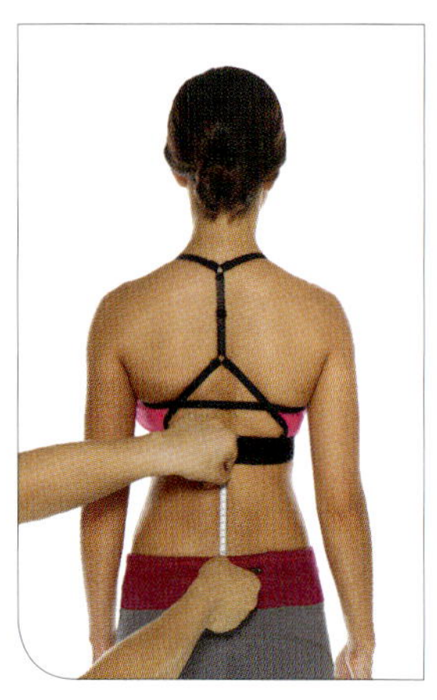

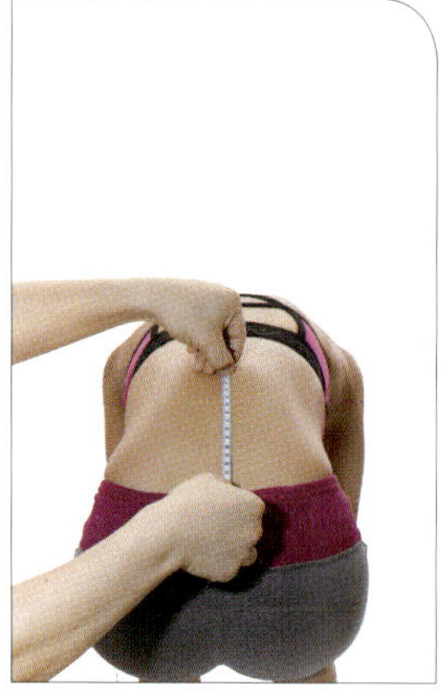

① 줄자를 마지막 늑골의 허리 중앙과 천골 상단 허리 중앙에 두고 길이를 측정한다.

② 허리를 숙인 후 늘어난 길이를 측정한다.

③ 시작 자세의 길이와 허리를 숙인 후 늘어난 길이의 차이를 기록한다.

주의: 허리를 앞으로 숙일 때 무릎이 구부러지지 않게 한다.

(2) 스마트폰을 이용한 확인

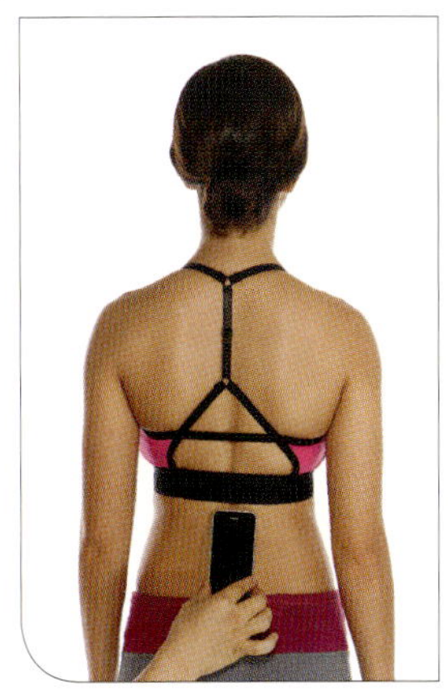

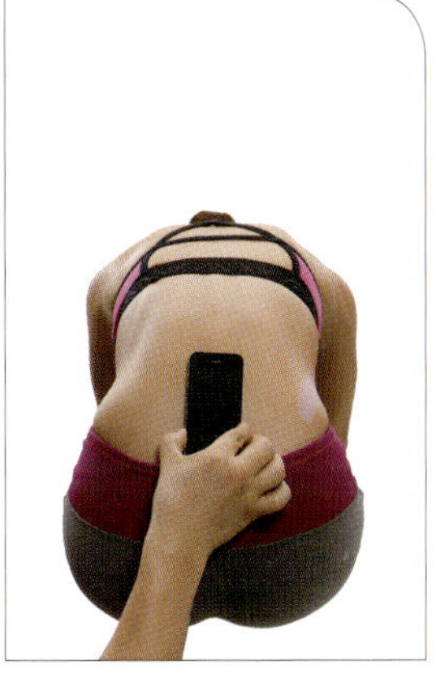

① 스마트폰을 허리에 둔다.
② 바로 선 상태에서 시작(Start)을 누른다.
③ 허리를 앞으로 숙인 후 종료(Stop)를 누르고 각도 차이를 기록한다.

주의: 허리를 앞으로 숙일 때 무릎이 구부러지지 않게 한다.

4) 허리 앞으로 숙일 때 통증을 없애는 이완운동

광배근, 요방형근, 극근, 요장늑근, 최장근, 다열근, 회전근, 극간근, 횡돌기간근

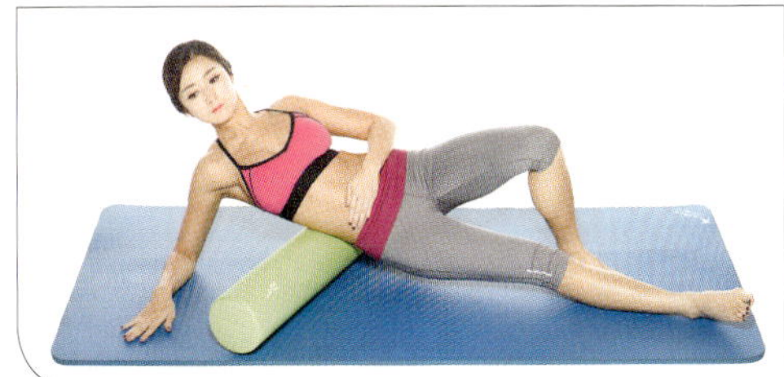

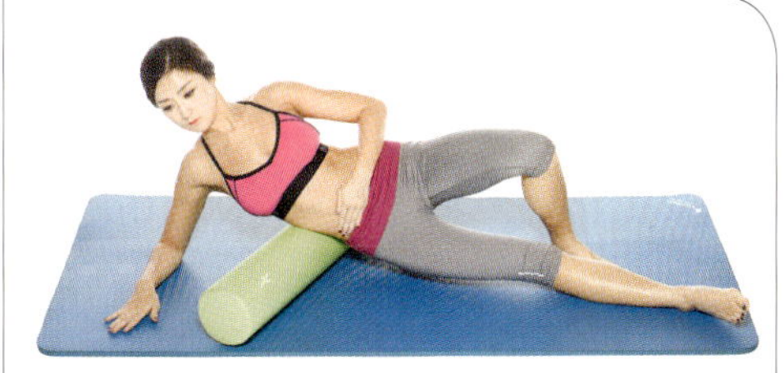

3장 허리 근육 폼롤러 이완운동(61쪽) 참고

4.2 허리 뒤로 젖힐 때 통증과 폼롤러 이완운동

1) 허리 뒤로 젖히기 움직임

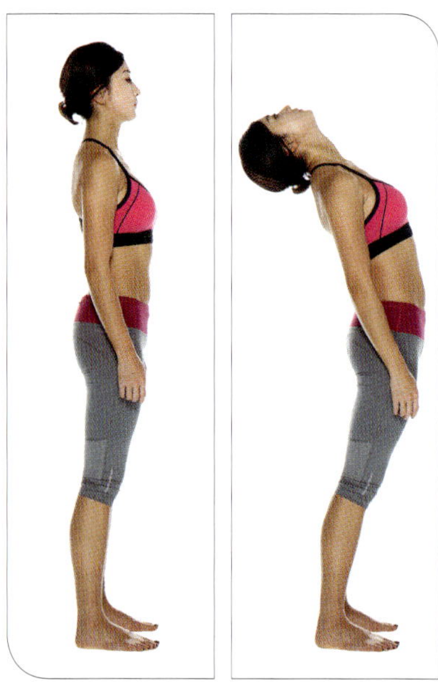

① 올바른 자세를 유지하면서 똑바로 선다.
② 복부 근육의 긴장을 느끼면서 허리를 뒤로 젖힌다.
③ 허리가 젖혀진 각도와 길이를 기록한다.
주의: 허리를 젖힐 때 목이 들리거나 가슴이 나오지 않도록 한다.

2) 허리 뒤로 젖히기 움직임 시 사용되는 근육

허리를 뒤로 젖히는 움직임에서 사용되는 근육은 대부분 허리 후면에 위치한다. 허리 후면의 근육들이 수축하면서 허리가 젖혀지는 동작을 만든다. 반면 복부의 근육은 허리가 젖혀지는 데 반대되는 역할을 하여 허리 뒤로 젖히기 움직임을 방해한다. 복부에서 허리가 뒤로 젖혀지는 움직임을 방해하는 근육으로는 전면의 복직근, 외복사근, 내복사근, 장골근, 대요근 등이 있는데 이들 근육을 이완시키면 허리를 뒤로 젖히는 움직임과 복부에서 발생하는 통증을 개선할 수 있다.

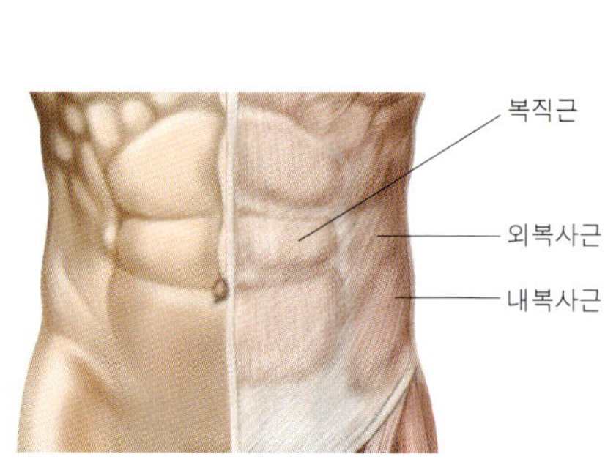

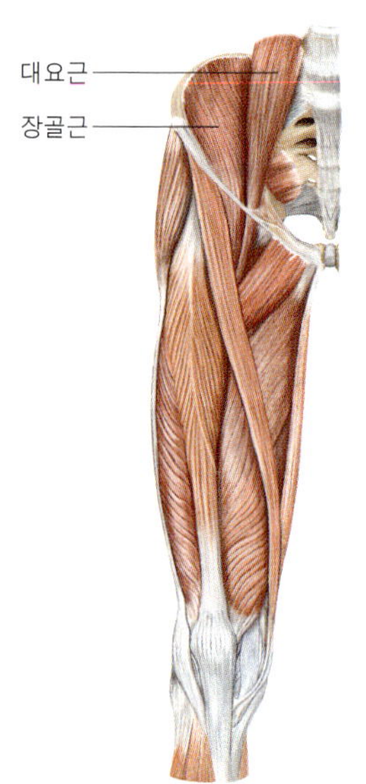

3) 허리 뒤로 젖히기 움직임 확인 방법

(1) 줄자를 이용한 확인

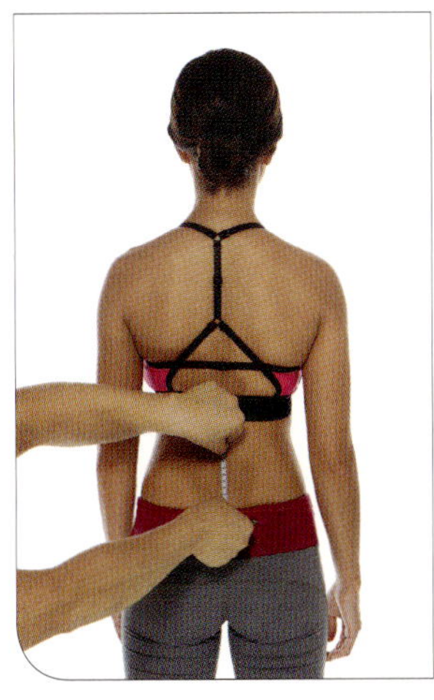
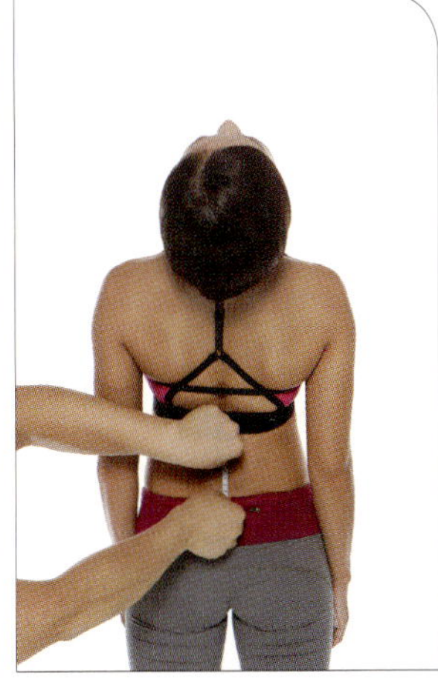

① 줄자로 마지막 늑골 허리 중앙에서 천골 상단 허리 중앙까지의 길이를 측정한다.
② 허리를 젖힌 후 줄어든 길이를 측정한다.
③ 시작 자세의 길이와 허리를 젖힌 후 줄어든 길이의 차이를 기록한다.

주의: 허리를 뒤로 젖힐 때 머리와 가슴이 과도하게 젖히지 않게 한다.

(2) 스마트폰을 이용한 확인

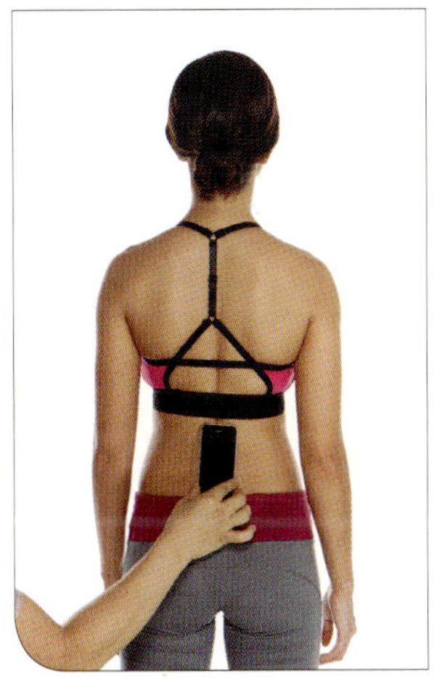
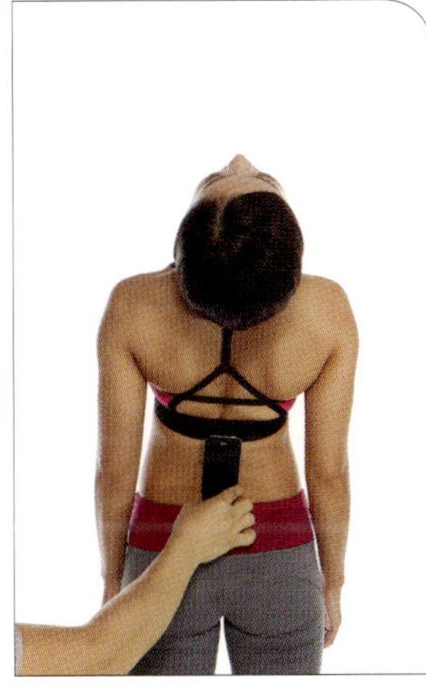

① 스마트폰을 허리에 둔다.
② 바로 선 상태에서 시작(Start)을 누른다.
③ 허리를 뒤로 젖힌 후 종료(Stop)를 누르고 각도 차이를 기록한다.

주의: 허리를 뒤로 젖힐 때 머리와 가슴이 과도하게 젖히지 않게 한다.

4) 허리 뒤로 젖힐 때 통증을 없애는 폼롤러 이완운동

(1) 복직근, 외복사근, 내복사근

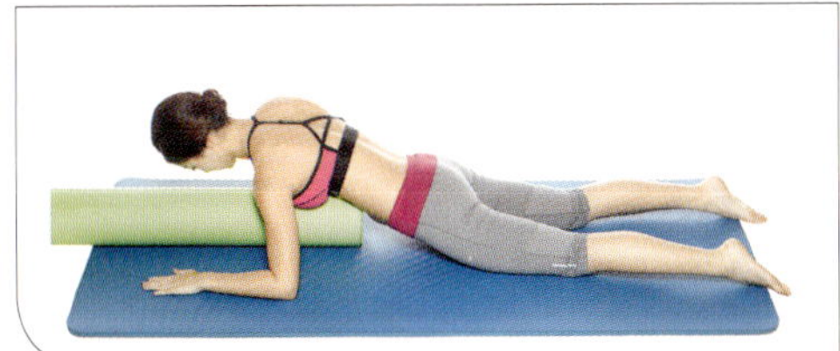
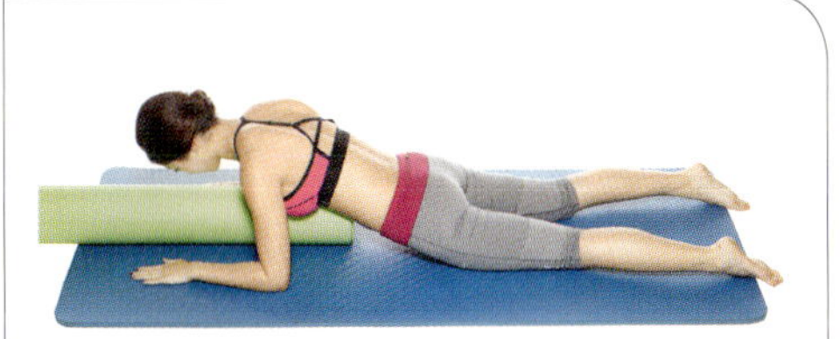

3장 복부 근육 폼롤러 이완운동(58~59쪽) 참고

(2) 장골근, 대요근

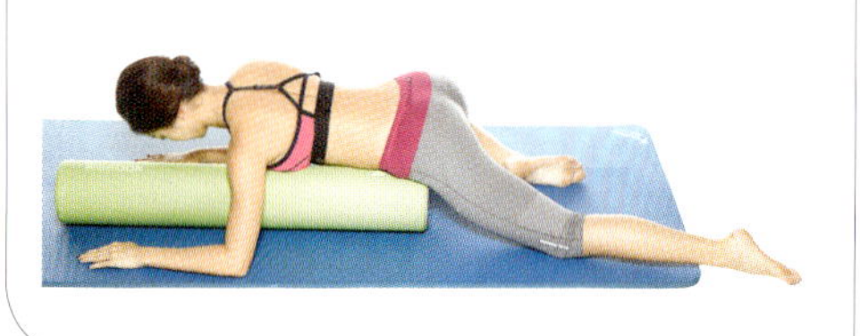
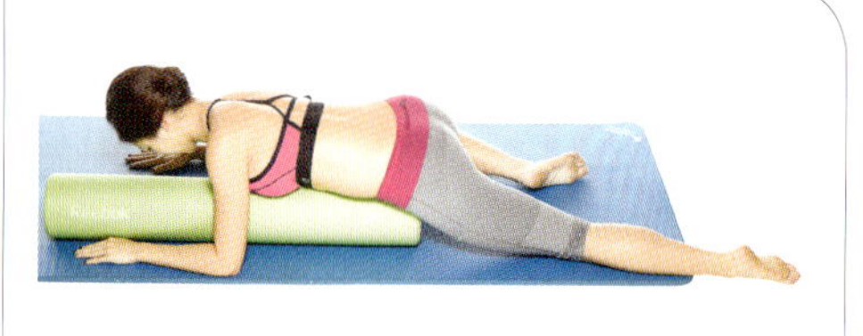

3장 골반 전면 근육 폼롤러 이완운동(75쪽) 참고

4.3 허리 옆으로 숙일 때 통증과 폼롤러 이완운동

1) 허리 옆으로 숙이기 움직임

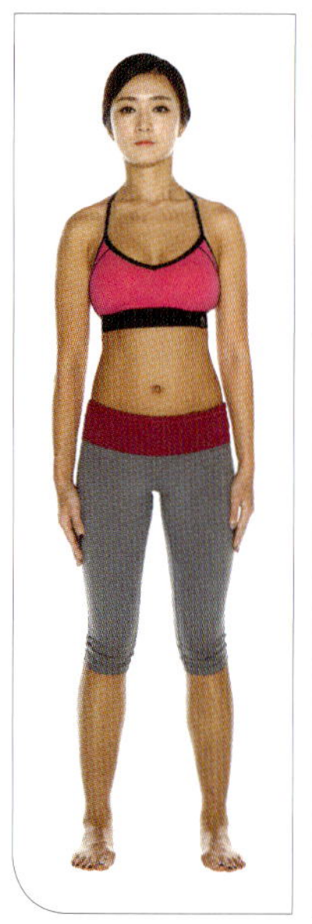
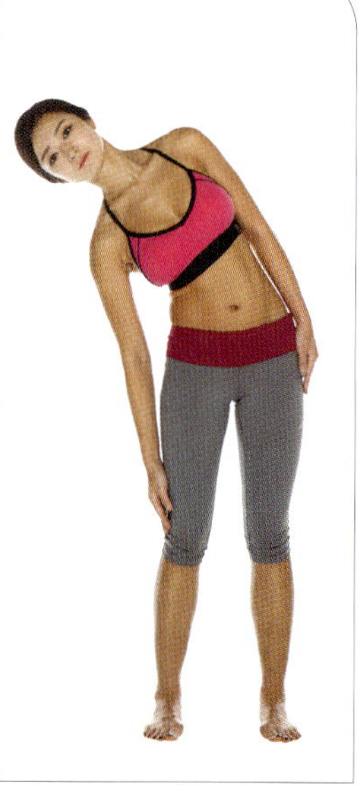

① 올바른 자세를 유지하면서 똑바로 선다.
② 반대편 허리 측면 근육의 긴장을 느끼면서 허리를 옆으로 숙인다.
③ 허리가 옆으로 숙여지는 각도와 길이를 기록한다.

주의: 허리를 숙일 때 목이나 등이 숙여지지 않도록 한다.

2) 허리 옆으로 숙이기 움직임 시 사용되는 근육

허리를 옆으로 숙이는 움직임에서 사용되는 근육은 대부분 복부와 허리의 측면에 위치한다. 복부와 허리의 측면 근육들이 수축하면서 허리가 옆으로 숙여지는 동작을 만든다. 이때 복부와 허리의 반대쪽 근육은 허리가 옆으로 숙여지는 데 반대되는 역할을 하여 허리 옆으로 숙이기 움직임을 방해한다. 복부와 허리의 측면에서 허리가 반대편 방향으로 숙여지는 움직임을 방해하는 근육으로는 반대편 전측면의 외복사근, 내복사근과 반대편 후측면의 광배근, 요방형근, 장늑근, 최장근, 횡돌기간근, 극근 등과 같이 대부분 측면 근육인데, 이들 근육을 이완시키면 허리를 옆으로 숙이는 움직임 개선과 함께 허리 측면에서 발생하는 통증을 개선할 수 있다.

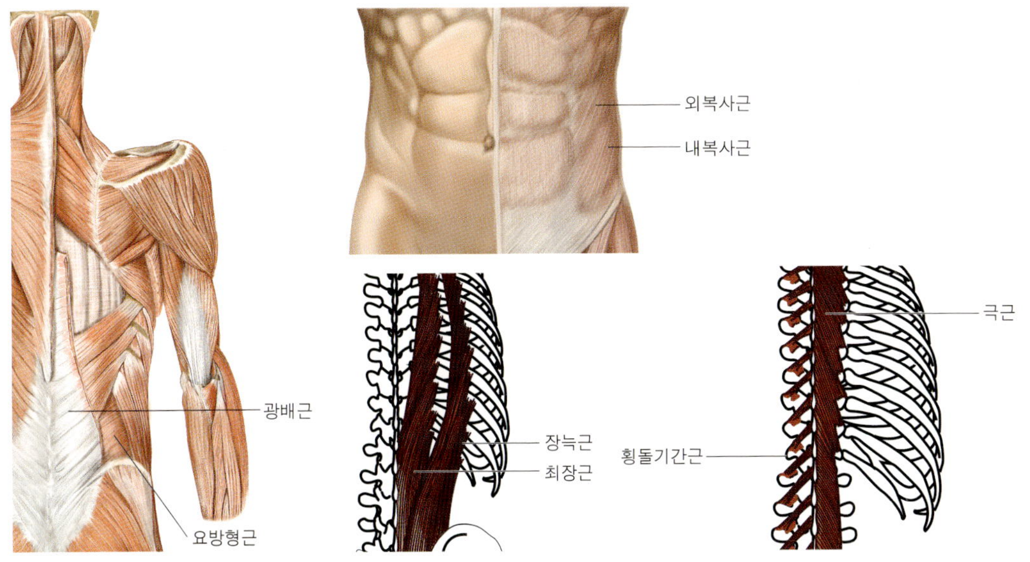

3) 허리 옆으로 숙이기 움직임 확인 방법

(1) 줄자를 이용한 확인

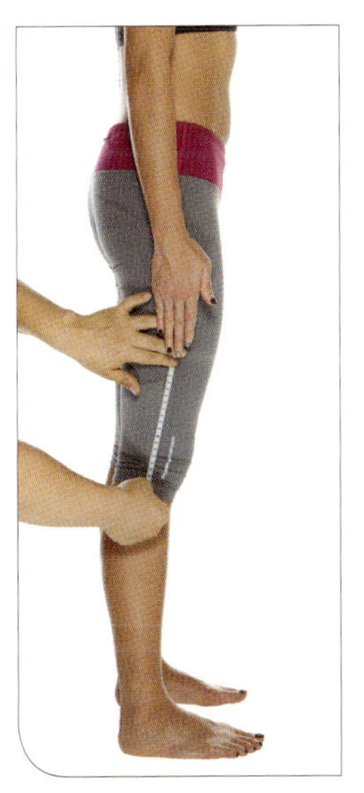

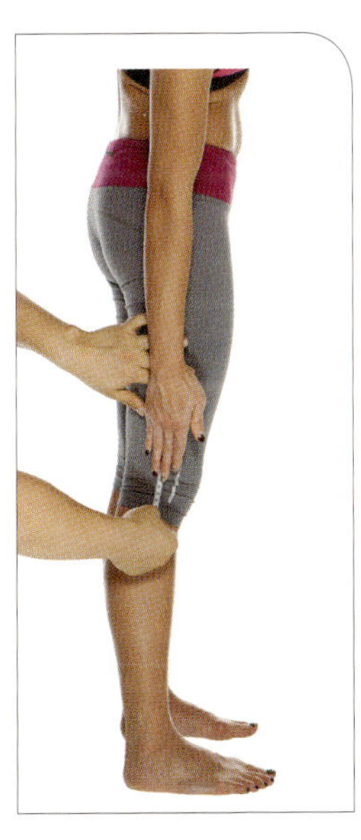

① 몸 옆 라인 가운데에 맞춰 손끝을 두고 위치를 확인한다.
② 허리를 옆으로 숙인 후 손끝이 처음 위치에서 이동한 길이를 측정한다.
주의: 허리를 옆으로 숙일 때 머리와 가슴을 과도하게 숙이지 않는다.

(2) 스마트폰을 이용한 확인

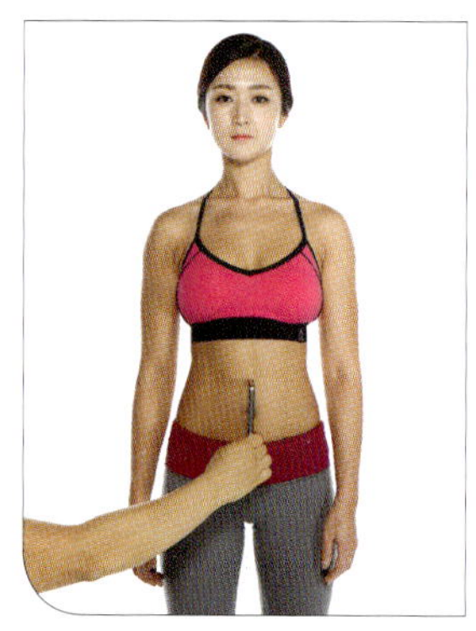
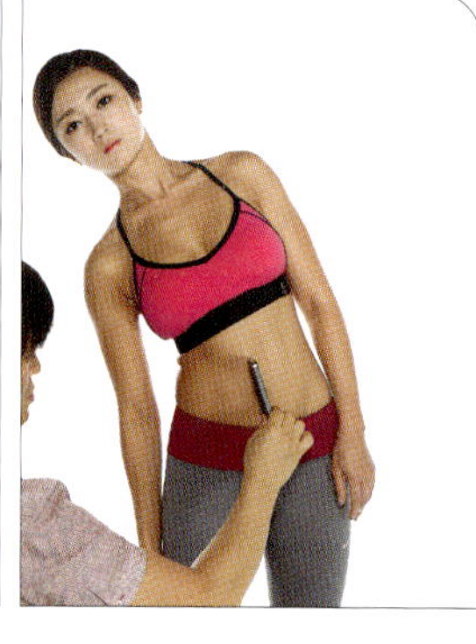

① 스마트폰을 배꼽 중앙에 둔다.
② 바로 선 상태에서 시작(Start)을 누른다.
③ 허리를 옆으로 숙인 후 종료(Stop)를 누르고 각도 차이를 기록한다.

주의: 허리를 옆으로 숙일 때 머리와 가슴이 과도하게 숙여지지 않게 한다.

4) 허리 옆으로 숙일 때 통증을 없애는 폼롤러 이완운동

허리가 옆으로 숙여지지 않는 방향의 반대편 복부 근육과 허리 근육을 이완한다.

(1) 외복사근, 내복사근

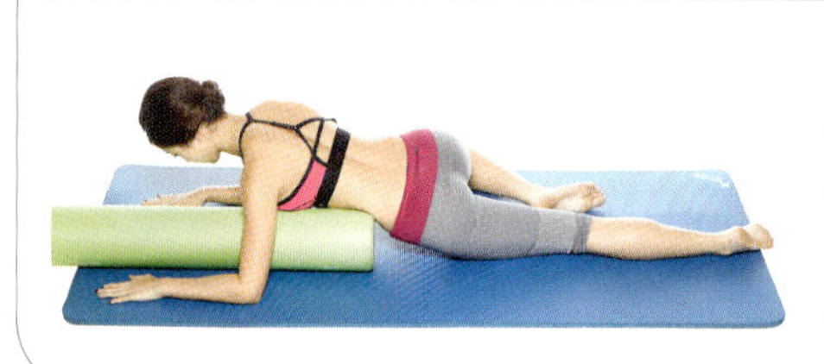
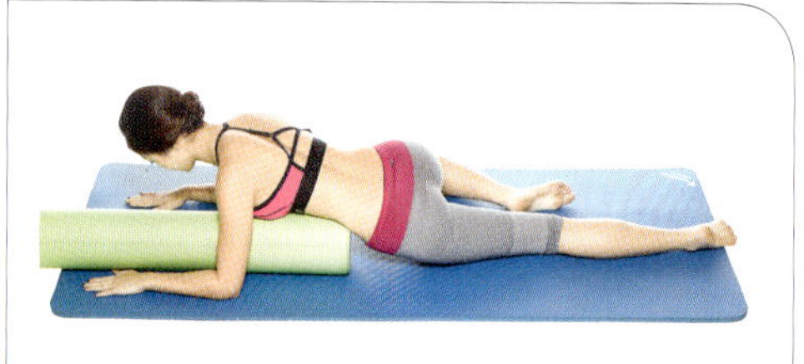

3장 복부 근육 폼롤러 이완운동(59쪽) 참고

(2) 광배근, 요방형근, 장늑근, 최장근, 횡돌기간근, 극근

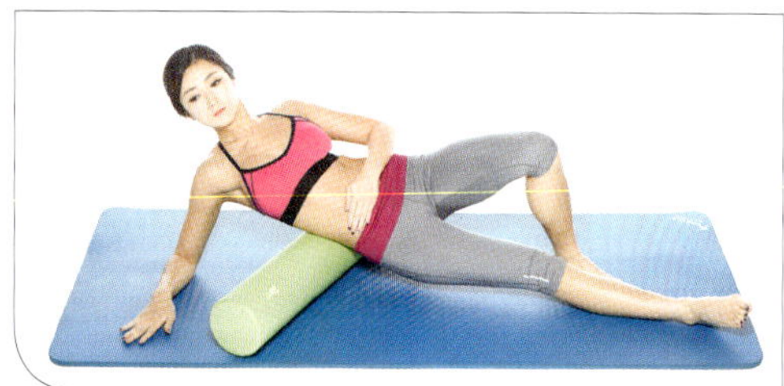
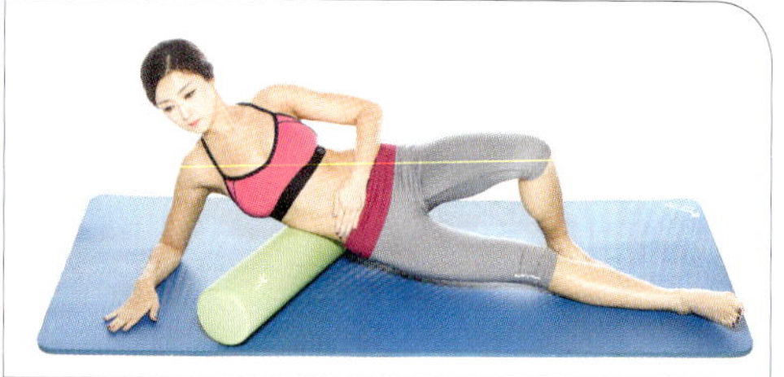

3장 허리 근육 폼롤러 이완운동(61쪽) 참고

4.4 허리 옆으로 돌릴 때 통증과 폼롤러 이완운동

1) 허리 옆으로 돌리기 움직임

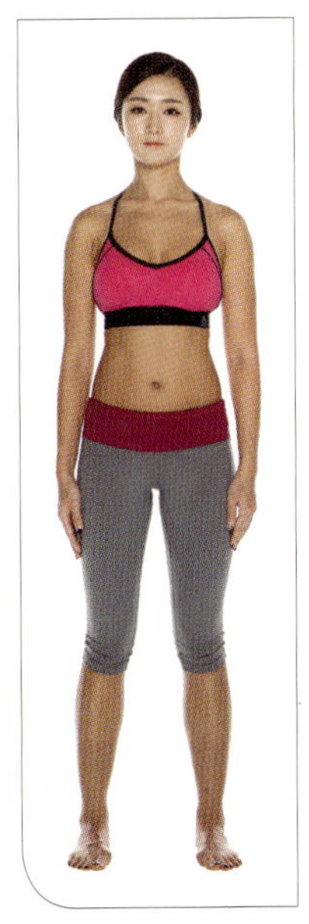

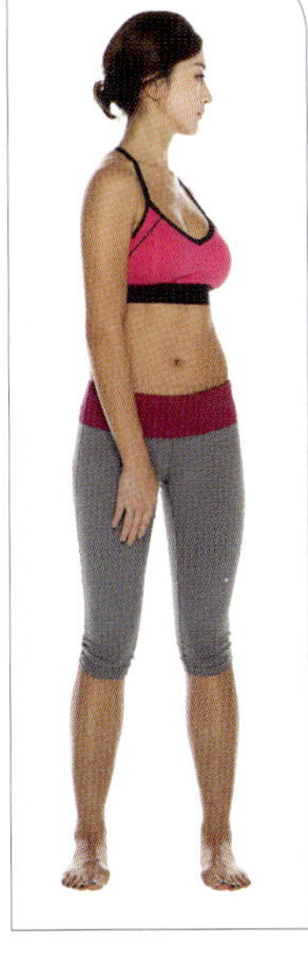

① 올바른 자세를 유지하면서 똑바로 선다.

② 허리가 돌아가는 쪽 허리와 반대쪽 복부의 긴장을 느끼면서 허리를 돌린다.

③ 허리가 돌아가는 각도와 길이를 기록한다.

주의: 허리를 돌릴 때 목이나 등이 돌아가지 않도록 한다.

2) 허리 옆으로 돌리기 움직임 시 사용되는 근육

허리를 옆으로 돌리는 움직임에 사용되는 근육 중 돌리는 방향과 같은 방향에서 사용되는 근육에는 내복사근이 있고 허리를 돌리는 방향과 반대 방향에서 사용되는 근육에는 외복사근, 다열근, 회전근 등이 있다. 이들 근육 중 허리를 옆으로 돌릴 때 사용되는 근육의 반대 근육은 허리가 옆으로 돌아가는 데 반대되는 역할을 한다. 반대 역할을 하는 근육을 이완시키면 허리를 옆으로 돌리는 움직임과 함께 허리 측면에서 발생하는 통증을 개선할 수 있다.

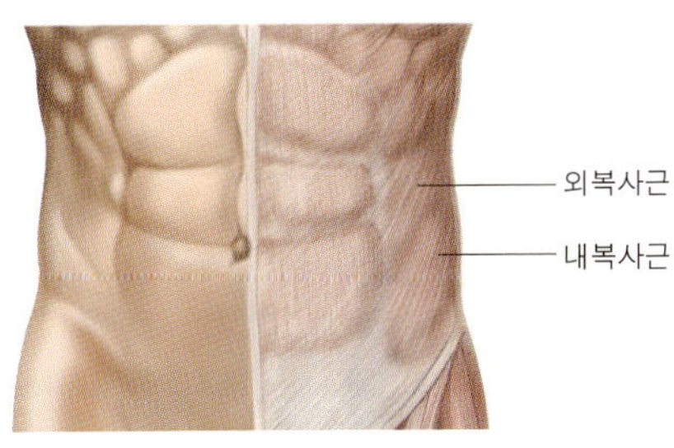

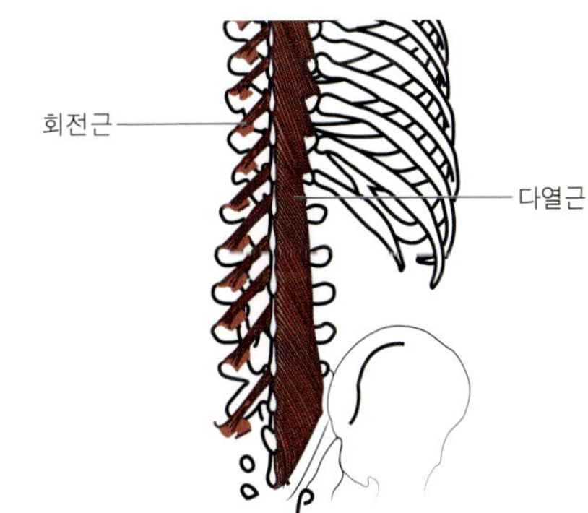

3) 허리 옆으로 돌리기 움직임 확인 방법

(1) 줄자를 이용한 확인

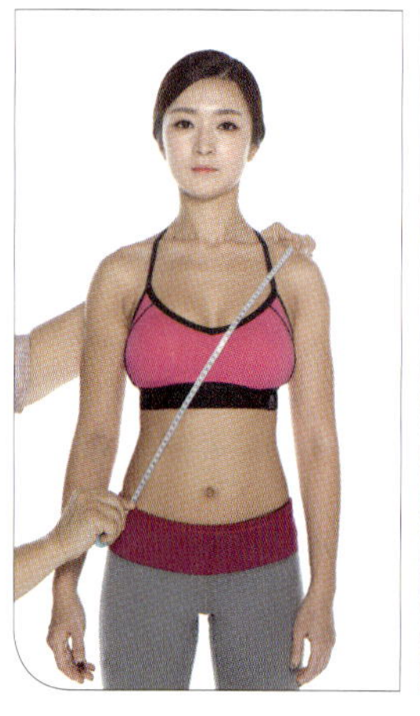

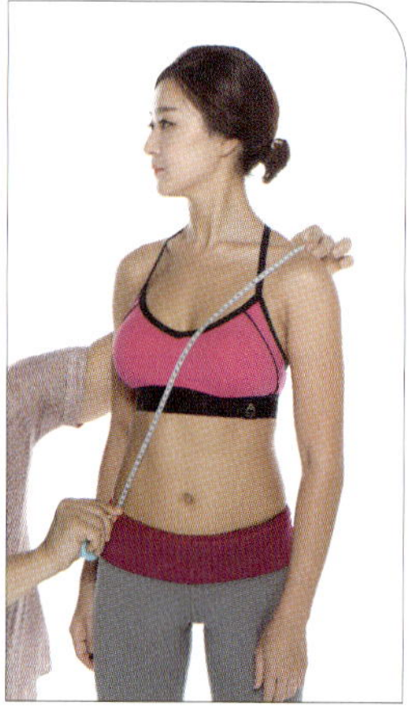

① 줄자를 쇄골 끝과 반대편 전상장골극(ASIS)에 두고 길이를 측정한다.
② 허리를 돌린 후 쇄골 끝과 반대편 전상장골극의 길이를 재측정한다.
③ 시작 자세의 길이와 허리를 돌린 후 길이의 차이를 기록한다.

주의: 허리를 옆으로 돌릴 때 머리와 가슴이 과도하게 돌아가지 않게 한다.

(2) 스마트폰을 이용한 확인

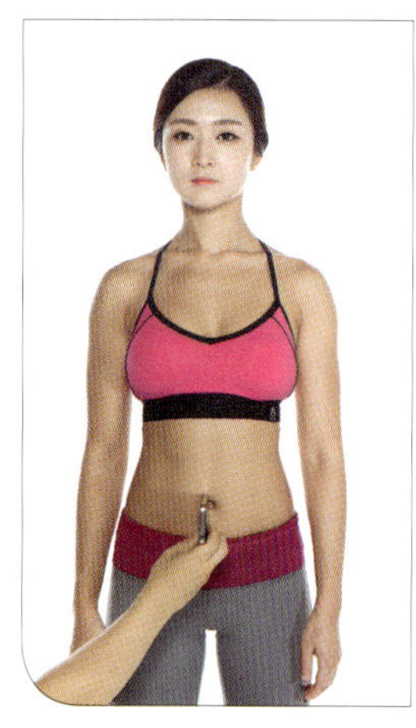

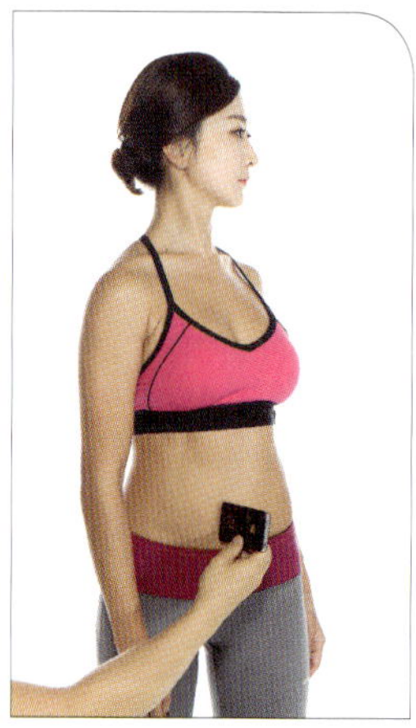

① 바닥에 누운 상태에서 스마트폰을 배꼽 중앙에 둔다.
② 정면을 본 상태에서 시작(Start)을 누른다.
③ 몸을 돌린 후 종료(Stop)를 누르고 각도 차이를 기록한다.

주의: 허리를 옆으로 돌릴 때 머리와 가슴이 과도하게 돌아가지 않게 한다.

4) 허리 옆으로 돌릴 때 통증을 없애는 폼롤러 이완운동

허리가 잘 돌아가지 않는 방향의 복부 근육, 반대 방향의 허리 근육을 이완한다.

(1) 내복사근, 외복사근

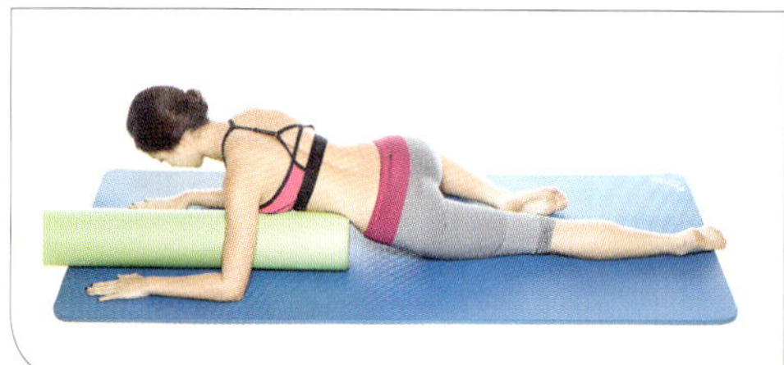

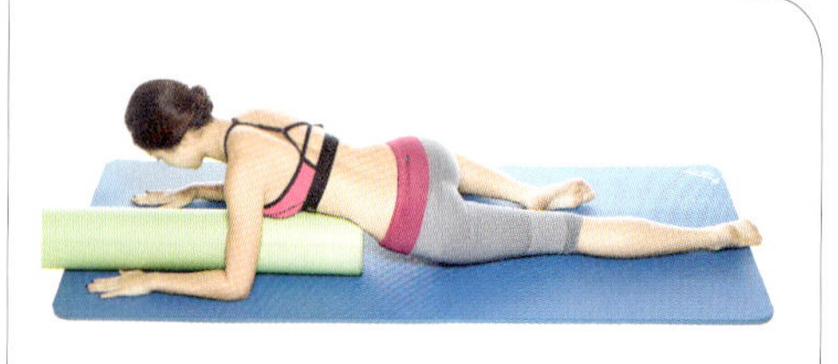

3장 복부 근육 폼롤러 이완운동(59쪽) 참고

(2) 다열근, 회전근

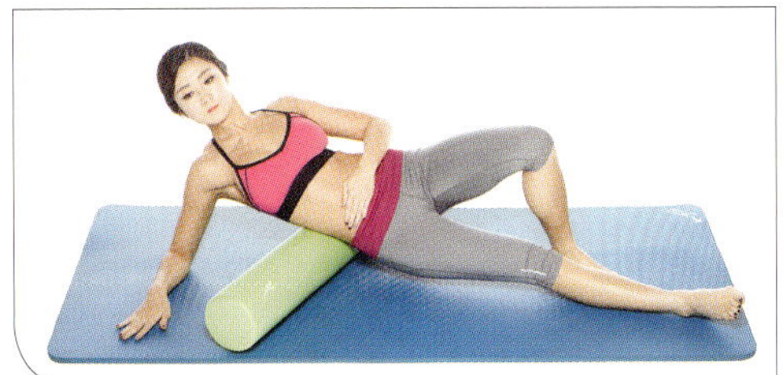

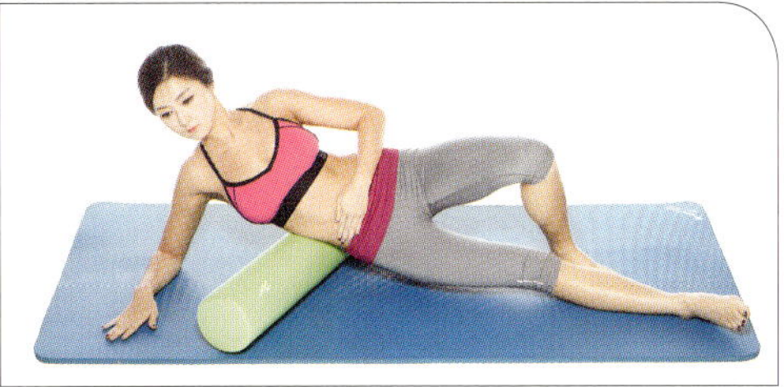

3장 허리 근육 폼롤러 이완운동(61쪽) 참고

4.5 허리 움직임의 정상범위

움직임 / 각도	앞으로 숙이기	뒤로 젖히기	옆으로 숙이기	옆으로 돌리기
정상범위	40~50	15~20°	20°	5~7°

4.6 폼롤러 이완운동 전후 비교표 작성

폼롤러 이완운동 전과 후의 차이를 체크리스트에 작성한다.

움직임 / 각도	앞으로 숙이기		뒤로 젖히기		좌우로 돌리기		좌우로 숙이기	
	전	후	전	후	전	후	전	후
가동범위(각도)								
가동범위(길이)								
움직이고 통증 없음								
움직이지 않고 통증 없음								
움직이지 않고 통증								

5. 폼롤러를 이용해 견갑골 주변의 통증을 없애는 이완운동

견갑골은 등 쪽에 있는 역삼각형 모양의 뼈로, 몸과 팔을 연결하는 어깨를 구성하는 뼈다. 또한 쇄골의 안정과 함께 많은 근육이 부착되어 팔을 몸에 견고하게 부착하며, 어깨 관절의 원활한 움직임에 매우 중요한 역할을 한다.

견갑골은 위로 올리기(거상), 아래로 내리기(하강), 앞으로 내밀기(전인), 뒤로 모으기(후인), 위로 돌리기(상방 회전), 아래로 돌리기(하방 회전)의 움직임을 할 수 있다. 그러나 잘못된 자세와 스트레스로 인해 많은 사람들이 이러한 움직임에 제한을 느끼고 통증을 호소한다. 이 움직임 제한 근육을 이완시키는 것만으로도 어깨의 움직임 향상과 통증 감소에 도움을 줄 수 있다.

견갑골은 하체의 운동에너지를 상체로 전달하는 조절 역할을 맡고 있는 부위이기 때문에 전신 움직임에 중요한 역할을 한다. 그런데 견갑골 주변에 문제가 생기면 어디가 아픈지 딱 꼬집어 얘기하기도 애매할 뿐만 아니라 목과 어깨를 움직이는 데 장애를 일으킨다. 따라서 평상시 어깨의 묵직함을 호소하는 사람들에게 견갑골 근육 이완운동은 통증 개선은 물론 어깨 움직임 향상에도 많은 도움을 줄 수 있다.

5.1 견갑골을 위로 올릴 때 통증과 폼롤러 이완운동

1) 견갑골 위로 올리기 움직임

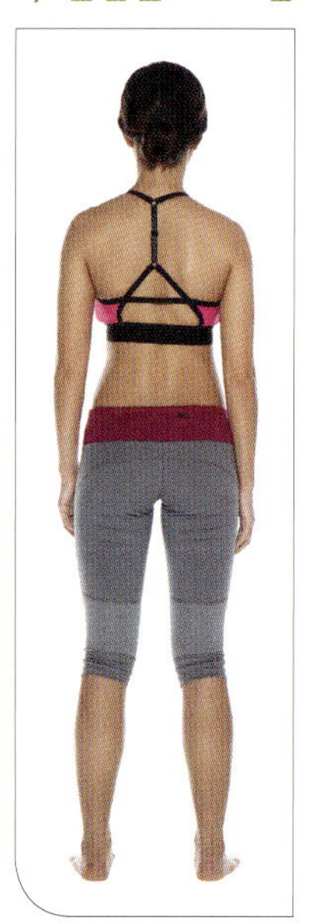
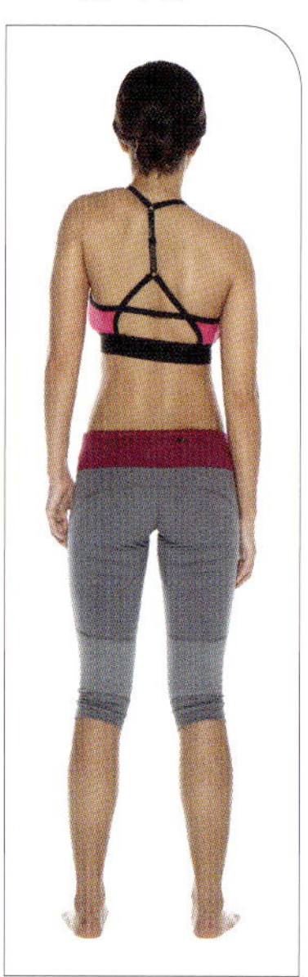

① 올바른 자세를 유지하면서 똑바로 선다.
② 견갑골 하부 가슴과 등 근육에 긴장을 느끼면서 어깨를 위로 들어올린다.
③ 어깨가 들리는 각도와 길이를 기록한다.
주의: 견갑골을 올릴 때 목과 몸을 고정한다.

2) 견갑골 위로 올리기 움직임을 방해하는 근육

견갑골을 위로 올리는 움직임에 사용되는 근육은 대부분 견갑골 상부에 위치한다. 견갑골 상부 근육들이 수축하면서 견갑골이 위로 올라가는 동작을 만든다. 반면 견갑골 하부 근육은 견갑골이 올라가는 데 반대되는 역할을 하여 견갑골 위로 올리기 움직임을 방해한다. 움직임을 방해하는 근육으로는 전면의 소흉근, 전거근과 후면의 하부승모근 등이 있는데 이들 근육을 이완시키면 견갑골을 위로 올리는 움직임과 견갑골 상부에서 발생하는 통증을 개선할 수 있다.

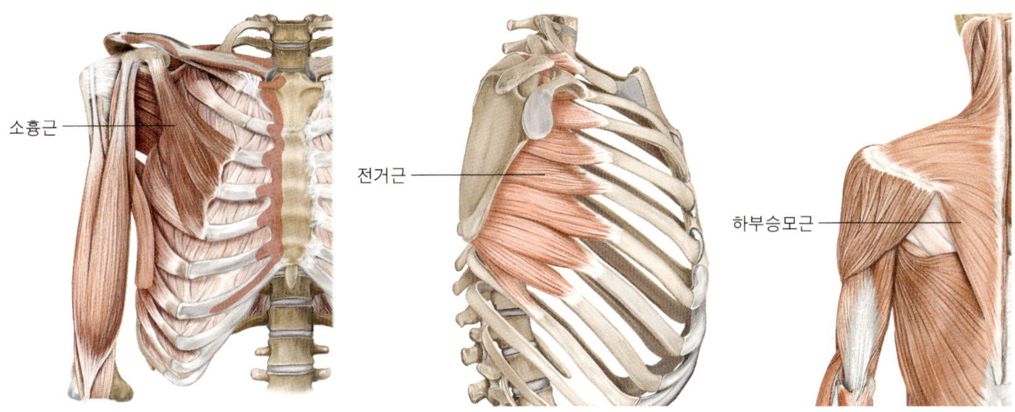

3) 견갑골 위로 올리기 움직임 확인 방법

(1) 줄자를 이용한 확인

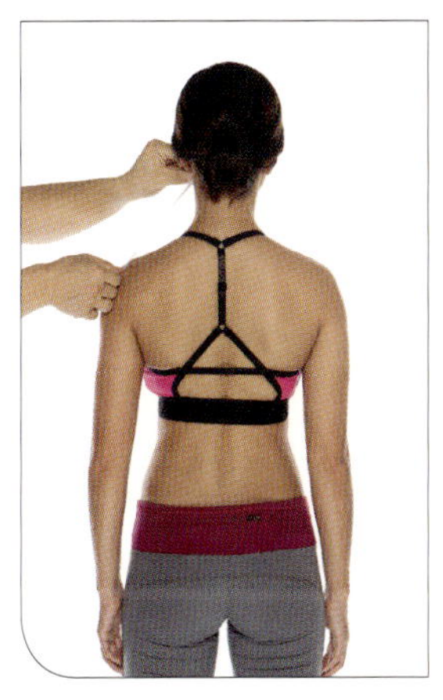
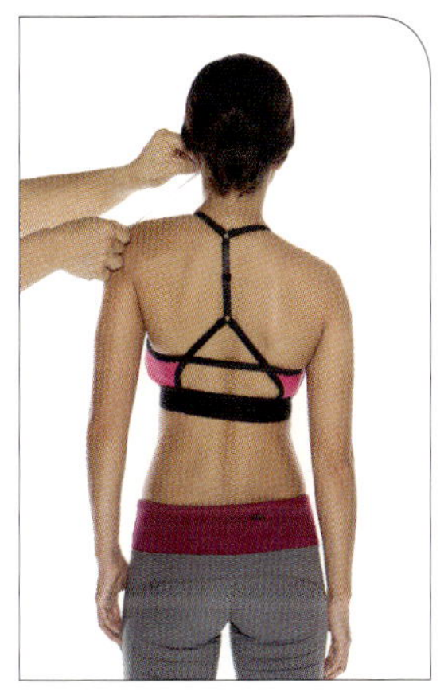

① 줄자를 귓불과 쇄골 끝에 두고 길이를 측정한다.

② 견갑골을 올린 후 귓불과 쇄골 끝까지의 길이를 재측정한다.

③ 시작 자세의 길이와 어깨를 올린 후 길이의 차이를 기록한다.

주의: 견갑골을 위로 올릴 때 몸이 틀어지지 않게 한다.

(2) 스마트폰을 이용한 확인

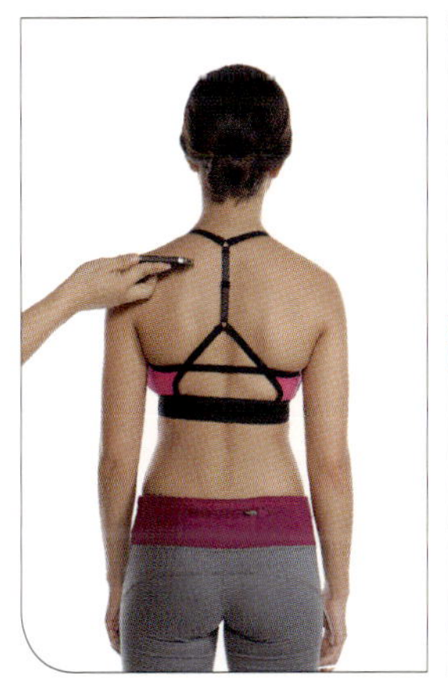
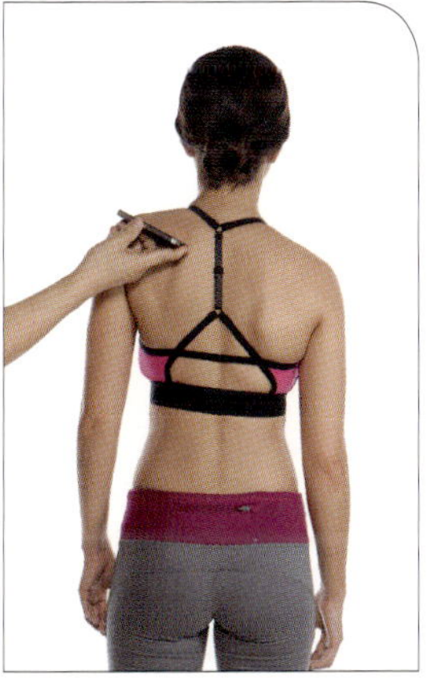

① 스마트폰이 견갑골 극에 일직선이 되도록 한다.

② 바로 선 상태에서 시작(Start)을 누른다.

③ 바로 선 상태에서 견갑골을 위로 올린 후 종료(Stop)를 누르고 각도 차이를 기록한다.

주의: 견갑골을 위로 올릴 때 몸이 틀어지지 않게 한다.

4) 견갑골 위로 올릴 때 통증을 없애는 이완운동

(1) 하부승모근

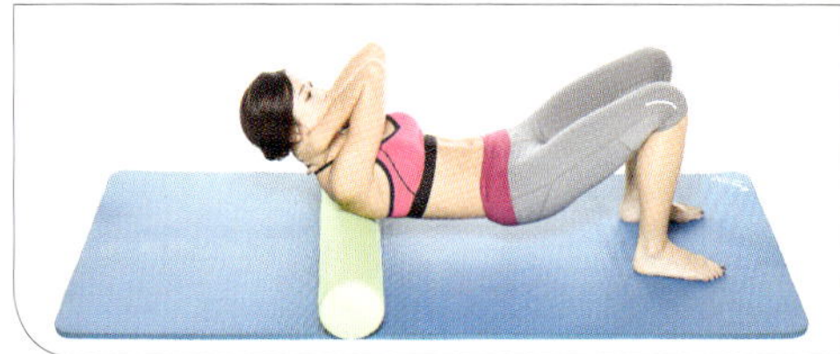
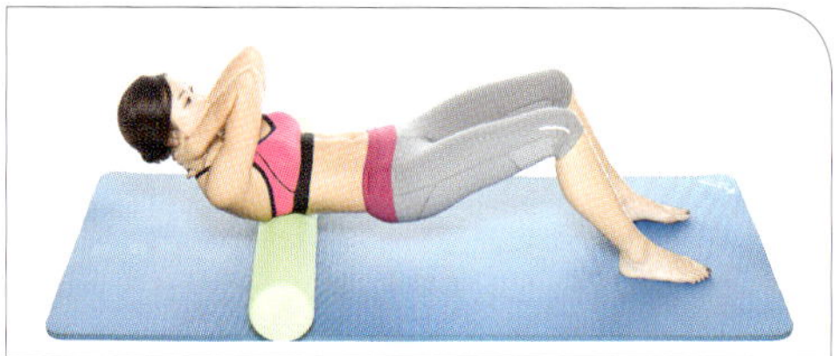

3장 등 근육 폼롤러 이완운동(53~54쪽) 참고

(2) 소흉근, 전거근

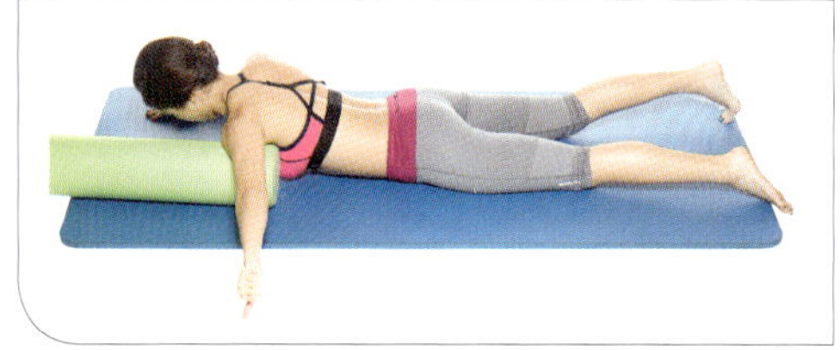
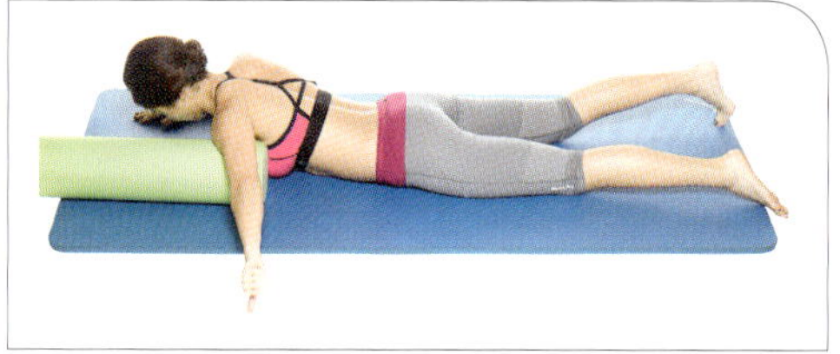

3장 가슴 전면 근육 폼롤러 이완운동(56쪽) 참고

5.2 견갑골 아래로 내릴 때 통증과 폼롤러 이완운동

1) 견갑골 아래로 내리기 움직임

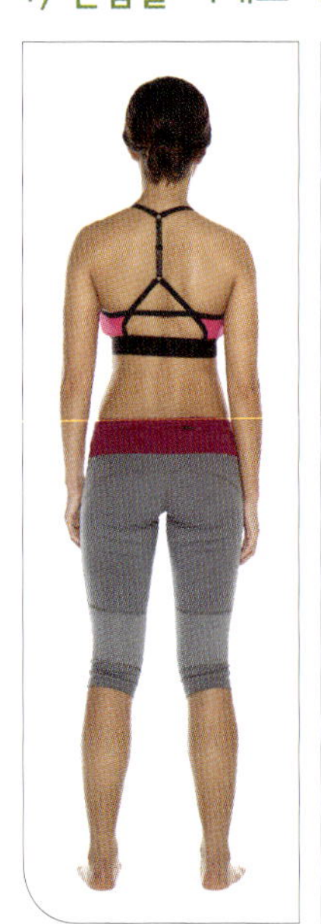
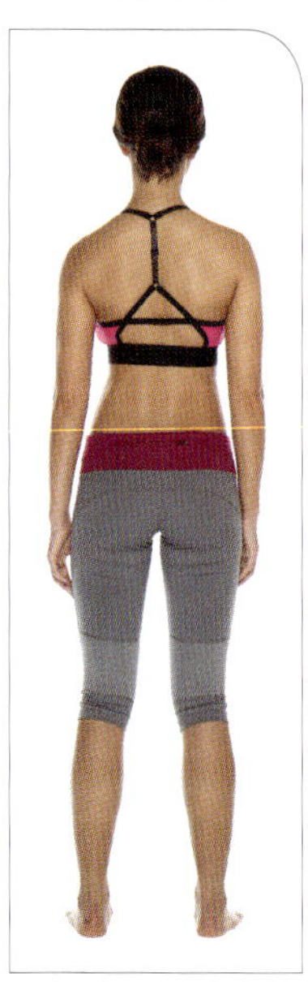

① 올바른 자세를 유지하면서 똑바로 선다.

② 견갑골 상부 목 측면 근육에 긴장을 느끼면서 어깨를 아래로 내린다.

③ 어깨가 내려지는 각도와 길이를 기록한다.

주의: 견갑골을 내릴 때 목과 몸을 고정한다.

2) 견갑골 아래로 내리기 움직임에 사용되는 근육

견갑골을 아래로 내리는 움직임에 사용되는 근육은 대부분 견갑골 하부에 위치한다. 견갑골 하부 근육들이 수축하면서 견갑골이 내려가는 동작을 만든다. 반면 견갑골 상부 근육은 견갑골이 내려가는 데 반대되는 역할을 하여 견갑골 아래로 내리기 움직임을 방해한다. 견갑골 위에서 견갑골이 아래로 내려가는 움직임을 방해하는 근육으로는 후면의 상부승모근, 견갑거근, 소능형근, 대능형근 등이 있는데 이들 근육을 이완시키면 견갑골을 내리는 움직임과 견갑골 하부에서 발생하는 통증을 개선할 수 있다.

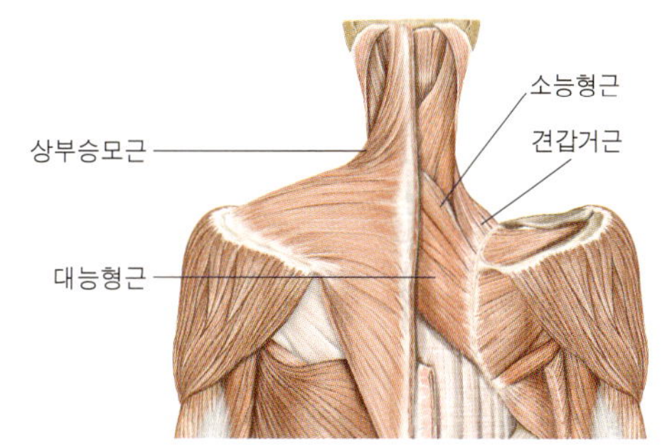

3) 견갑골 아래로 내리기 움직임 확인 방법

(1) 줄자를 이용한 확인

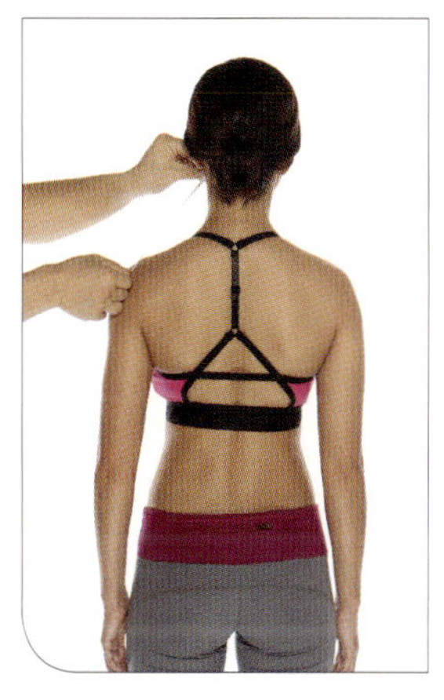
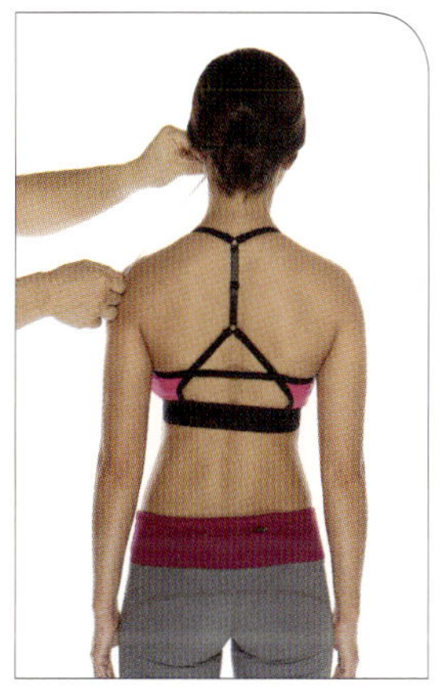

① 줄자를 귓불과 쇄골 끝에 두고 길이를 측정한다.
② 견갑골을 내린 후 귓불과 쇄골 끝까지의 길이를 재측정한다.
③ 시작 자세의 길이와 견갑골을 내린 후 길이의 차이를 기록한다.

주의: 견갑골을 아래로 내릴 때 몸이 틀어지지 않게 한다.

(2) 스마트폰을 이용한 확인

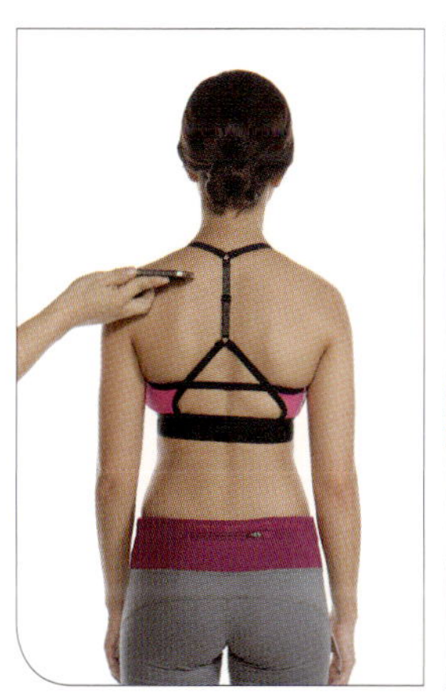
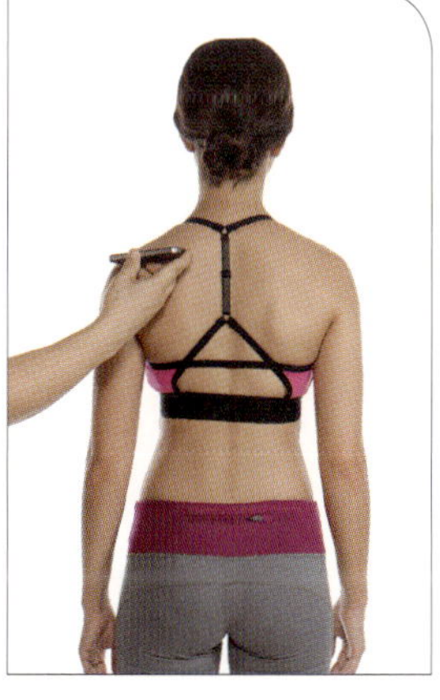

① 스마트폰을 견갑골 극에 일직선이 되도록 둔다.
② 바로 선 상태에서 시작(Start)을 누른다.
③ 바로 선 상태에서 견갑골을 아래로 내린 후 종료(Stop)를 누르고 각도 차이를 기록한다.

주의: 견갑골을 아래로 내릴 때 몸이 틀어지지 않게 한다.

4) 견갑골 아래로 내릴 때 통증을 없애는 폼롤러 이완운동

(1) 상부승모근, 견갑거근

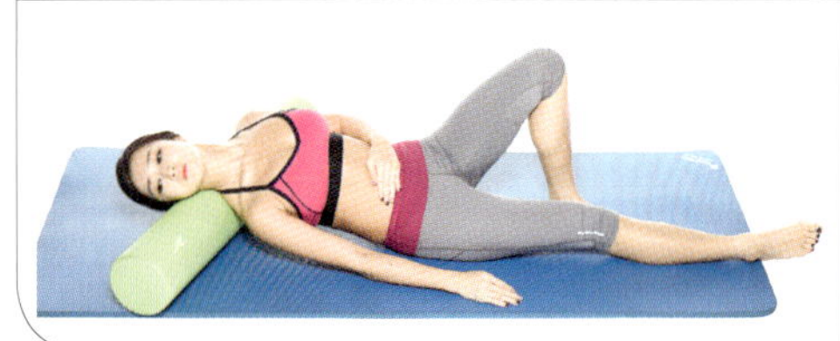
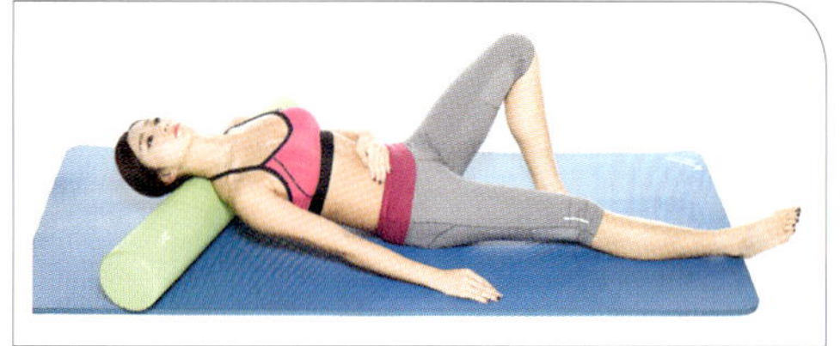

3장 목 측면 근육 폼롤러 이완운동(51쪽) 참고

(2) 대능형근, 소능형근

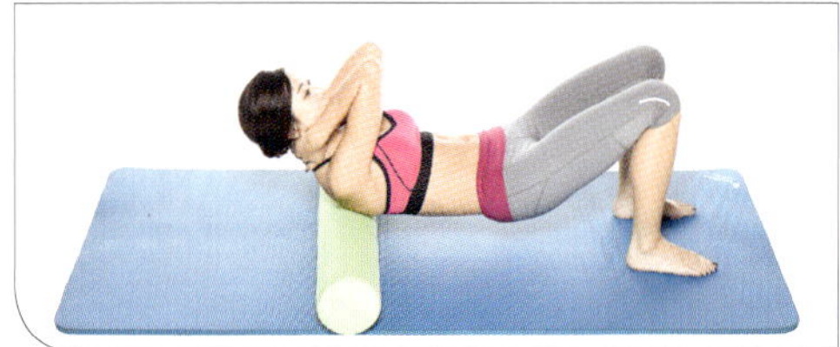
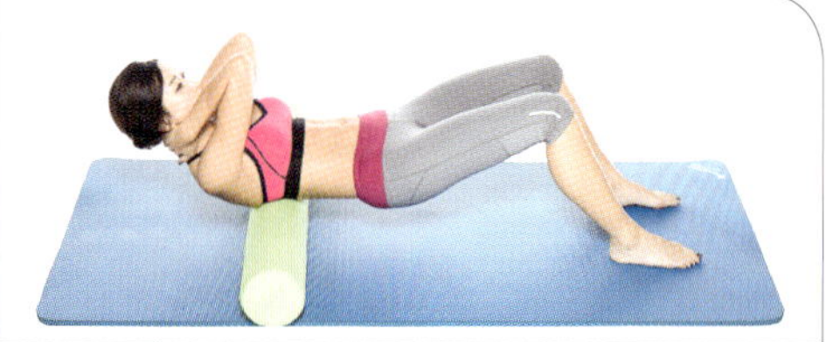

3장 등 근육 폼롤러 이완운동(53~54쪽) 참고

5.3 견갑골 앞으로 내밀기 통증과 폼롤러 이완운동

1) 견갑골 앞으로 내밀기 움직임

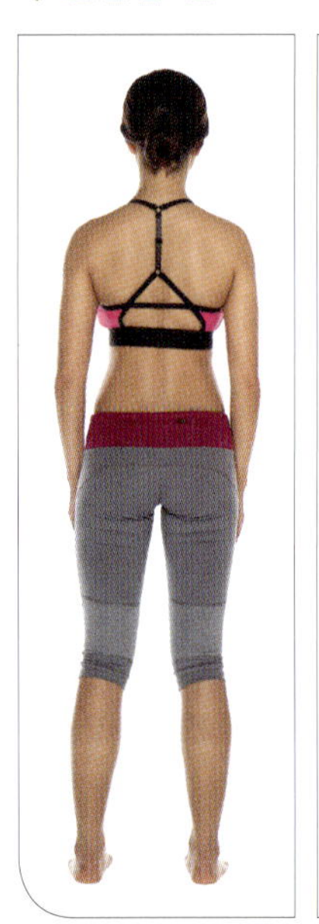
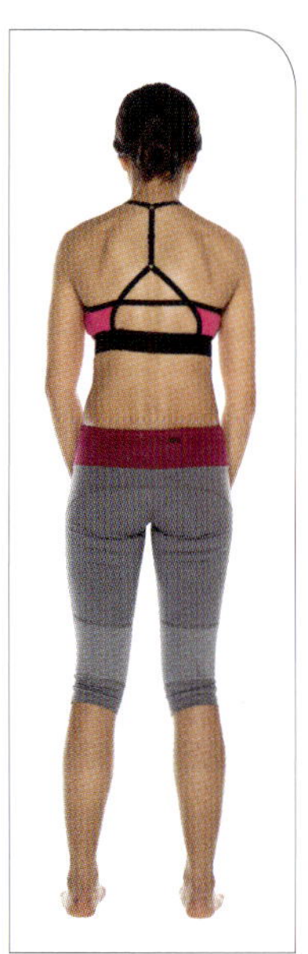

① 올바른 자세를 유지하면서 똑바로 선다.
② 등 중앙 근육에 긴장을 느끼면서 어깨를 앞으로 내민다.
③ 견갑골이 나오는 각도와 길이를 기록한다.
주의: 견갑골을 내밀 때 고개와 몸을 고정한다.

2) 견갑골 앞으로 내밀기 움직임에 사용되는 근육

견갑골을 앞으로 내미는 움직임에 사용되는 근육은 대부분 견갑골 전면에 위치한다. 견갑골 전면의 근육들이 수축하면서 견갑골 앞으로 내밀기 동작을 만든다. 반면 견갑골 후면의 근육은 견갑골을 내미는 데 반대되는 역할을 하여 견갑골 앞으로 내밀기 움직임을 방해한다. 견갑골 후면에서 견갑골을 앞으로 내미는 움직임을 방해하는 근육으로는 중부승모근, 소능형근, 대능형근 등이 있는데 이들 근육을 이완시키면 견갑골을 내미는 움직임과 어깨 전면에서 발생하는 통증을 개선할 수 있다.

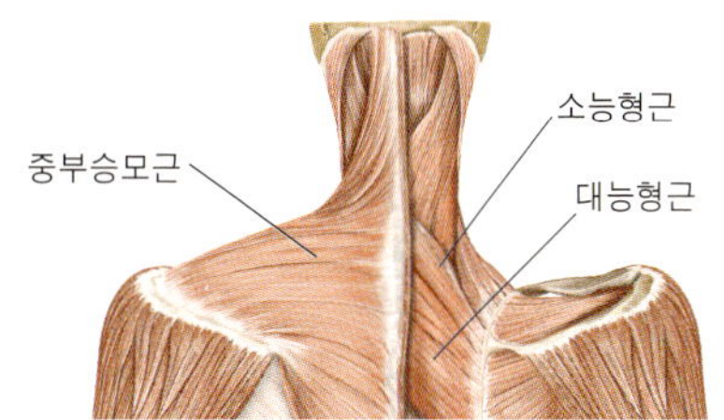

3) 견갑골 앞으로 내밀기 움직임 확인 방법

(1) 줄자를 이용한 확인

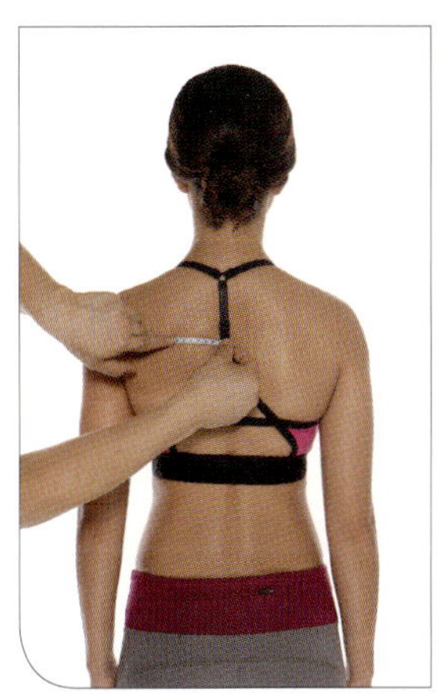

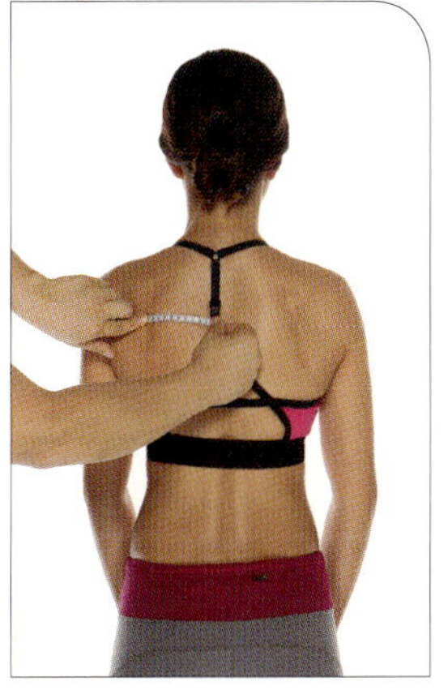

① 바로 선 상태에서 줄자를 견갑골 내측연과 흉추 중앙에 두고 길이를 측정한다.
② 견갑골을 앞으로 내민 후 견갑골 내측연과 흉추 중앙까지 길이를 재측정한다.
③ 시작 자세의 길이와 견갑골을 앞으로 내민 후 길이의 차이를 기록한다.

주의: 승모근과 상복부의 사용을 억제한 상태에서 견갑골을 앞으로 내민다.

(2) 스마트폰을 이용한 확인

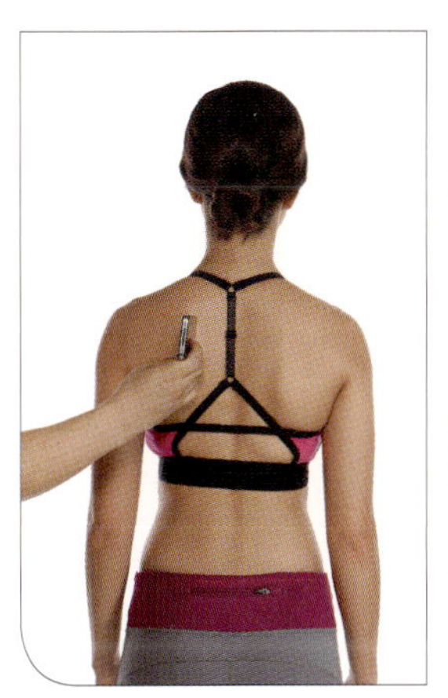

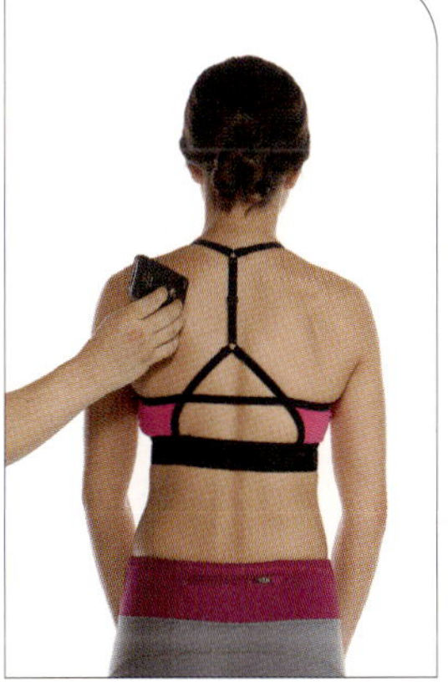

① 엎드려 누운 상태에서 스마트폰을 견갑골 내측연에 둔다.
② 엎드려 누운 상태에서 시작(Start)을 누른다.
③ 엎드려 누운 상태에서 견갑골을 앞으로 내민 후 종료(Stop)를 누르고 각도 차이를 기록한다.

주의: 승모근과 상복부의 사용을 억제한 상태에서 견갑골을 앞으로 내민다.

4) 견갑골 앞으로 내밀 때 통증을 없애는 폼롤러 이완운동

중부승모근, 대능형근, 소능형근

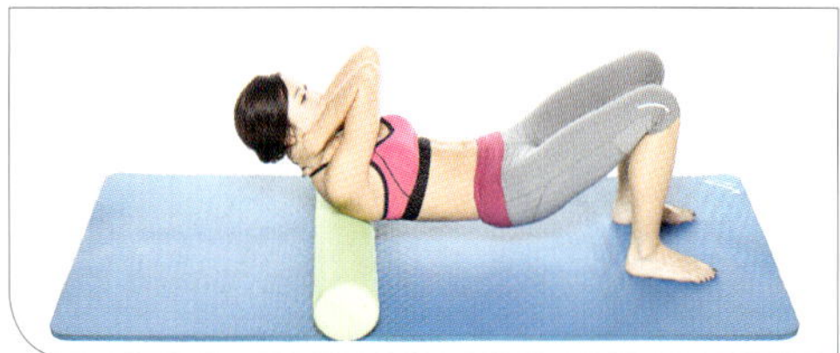
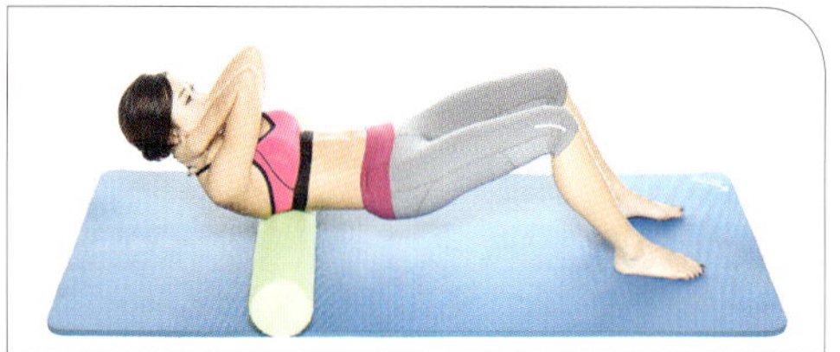

3장 등 근육 폼롤러 이완운동(53~54쪽) 참고

5.4 견갑골 뒤로 모을 때 통증과 폼롤러 이완운동

1) 견갑골 뒤로 모으기 움직임

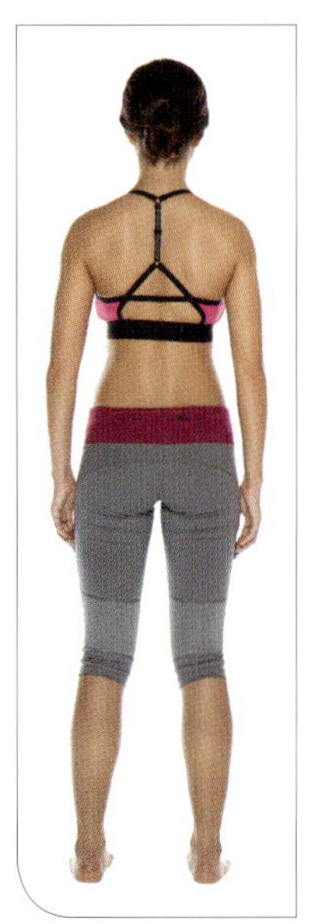
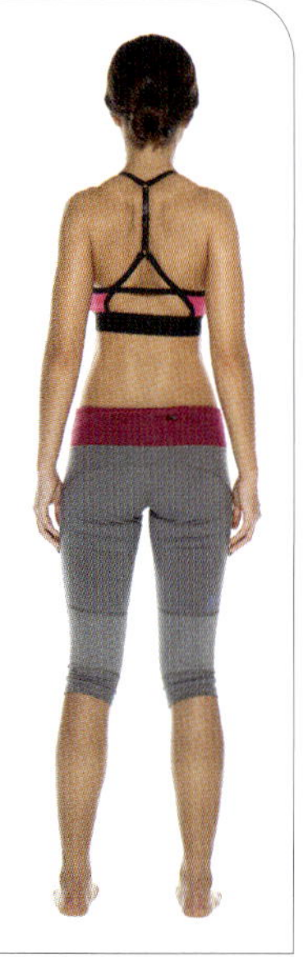

① 올바른 자세를 유지하면서 똑바로 선다.
② 가슴 전면 근육에 긴장을 느끼면서 견갑골을 뒤로 모은다.
③ 견갑골이 뒤로 모이는 각도와 길이를 기록한다.
주의: 견갑골을 뒤로 모을 때 고개와 몸을 고정한다.

2) 견갑골 뒤로 모으기 움직임에 사용되는 근육

견갑골을 뒤로 모으는 움직임에 사용되는 근육은 대부분 등에 위치한 견갑골 내측면에 위치한다. 견갑골 내측 근육들이 수축하면서 견갑골이 모이는 동작을 만든다. 반면 견갑골 전면 근육은 견갑골이 모이는 데 반대되는 역할을 하여 견갑골 뒤로 모으기 움직임을 방해한다. 견갑골 전면에서 견갑골이 뒤로 모이는 움직임을 방해하는 근육으로는 소흉근과 전거근 등이 있는데 이들 근육을 이완시키면 등 뒤에서 견갑골을 모으는 움직임과 등 가운데서 발생하는 통증을 개선할 수 있다.

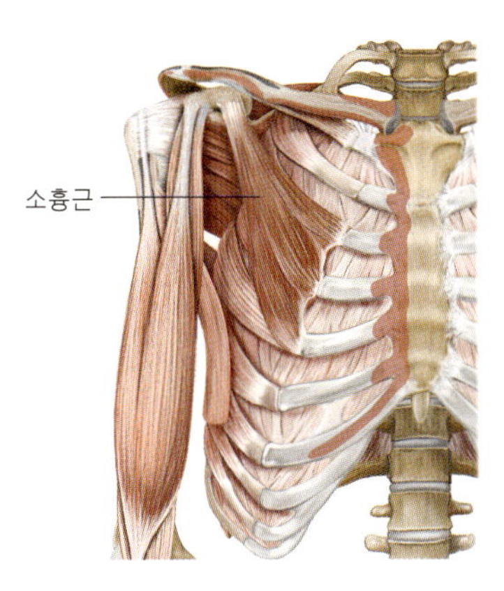

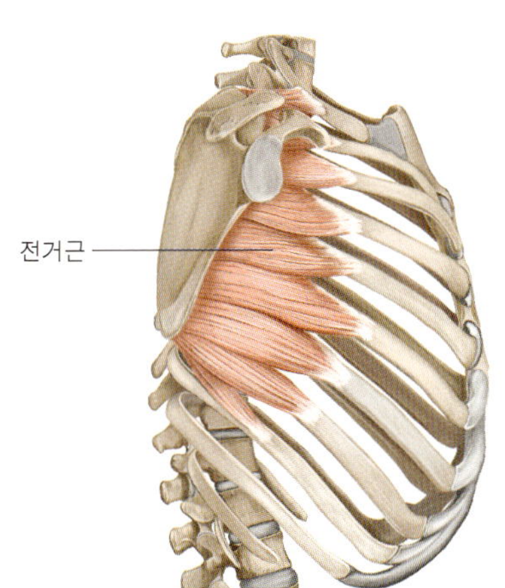

3) 견갑골 뒤로 모으기 움직임 확인 방법

(1) 줄자를 이용한 확인

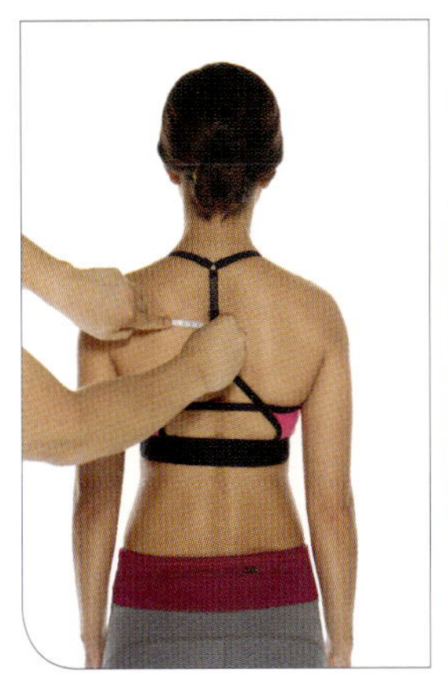

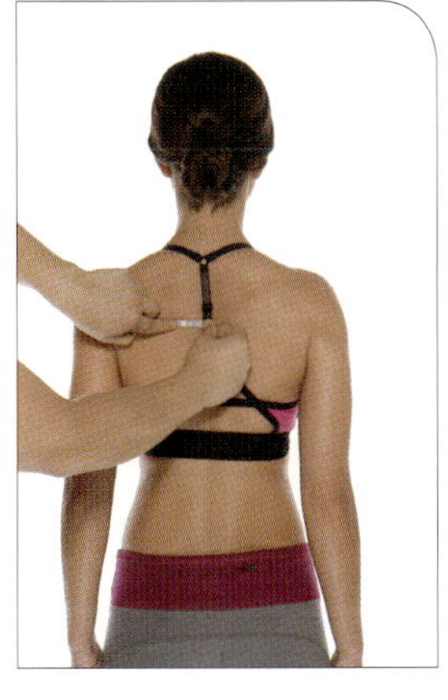

① 바로 선 상태에서 줄자를 견갑골 내측연과 흉추 중앙에 두고 길이를 측정한다.
② 견갑골을 뒤로 모은 후 견갑골 내측연과 흉추 중앙까지 길이를 재측정한다.
③ 시작 자세의 길이와 견갑골을 뒤로 모은 후 길이의 차이를 기록한다.

주의: 견갑골을 뒤로 모을 때 가슴을 앞으로 내밀지 않는다.

(2) 스마트폰을 이용한 확인

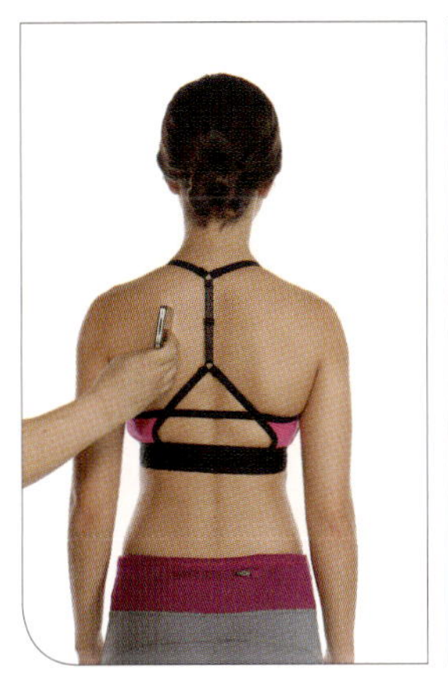

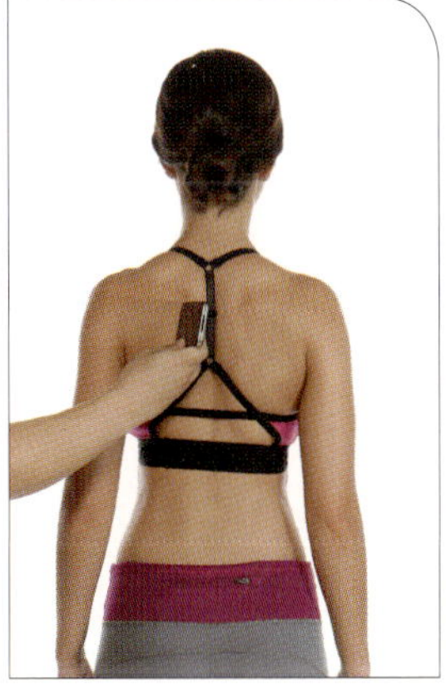

① 엎드려 누운 상태에서 스마트폰을 견갑골 내측연에 둔다.
② 엎드려 누운 상태에서 시작(Start)을 누른다.
③ 엎드려 누운 상태에서 견갑골을 뒤로 모은 후 종료(Stop)를 누르고 각도 차이를 기록한다.

주의: 견갑골을 뒤로 모을 때 가슴을 앞으로 내밀지 않는다.

4) 견갑골 뒤로 모을 때 통증을 없애는 폼롤러 이완운동

소흉근, 전거근

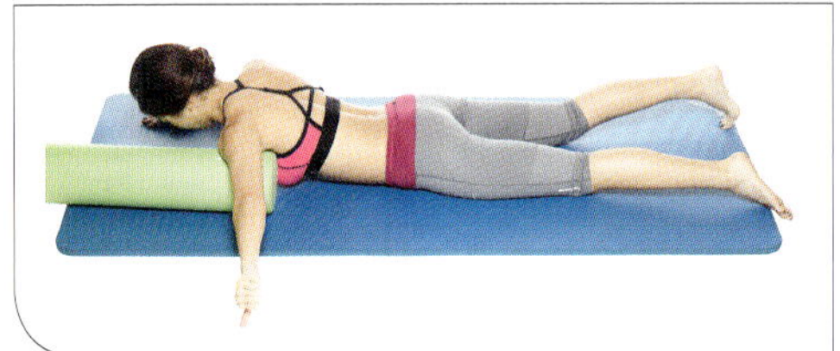
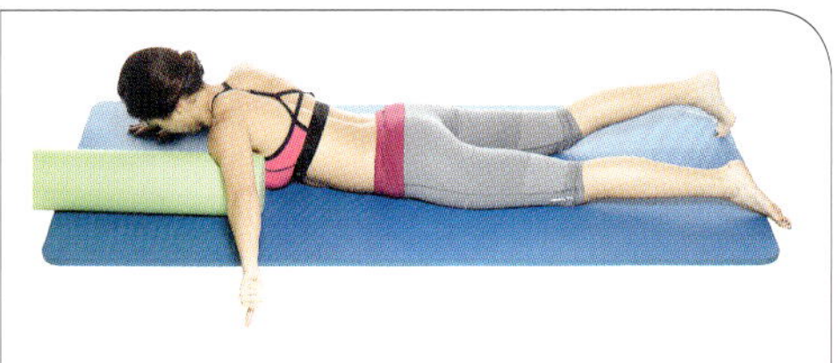

3장 가슴 전면 근육 폼롤러 이완운동(56쪽) 참고

5.5 견갑골 위로 돌릴 때 통증과 폼롤러 이완운동

1) 견갑골 위로 돌리기 움직임

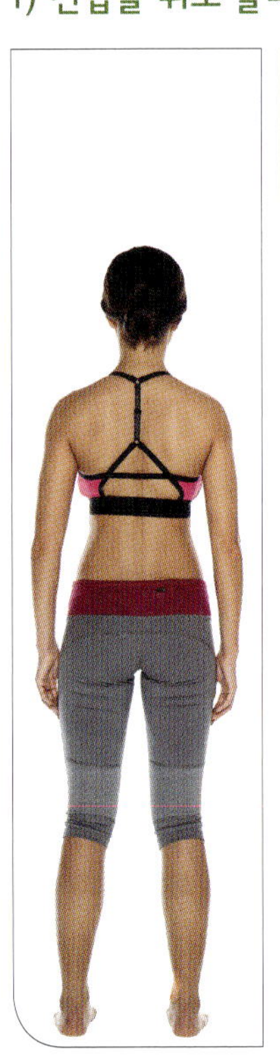
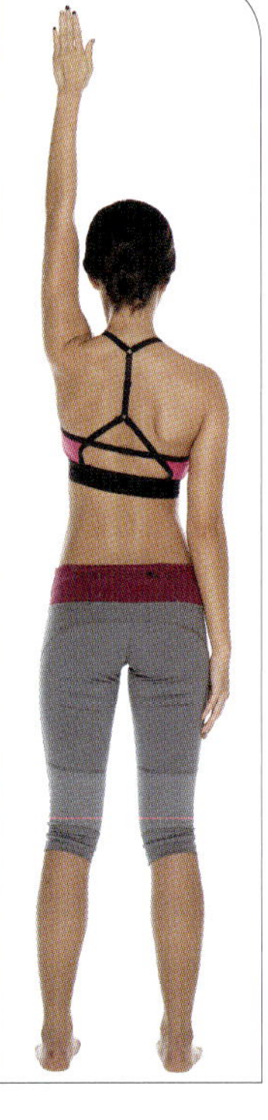

① 올바른 자세를 유지하면서 똑바로 선다.
② 견갑골 상부와 하부 가슴과 등의 긴장을 느끼면서 견갑골을 위로 돌린다.
③ 견갑골이 위로 돌아가는 각도와 길이를 기록한다.
주의: 견갑골을 위로 돌릴 때 고개와 몸을 고정한다.

2) 견갑골 위로 돌리기 움직임에 사용되는 근육

견갑골을 위로 돌리는 움직임에 사용되는 근육은 대부분 견갑골 상부와 하부 내측에 위치한다. 견갑골 상부와 하부 내측 근육들이 수축하면서 견갑골이 돌아가는 동작을 만든다. 반면 견갑골 상부와 하부 근육은 견갑골이 돌아가는 데 반대되는 역할을 하여 견갑골 위로 돌리기 움직임을 방해한다. 견갑골 상부와 하부에서 견갑골 위로 돌리기 움직임을 방해하는 근육으로는 후면의 견갑거근, 소능형근, 대능형근 등이 있는데 이들 근육을 이완시키면 견갑골 위로 돌리기 움직임과 견갑골 상부와 하부 내측에서 발생하는 통증을 개선할 수 있다.

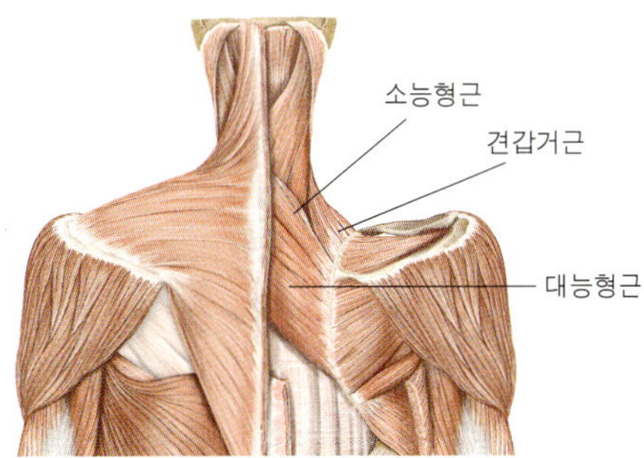

3) 견갑골 위로 돌리기 움직임 확인 방법

(1) 줄자를 이용한 확인

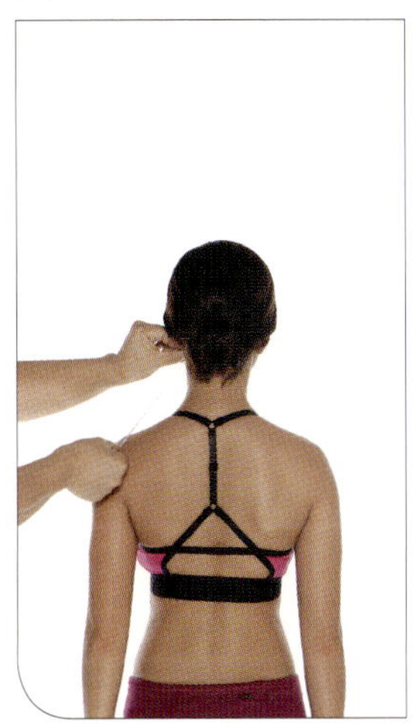

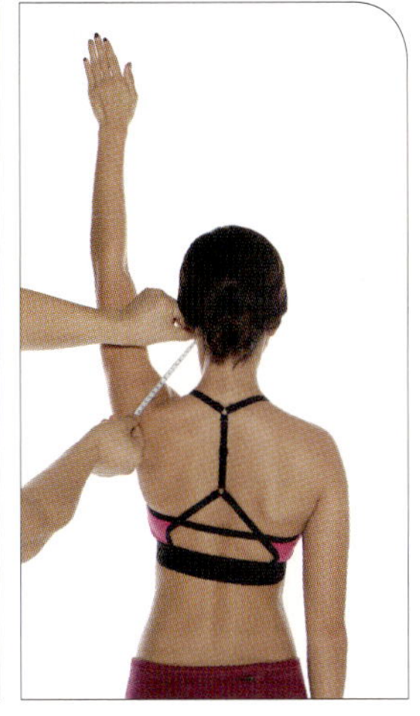

① 줄자를 귓불과 견갑골 극 끝에 두고 길이를 측정한다.
② 견갑골을 위로 돌린 후 귓불과 견갑골 극 끝까지의 길이를 재측정한다.
③ 시작 자세의 길이와 견갑골을 위로 돌린 후 길이의 차이를 기록한다.
주의: 견갑골을 위로 돌릴 때 몸이 틀어지지 않게 한다.

(2) 스마트폰을 이용한 확인

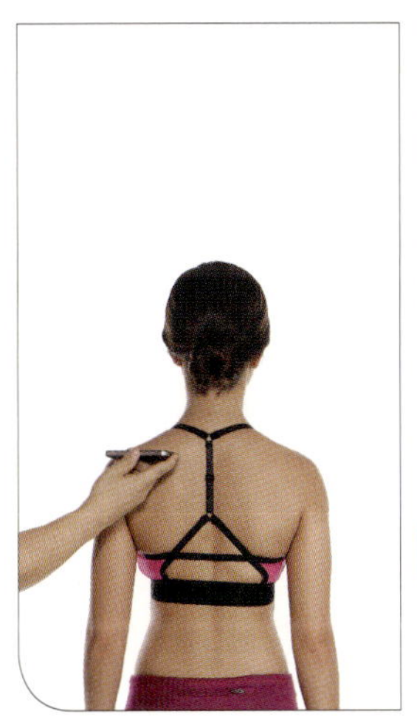

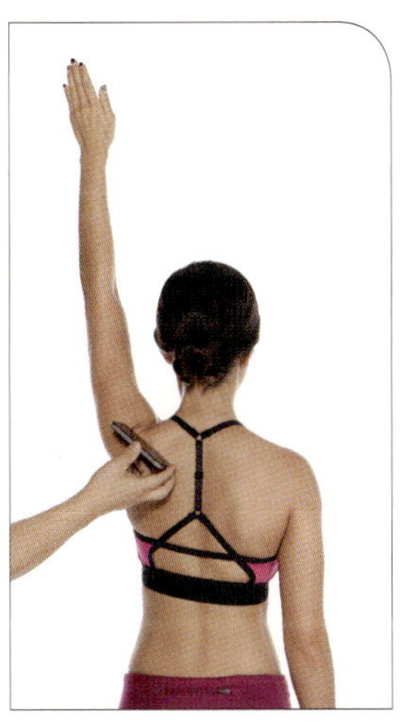

① 스마트폰을 견갑골 극과 일직선이 되도록 둔다.
② 바로 선 상태에서 시작(Start)을 누른다.
③ 바로 선 상태에서 견갑골을 위로 돌린 후 종료(Stop)를 누르고 각도 차이를 기록한다.
주의: 견갑골을 위로 돌릴 때 몸이 틀어지지 않게 한다.

4) 견갑골 위로 돌릴 때 통증을 없애는 폼롤러 이완운동

(1) 견갑거근

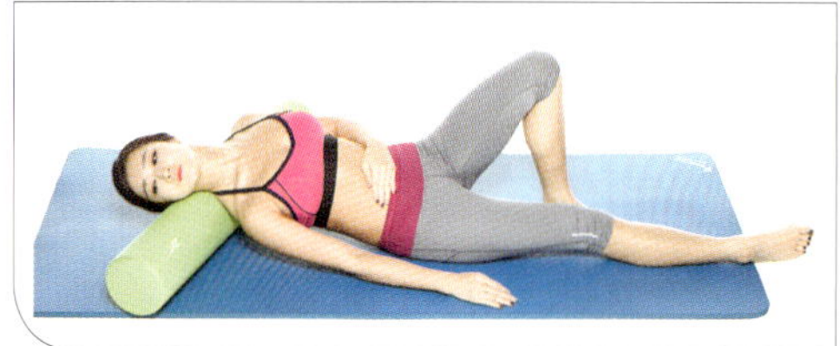
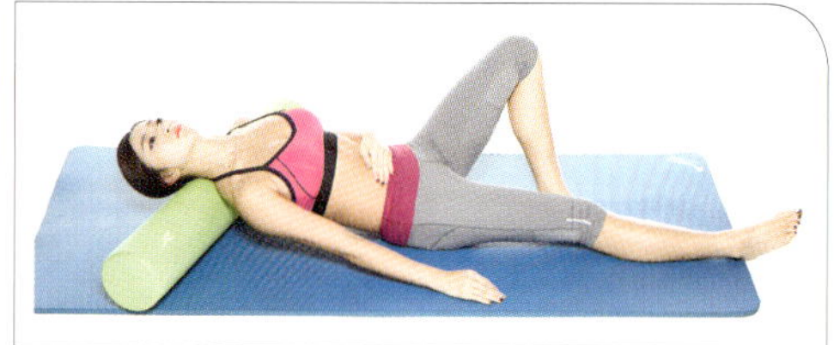

3장 목 측면 근육 폼롤러 이완운동(51쪽) 참고

(2) 대능형근, 소능형근

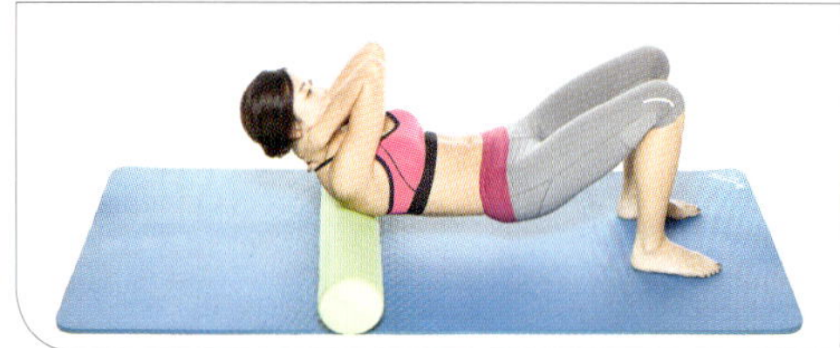
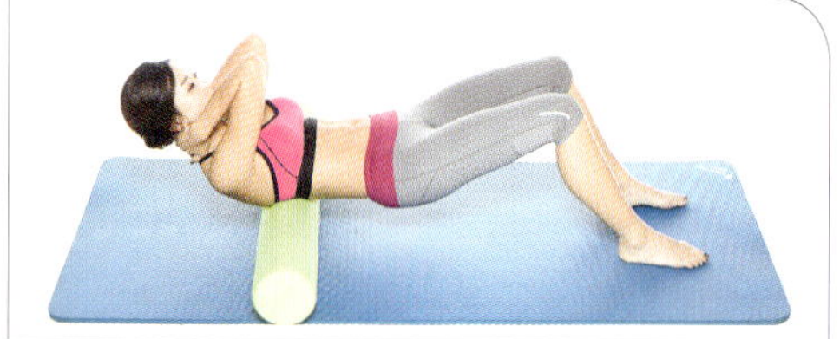

3장 등 근육 폼롤러 이완운동(53~54쪽) 참고

5.6 견갑골 아래로 돌릴 때 통증과 폼롤러 이완운동

1) 견갑골 아래로 돌리기 움직임

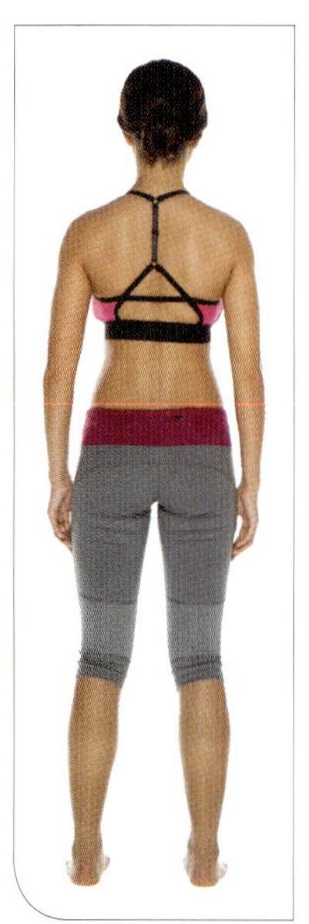
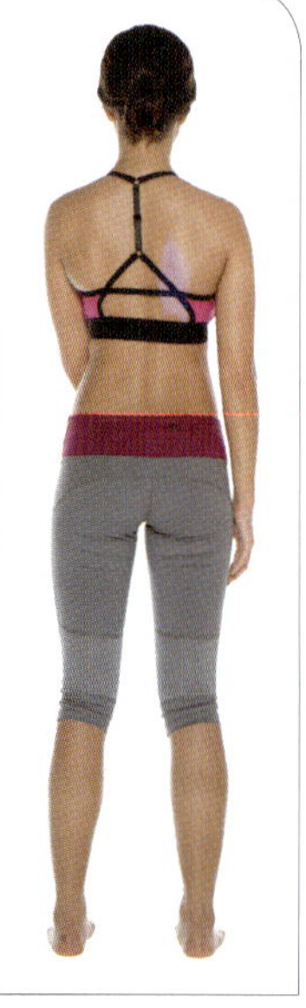

① 올바른 자세를 유지하면서 똑바로 선다.

② 견간골 상부와 하부 내측 근육의 긴장을 느끼면서 견갑골을 아래로 돌린다.

③ 견갑골이 아래로 돌아가는 각도와 길이를 기록한다.

주의: 견갑골을 아래로 돌릴 때 고개와 몸을 고정한다.

2) 견갑골 아래로 돌리기 움직임에 사용되는 근육

견갑골을 아래로 돌리는 움직임에 사용되는 근육은 대부분 견갑골 상부와 하부에 위치한다. 견갑골 상부와 하부의 근육들이 수축하면서 견갑골이 돌아가는 동작을 만든다. 반면 견갑골 상부와 내측 근육은 견갑골이 돌아가는 데 반대되는 역할을 하여 견갑골 아래로 돌리기 움직임을 방해한다. 이렇게 움직임을 방해하는 근육으로는 후면의 상부승모근과 하부승모근 등이 있는데 이들 근육을 이완하면 견갑골을 아래로 돌리는 움직임과 견갑골에서 몸 방향에 발생하는 통증을 개선할 수 있다.

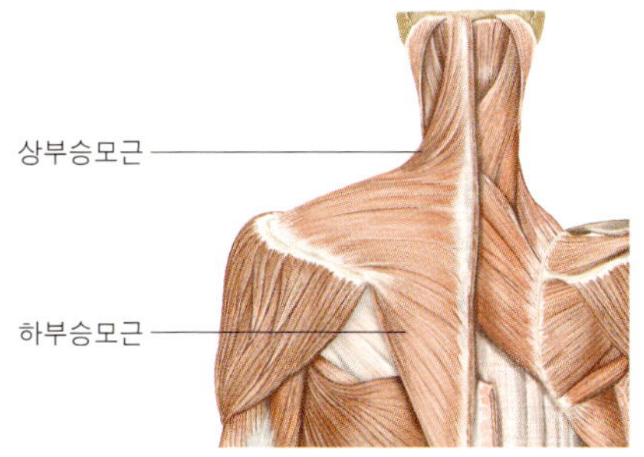

3) 견갑골 아래로 돌리기 움직임 확인 방법

(1) 줄자를 이용한 확인

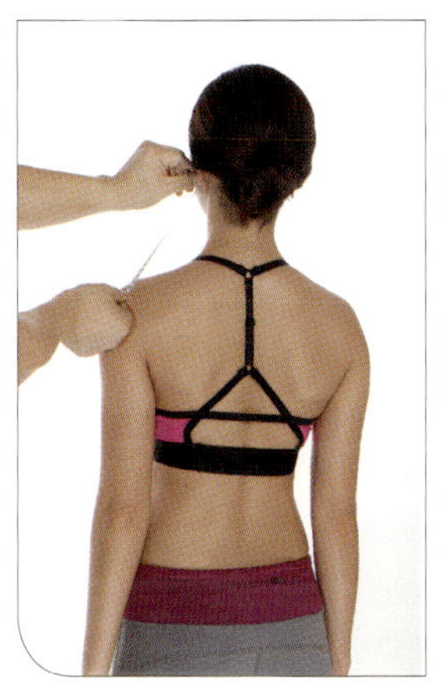

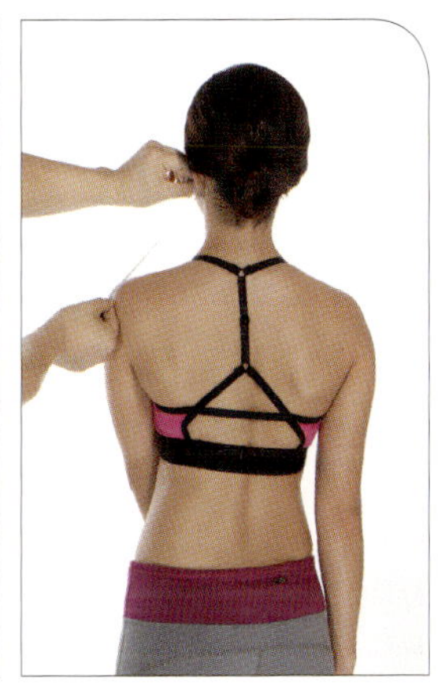

① 줄자를 귓불과 견갑골 극 끝에 두고 길이를 측정한다.
② 견갑골을 아래로 돌린 후 귓불과 견갑골 극 끝까지의 길이를 재측정한다.
③ 시작 자세의 길이와 견갑골을 아래로 돌린 후 길이의 차이를 기록한다.

주의: 견갑골을 아래로 돌릴 때 몸이 틀어지지 않게 한다.

(2) 스마트폰을 이용한 확인

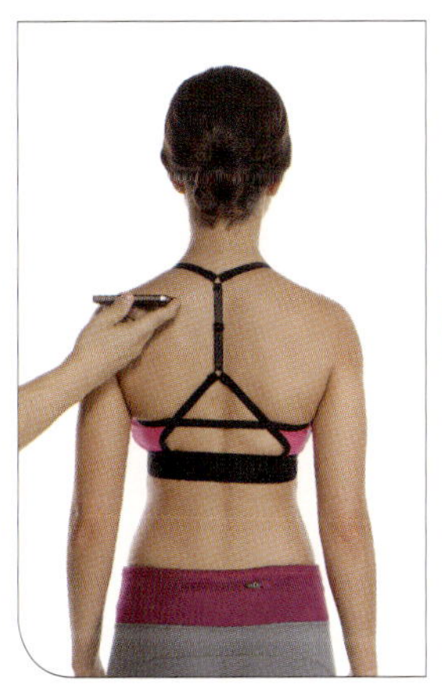

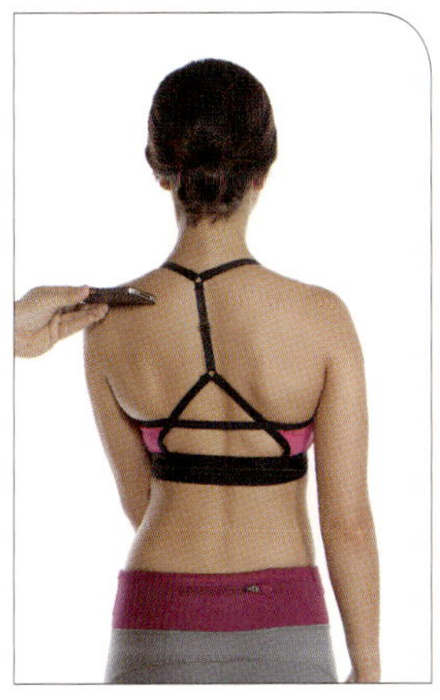

① 스마트폰이 견갑골 극과 일직선이 되도록 한다.
② 바로 선 상태에서 시작(Start)을 누른다.
③ 바로 선 상태에서 견갑골을 아래로 돌린 후 종료(Stop)를 누르고 각도 차이를 기록한다.

주의: 견갑골을 아래로 돌릴 때 몸이 틀어지지 않게 한다.

4) 견갑골 아래로 돌릴 때 통증을 없애는 폼롤러 이완운동

(1) 상부승모근

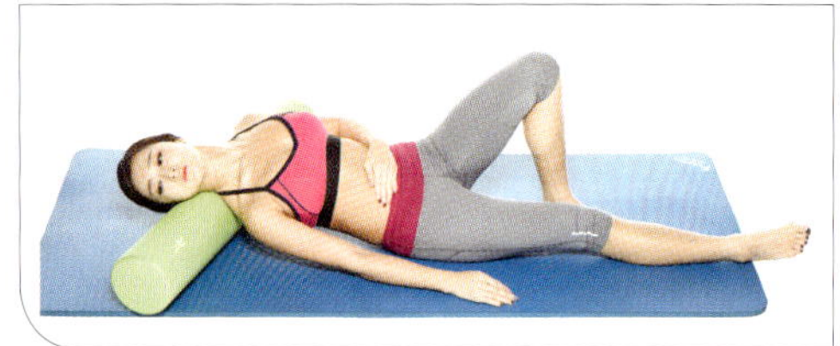
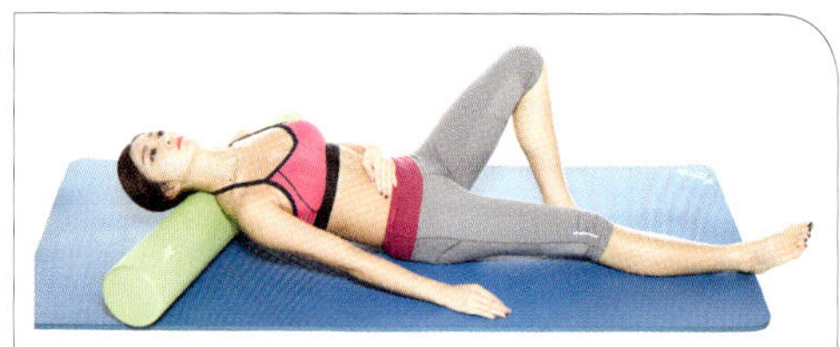

3장 목 측면 근육 폼롤러 이완운동(51쪽) 참고

(2) 하부승모근

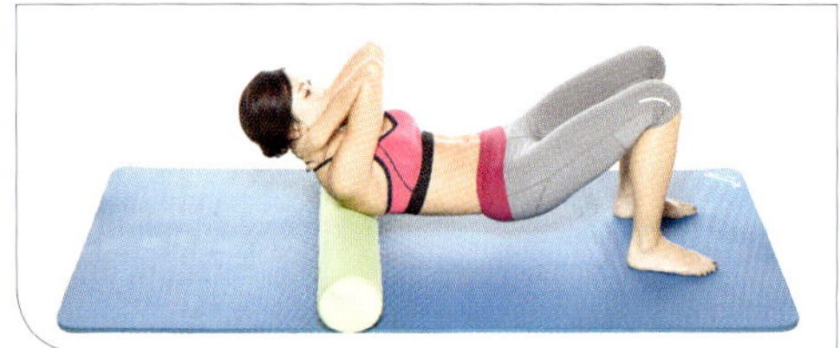
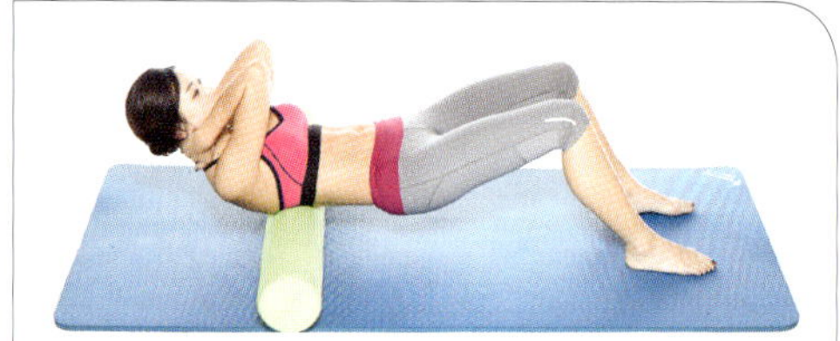

3장 등 근육 폼롤러 이완운동(53~54쪽) 참고

5.7 견갑골 움직임의 정상범위

움직임 / 각도	위로 올리기	아래로 내리기	앞으로 내밀기	뒤로 모으기	위로 돌리기	아래로 돌리기
정상범위	30~40°	10°	30~40°	20~30°	60°	10°

5.8 폼롤러 이완운동 전후 비교표 작성

폼롤러 이완운동 전과 후의 차이를 체크리스트에 작성한다.

움직임 / 각도	위로 올리기		아래로 내리기		앞으로 내밀기		뒤로 모으기		위로 돌리기		아래로 돌리기	
	전	후	전	후	전	후	전	후	전	후	전	후
가동범위(각도)												
가동범위(길이)												
움직이고 통증 없음												
움직이지 않고 통증 없음												
움직이지 않고 통증												

6. 폼롤러를 이용해 어깨 통증을 없애는 이완운동

어깨는 앞으로 올리기(굴곡), 뒤로 올리기(신전), 바깥쪽으로 벌리기(외전), 안쪽으로 모으기(내전), 아래로 돌리기(외회전), 안쪽으로 돌리기(내회전), 수평 바깥쪽으로 벌리기(수평외전), 수평 안쪽으로 모으기(수평내전)의 움직임을 할 수 있다. 그러나 잘못된 자세와 스트레스로 인해 많은 사람들이 이러한 움직임에 제한을 느끼고 통증을 호소한다. 그러나 이러한 움직임을 제한하는 근육을 이완하는 것만으로도 어깨의 움직임 향상과 통증 감소에 도움을 줄 수 있다.

또한 어깨는 인체에서 가장 큰 움직임을 일으키는, 절구 모양의 관절이다. 공이 절구 안에서 움직일 수 있는 구조로 만들어져 있기 때문에 다양한 움직임을 만들지만 안정성이 낮은 관절이다. 따라서 이러한 불안정성을 극복하기 위해 어깨의 안정성을 담당하는 극상근, 극하근, 소원근, 견갑하근의 회전근개 근육이 어깨를 감싸면서 안정성을 이루게 한다. 그러나 최근 좌업식 생활의 증가로 인해 어깨를 웅크리고 의자에 앉아서 보내는 시간이 증가하였고, 이로 인해 어깨를 들어올리거나 바깥쪽으로 돌리거나 벌리는 활동은 줄어든 반면 어깨를 안쪽으로 모으고 안쪽으로 돌리는 활동은 상대적으로 증가하였다. 그 결과 어깨 근육의 불균형으로 인해 어깨의 불편함을 호소하는 사람들이 증가하고 있다. 이러한 어깨 통증을 호소하는 사람에게 어깨의 근육 이완운동은 통증 개선은 물론 어깨의 움직임 향상에 도움을 줄 수 있다.

6.1 어깨를 앞으로 올릴 때 통증과 폼롤러 이완운동

1) 어깨 앞으로 올리기 움직임

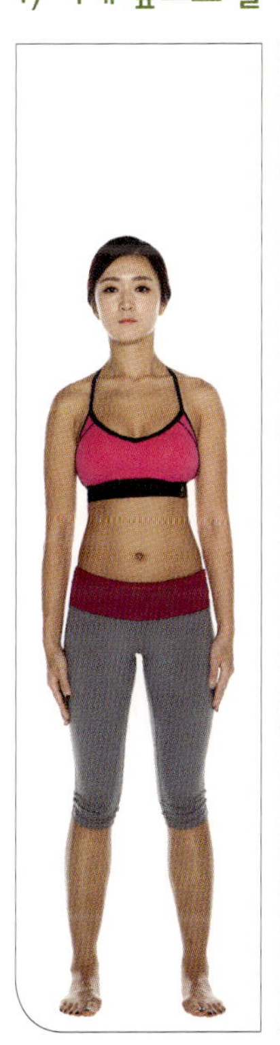

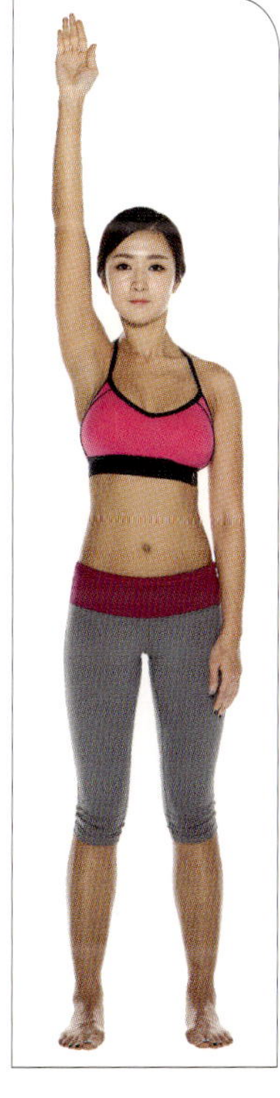

① 올바른 자세를 유지하면서 똑바로 선다.
② 어깨 후면 근육의 긴장을 느끼면서 어깨를 앞으로 들어올린다.
③ 어깨가 앞으로 올라가는 각도와 길이를 기록한다.
주의: 어깨를 앞으로 올릴 때 등과 복부를 고정한다.

2) 어깨 앞으로 올리기 움직임을 방해하는 근육

어깨를 앞으로 올리는 움직임에 사용되는 근육은 대부분 어깨 전면에 위치한다. 어깨 전면 근육들이 수축하면서 어깨가 앞으로 올라가는 동작을 만든다. 반면 어깨 후면 근육은 어깨가 올라가는 데 반대되는 역할을 하여 어깨 앞으로 올리기 움직임을 방해한다. 어깨가 앞으로 올라가는 움직임을 방해하는 근육으로는 전면의 대흉근과 후면의 광배근, 후삼각근, 상완 삼두근, 극하근, 소원근, 대원근 등이 있는데, 이들 근육을 이완시키면 어깨를 앞으로 올리는 움직임과 통증을 개선할 수 있다.

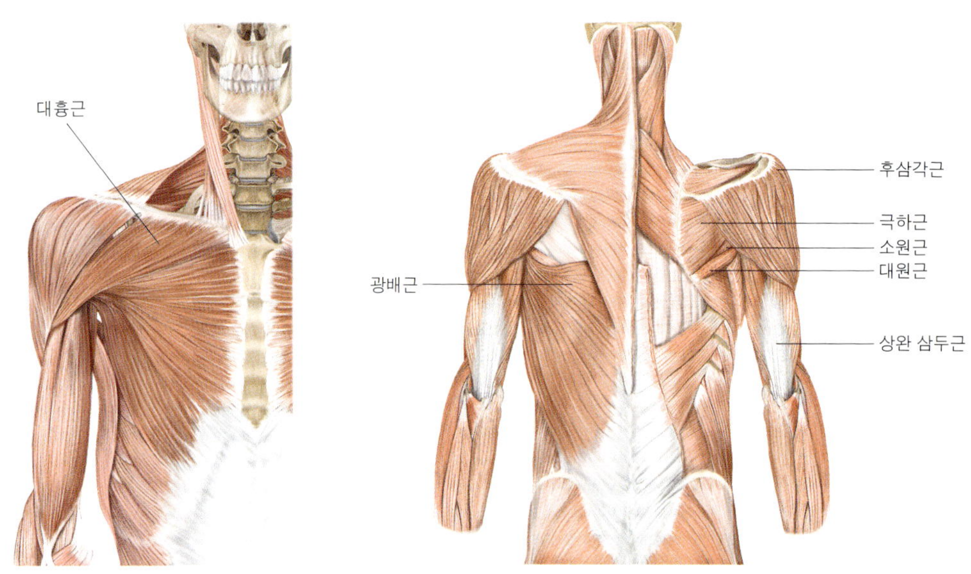

3) 어깨 앞으로 올리기 움직임 확인 방법

(1) 줄자를 이용한 확인

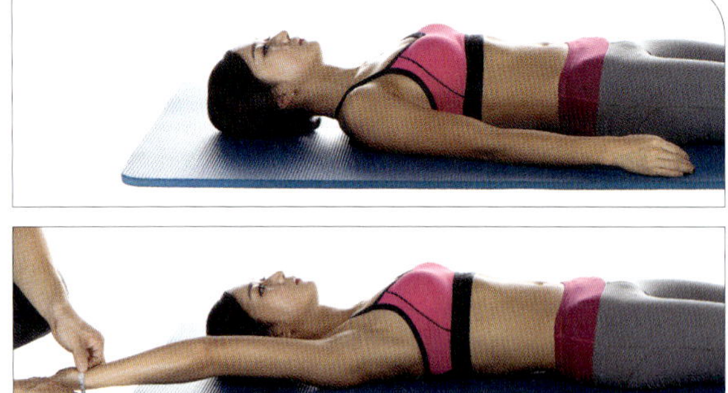

① 누운 상태에서 팔을 앞으로 들어올린다.

② 지면에서 손목까지의 거리를 측정한다.

주의: 팔을 편 상태에서 하고 팔을 올릴 때 가슴이 들리지 않게 한다.

(2) 스마트폰을 이용한 확인

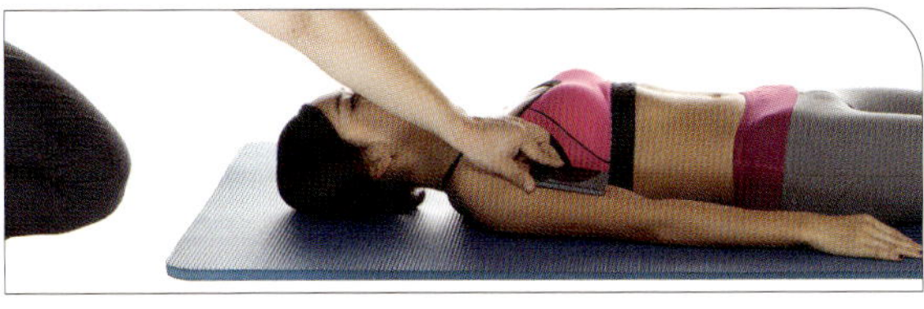

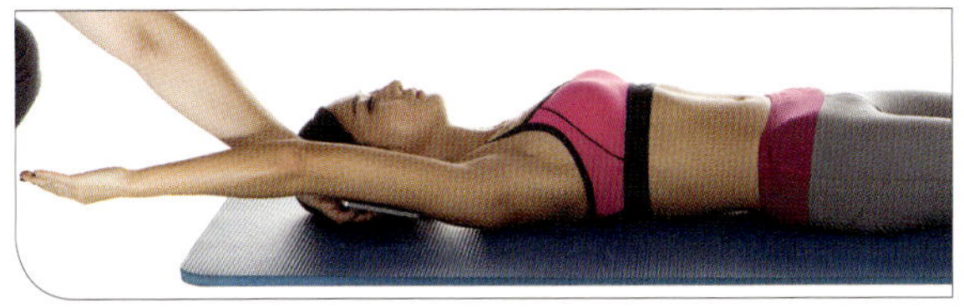

① 스마트폰을 상완 일직선이 되도록 둔다.
② 누운 상태에서 시작(Start)을 누른다.
③ 누운 상태에서 팔을 위로 올린 후 종료(Stop)를 누르고 각도 차이를 기록한다.

주의: 팔을 편 상태에서 하고 팔을 올릴 때 가슴이 들리지 않게 한다.

4) 어깨 앞으로 올릴 때 통증을 없애는 이완운동

(1) 후삼각근

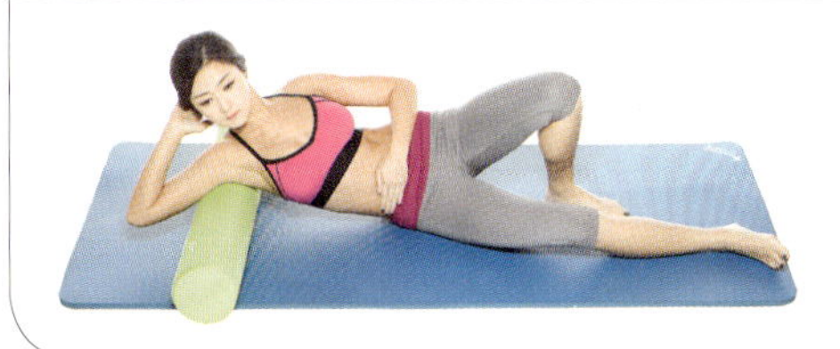

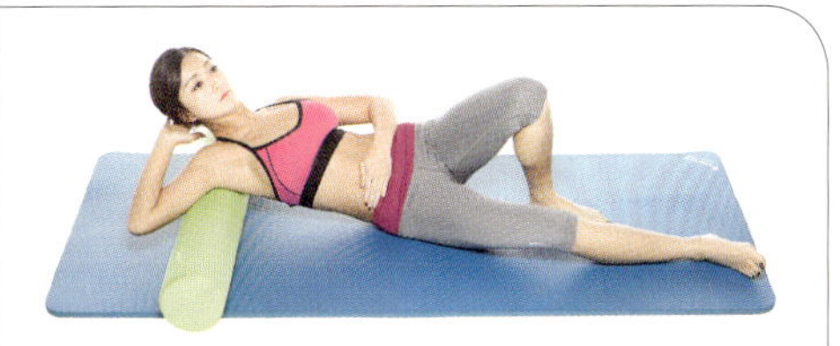

3장 어깨 후면 근육 폼롤러 이완운동(65~66쪽) 참고

(2) 대원근, 극하근, 소원근

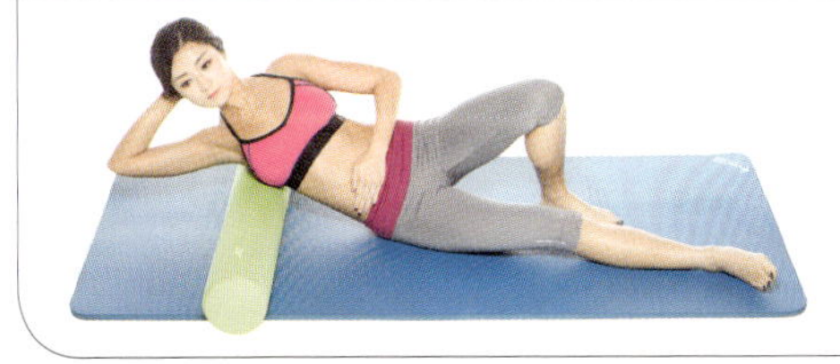

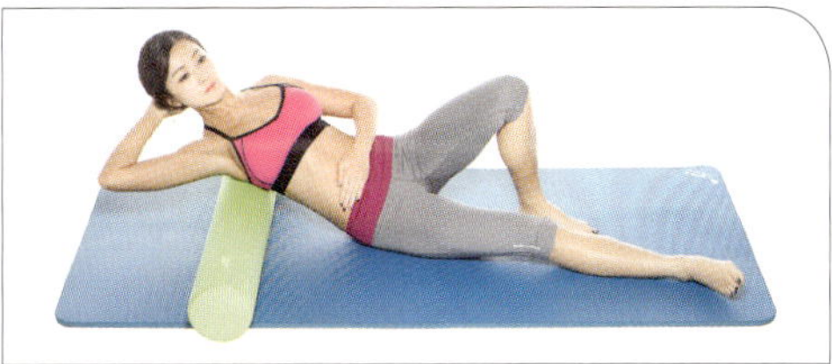

3장 어깨 후면 근육 폼롤러 이완운동(66쪽) 참고

(3) 광배근

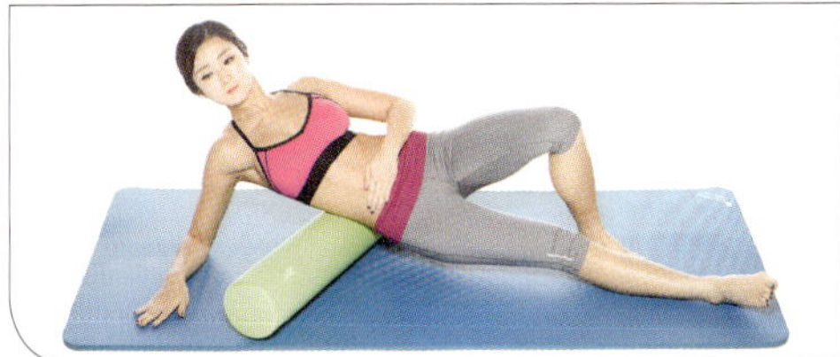

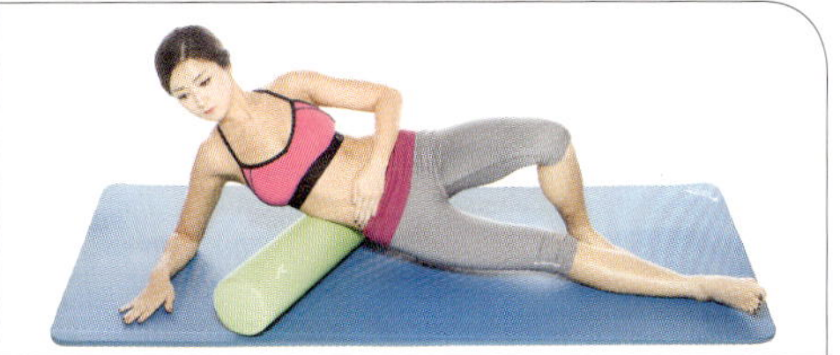

3장 허리 근육 폼롤러 이완운동(61쪽) 참고

(4) 대흉근

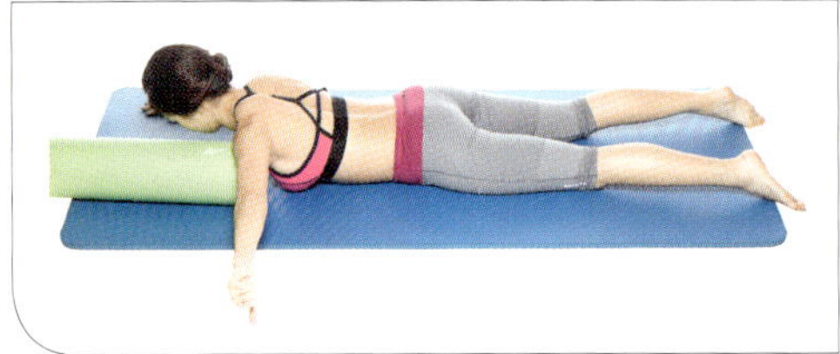
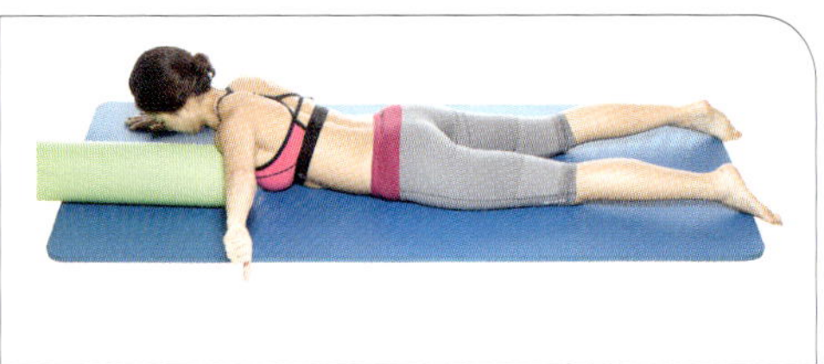

3장 가슴 전면 근육 폼롤러 이완운동(56쪽) 참고

(5) 상완 삼두근

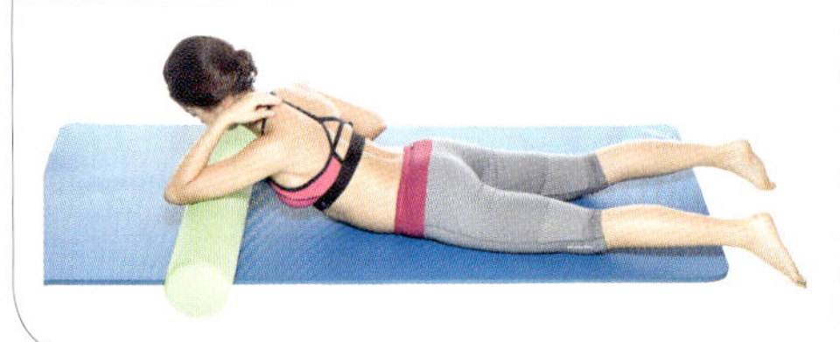
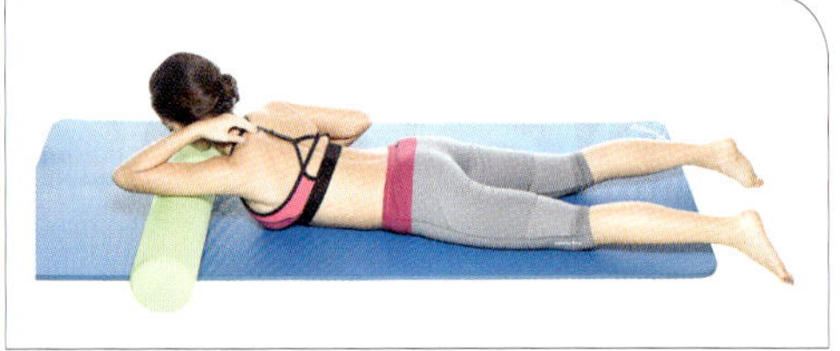

3장 상완 후면 근육 폼롤러 이완운동(69쪽) 참고

6.2 어깨 뒤로 올릴 때 통증과 폼롤러 이완운동

1) 어깨 뒤로 올리기 움직임

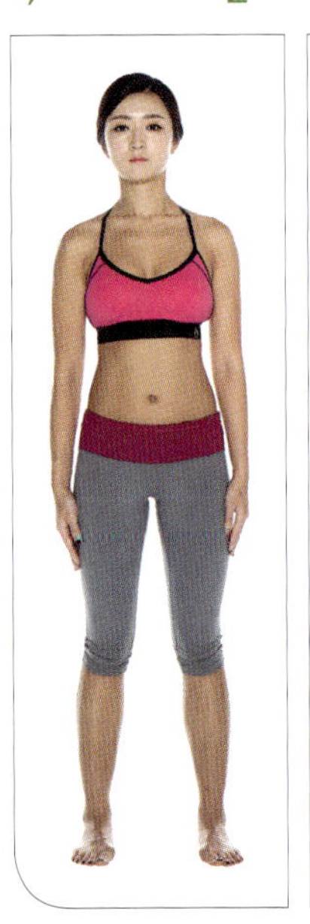
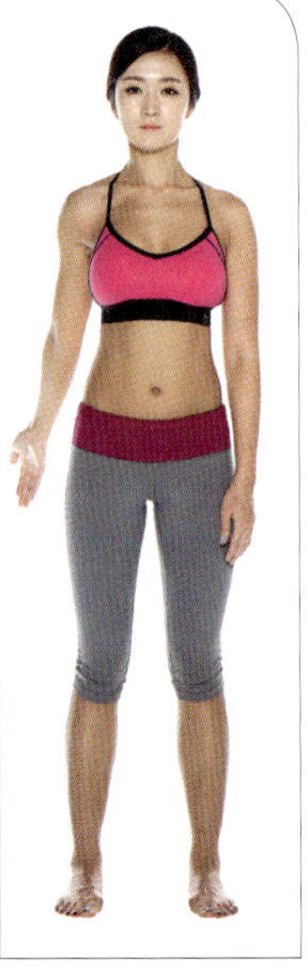

① 올바른 자세를 유지하면서 똑바로 선다.
② 어깨 전면 근육의 긴장을 느끼면서 어깨를 뒤로 올린다.
③ 어깨가 뒤로 올라가는 각도와 길이를 기록한다.
주의: 어깨를 뒤로 올릴 때 가슴과 허리를 고정한다.

2) 어깨 뒤로 올리기 움직임에 사용되는 근육

어깨를 뒤로 올리는 움직임에 사용되는 근육은 대부분 어깨 후면에 위치한다. 어깨 후면 근육들이 수축하면서 어깨가 뒤로 올라가는 동작을 만든다. 반면 어깨 전면의 근육은 어깨가 뒤로 올라가는 데 반대되는 역할을 하여 어깨 뒤로 올리기 움직임을 방해한다. 어깨 전면에서 어깨가 뒤로 올라가는 움직임을 방해하는 근육으로는 대흉근, 전삼각근, 오훼완근, 상완이두근 등이 있는데, 이들 근육을 이완시키면 어깨 뒤로 올리기 움직임과 함께 어깨 후면에서 발생하는 통증을 개선할 수 있다.

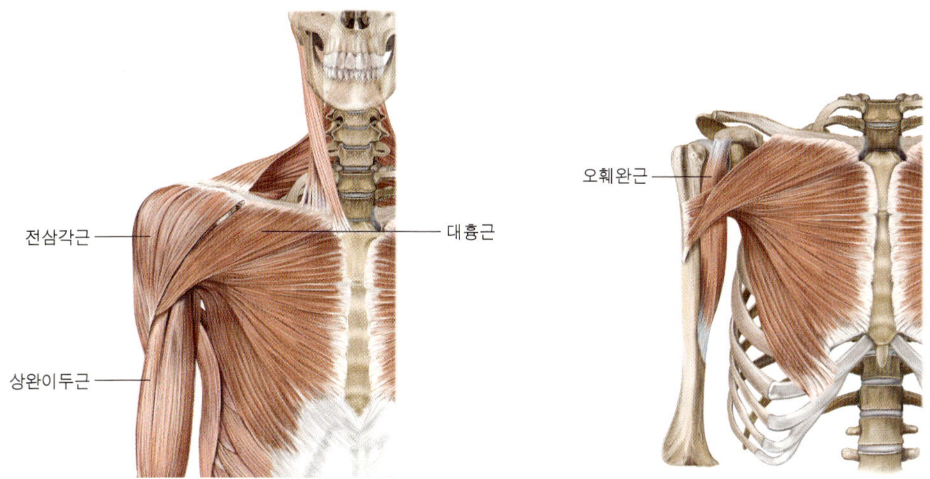

3) 어깨 뒤로 올리기 움직임 확인 방법

(1) 줄자를 이용한 확인

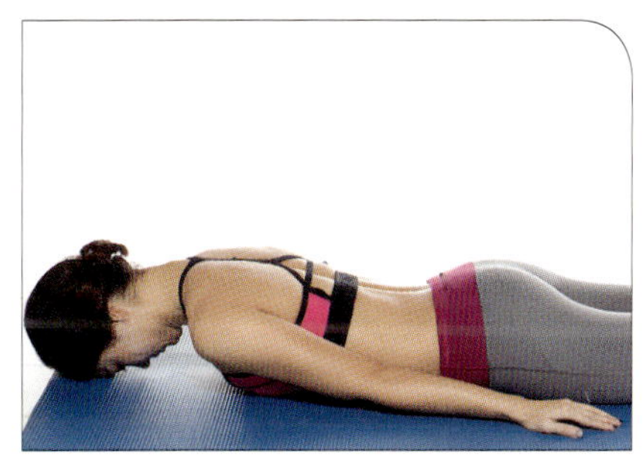

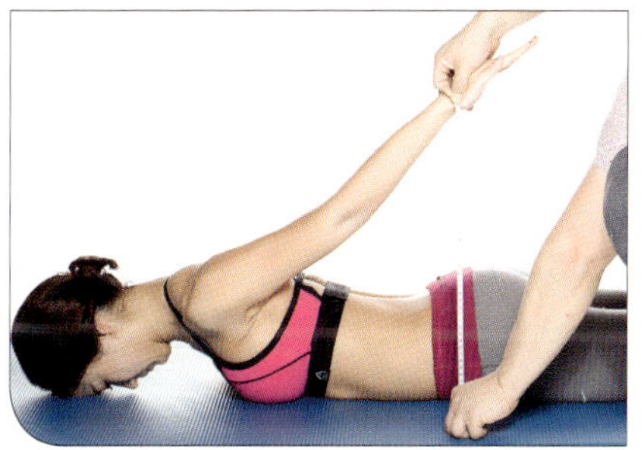

① 엎드려 누운 상태로 팔을 뒤로 들어올린다.
② 지면에서 손목까지의 거리를 측정한다.
주의: 팔을 편 상태에서 하고 팔을 올릴 때 어깨가 앞으로 나가지 않게 한다.

(2) 스마트폰을 이용한 확인

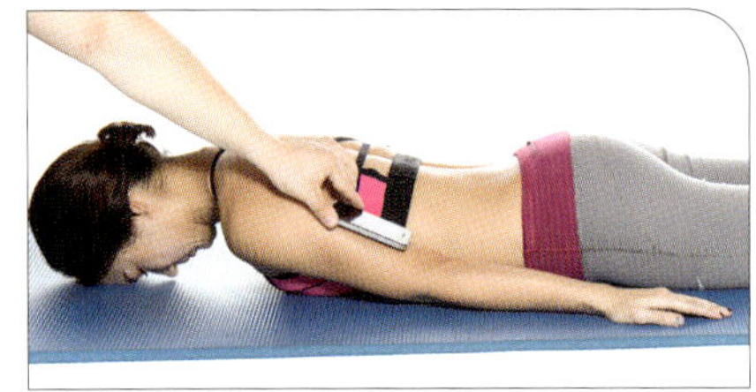
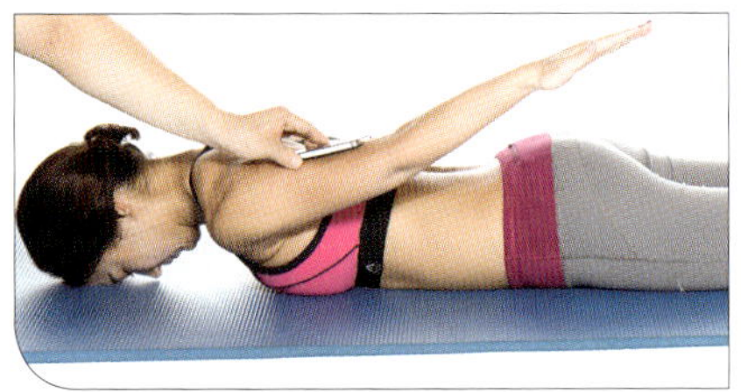

① 스마트폰을 상완 일직선이 되도록 둔다.
② 엎드려 누운 상태에서 시작(Start)을 누른다.
③ 엎드려 누운 상태에서 팔을 위로 올린 후 종료(Stop)를 누르고 각도 차이를 기록한다.
주의: 팔을 편 상태에서 하고 팔을 올릴 때 어깨가 앞으로 나가지 않게 한다.

4) 어깨 뒤로 올릴 때 통증을 없애는 폼롤러 이완운동

(1) 대흉근-쇄골두

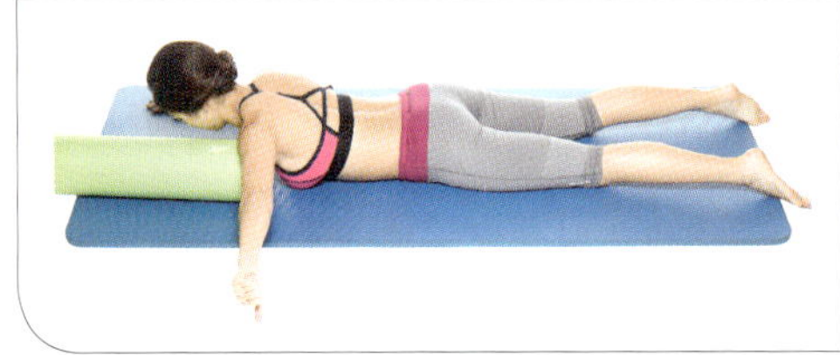
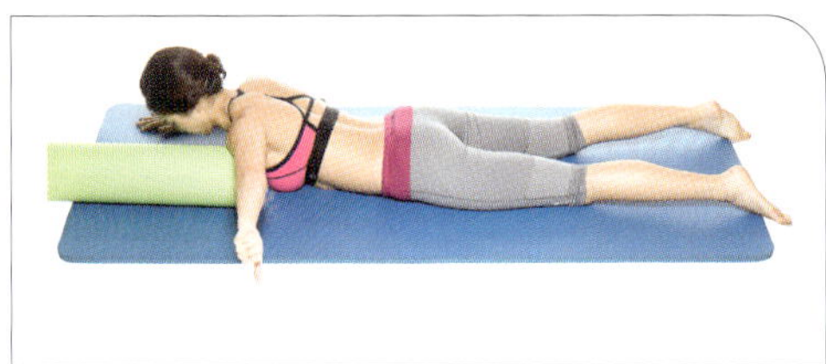

3장 가슴 전면 근육 폼롤러 이완운동(56쪽) 참고

(2) 전삼각근

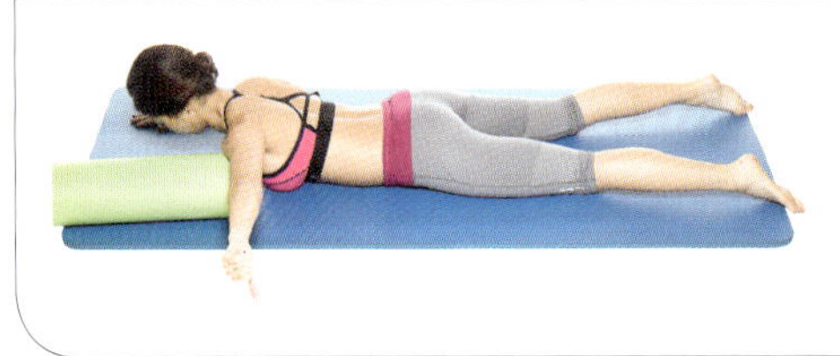
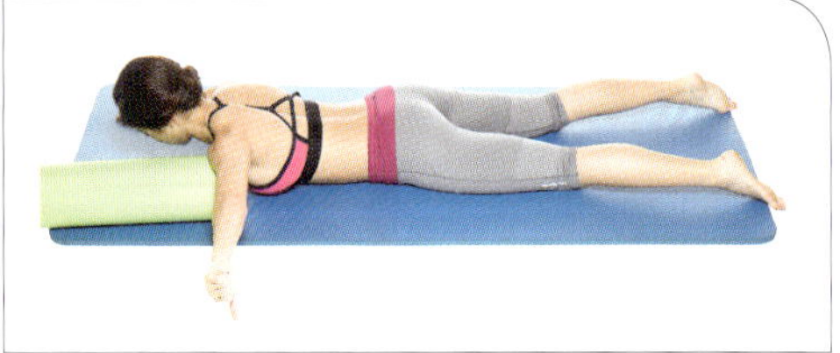

3장 어깨 전면 근육 폼롤러 이완운동(63쪽) 참고

(3) 상완이두근 단두, 오훼완근

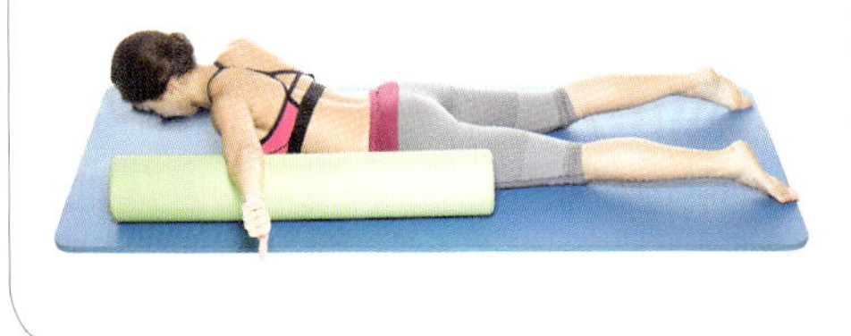
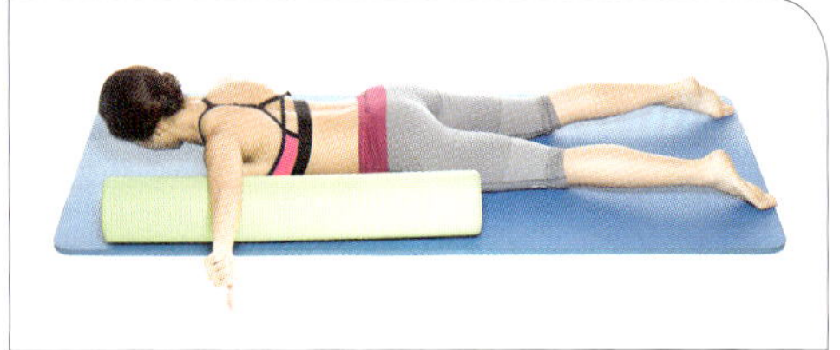

3장 상완 전면 근육 폼롤러 이완운동(68쪽) 참고

6.3 어깨 바깥쪽으로 벌릴 때 통증과 폼롤러 이완운동

1) 어깨 바깥쪽으로 벌리기 움직임

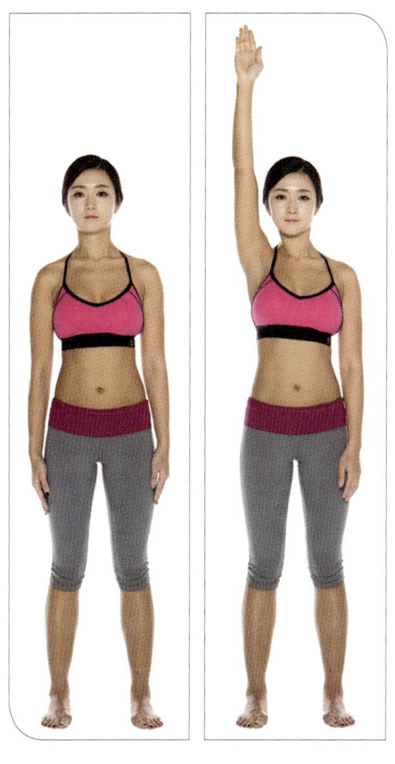

① 올바른 자세를 유지하면서 똑바로 선다.
② 어깨 내측 근육의 긴장을 느끼면서 어깨를 바깥쪽으로 벌린다.
③ 어깨가 바깥쪽으로 벌어지는 각도와 길이를 기록한다.
주의: 어깨를 벌릴 때 가슴과 몸을 고정한다.

2) 어깨 바깥쪽으로 벌리기 움직임에 사용되는 근육

어깨를 바깥쪽으로 벌리는 움직임에 사용되는 근육은 대부분 어깨 외측에 위치한다. 어깨 바깥쪽 근육들이 수축하면서 어깨가 바깥쪽으로 벌어지는 동작을 만든다. 반면 어깨 내측 근육은 어깨가 바깥쪽으로 벌어지는 데 반대되는 역할을 하여 어깨 바깥쪽으로 벌리기 움직임을 방해한다. 어깨가 내측에서 바깥쪽으로 벌어지는 움직임을 방해하는 근육으로는 전면의 대흉근, 오훼완근과 후면의 광배근, 상완삼두근, 극하근, 소원근, 대원근 등이 있는데 이들 근육을 이완시키면 어깨를 바깥쪽으로 벌리는 움직임 개선과 함께 어깨 외측에서 발생하는 통증을 개선할 수 있다.

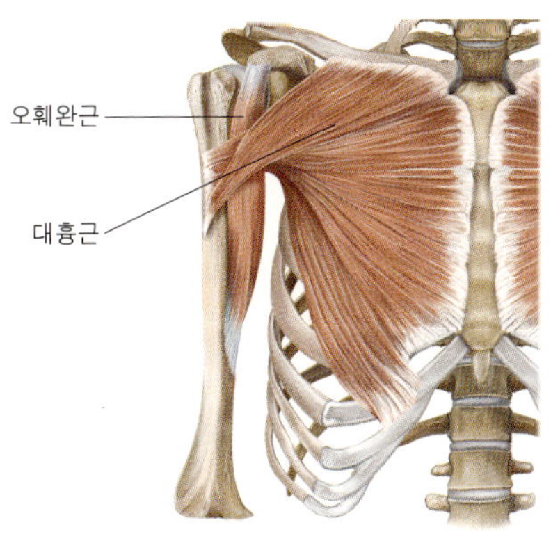

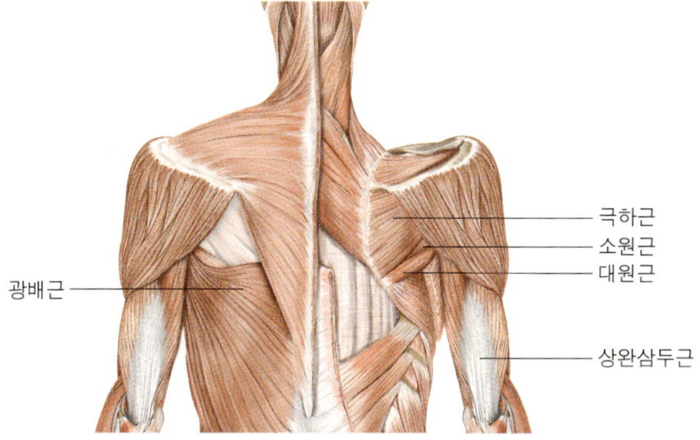

3) 어깨 바깥쪽으로 벌리기 움직임 확인 방법

(1) 줄자를 이용한 확인

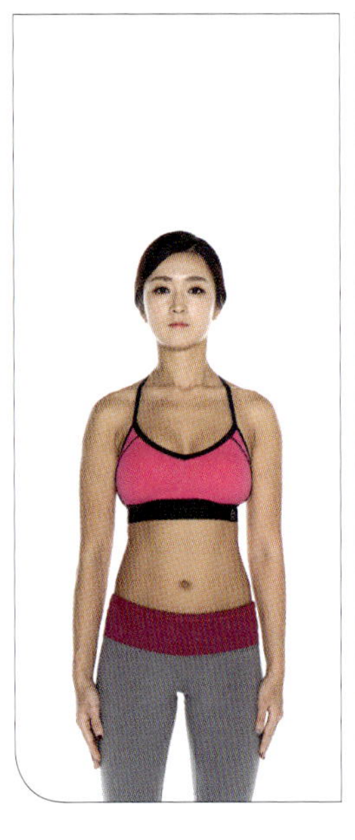
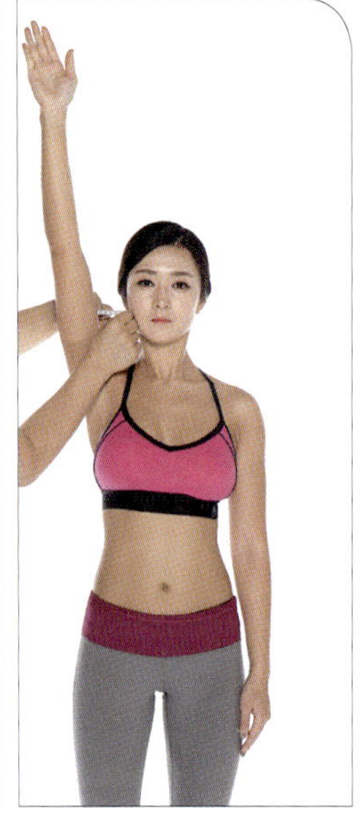

① 줄자를 상완 외측 중앙과 귓불에 둔다.

② 팔을 바깥쪽으로 벌린 후 상완 외측 중앙과 귓불까지 길이를 측정한다.

주의: 팔을 편 상태에서 몸이 틀어지지 않게 한다.

(2) 스마트폰을 이용한 확인

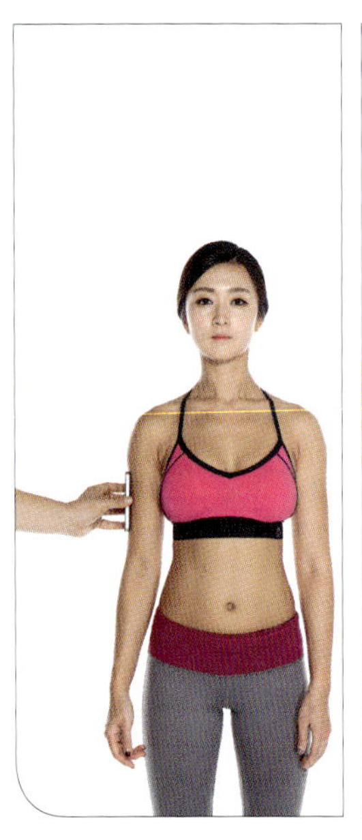
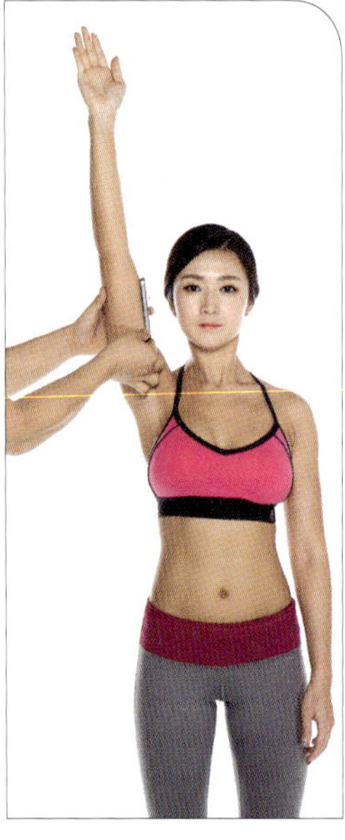

① 스마트폰을 상완과 일직선이 되도록 둔다.

② 바로 선 상태에서 시작(Start)을 누른다.

③ 바로 선 상태에서 팔을 외측으로 벌린 후 종료(Stop)를 누르고 각도 차이를 기록한다.

주의: 팔을 편 상태에서 몸이 틀어지지 않게 한다.

4) 어깨 바깥쪽으로 벌릴 때 통증을 없애는 폼롤러 이완운동

(1) 대흉근

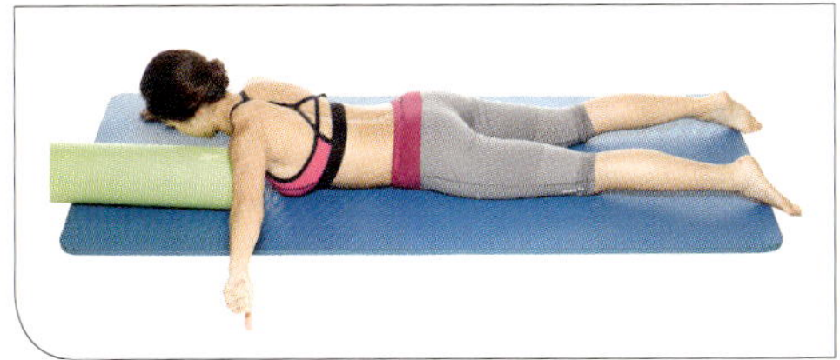
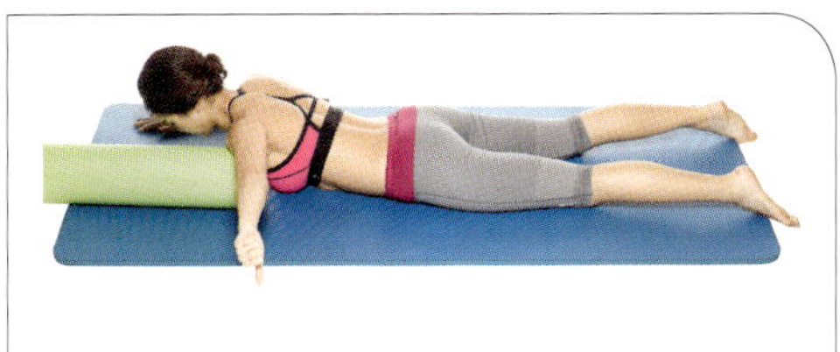

3장 가슴 근육 폼롤러 이완운동(56쪽) 참고

(2) 오훼완근

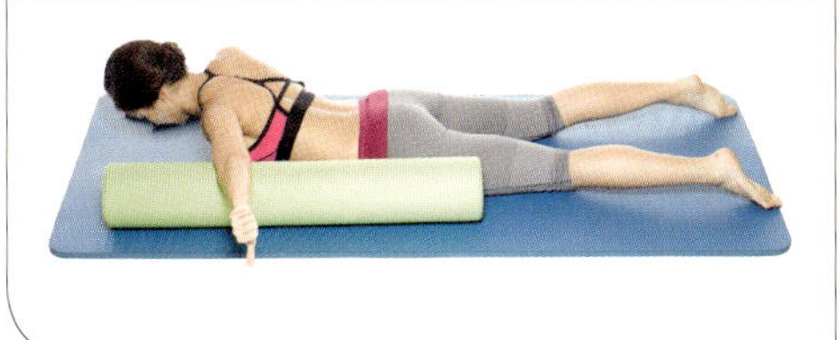
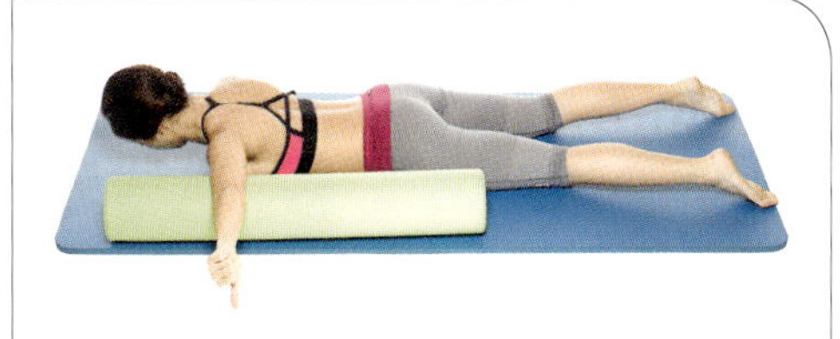

3장 상완 전면 근육 폼롤러 이완운동(68쪽) 참고

(3) 광배근

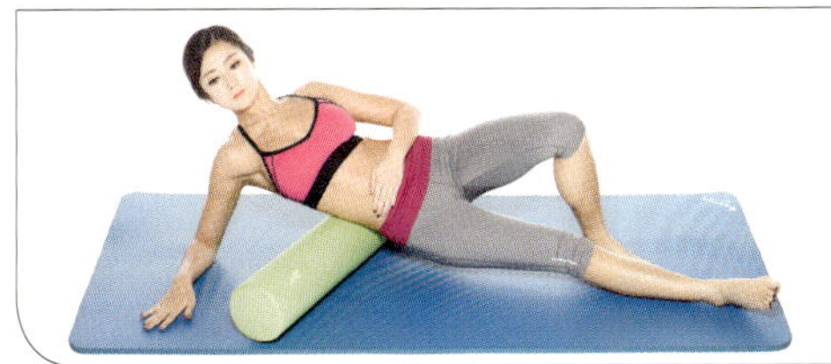
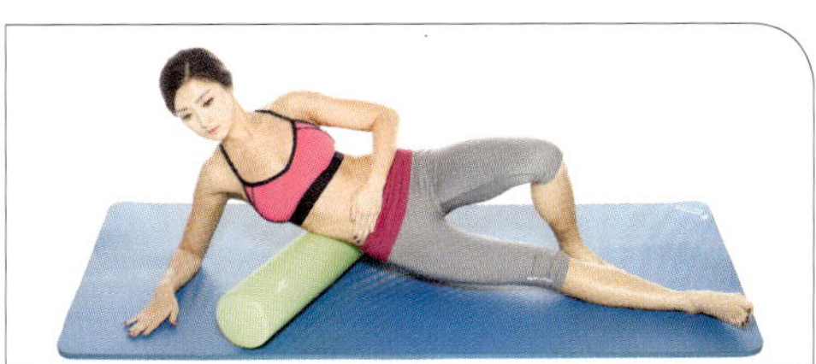

3장 허리 근육 폼롤러 이완운동(61쪽) 참고

(4) 극하근, 소원근, 대원근

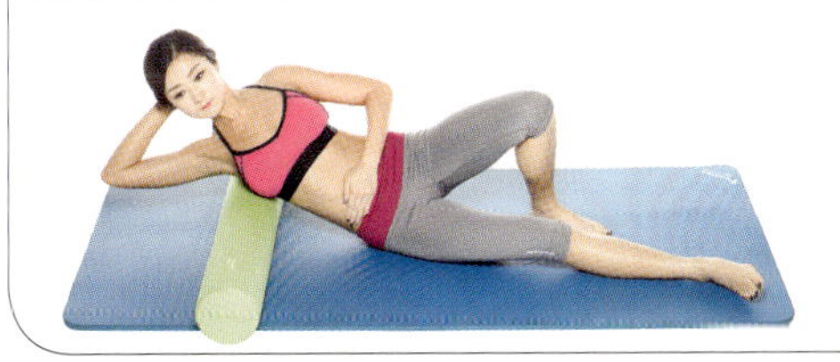
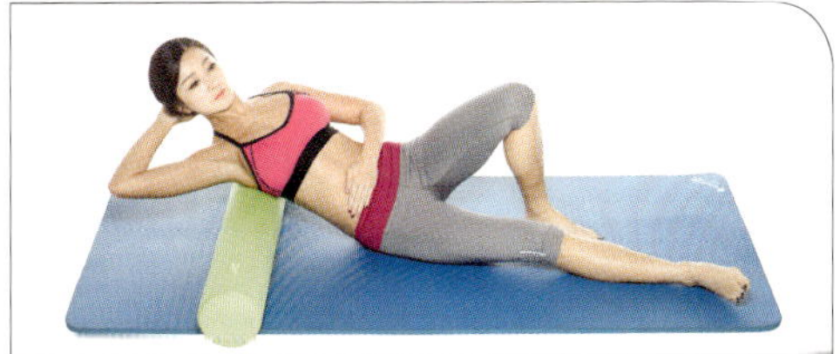

3장 어깨 후면 근육 폼롤러 이완운동(66쪽) 참고

(5) 상완 삼두근

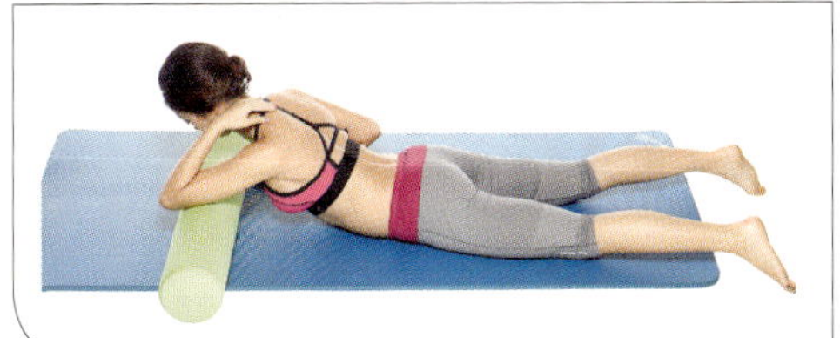
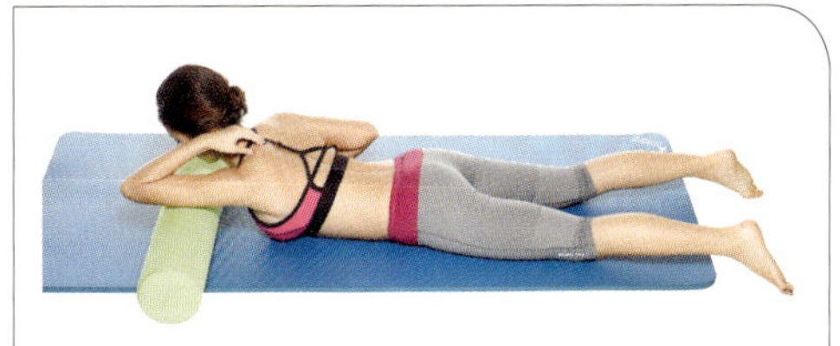

3장 상완 후면 근육 폼롤러 이완운동(69쪽) 참고

6.4 어깨 안쪽으로 모을 때 통증과 폼롤러 이완운동

1) 어깨 안쪽으로 모으기 움직임

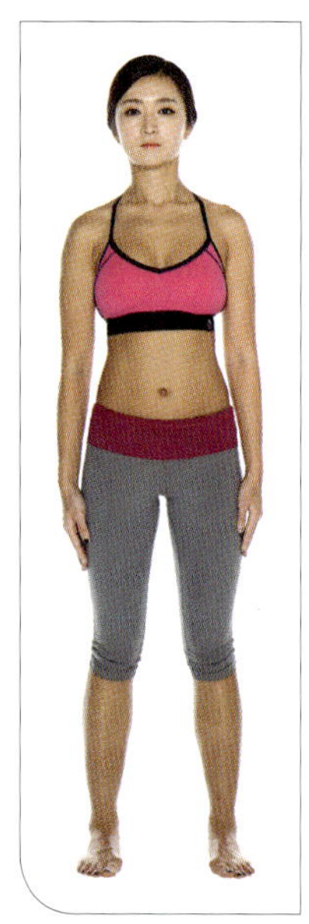
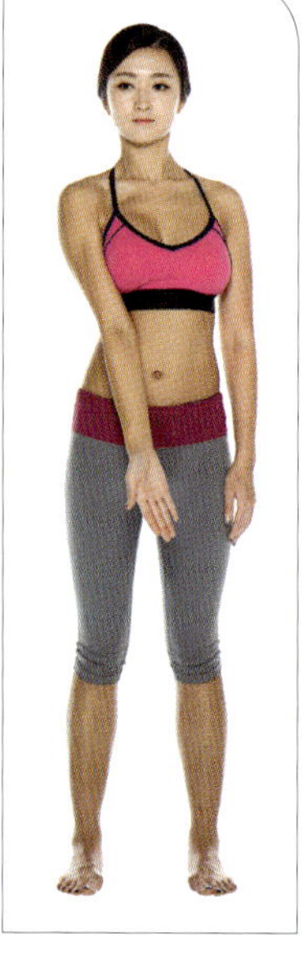

① 올바른 자세를 유지하면서 똑바로 선다.

② 어깨 외측 근육의 긴장을 느끼면서 어깨를 안쪽으로 모은다.

③ 어깨가 안쪽으로 모이는 각도와 길이를 기록한다.

주의: 어깨를 모을 때 등과 몸을 고정한다.

2) 어깨 안쪽으로 모으기 움직임에 사용되는 근육

어깨를 안쪽으로 모으는 움직임에 사용되는 근육은 대부분 어깨 내측에 위치한다. 어깨 내측 근육들이 수축하면서 어깨가 모이는 동작을 만든다. 반면 어깨 외측 근육은 어깨가 모이는 데 반대되는 역할을 하여 어깨 안쪽으로 모으기 움직임을 방해한다. 어깨 외측에서 어깨가 내측으로 모이는 움직임을 방해하는 근육으로는 전삼각근, 중삼각근, 후삼각근, 극상근 등이 있는데 이들 근육을 이완시키면 어깨를 내측으로 모으는 움직임과 함께 어깨 내측에서 발생하는 통증을 개선할 수 있다.

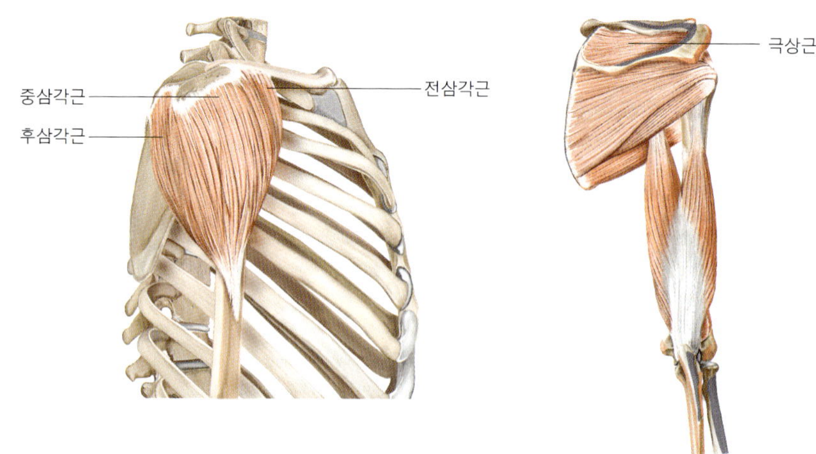

3) 어깨 안쪽으로 모으기 움직임 확인 방법

(1) 줄자를 이용한 확인

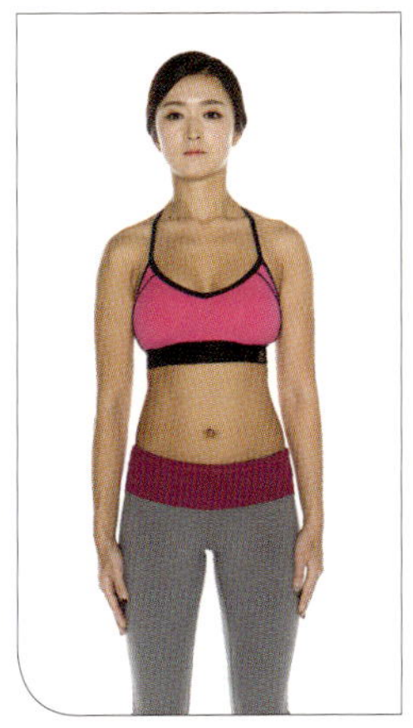

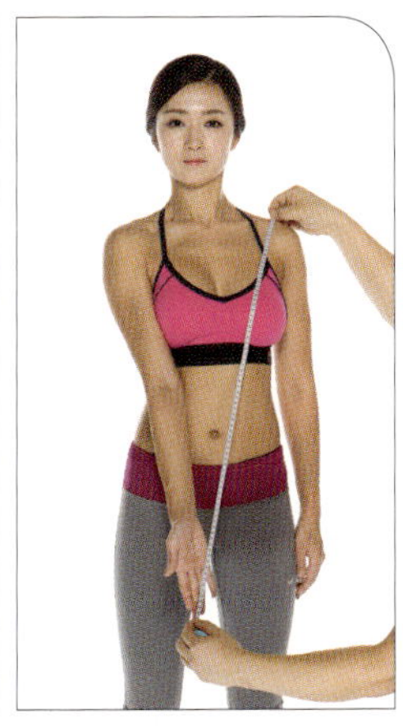

① 줄자를 가운데 손가락 끝과 반대편 쇄골 끝에 둔다.

② 팔을 내측으로 모은 후 가운데 손가락 끝과 쇄골 끝까지 길이를 측정한다.

주의: 팔을 편 상태에서 몸이 틀어지지 않게 한다.

(2) 스마트폰을 이용한 확인

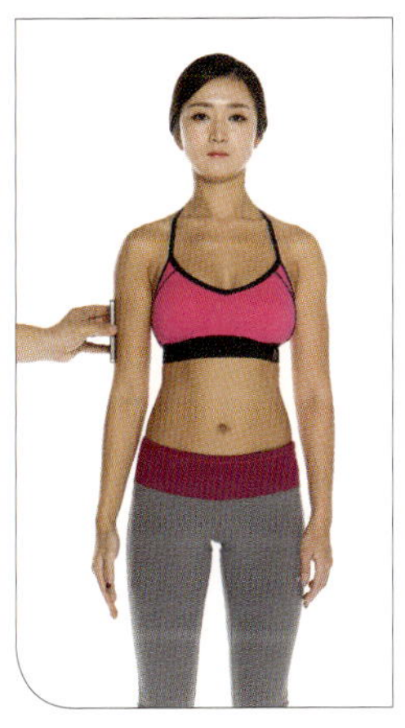

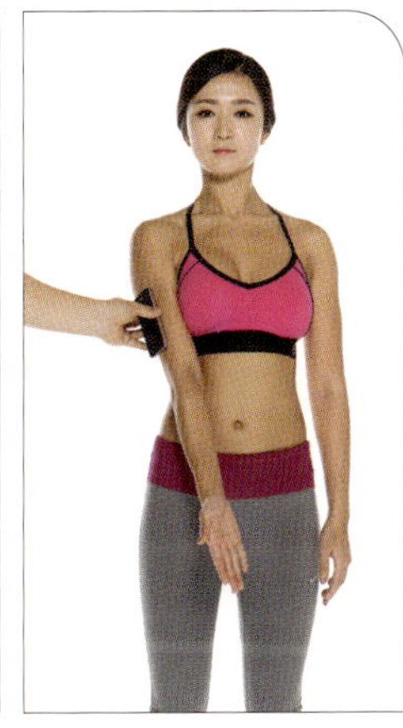

① 스마트폰이 상완과 일직선이 되도록 한다.

② 바로 선 상태에서 시작(Start)을 누른다.

③ 바로 선 상태에서 팔을 내측으로 모은 후 종료(Stop)를 누르고 각도 차이를 기록한다.

주의: 팔을 편 상태에서 몸이 틀어지지 않게 한다.

4) 어깨 안쪽으로 모을 때 통증을 없애는 폼롤러 이완운동

(1) 전삼각근, 중삼각근

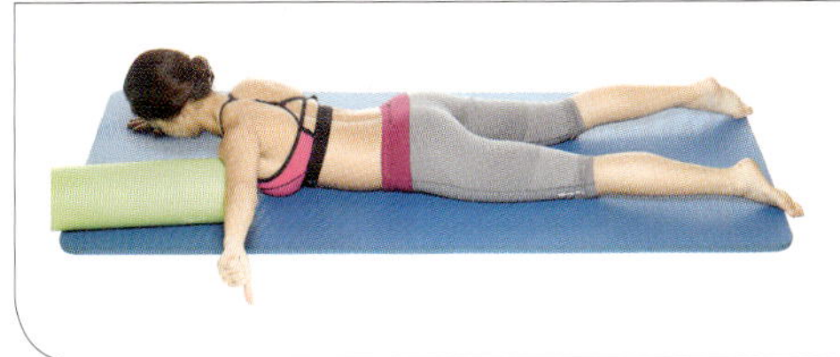

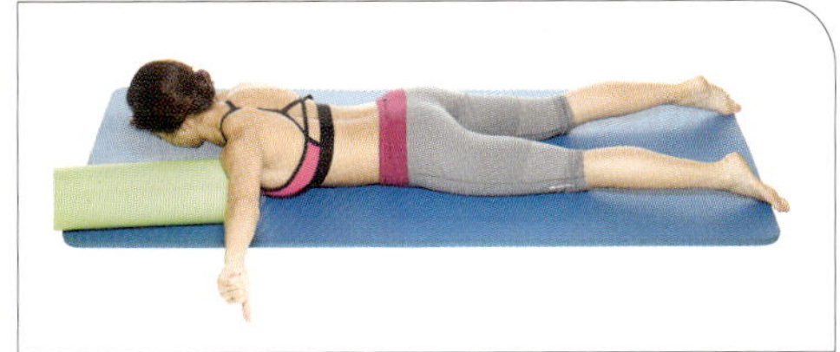

3장 어깨 전면 근육 폼롤러 이완운동(63쪽) 참고

(2) 후삼각근

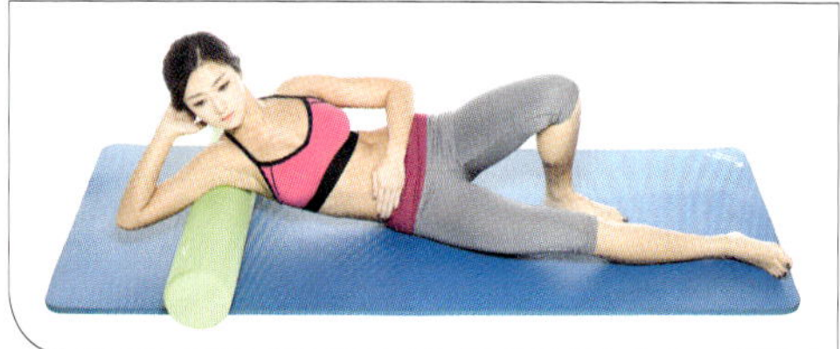
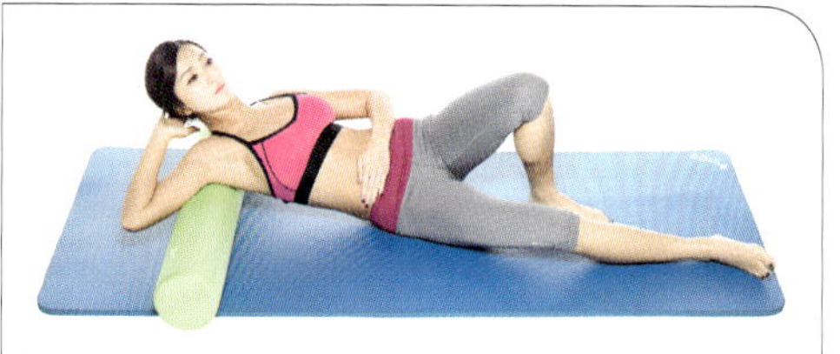

3장 어깨 후면 근육 폼롤러 이완운동(65~66쪽) 참고

(3) 극상근

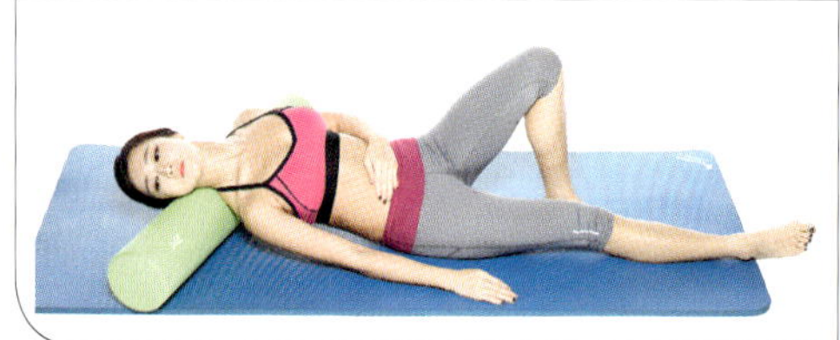
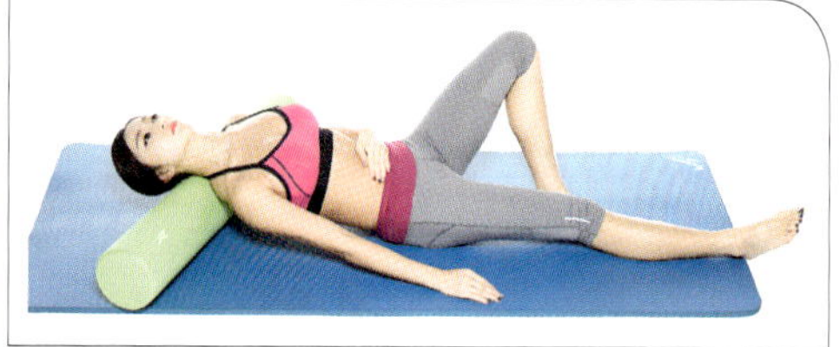

3장 목 측면 근육 폼롤러 이완운동(51쪽) 참고

6.5 어깨 바깥쪽으로 돌릴 때 통증과 폼롤러 이완운동

1) 어깨 바깥쪽으로 돌리기 움직임

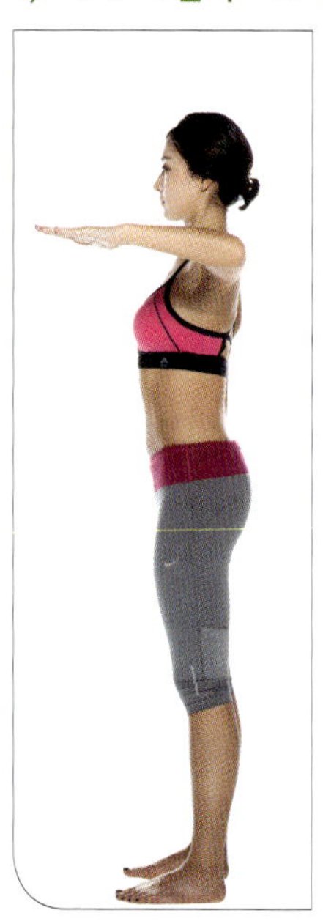
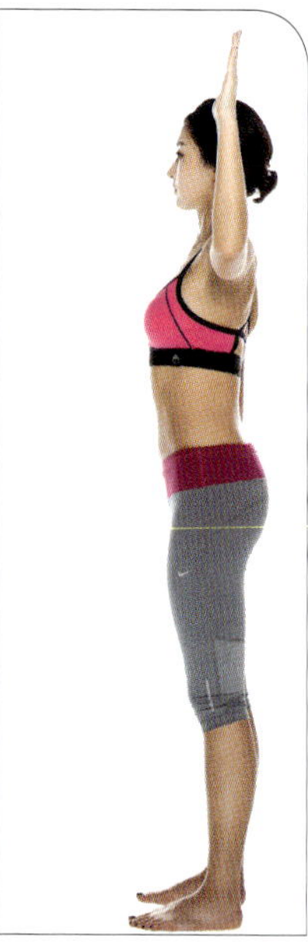

① 올바른 자세를 유지하면서 똑바로 선다.
② 팔을 수평으로 올린 후 90도로 접는다.
③ 어깨 심부 전면 근육의 긴장을 느끼면서 어깨를 바깥쪽으로 돌린다.
④ 어깨가 바깥쪽으로 돌아가는 각도와 길이를 기록한다.

주의: 어깨를 돌릴 때 가슴과 몸을 고정한다.

2) 어깨 바깥쪽으로 돌리기 움직임에 사용되는 근육

어깨를 바깥쪽으로 돌리는 움직임에 사용되는 근육은 대부분 어깨 심부 후면에 위치한다. 어깨 심부 후면의 근육들이 수축하면서 어깨가 바깥쪽으로 돌아가는 동작을 만든다. 반면 어깨 심부 전면의 근육은 어깨가 돌아가는 데 반대되는 역할을 하여 어깨 바깥쪽으로 돌리기 움직임을 방해한다. 움직임을 방해하는 근육으로는 전면의 대흉근과 전삼각근, 내측의 견갑하근과 후면의 광배근, 대원근 등이 있는데 이들 근육을 이완시키면 어깨를 바깥쪽으로 돌리는 움직임과 함께 어깨 후면에서 발생하는 통증을 개선할 수 있다.

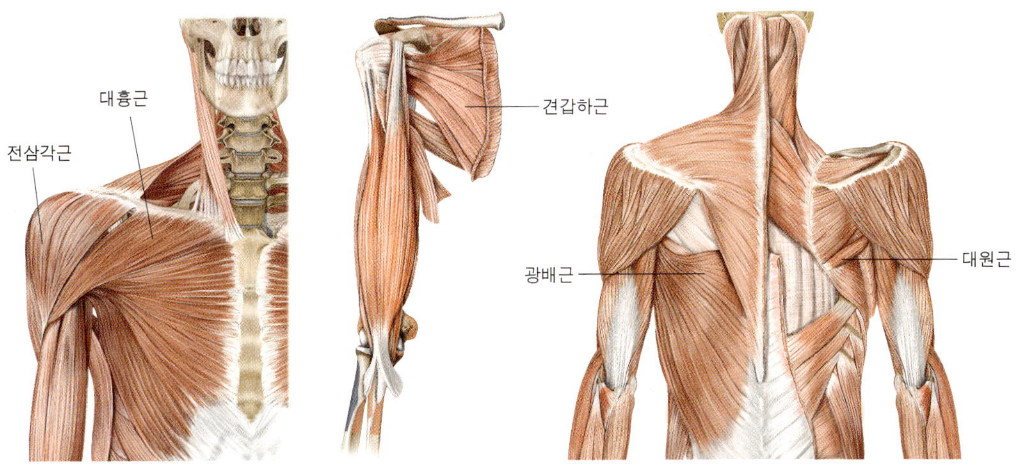

3) 어깨 바깥쪽으로 돌리기 움직임 확인 방법

(1) 줄자를 이용한 확인

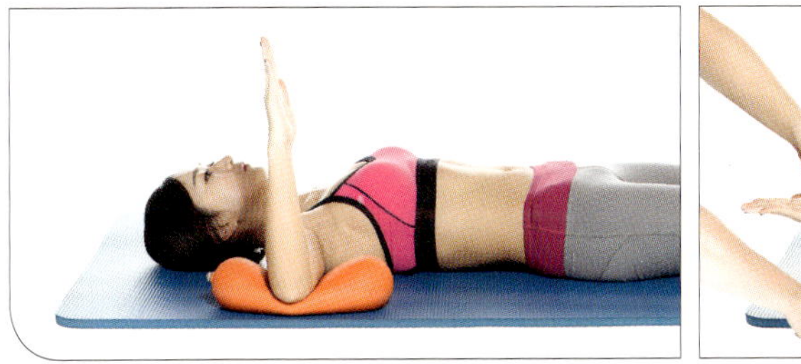

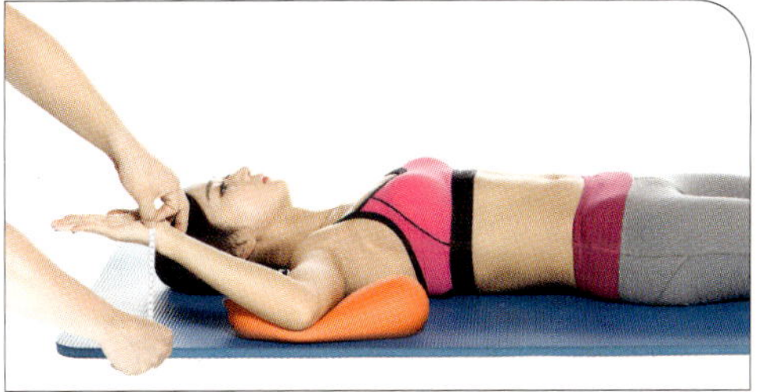

① 누워서 팔을 어깨 높이로 올리고 90로 구부린 상태에서 줄자를 바닥과 수직 상태로 손목에 오게 한다.

② 어깨를 바깥쪽으로 돌린 후 손목과 바닥까지의 길이를 측정한다.

주의: 정확한 측정을 위해 팔꿈치에 수건을 대고 팔꿈치 높이가 어깨 높이와 동일한 상태에서 한다.

어깨를 바깥쪽으로 돌릴 때 손목이 꺾이지 않도록 한다.

(2) 스마트폰을 이용한 확인

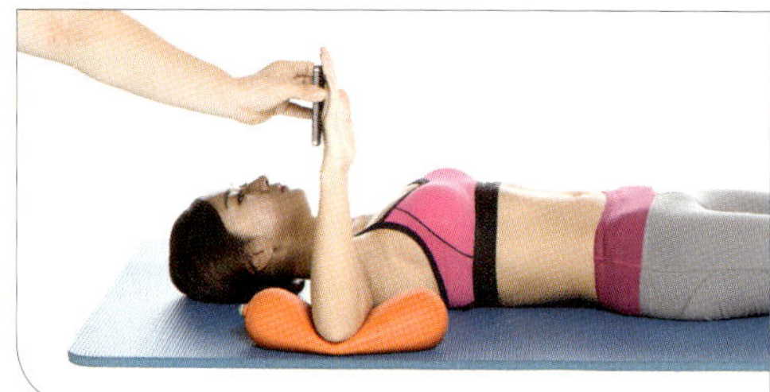
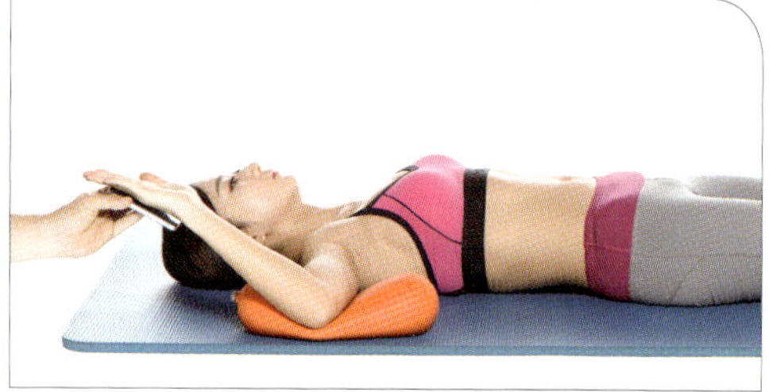

① 누워서 팔을 어깨 높이로 올리고 90도 구부린 스마트폰을 손등에 둔다.
② 누운 상태에서 시작(Start)을 누른다.
③ 누운 상태에서 팔을 바깥쪽으로 돌린 후 종료(Stop)를 누르고 각도 차이를 기록한다.
주의: 정확한 측정을 위해 팔꿈치에 수건을 대고 팔꿈치의 높이가 어깨 높이와 동일한 상태에서 한다.
어깨를 바깥쪽으로 돌릴 때 손목이 꺾이지 않도록 한다.

4) 어깨 바깥쪽으로 돌릴 때 통증을 없애는 폼롤러 이완운동

(1) 대흉근

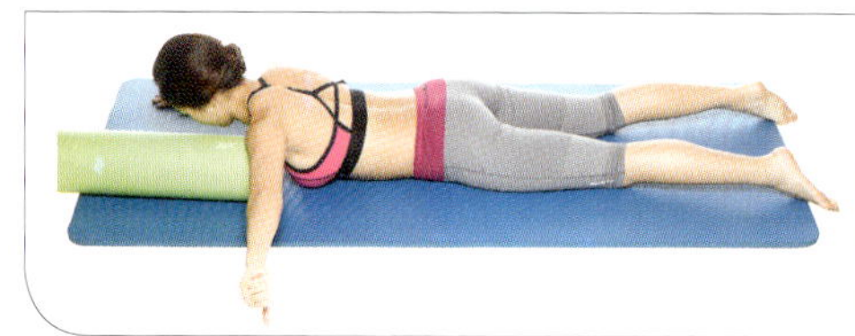
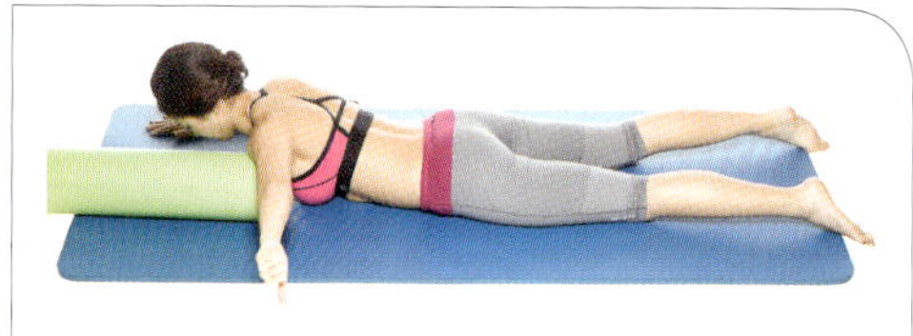

3장 가슴 전면 근육 폼롤러 이완운동(56쪽) 참고

(2) 전삼각근

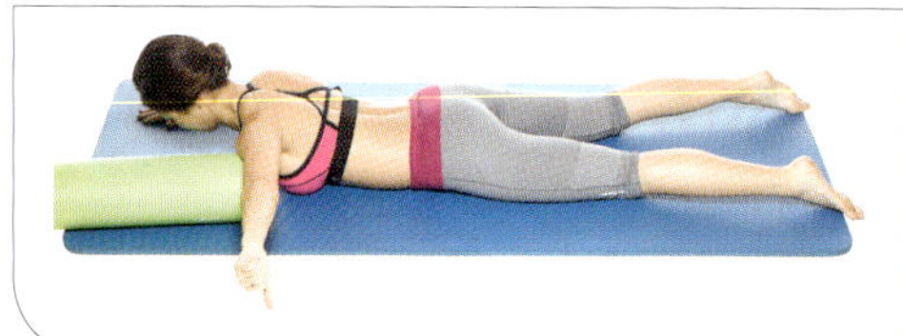
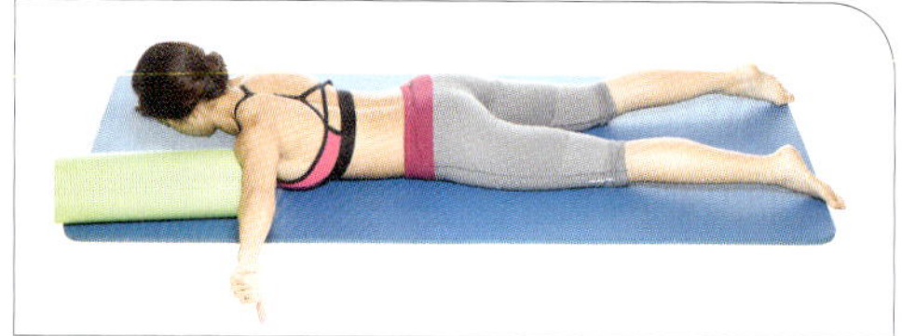

3장 어깨 전면 근육 폼롤러 이완운동(63쪽) 참고

(3) 견갑하근

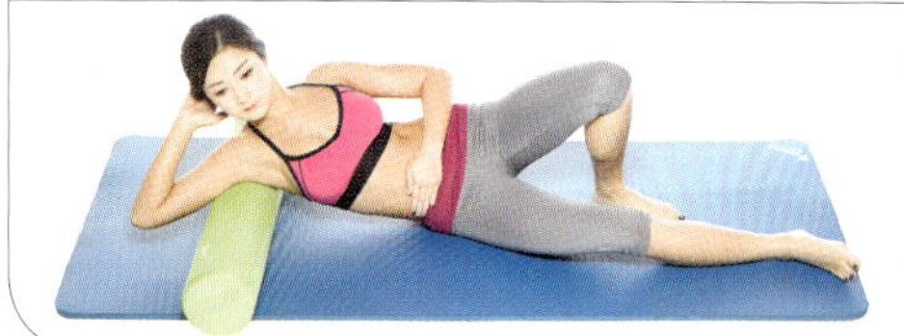
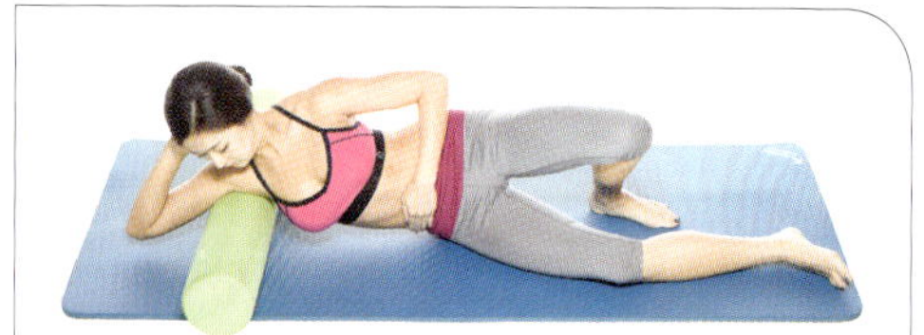

3장 어깨 전면 근육 폼롤러 이완운동(64쪽) 참고

(4) 광배근

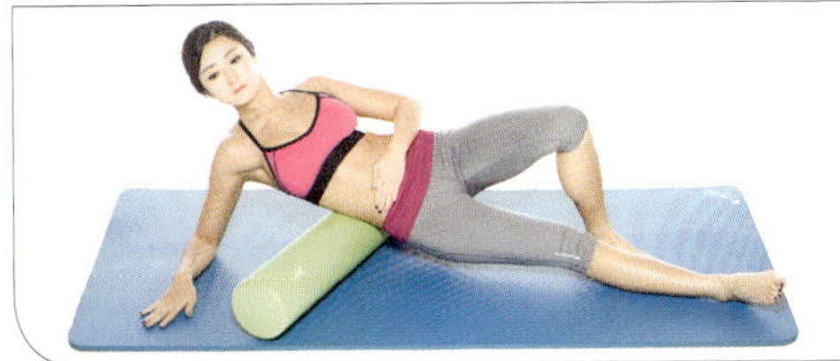
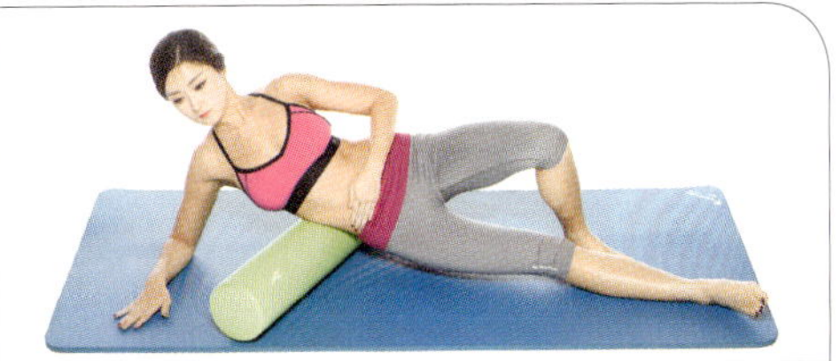

3장 허리 근육 폼롤러 이완운동(61쪽) 참고

(5) 대원근

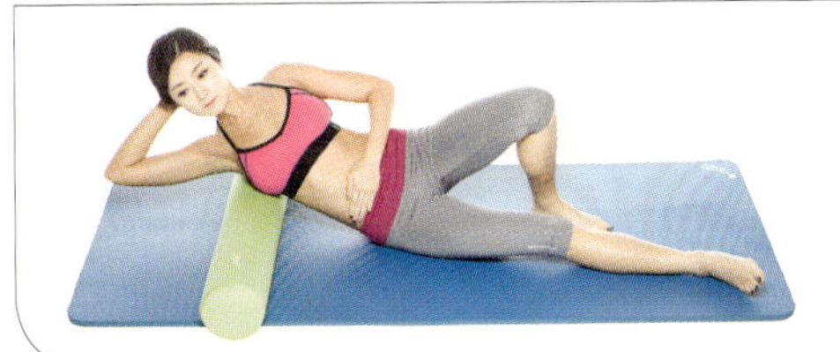
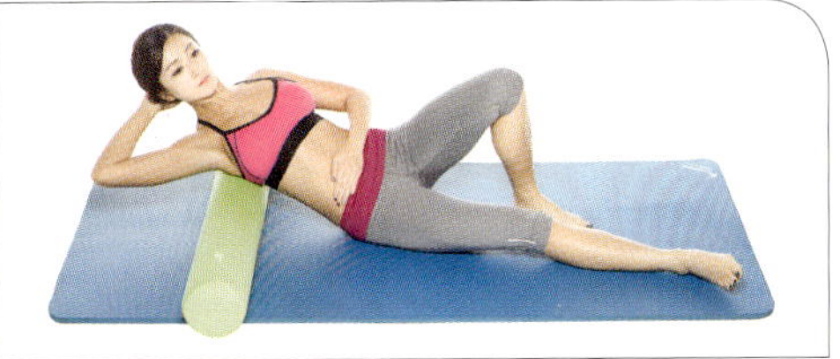

3장 어깨 후면 근육 폼롤러 이완운동(66쪽) 참고

6.6 어깨 안쪽으로 돌릴 때 통증과 폼롤러 이완운동

1) 어깨 안쪽으로 돌리기 움직임

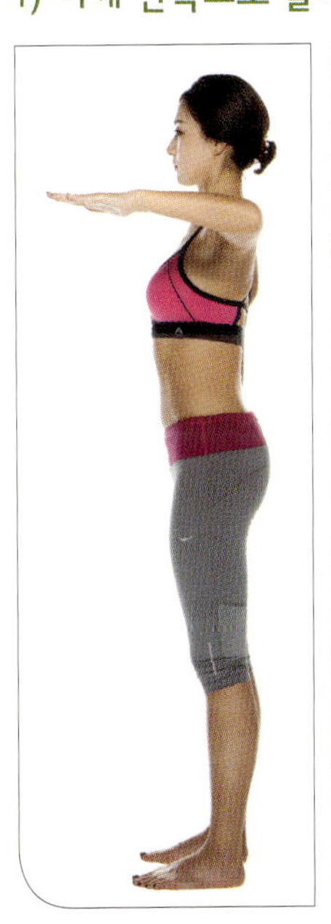
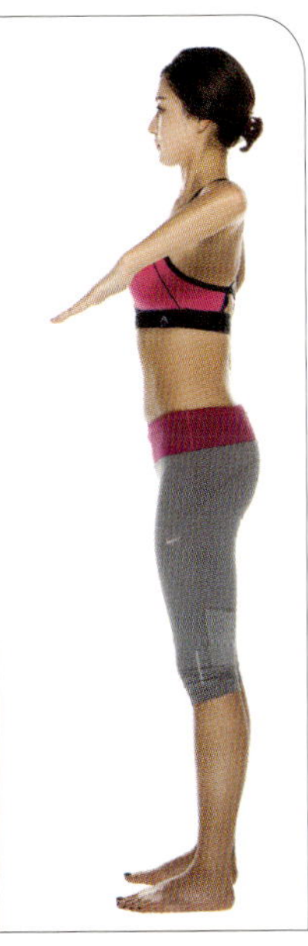

① 올바른 자세를 유지하면서 똑바로 선다.
② 팔을 수평으로 올린 후 90도로 접는다.
③ 어깨 심부 후면 근육의 긴장을 느끼면서 어깨를 안쪽으로 돌린다.
④ 어깨가 안쪽으로 돌아가는 각도와 길이를 기록한다.

주의: 어깨를 돌릴 때 등과 몸을 고정한다.

2) 어깨 안쪽으로 돌리기 움직임에 사용되는 근육

어깨를 안쪽으로 돌리는 움직임에 사용되는 근육은 대부분 어깨 심부 전면에 위치한다. 어깨 심부 전면 근육들이 수축하면서 어깨가 안쪽으로 돌아가는 동작을 만든다. 반면 어깨 심부 후면 근육은 어깨가 안쪽으로 돌아가는 데 반대되는 역할을 하여 어깨 안쪽으로 돌리기 움직임을 방해한다. 이렇게 움직임을 방해하는 근육으로는 후삼각근, 극하근, 소원근 등이 있는데, 이들 근육을 이완시키면 어깨를 안쪽으로 돌리는 움직임과 어깨 전면에서 발생하는 통증을 개선할 수 있다.

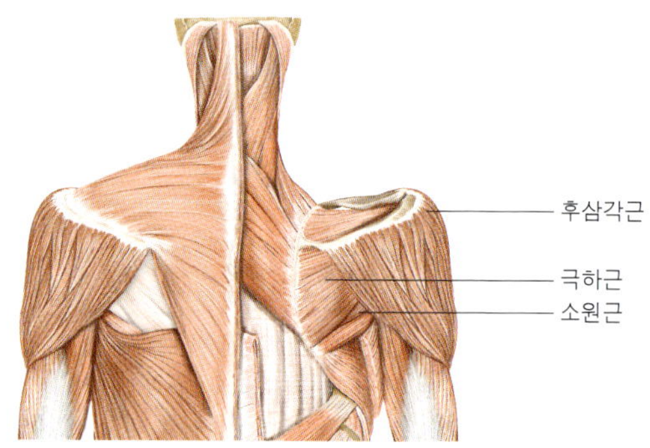

3) 어깨 안쪽으로 돌리기 움직임 확인 방법

(1) 줄자를 이용한 확인

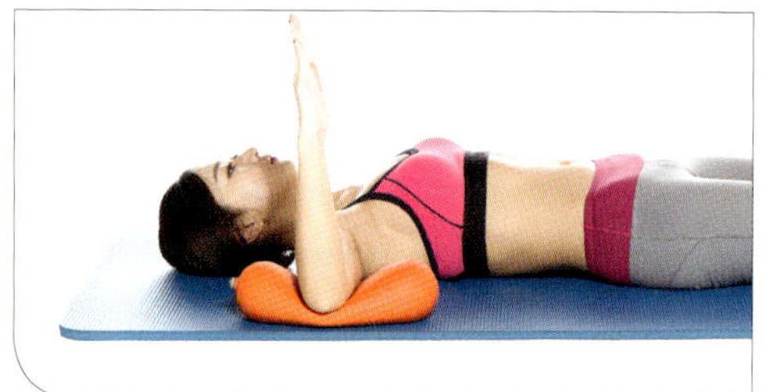

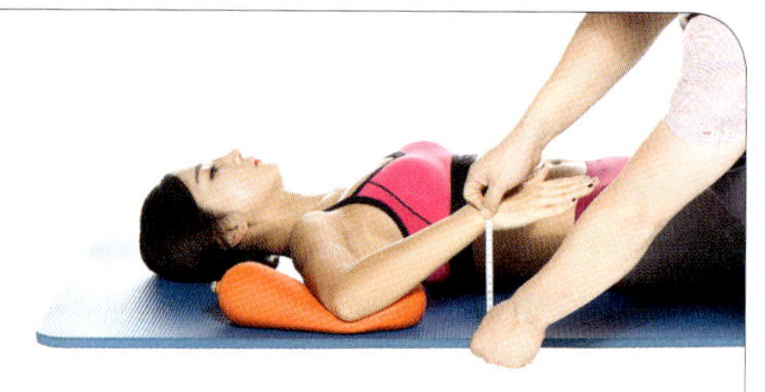

① 누워서 팔을 어깨 높이로 올리고 90로 구부린 상태에서 줄자를 바닥과 수직 상태로 손목에 둔다.

② 어깨를 아래로 돌린 후 손목과 바닥까지의 길이를 측정한다.

주의: 정확한 측정을 위해 팔꿈치에 수건을 대고 팔꿈치의 높이가 어깨 높이와 동일한 상태에서 한다.
어깨를 안쪽으로 돌릴 때 손목이 꺾이지 않도록 한다.

(2) 스마트폰을 이용한 확인

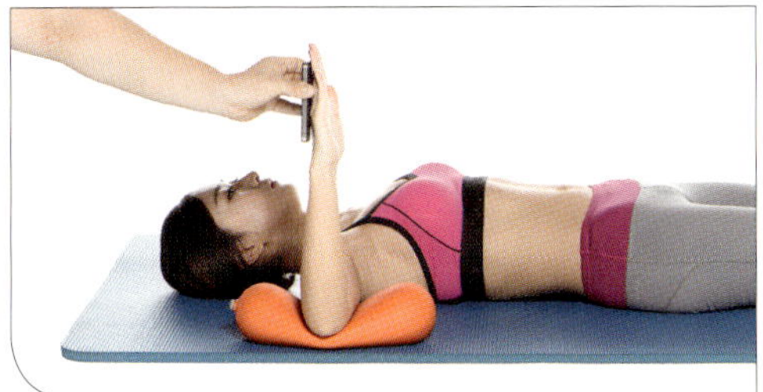
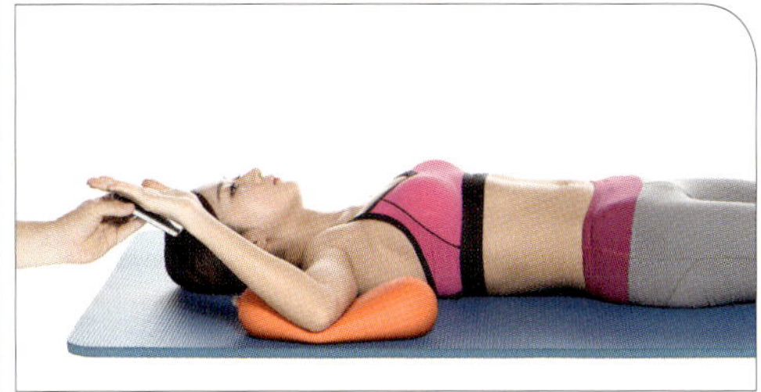

① 누워서 팔을 어깨 높이로 올리고 90도 구부린 스마트폰을 손등에 둔다.

② 누운 상태에서 시작(Start)을 누른다.

③ 누운 상태에서 팔을 안쪽으로 돌린 후 종료(Stop)를 누르고 각도 차이를 기록한다.

주의: 정확한 측정을 위해 팔꿈치에 수건을 대고 팔꿈치 높이가 어깨 높이와 동일한 상태에서 한다.

어깨를 안쪽으로 돌릴 때 손목이 꺾이지 않도록 한다.

4) 어깨 안쪽으로 돌릴 때 통증을 없애는 폼롤러 이완운동

(1) 후삼각근

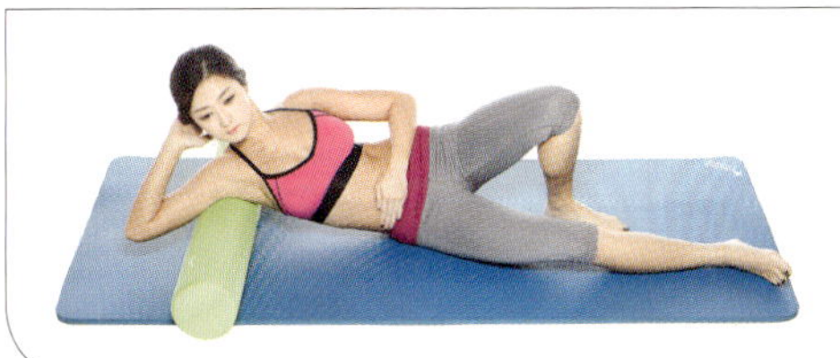
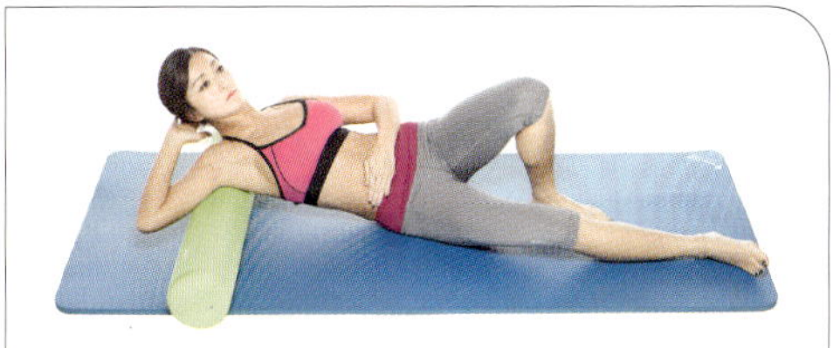

3장 어깨 후면 근육 폼롤러 이완운동(65~66쪽) 참고

(2) 극하근, 소원근

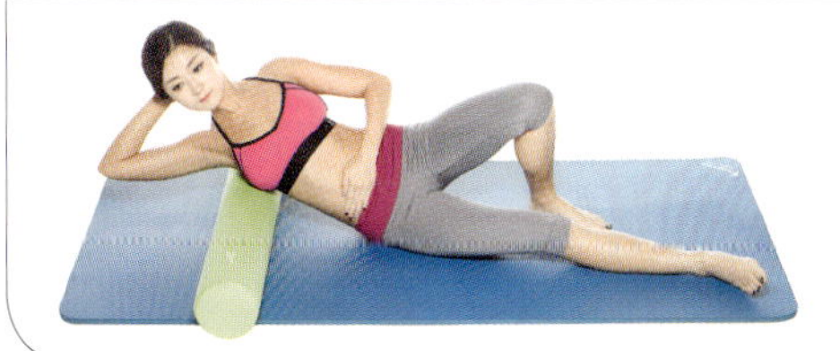
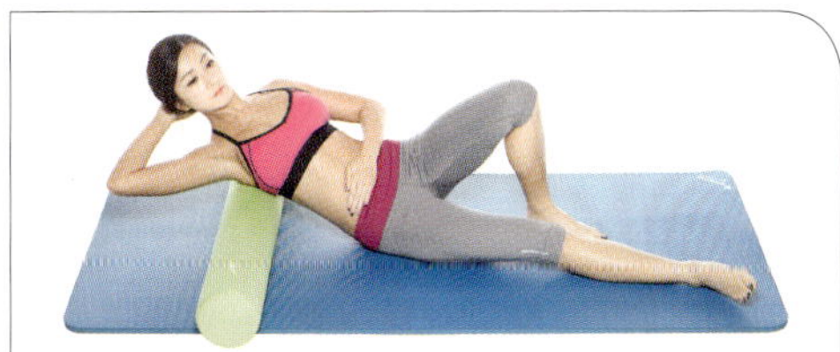

3장 어깨 후면 근육 폼롤러 이완운동(66쪽) 참고

6.7 어깨 수평 바깥쪽으로 벌릴 때 통증과 폼롤러 이완운동

1) 어깨 수평 바깥쪽으로 벌리기 움직임

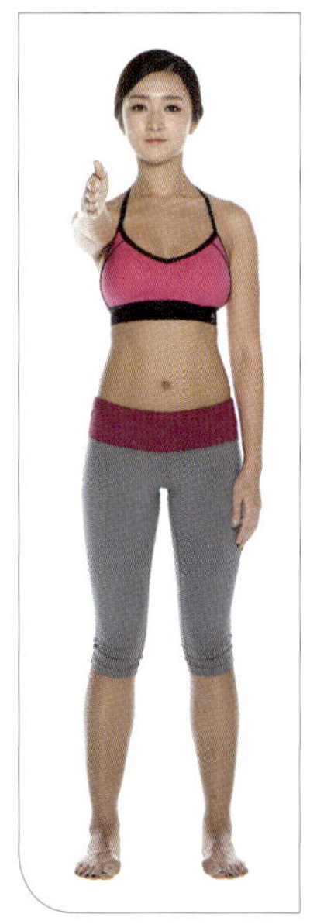

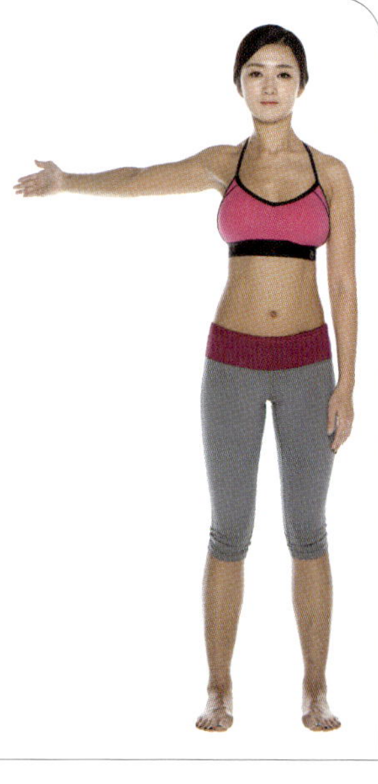

① 올바른 자세를 유지하면서 똑바로 선다.

② 어깨를 정면으로 90도 올린다.

③ 어깨 전면 근육의 긴장을 느끼면서 어깨를 수평 바깥쪽으로 벌린다.

④ 어깨가 수평 바깥쪽으로 벌어지는 각도와 길이를 기록한다.

주의: 어깨를 벌릴 때 가슴과 몸을 고정한다.

2) 어깨 수평 바깥쪽으로 벌리기 움직임에 사용되는 근육

어깨를 수평 바깥쪽으로 벌리는 움직임에 사용되는 근육은 대부분 어깨와 등 후면에 위치한다. 어깨와 등 후면의 근육들이 수축하면서 어깨가 수평 바깥쪽으로 벌어지는 동작을 만든다. 반면 어깨 전면의 근육은 어깨가 벌어지는 데 반대되는 역할을 하여 어깨 수평 바깥쪽으로 벌리기 움직임을 방해한다. 어깨가 수평 바깥쪽으로 벌리기 움직임을 방해하는 근육으로는 전면의 대흉근과 전삼각근 등이 있는데 이들 근육을 이완시키면 어깨를 수평 바깥쪽으로 벌리는 움직임과 어깨 전면에서 발생하는 통증을 개선할 수 있다.

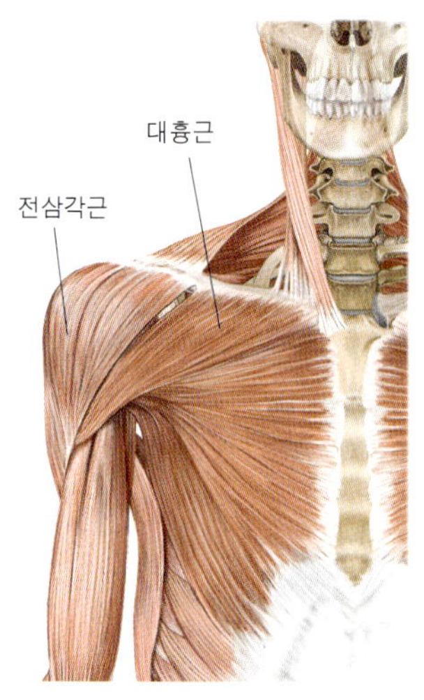

3) 어깨 수평 바깥쪽으로 벌리기 움직임 확인 방법

(1) 줄자를 이용한 확인

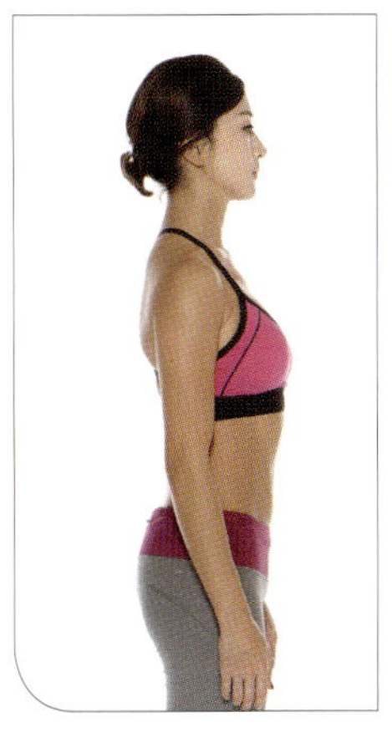
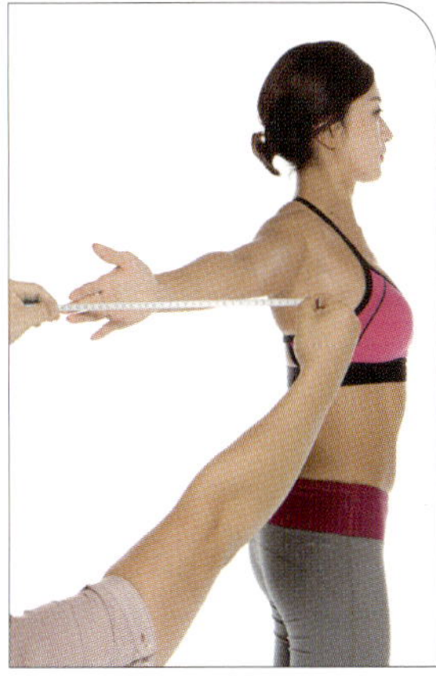

① 팔을 바깥으로 벌릴 수 있는 곳에 누워서 팔을 앞으로 올린다.
② 줄자를 손목에 둔다.
③ 팔을 수평 바깥쪽으로 벌린 후 손끝과 체간의 중심까지 길이를 측정한다.
주의: 팔을 편 상태에서 하고 어깨와 가슴이 들리지 않게 한다.
팔이 더 벌어질 수 있도록 높은 곳에서 한다.

(2) 스마트폰을 이용한 확인

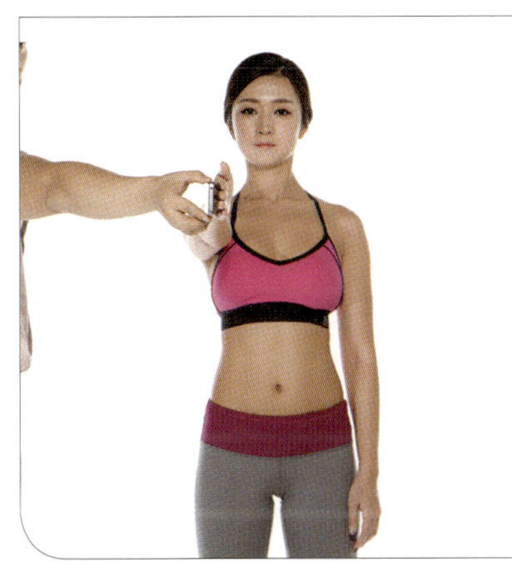
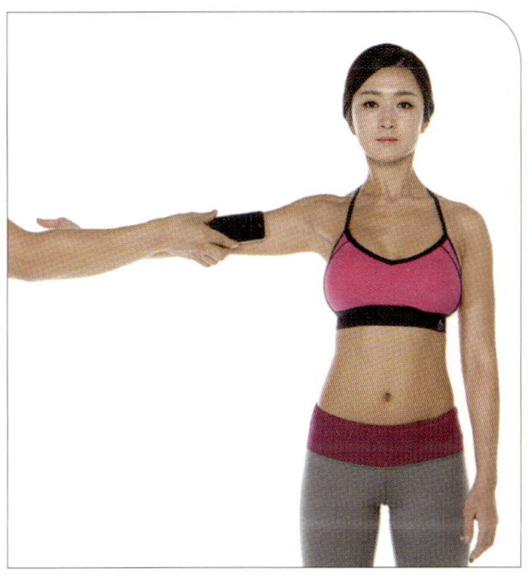

① 팔을 바깥으로 벌릴 수 있는 곳에 누워 스마트폰을 상완과 일직선이 되도록 둔다.
② 누운 상태에서 시작(Start)을 누른다.
③ 누운 상태에서 팔을 수평 바깥쪽으로 벌린 후 종료(Stop)를 누르고 각도 차이를 기록한다.
주의: 팔을 편 상태에서 하고 어깨와 가슴이 들리지 않게 한다.
팔이 더 벌어질 수 있도록 높은 곳에서 한다.

4) 팔 수평 바깥쪽으로 벌릴 때 통증을 없애는 폼롤러 이완운동

(1) 전삼각근

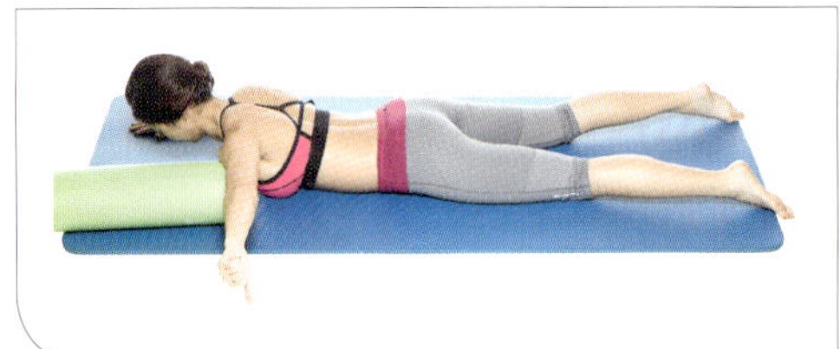
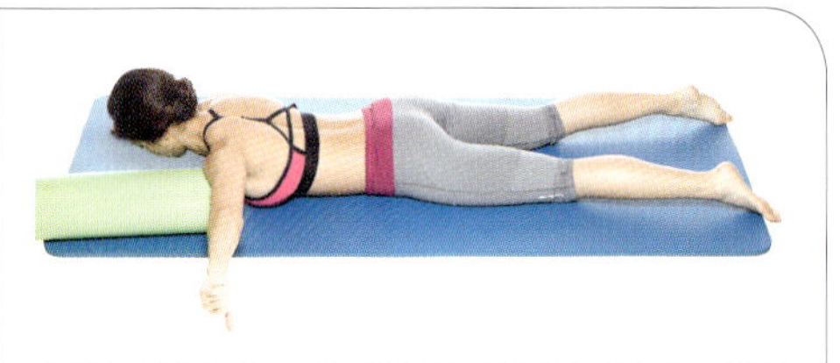

3장 어깨 전면 근육 폼롤러 이완운동(63쪽) 참고

(2) 대흉근 상부섬유

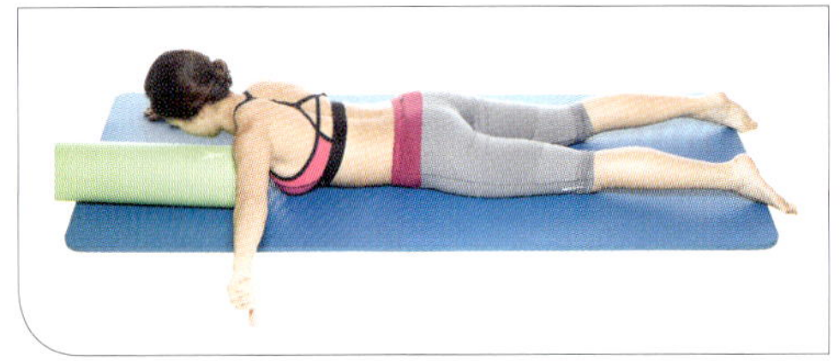
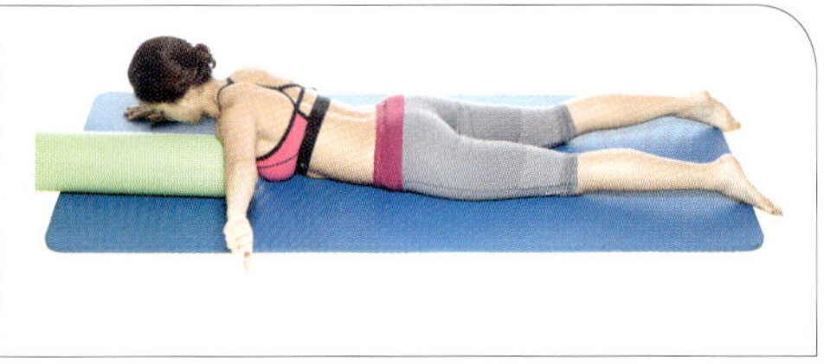

3장 가슴 전면 근육 폼롤러 이완운동(56쪽) 참고

6.8 어깨 수평 안쪽으로 모을 때 통증과 폼롤러 이완운동

1) 어깨 수평 안쪽으로 모으기 움직임

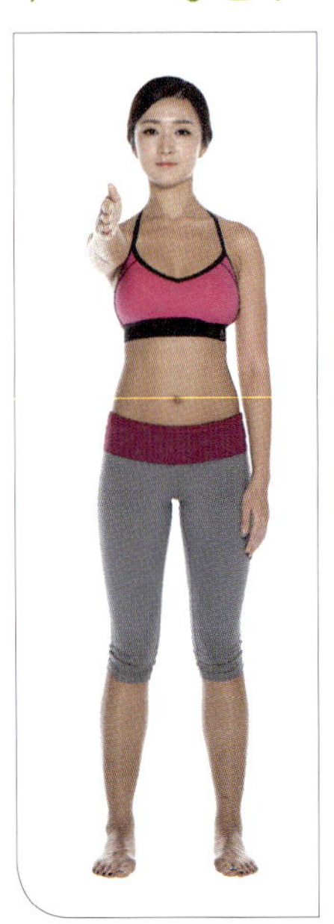
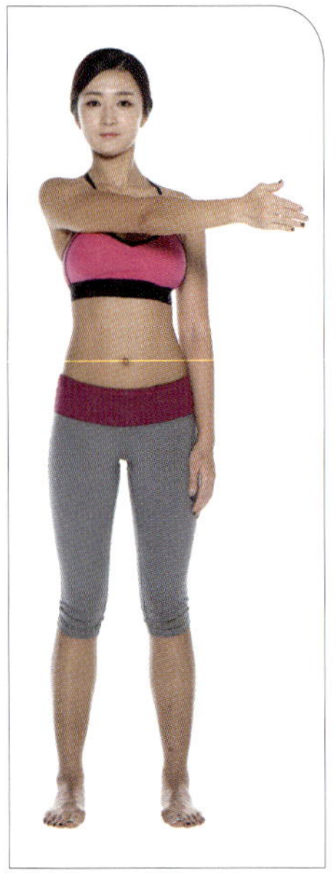

① 올바른 자세를 유지하면서 똑바로 선다.
② 어깨를 정면으로 90도 올린다.
③ 어깨 후면 근육의 긴장을 느끼면서 어깨를 수평 안쪽으로 모은다.
④ 어깨가 수평 안쪽으로 모이는 각도와 길이를 기록한다.

주의: 어깨를 모을 때 등과 몸을 고정한다.

2) 어깨 수평 안쪽으로 모으기 움직임에 사용되는 근육

어깨를 수평 안쪽으로 모으는 움직임에 사용되는 근육은 대부분 어깨 전면에 위치한다. 어깨 전면의 근육들이 수축하면서 어깨가 수평 안쪽으로 모이는 동작을 만든다. 반면 어깨 후면 근육은 어깨가 수평 안쪽으로 모이는 데 반대되는 역할을 하여 어깨 수평 안쪽으로 모으기 움직임을 방해한다. 이렇게 움직임을 방해하는 근육으로는 후면의 후삼각근, 극하근, 소원근이 있는데 이들 근육을 이완시키면 어깨 수평 안쪽으로 모으기 움직임과 등 어깨 전면에서 발생하는 통증을 개선할 수 있다.

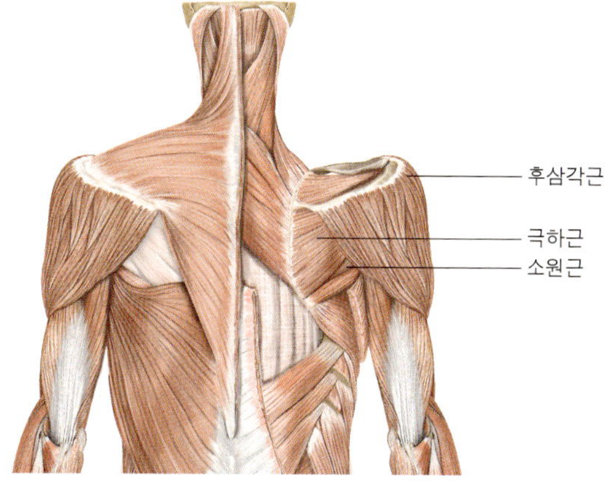

3) 어깨 수평 안쪽으로 모으기 움직임 확인 방법

(1) 줄자를 이용한 확인

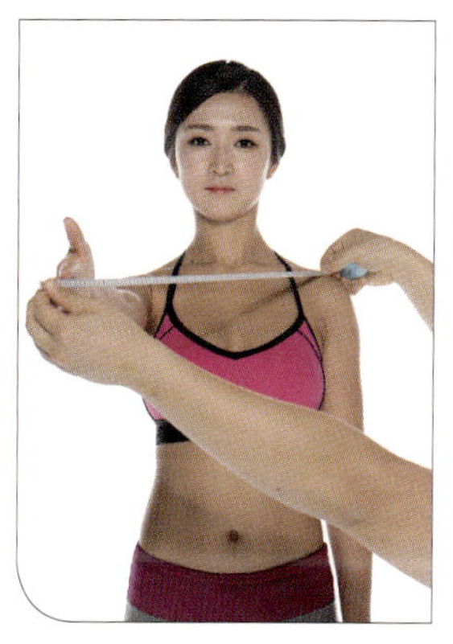

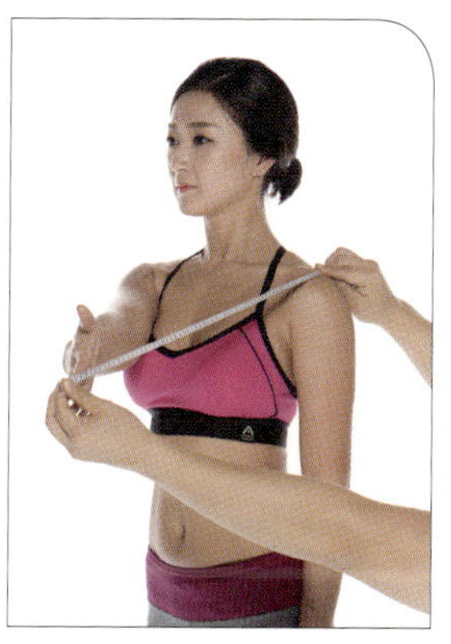

① 누워서 팔을 앞으로 올린다.
② 줄자를 손목과 쇄골 끝에 둔다.
③ 팔을 수평 안쪽으로 모은 후 손목과 쇄골 끝까지 길이를 측정한다.

주의: 팔을 편 상태에서 몸이 틀어지지 않게 한다.

(2) 스마트폰을 이용한 확인

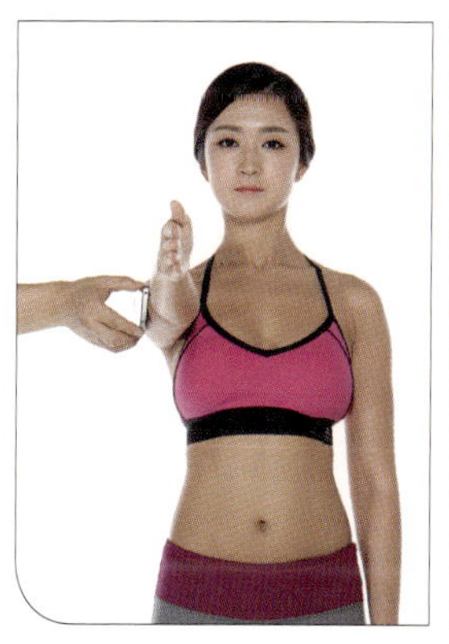

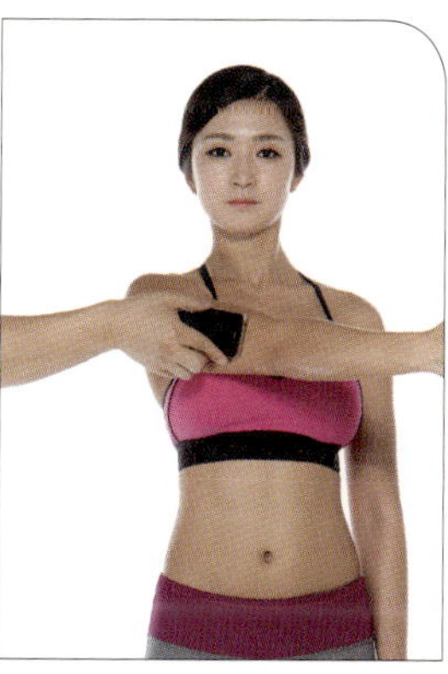

① 누운 상태에서 스마트폰이 상완과 일직선이 되도록 한다.
② 누운 상태에서 시작(Start)을 누른다.
③ 누운 상태에서 팔을 수평 안쪽으로 모은 후 종료(Stop)를 누르고 각도 차이를 기록한다.

주의: 팔을 편 상태에서 몸이 틀어지지 않게 한다.

4) 어깨 수평 안쪽으로 모을 때 통증을 없애는 폼롤러 이완운동

(1) 후삼각근

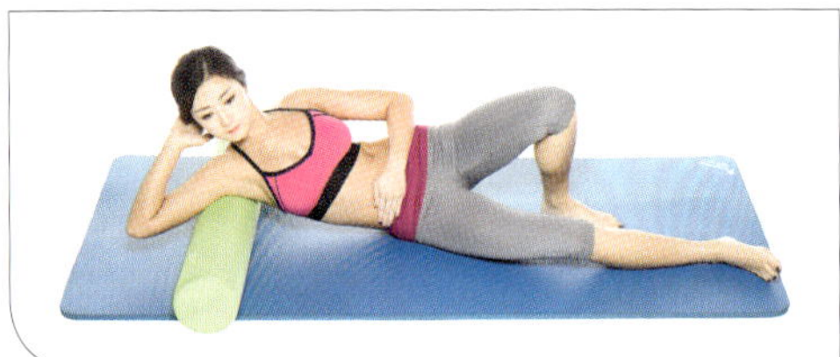
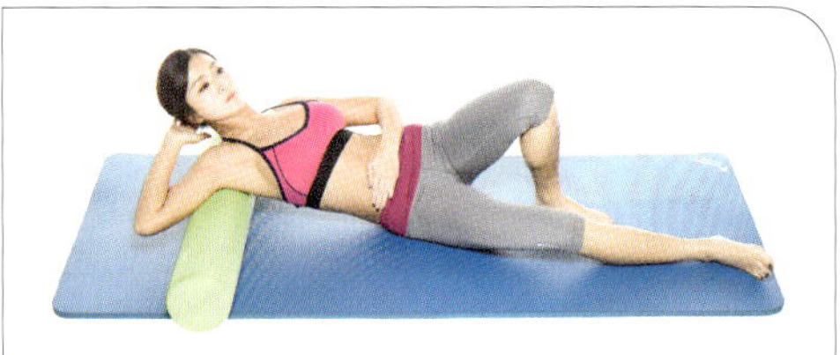

3장 어깨 후면 근육 폼롤러 이완운동(65~66쪽) 참고

(2) 극하근, 소원근

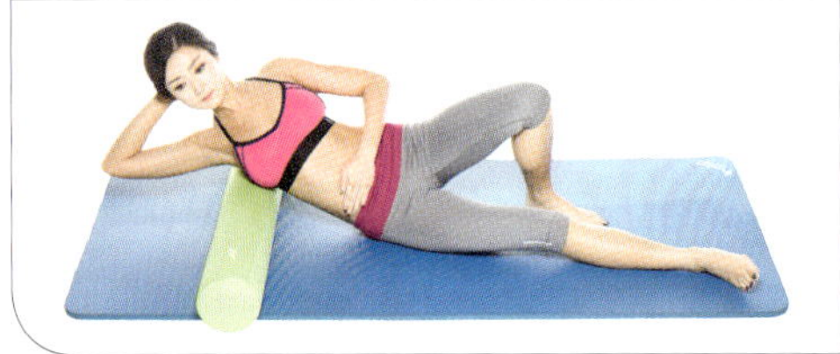
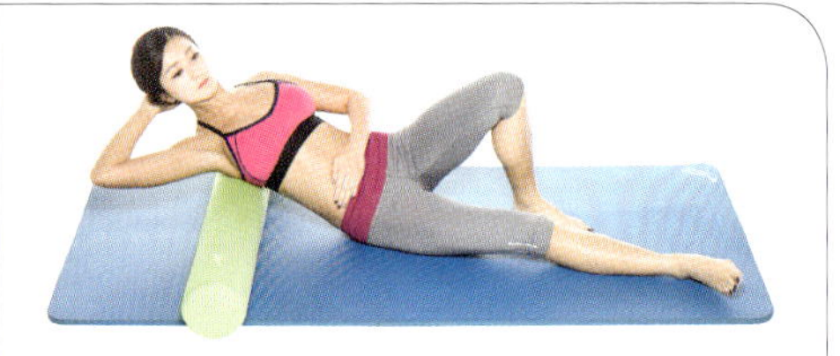

3장 어깨 후면 근육 폼롤러 이완운동(66쪽) 참고

6.9 어깨 움직임의 정상범위

움직임 / 각도	위로 올리기	아래로 내리기	바깥쪽 벌리기	안쪽 모으기	바깥쪽 돌리기	안쪽 돌리기	수평 바깥쪽 벌리기	수평 안쪽 모으기
정상범위	180°	50°	180°	50°	90°	90°	130°	30°

6.10 폼롤러 이완운동 전후 비교표 작성

폼롤러 이완운동 전과 후의 차이를 체크리스트에 작성한다.

움직임 / 각도	위로 올리기		아래로 내리기		바깥쪽 벌리기		안쪽 모으기		바깥쪽 돌리기		안쪽 돌리기		수평 바깥쪽 벌리기		수평 안쪽 모으기	
	전	후	전	후	전	후	전	후	전	후	전	후	전	후	전	후
가동범위(각도)																
가동범위(길이)																
움직이고 통증 없음																
움직이지 않고 통증 없음																
움직이지 않고 통증																

7. 폼롤러를 이용해 팔의 통증을 없애는 이완운동

팔은 접기(굴곡), 펴기(신전), 안쪽으로 돌리기(회내), 바깥쪽으로 돌리기(회외)의 움직임을 할 수 있다. 그러나 잘못된 자세와 스트레스로 인해 많은 사람들이 이러한 움직임에 제한을 느끼고 통증을 호소한다. 이러한 움직임을 제한하는 근육을 이완시키는 것만으로도 팔의 움직임 향상과 통증 감소에 도움을 줄 수 있다.

팔 관절은 접었다 폈다 하는 단순한 움직임만을 하기 때문에 대다수의 사람들이 크게 중요하지 않다고 생각한다. 그러다 보니 팔꿈치에 통증이 왔을 때 대부분 사람들이 대수롭지 않게 생각한다. 그러나 팔 관절은 손목을 안과 밖으로 돌리는 역할과 함께 어깨와 손목의 중간 지점으로 연결되어 어깨와 손목의 움직임에 영향을 주게 된다. 또한 팔꿈치 관절의 신경들은 팔꿈치 상태에 따라 영향을 받아 손목과 어깨에 불편함을 유발하기도 한다. 최근 좌업식 생활과 함께 의자에 앉아 팔이 구부린 채 생활을 반복하는 것이 팔 관절 내 신경의 긴장을 유발시키고, 그 결과 손끝 저림과 같은 신경계 문제를 일으키기도 한다. 폼롤러 이완운동은 이러한 팔 관절을 이완시킴으로써 손목과 손끝 저림 문제를 해결하고 팔 관절의 움직임을 개선시키는 역할을 하게 된다.

7.1 팔을 접을 때 통증과 폼롤러 이완운동

1) 팔 접기 움직임

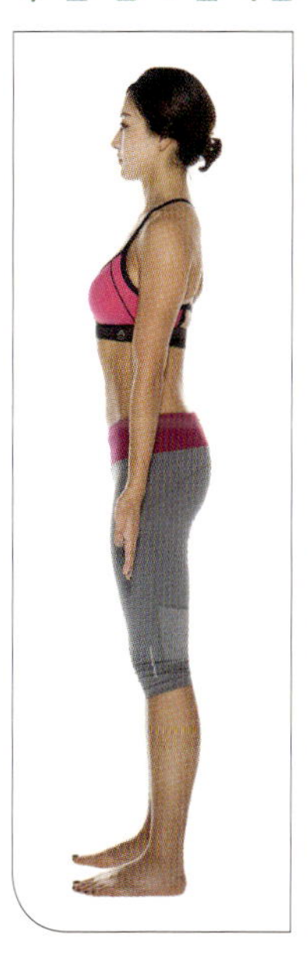

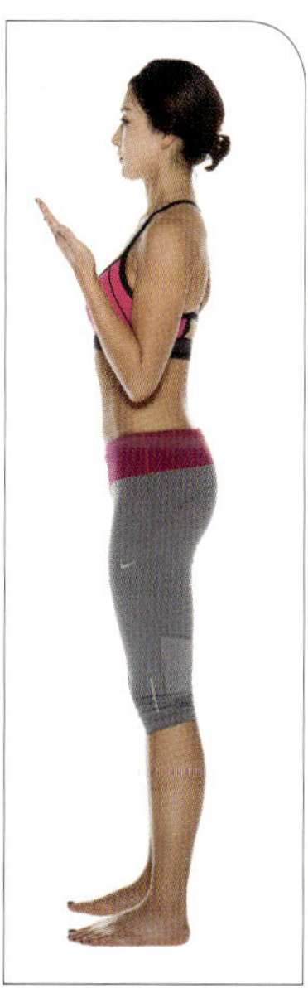

① 올바른 자세를 유지하면서 똑바로 선다.
② 팔 후면 근육의 긴장을 느끼면서 팔을 접는다.
③ 팔이 접히는 각도와 길이를 기록한다.
주의: 팔을 접을 때 상완과 등을 고정한다.

2) 팔 접기 움직임을 방해하는 근육

팔을 접는 움직임에 사용되는 근육은 대부분 팔 전면에 위치한다. 팔 전면 근육들이 수축하면서 팔이 접히는 동작을 만든다. 반면 팔 후면 근육은 팔이 접히는 데 반대되는 역할을 하여 팔이 접히는 움직임을 방해한다. 팔 후면에서 팔이 접히는 움직임을 방해하는 근육으로는 상완의 상완

삼두근과 전완의 주근 등이 있는데 이들 근육을 이완시키면 팔을 접는 움직임 개선과 함께 팔 전면에서 발생하는 통증을 개선할 수 있다.

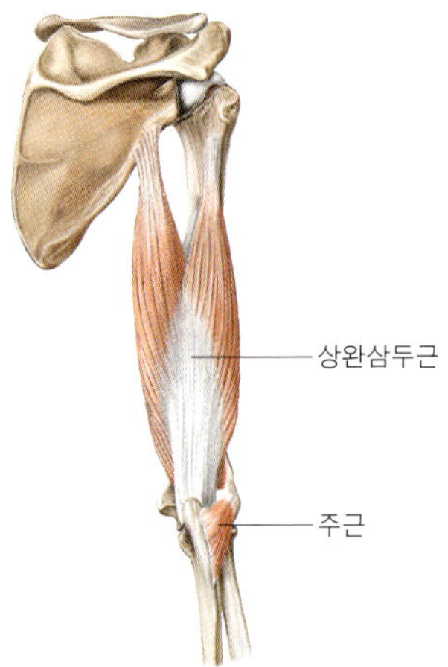

3) 팔 접기 움직임 확인 방법

(1) 줄자를 이용한 확인

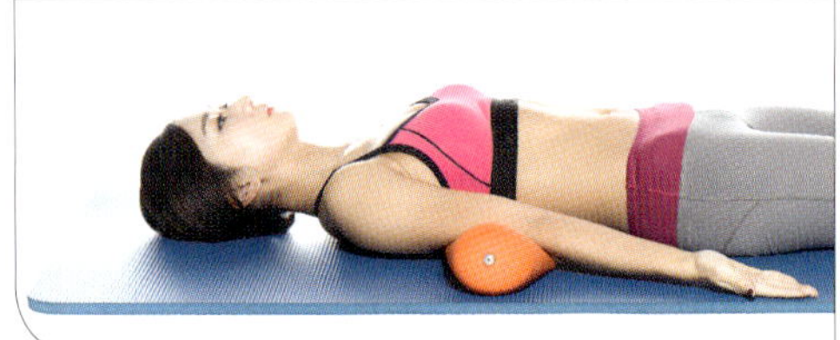
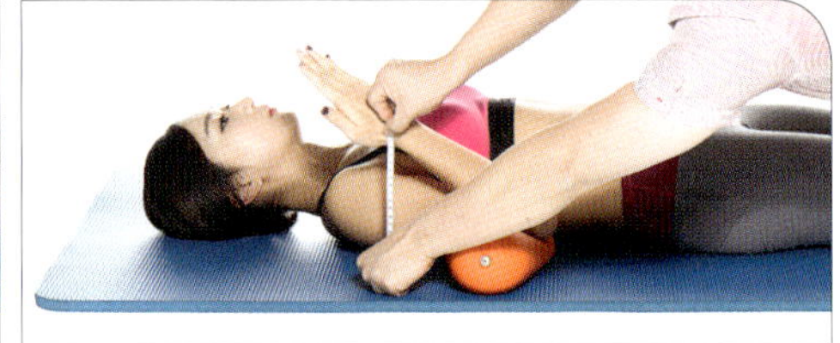

① 누운 상태에서 팔을 접는다.
② 지면과 수평을 유지한 상태로 손목까지의 거리를 측정한다.
주의: 상완 후면에 수건을 놓고 팔을 어깨 높이까지 올려서 한다.
　　　어깨가 앞으로 나가지 않은 상태에서 손목이 꺾이지 않게 한다.

(2) 스마트폰을 이용한 확인

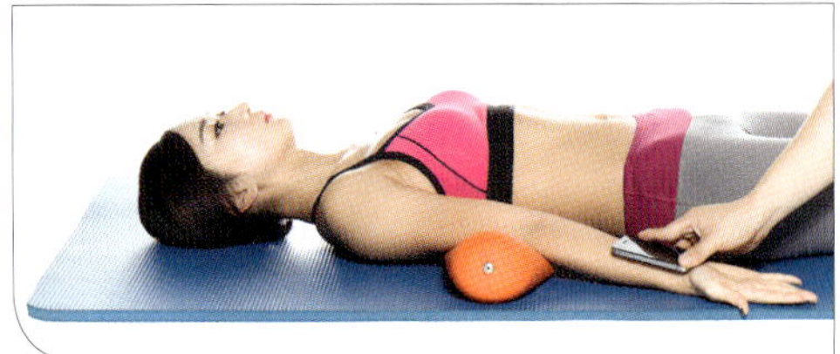
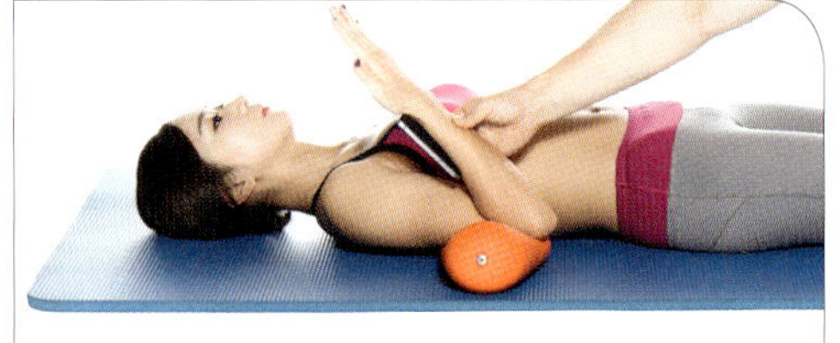

① 누운 상태에서 스마트폰을 손목 위에 둔다.
② 누운 상태에서 시작(Start)을 누른다.

③ 팔을 접은 후 종료(Stop)를 누르고 각도 차이를 기록한다.
주의: 상완 후면에 수건을 놓고 팔을 어깨 높이까지 올린다.
어깨가 앞으로 나가지 않은 상태에서 손목이 꺾이지 않게 한다.

4) 팔 접을 때 통증을 없애는 이완운동

(1) 삼완삼두근

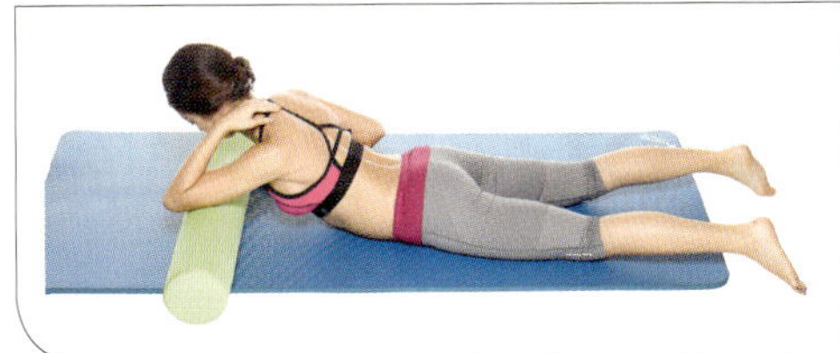
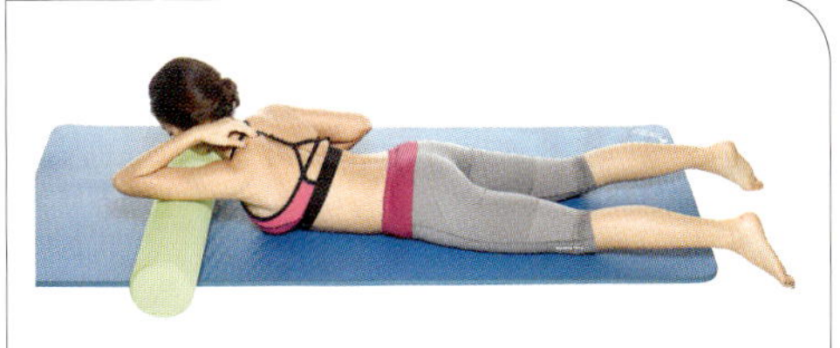

3장 상완 후면 근육 폼롤러 이완운동(69쪽) 참고

(2) 주근

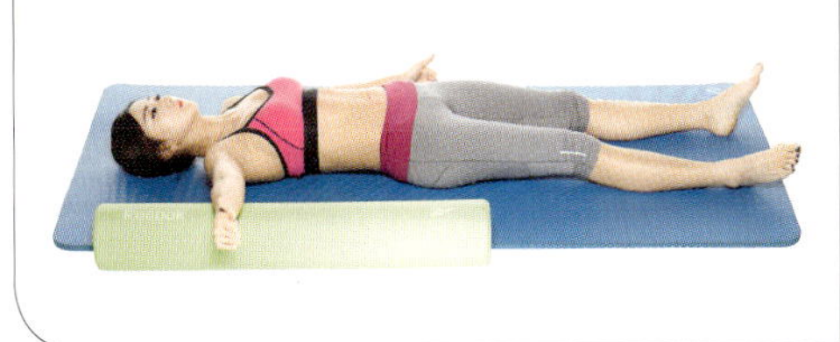
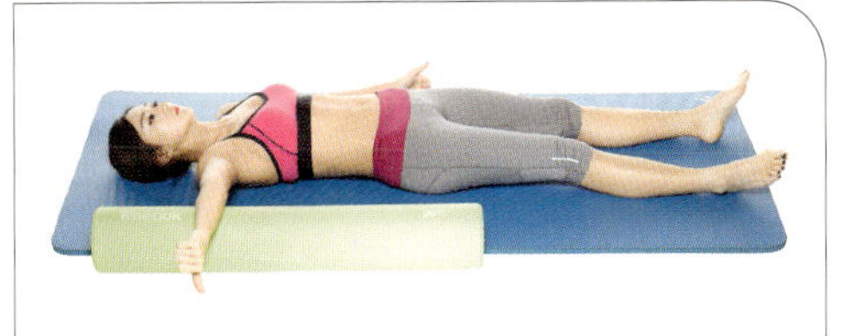

3장 전완 후면 근육 폼롤러 이완운동(73쪽) 참고

7.2 팔 펼 때 통증과 폼롤러 이완운동

1) 팔 펴기 움직임

① 올바른 자세를 유지하면서 똑바로 선다.
② 팔 전면 근육의 긴장을 느끼면서 팔을 편다.
③ 팔이 펴지는 각도와 길이를 기록한다.
주의: 팔을 펼 때 상완과 가슴을 고정한다.

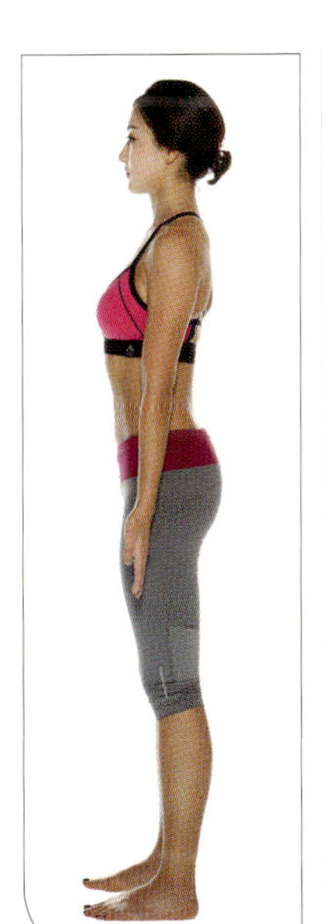
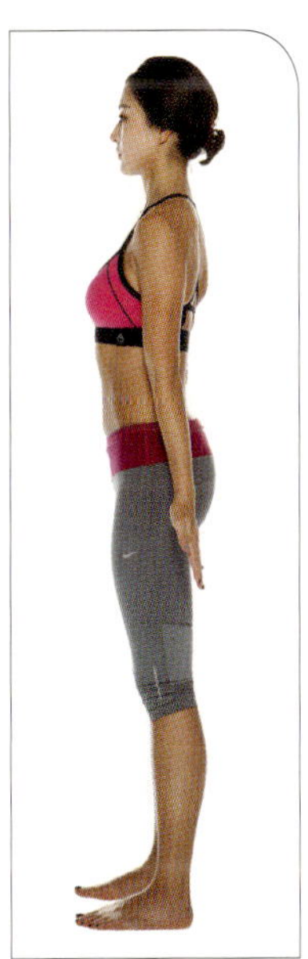

2) 팔 펴기 움직임에 사용되는 근육

팔을 펴는 움직임에 사용되는 근육은 대부분 팔 후면에 위치한다. 팔 후면 근육들이 수축하면서 팔 펴는 동작을 만든다. 반면 팔 전면 근육은 팔이 접히는 데 반대되는 역할을 하여 팔 펴는 움직임을 방해한다. 이렇게 움직임을 방해하는 근육으로는 상완의 상완이두근, 상완근과 전완의 상완요골근, 원회내근, 요측수근굴근, 척측수근굴근, 장장근, 장요측수근신근, 단요측수근신근 등이 있는데 이들 근육을 이완시키면 팔을 펴는 움직임과 팔 후면에서 발생하는 통증을 개선할 수 있다.

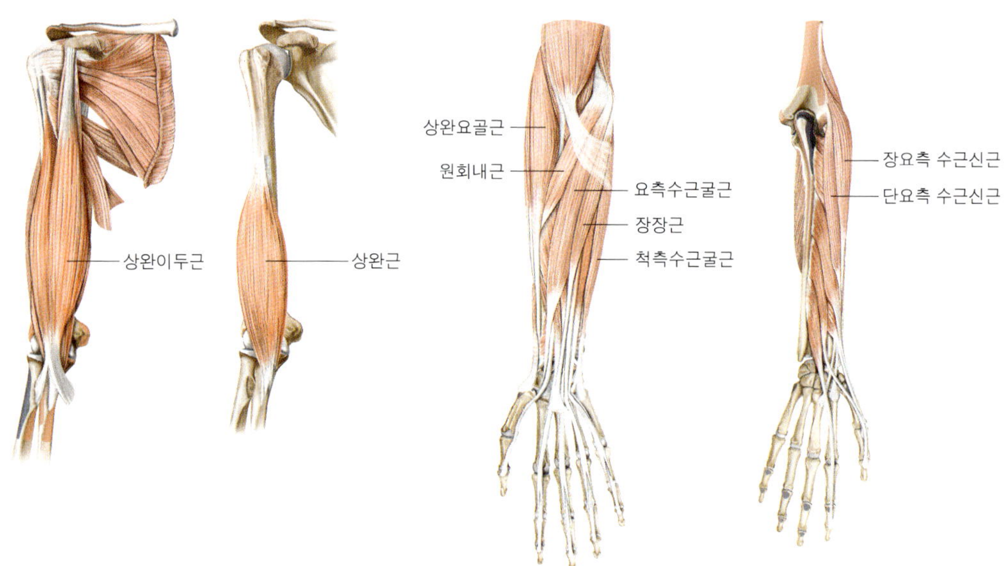

3) 팔 펴기 움직임 확인 방법

(1) 줄자를 이용한 확인

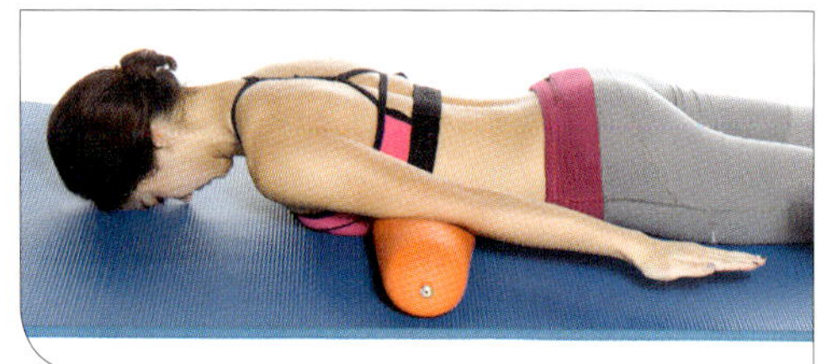
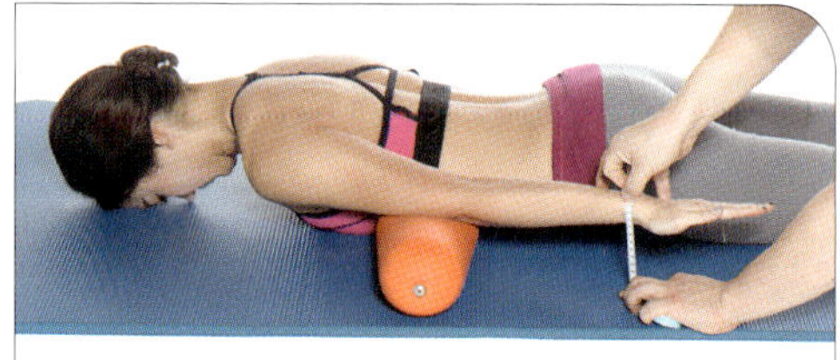

① 엎드려 누운 상태에서 팔을 편다.

② 지면과 수평을 유지한 상태로 손목까지의 거리를 측정한다.

주의: 상완 전면에 수건을 놓고 팔을 어깨 높이까지 올린다.
어깨가 앞으로 나가지 않은 상태에서 손목이 꺾이지 않게 한다.

(2) 스마트폰을 이용한 확인

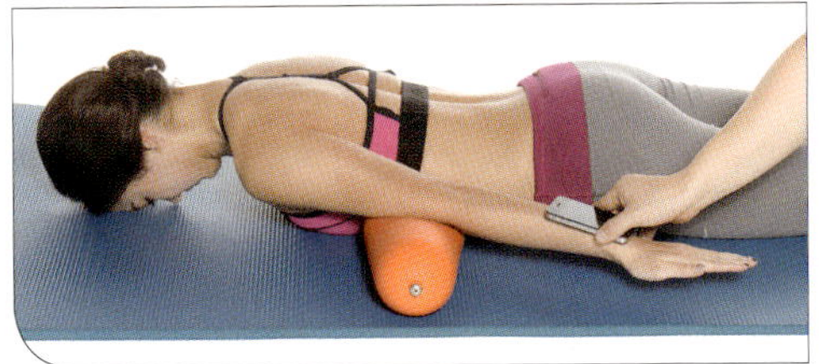
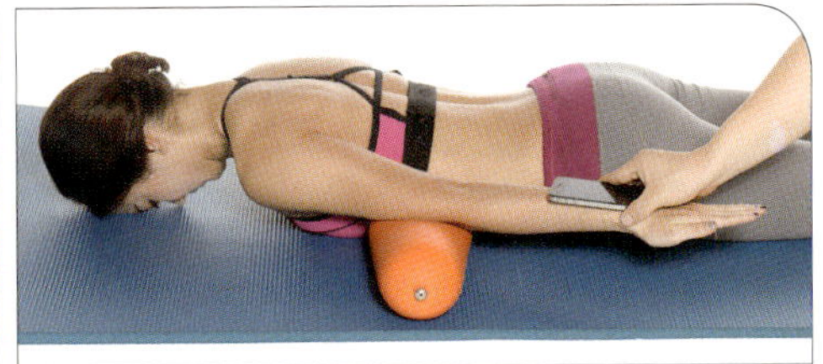

① 엎드려 누운 상태에서 스마트폰을 손목 위에 둔다.
② 엎드려 누운 상태에서 시작(Start)을 누른다.
③ 엎드려 누운 상태에서 팔을 편 후 종료(Stop)를 누르고 각도 차이를 기록한다.
주의: 상완 전면에 수건을 놓고 팔을 어깨 높이까지 올린다.
　　어깨가 앞으로 나가지 않은 상태에서 손목이 꺾이지 않게 한다.

4) 팔 펼 때 통증을 없애는 폼롤러 이완운동

(1) 상완이두근, 상완근, 상완요골근

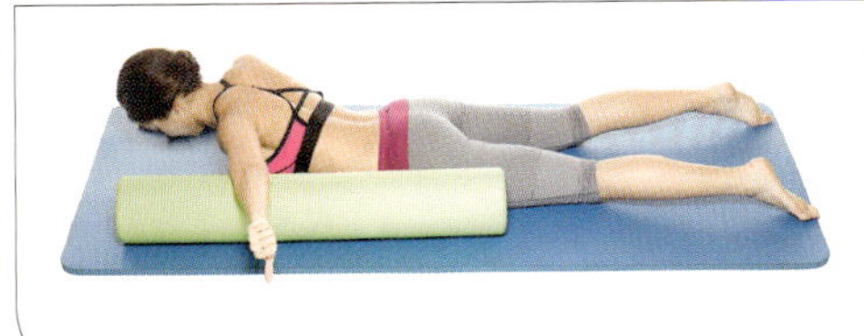
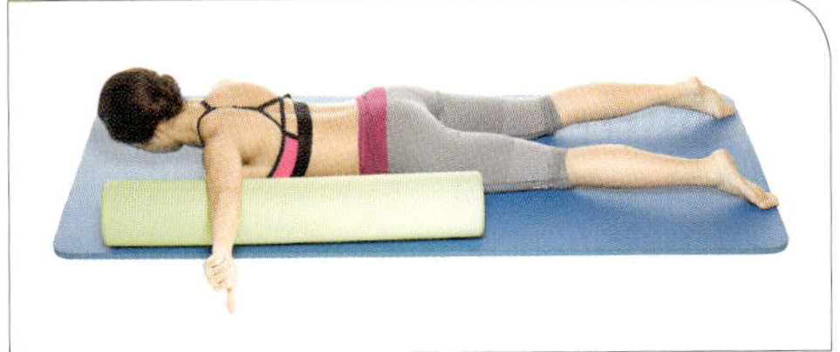

3장 상완 전면 근육 폼롤러 이완운동(68쪽) 참고

(2) 상완요골근, 원회내근, 요측수근굴근, 척측수근굴근, 장장근, 장 · 단요측수근신근

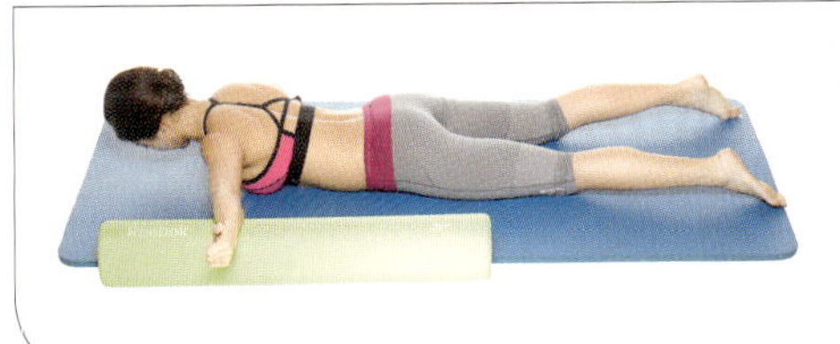
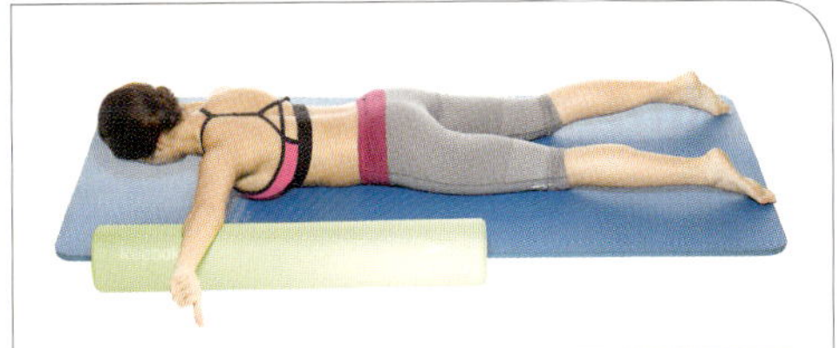

3장 전완 전면 근육 폼롤러 이완운동(71~72쪽) 참고

7.3 팔 바깥쪽으로 돌릴 때 통증과 폼롤러 이완운동

1) 팔 바깥쪽으로 돌리기 움직임

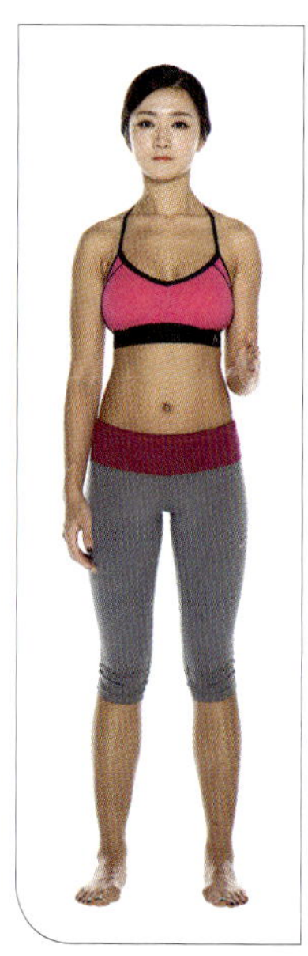

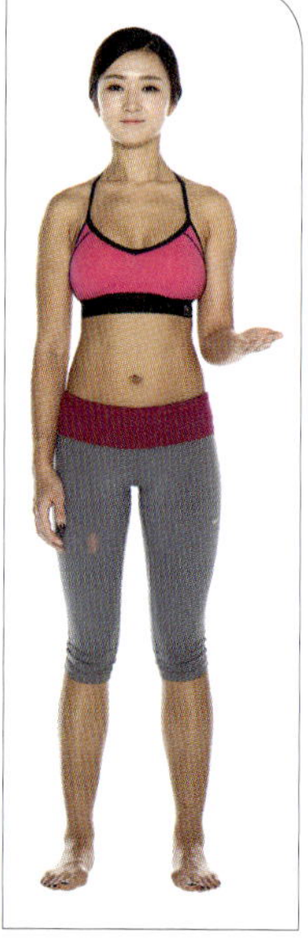

① 올바른 자세를 유지하면서 똑바로 선다.

② 전완 내측 근육의 긴장을 느끼면서 팔을 바깥쪽으로 돌린다.

③ 팔이 돌아가는 각도와 길이를 기록한다.

주의: 팔을 돌릴 때 상완과 몸을 고정한다.

2) 팔 바깥쪽으로 돌리기 움직임에 사용되는 근육

팔을 바깥쪽으로 돌리는 움직임에 사용되는 근육은 상완 전면과 전완 외측에 위치한다. 상완 전면과 전완 외측의 근육들이 수축하면서 팔이 바깥쪽으로 돌아가는 동작을 만든다. 반면 전완 내측의 근육은 팔이 바깥쪽으로 돌아가는 데 반대되는 역할을 하여 팔 바깥쪽으로 돌리기 움직임을 방해한다. 이렇게 움직임을 방해하는 근육으로는 전완 전면의 상완요골근, 원회내근, 방형회내근 등이 있는데, 이들 근육을 이완시키면 팔을 바깥쪽으로 돌리는 움직임과 통증을 개선할 수 있다.

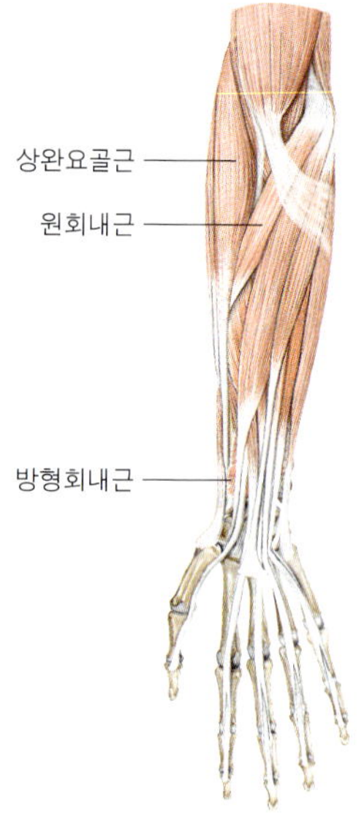

3) 팔 바깥쪽으로 돌리기 움직임 확인 방법

(1) 줄자를 이용한 확인

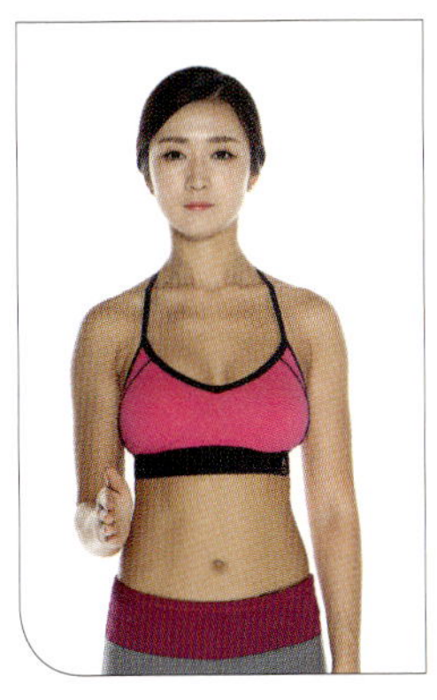
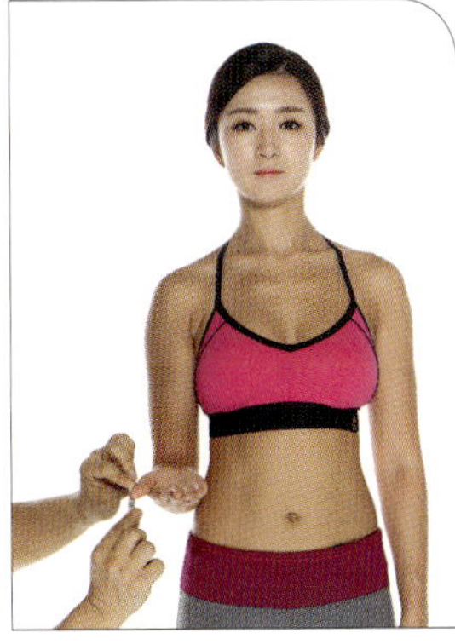

① 팔을 90도로 구부리고 손을 세로로 세운 상태를 유지한다.
② 팔을 바깥쪽으로 돌리는 동작을 한다.
③ 팔을 바깥쪽으로 돌린 후 지면에서 엄지손가락의 거리를 기록한다.

주의: 팔을 바깥쪽으로 돌릴 때 어깨 축이 수직인 상태를 유지한다.

(2) 스마트폰을 이용한 확인

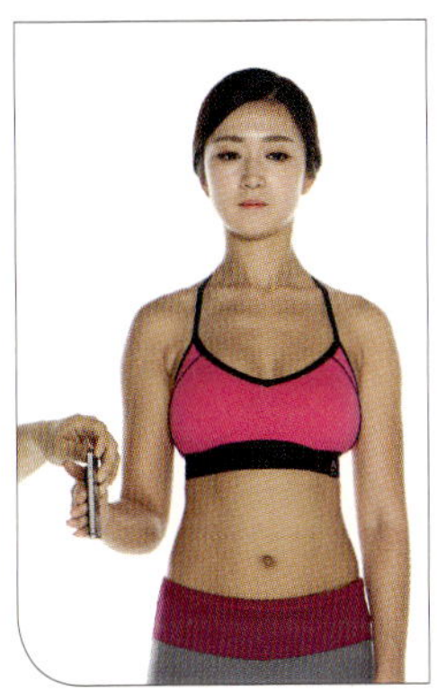
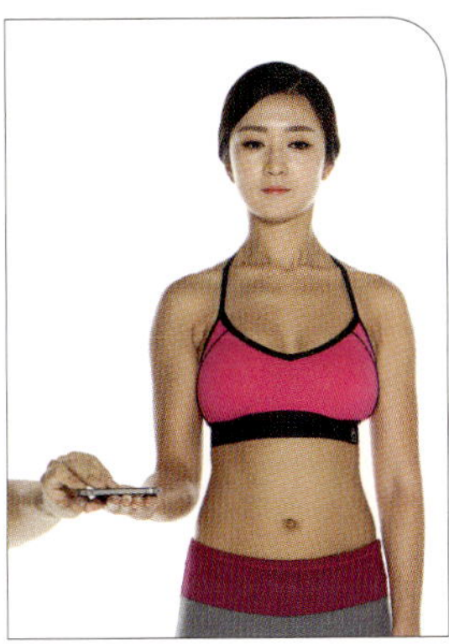

① 팔을 90도로 구부리고 손을 세로로 세운 상태로 스마트폰을 손바닥에 놓는다.
② 시작(Start)을 누른 후 팔을 바깥쪽으로 돌린다.
③ 팔을 바깥쪽으로 돌린 후 종료(Stop)를 누르고 각도 차이를 기록한다.

주의: 팔을 바깥쪽으로 돌릴 때 어깨 축이 수직인 상태를 유지한다.

4) 팔 바깥쪽으로 돌릴 때 통증을 없애는 폼롤러 이완운동

(1) 원회내근, 상완요골근

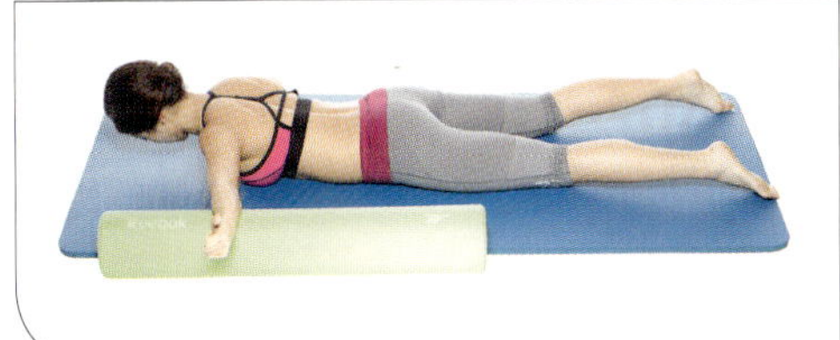
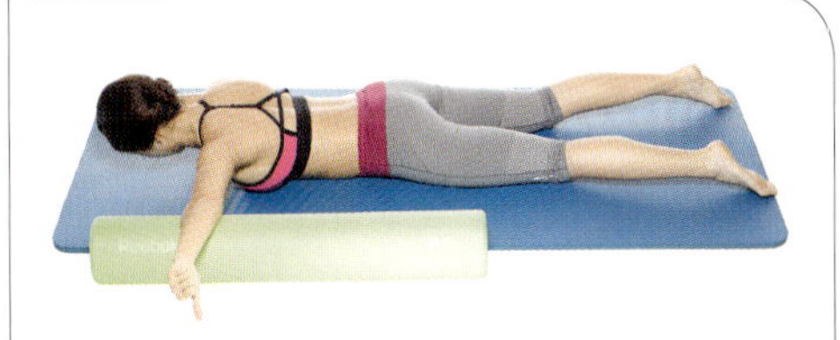

3장 전완 전면 근육 폼롤러 이완운동(71~72쪽) 참고

(2) 방형회내근

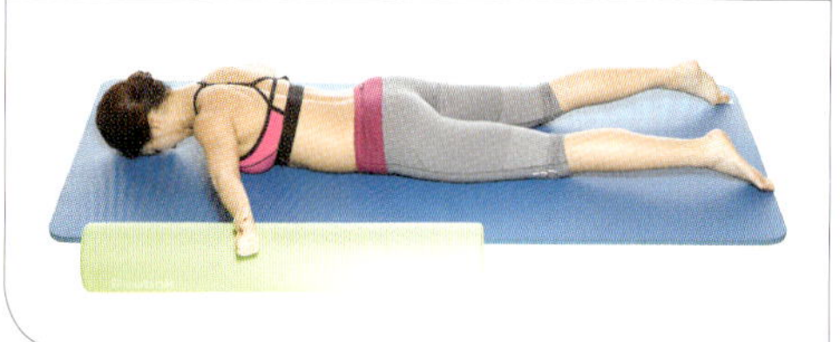

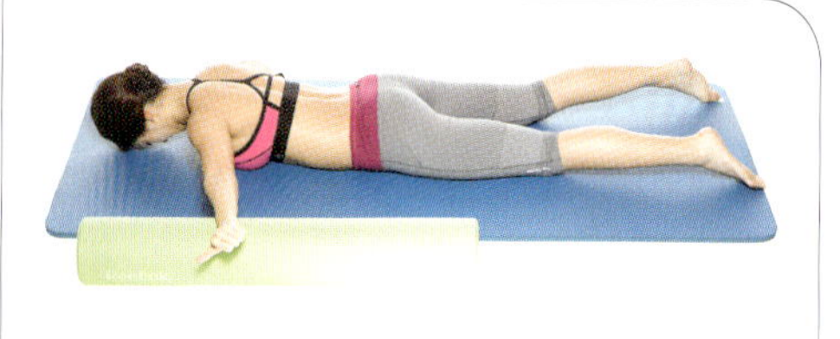

3장 전완 전면 근육 폼롤러 이완운동(71~72쪽) 참고

7.4 팔 안쪽으로 돌릴 때 통증과 폼롤러 이완운동

1) 팔 안쪽으로 돌리기 움직임

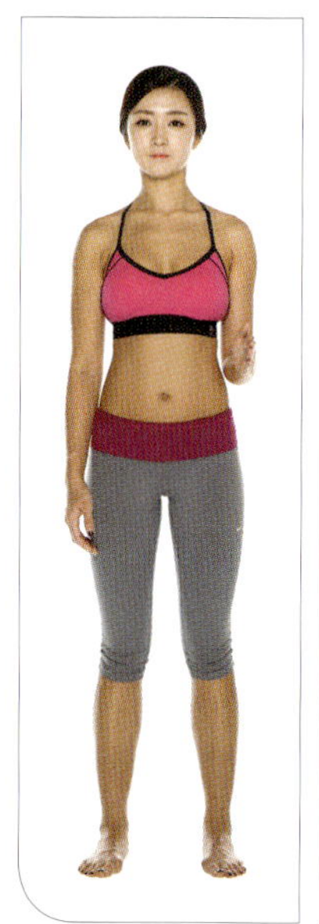

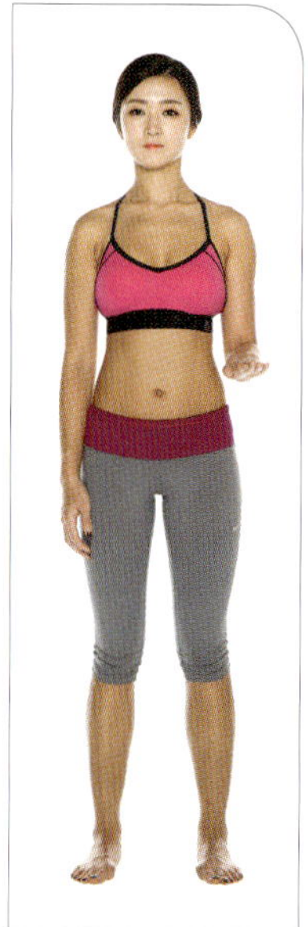

① 올바른 자세를 유지하면서 똑바로 선다.

② 전완 외측 근육의 긴장을 느끼면서 팔을 안쪽으로 돌린다.

③ 팔이 돌아간 각도와 길이를 기록한다.

주의: 팔을 돌릴 때 상완과 몸을 고정한다.

2) 팔 안쪽으로 돌리기 움직임에 사용되는 근육

팔을 안쪽으로 돌리는 움직임에 사용되는 근육은 대부분 전완 내측에 위치한다. 전완 내측 근육들이 수축하면서 팔이 안쪽으로 돌아가는 동작을 만든다. 반면 상완의 전면과 전완의 외측 근육은 팔이 안쪽으로 돌아가는 데 반대되는 역할을 하여 팔 안쪽으로 돌리기 움직임을 방해한다. 이렇게 움직임을 방해하는 근육으로는 상완 전면에 위치한 상완이두근과 전완 외측의 상완요골근, 회외근 등이 있는데 이들 근육을 이완시키면 팔을 안쪽으로 돌리는 움직임과 통증을 개선할 수 있다.

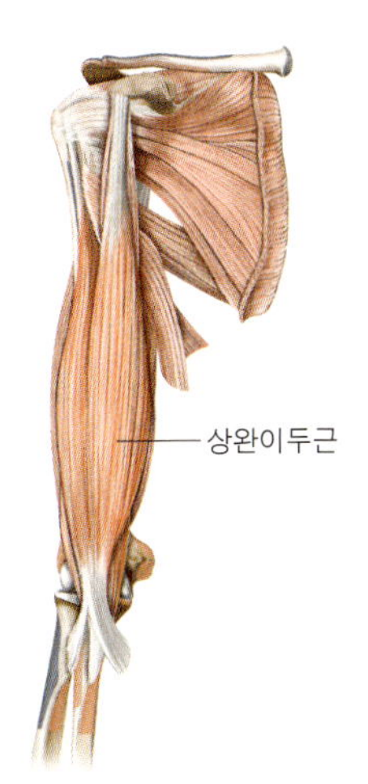

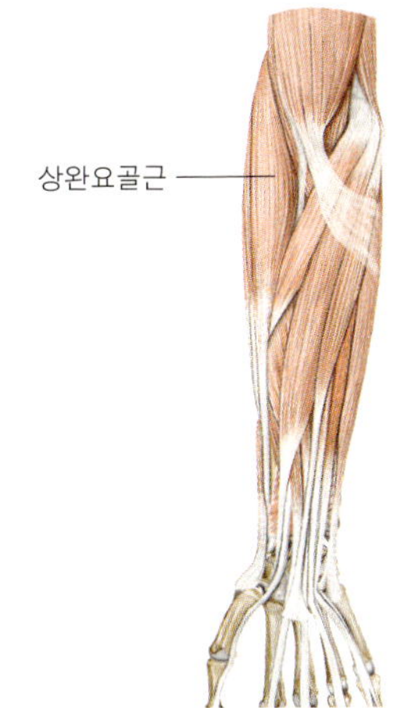

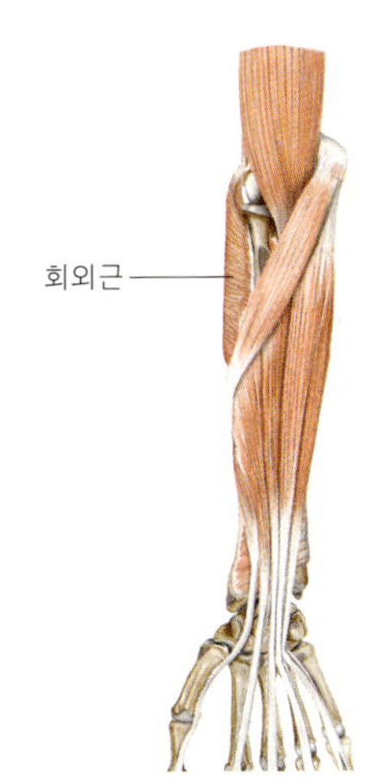

3) 팔 안쪽으로 돌리기 움직임 확인 방법

(1) 줄자를 이용한 확인

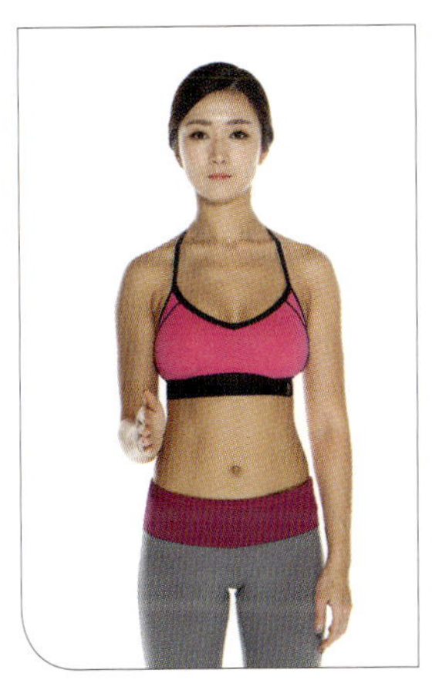

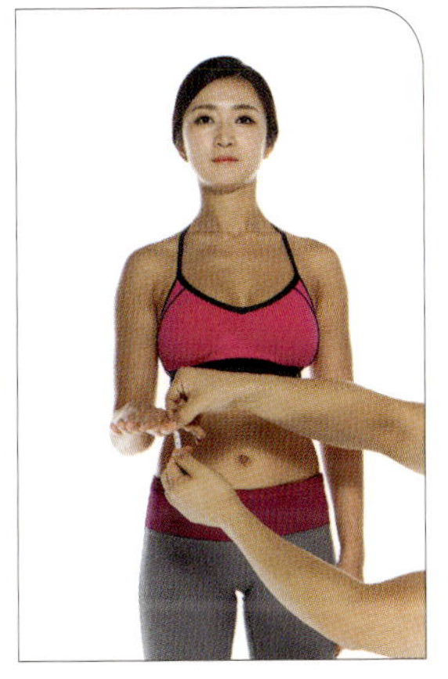

① 팔을 90도로 구부리고 손을 세로로 세운 상태를 유지한다.
② 팔을 안쪽으로 돌리는 동작을 한다.
③ 팔을 안쪽으로 돌린 후 지면에서 엄지손가락의 거리를 기록한다.

주의: 팔을 안쪽으로 돌릴 때 어깨축이 수직인 상태를 유지한다.

(2) 스마트폰을 이용한 확인

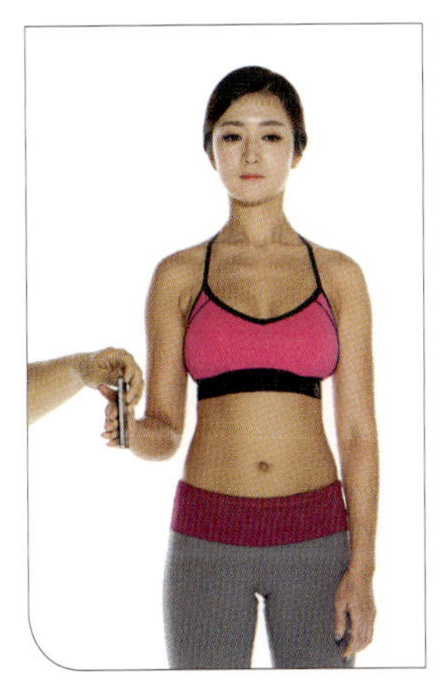

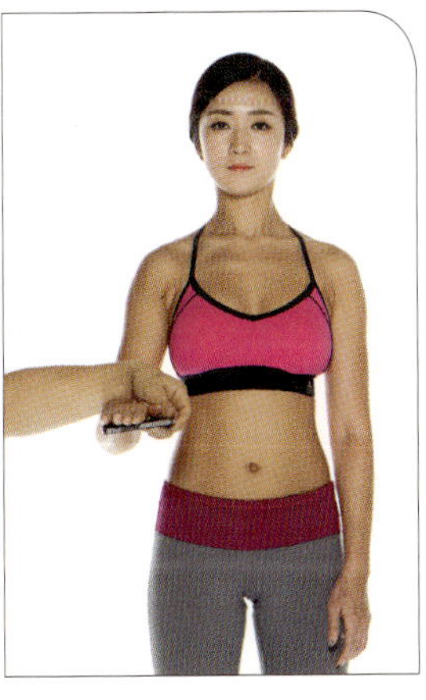

① 팔을 90도로 구부리고 손을 세로로 세운 상태로 스마트폰을 손바닥에 놓는다.
② 시작(Start)을 누른 후 팔을 안쪽으로 돌린다.
③ 팔을 안쪽으로 돌린 후 종료(Stop)를 누르고 각도 차이를 기록한다.

주의: 팔을 안쪽으로 돌릴 때 어깨축이 수직인 상태를 유지한다.

4) 팔 안쪽으로 돌릴 때 통증을 없애는 폼롤러 이완운동

(1) 상완이두근

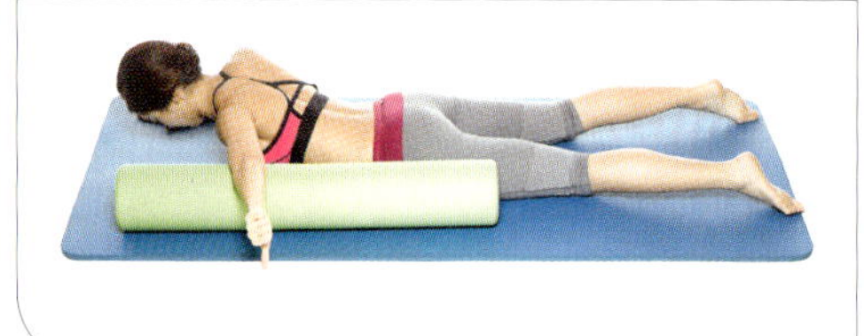

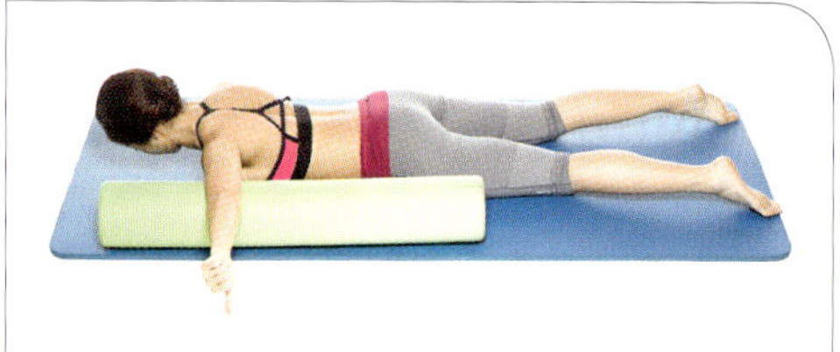

3장 상완 전면 근육 폼롤러 이완운동(68쪽) 참고

(2) 회외근, 상완요골근

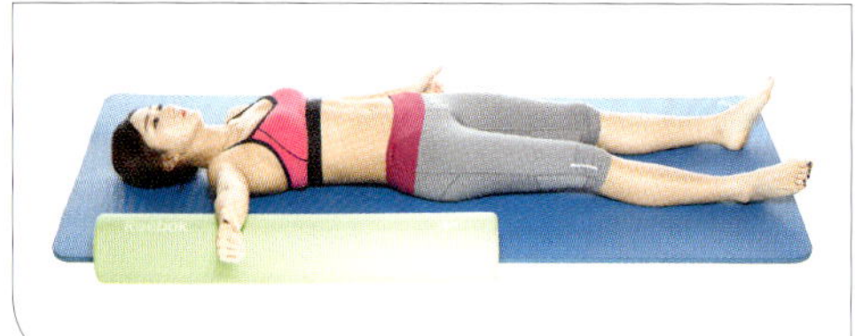

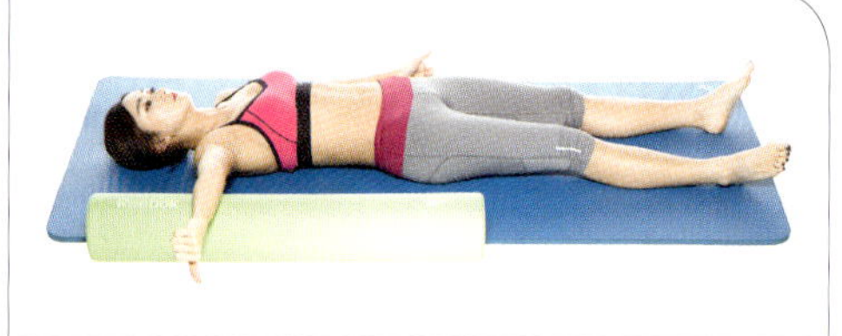

3장 전완 후면 근육 폼롤러 이완운동(73쪽) 참고

7.5 팔 움직임의 정상범위

각도 \ 움직임	접기	팔 펴기	바깥쪽으로 돌리기	안쪽으로 돌리기
정상범위	140°	0°	85~90°	85~90°

7.6 폼롤러 이완운동 전후 비교표 작성

폼롤러 이완운동 전과 후의 차이를 체크리스트에 작성한다.

각도 \ 움직임	접기		펴기		바깥쪽으로 돌리기		안쪽으로 돌리기	
	전	후	전	후	전	후	전	후
가동범위(각도)								
가동범위(길이)								
움직이고 통증 없음								
움직이지 않고 통증 없음								
움직이지 않고 통증								

8. 손목 통증과 폼롤러 이완운동

손목은 접기(굴곡), 펴기(신전), 바깥쪽으로 꺾기(요측 편위), 안쪽으로 꺾기(척측 편위)의 움직임을 할 수 있다. 그러나 잘못된 자세와 스트레스로 인해서 많은 사람들이 이러한 움직임에 제한을 느끼고 통증을 호소한다. 이러한 움직임을 제한하는 근육을 이완시키는 것만으로도 손목의 움직임 향상과 통증을 줄이는 데 도움을 줄 수 있다.

손과 손목은 일상생활에서 움직임을 일으키며 많은 일들을 진행한다. 물건을 집고 타이핑을 하고 악기를 다루고 운전을 하는 등 다양한 움직임을 일으키면서 관절의 역할을 하는 것이다. 그런데 이러한 손목 관절에 갑자기 통증이 온다는 것은 단순한 불편함이 아니라 일상생활의 문제로 이어질 수 있다. 특히 컴퓨터 사용이 많은 현대사회에서는 이러한 손목 질환이 증가할 수밖에 없다. 이렇게 중요한 역할을 하는 손목 관절이 손 안의 근육으로 움직인다고 생각하겠지만 실제 대부분의 움직임은 전완 근육에 의해 움직인다. 따라서 전완 근육을 적절하게 이완시키면 손과 손가락의 통증 제거는 물론 손가락의 섬세한 움직임을 향상시키는 데 도움을 줄 수 있다.

8.1 손목 접을 때 통증과 폼롤러 이완운동

1) 손목 접기 움직임

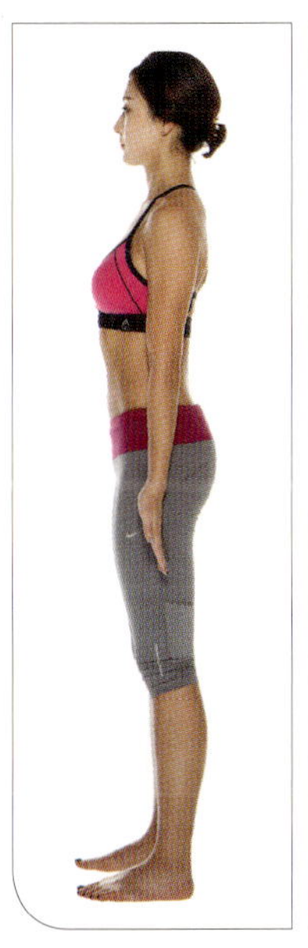

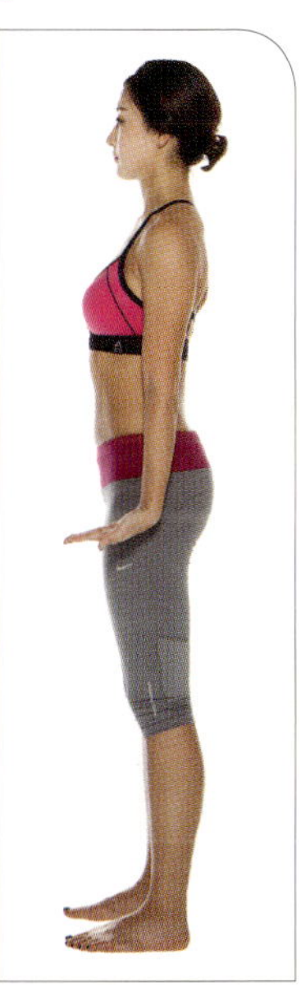

① 올바른 자세를 유지하면서 똑바로 선다.
② 전완 전면 근육에 긴장을 느끼면서 손목을 접는다.
③ 손목이 접히는 각도와 길이를 기록한다.
주의: 손목을 접을 때 전완과 몸을 고정한다.

2) 손목 접기 움직임을 방해하는 근육

손목을 접는 움직임에서 사용되는 근육은 대부분 전완 전면에 위치한다. 전완 전면의 근육들이 수축하면서 손목이 접히는 동작을 만든다. 반면 전완 후면의 근육은 손목이 접히는 데 반대되는 역할을 하여 손목이 접히는 움직임을 방해한다. 전완 후면에서 손목이 접히는 움직임을 방해하는 근육으로는 척측수근신근, 지신근, 장요측수근신근, 단요측수근신근 등이 있는데 이들 근육을 이완시키면 손목을 접는 움직임과 통증을 개선할 수 있다.

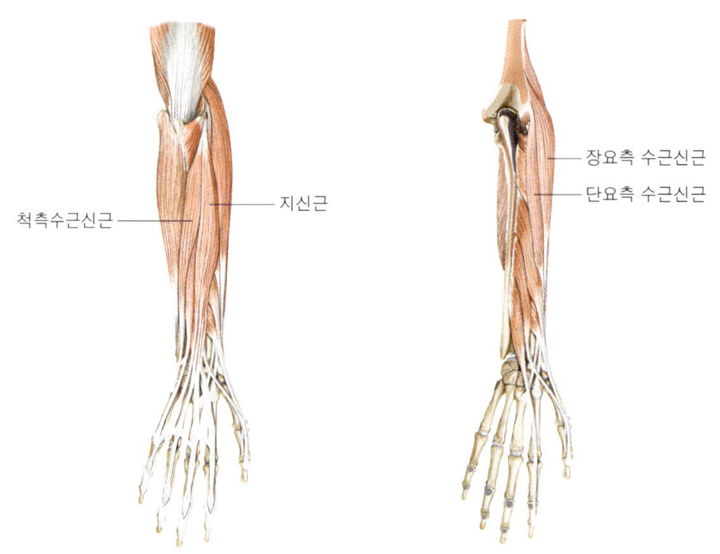

3) 손목 접기 움직임 확인 방법

(1) 줄자를 이용한 확인

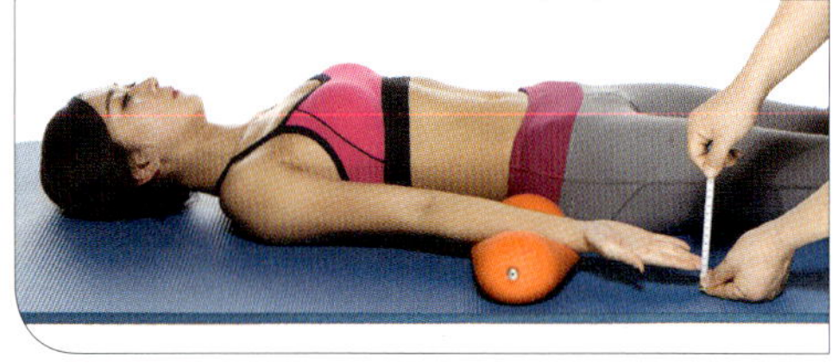
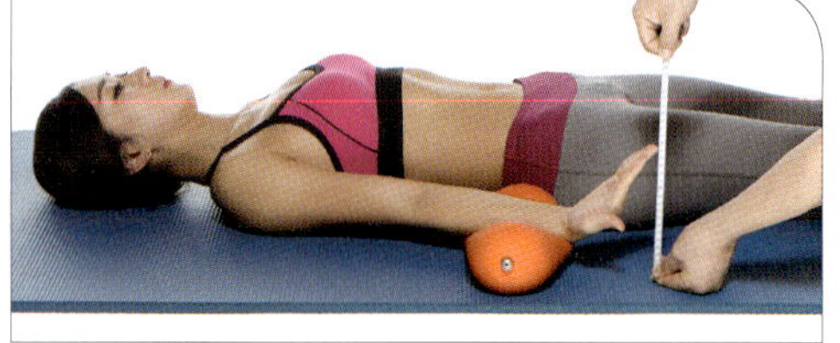

① 누운 상태에서 팔과 손목이 일자인 상태를 유지한다.
② 손목을 접은 후 지면에서 중지손가락 끝까지의 거리를 측정한다.

주의: 전완 후면에 수건을 놓아 팔을 어깨 높이까지 올린다.
손가락이 꺾이지 않게 편 상태를 유지한다.

(2) 스마트폰을 이용한 확인

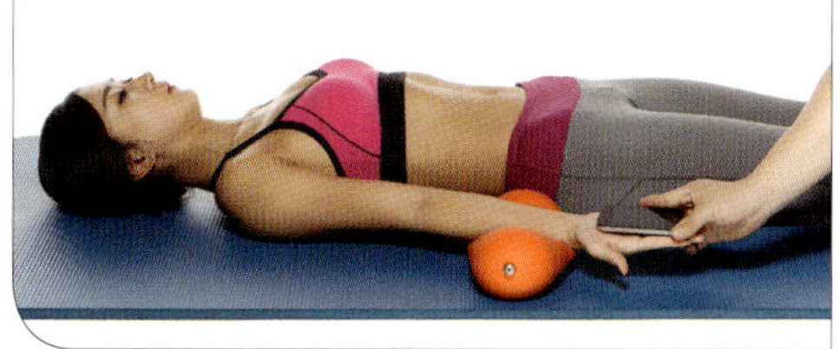
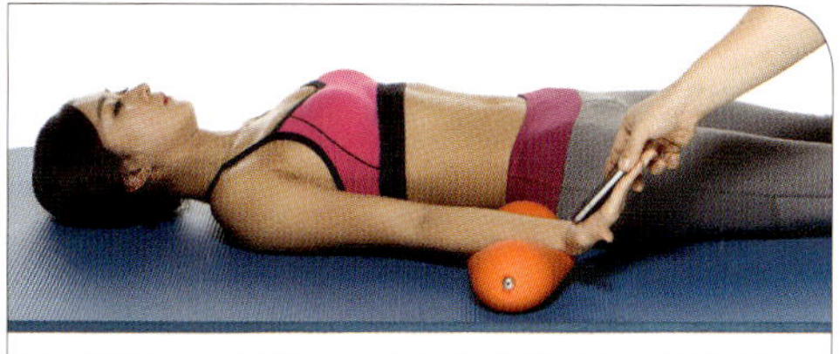

① 누운 상태에서 스마트폰을 손바닥에 놓는다.
② 시작(Start)을 누른 후 손목을 접는다.
③ 손목을 접은 후 종료(Stop)를 누르고 각도 차이를 기록한다.
주의: 전완 후면에 수건을 놓아 팔을 어깨 높이까지 올린다.
손가락이 꺾이지 않게 편 상태를 유지한다.

4) 손목 접을 때 통증을 없애는 이완운동

장요측수근신근, 단요측수근신근, 척측수근신근, 지신근

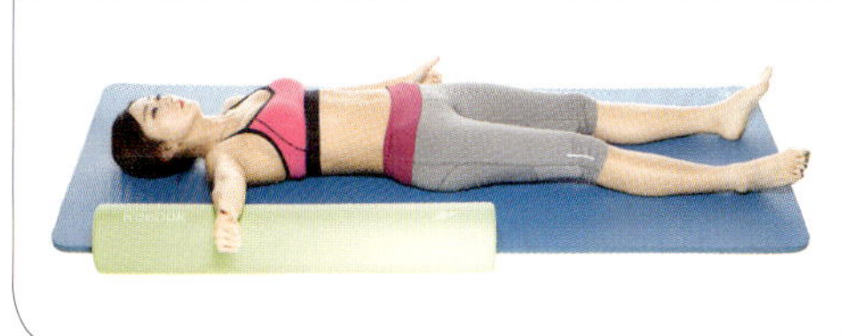
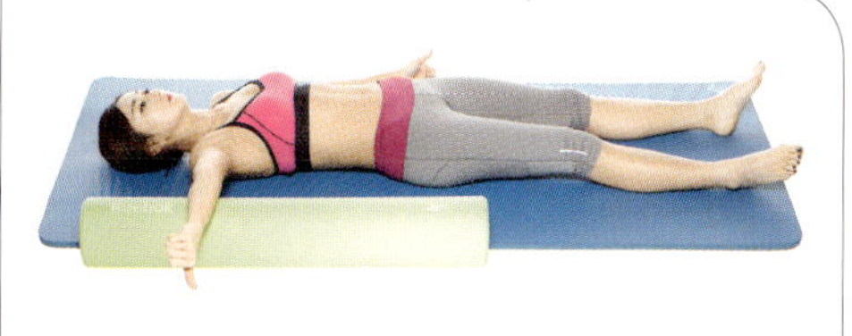

3장 전완 후면 근육 폼롤러 이완운동(73쪽) 참고

8.2 손목 펼 때 통증과 폼롤러 이완운동

1) 손목 펴기 움직임

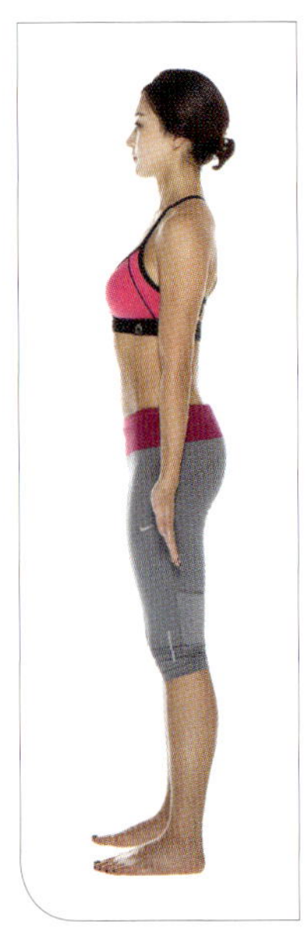

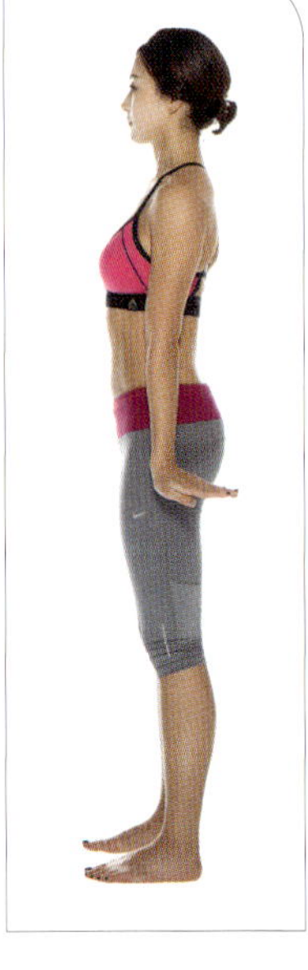

① 올바른 자세를 유지하면서 똑바로 선다.
② 전완 후면 근육의 긴장을 느끼면서 손목을 편다.
③ 손목이 펴지는 각도와 길이를 기록한다.
주의: 손목을 펼 때 전완과 몸을 고정한다.

2) 손목 펴기 움직임에 사용되는 근육

손목을 펴는 움직임에 사용되는 근육은 대부분 전완 후면에 위치한다. 전완 후면의 근육들이 수축하면서 손목이 펴지는 동작을 만든다. 반면 전완 전면 근육은 손목을 접는 데 반대되는 역할을 하여 손목 펴기 움직임을 방해한다. 전완 전면에서 손목 펴기 움직임을 방해하는 근육으로는 요측수근굴근, 장장근, 척측수근굴근, 천지굴근, 심지굴근 등이 있는데 이들 근육을 이완시키면 손목을 펴는 움직임과 통증을 개선할 수 있다.

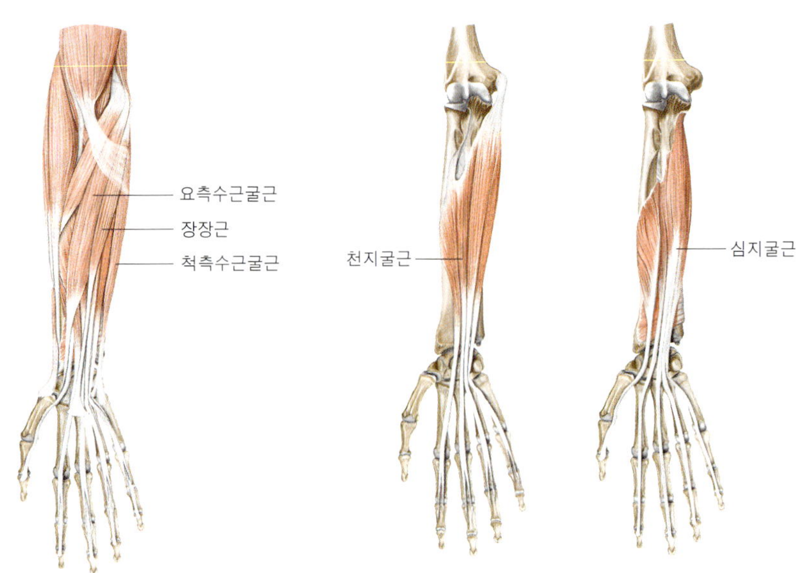

3) 손목 펴기 움직임 확인 방법

(1) 줄자를 이용한 확인

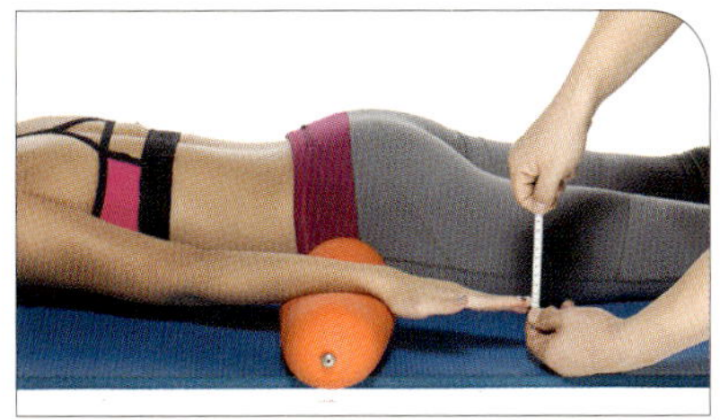

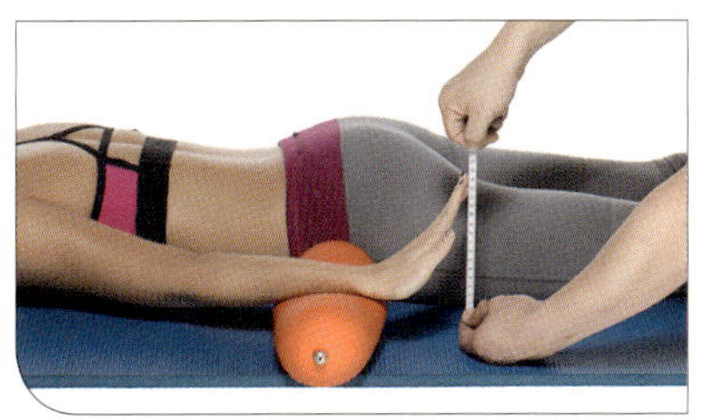

① 엎드려 누운 상태에서 팔과 손목이 일자를 유지한다.

② 손목을 편 후 지면에서 중지손가락 끝까지의 거리를 측정한다.

주의: 전완 전면에 수건을 놓아 팔을 어깨 높이까지 올린다.
손가락이 꺾이지 않게 편 상태를 유지한다.

(2) 스마트폰을 이용한 확인

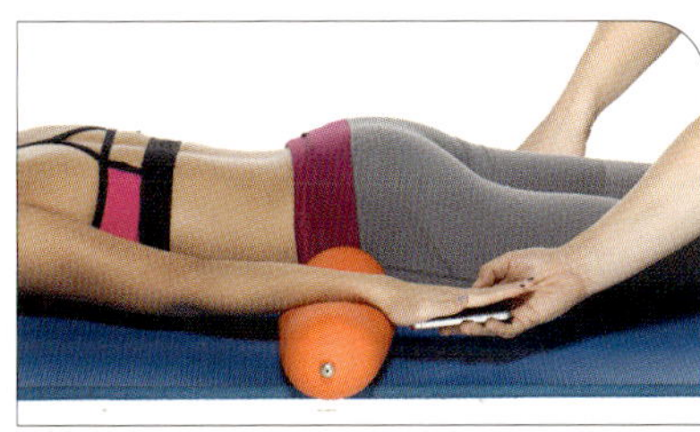

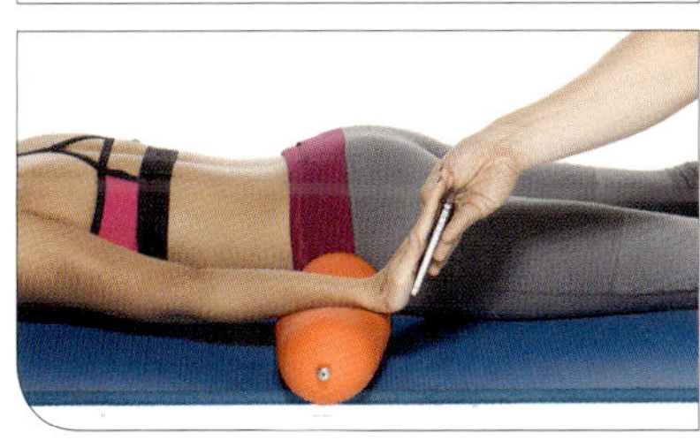

① 엎드려 누운 상태에서 스마트폰을 손바닥에 놓는다.

② 시작(Start)을 누른 후 손목을 편다.

③ 손목을 편 후 종료(Stop)를 누르고 각도 차이를 기록한다.

주의: 전완 전면에 수건을 놓아 팔을 어깨 높이까지 올린다.
손가락이 꺾이지 않게 편 상태를 유지한다.

4) 손목 펼 때 통증을 없애는 폼롤러 이완운동

요측수근굴근, 척측수근굴근, 장장근, 천지굴근, 심지굴근

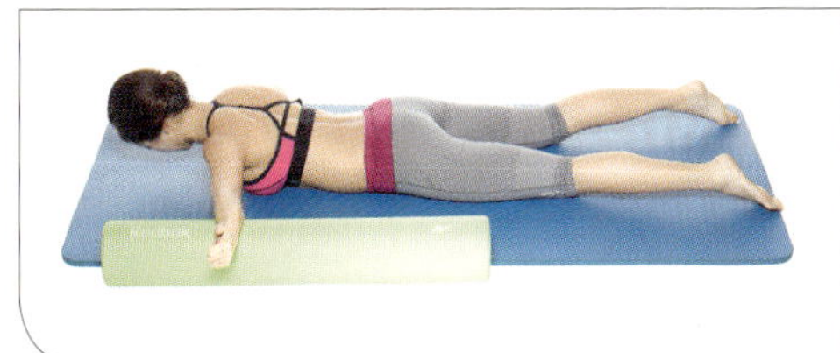

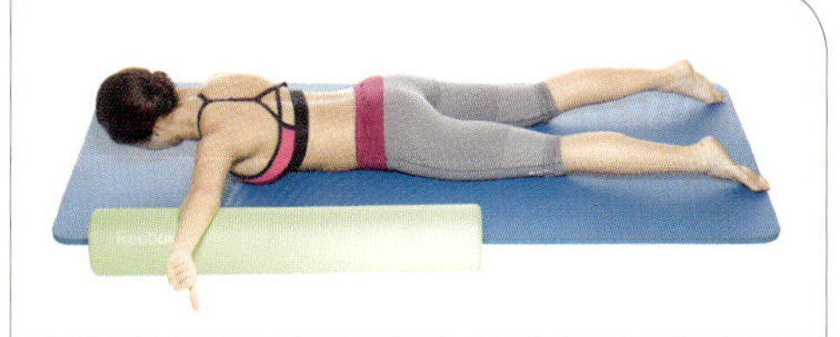

3장 전완 전면 근육 폼롤러 이완운동(71~72쪽) 참고

8.3 손목을 바깥쪽으로 꺾을 때 통증과 폼롤러 이완운동

1) 손목 바깥쪽으로 꺾기 움직임

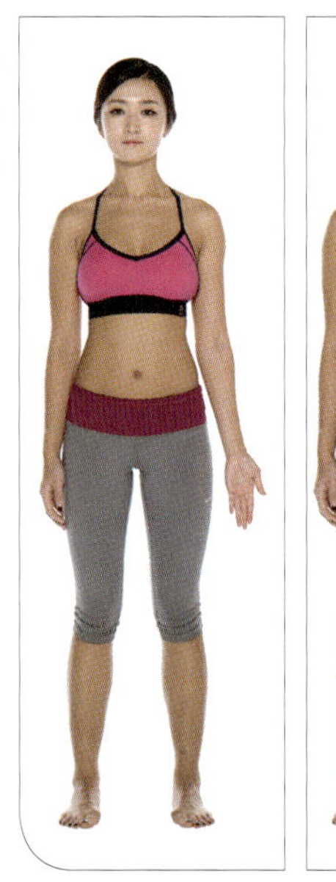

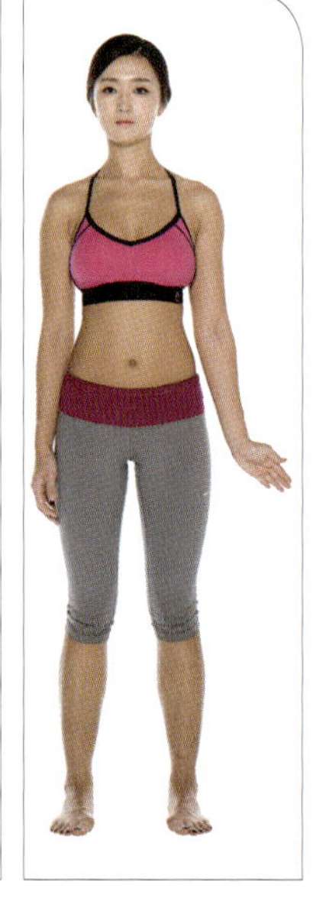

① 올바른 자세를 유지하면서 똑바로 선다.
② 손목 내측 근육의 긴장을 느끼면서 손목을 바깥쪽으로 꺾는다.
③ 손목이 바깥쪽으로 꺾이는 각도와 길이를 기록한다.

주의: 손목을 꺾을 때 전완과 몸을 고정한다.

2) 손목 바깥쪽으로 꺾기 움직임에 사용되는 근육

손목을 바깥쪽으로 꺾는 움직임에 사용되는 근육은 대부분 전완 외측에 위치한다. 전완 외측의 근육들이 수축하면서 팔이 바깥쪽으로 꺾이는 동작을 만든다. 반면 전완 내측의 근육은 손목이 바깥쪽으로 꺾이는 데 반대되는 역할을 하여 손목 바깥쪽으로 꺾기 움직임을 방해한다. 전완 내측에서 손목이 바깥쪽으로 꺾이는 움직임을 방해하는 근육으로는 척측수근굴근, 척측수근신근 등이 있는데 이들 근육을 이완시키면 손목을 바깥쪽으로 꺾는 움직임과 통증을 개선할 수 있다.

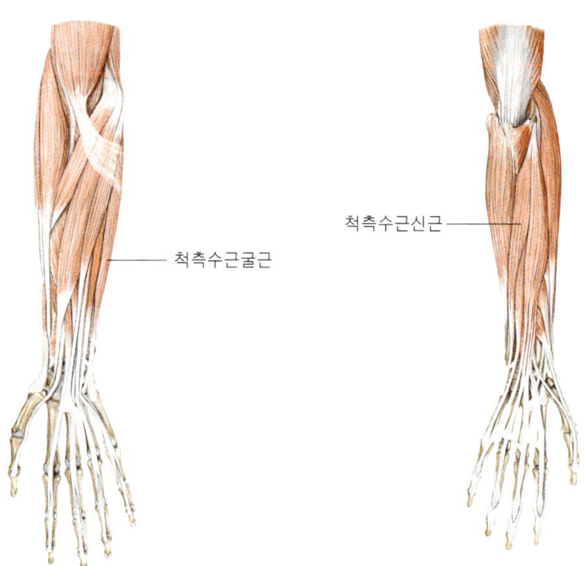

3) 손목 바깥쪽으로 꺾기 움직임 확인 방법

(1) 줄자를 이용한 확인

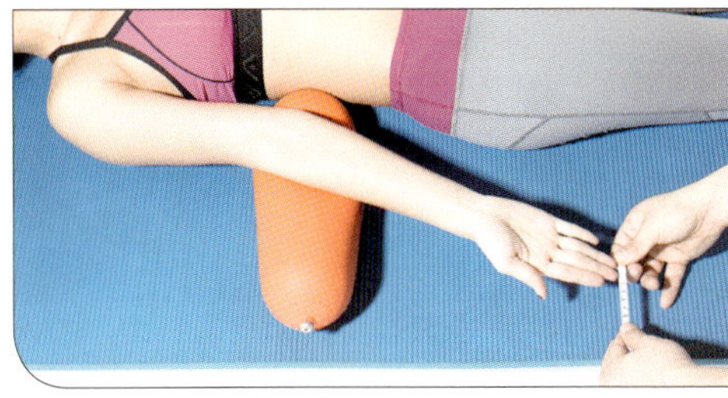
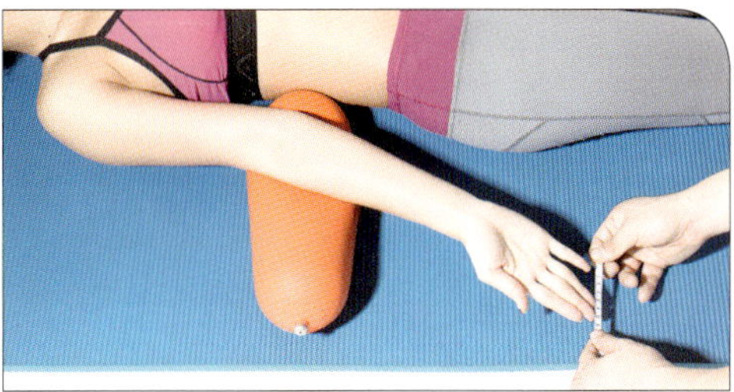

① 줄자를 가운데 손가락 시작자리에 둔다.
② 손목을 바깥쪽으로 꺾은 후 움직인 길이를 측정한다.
주의: 전완 후면에 수건을 놓아 팔을 어깨 높이까지 올린다.

(2) 스마트폰을 이용한 확인

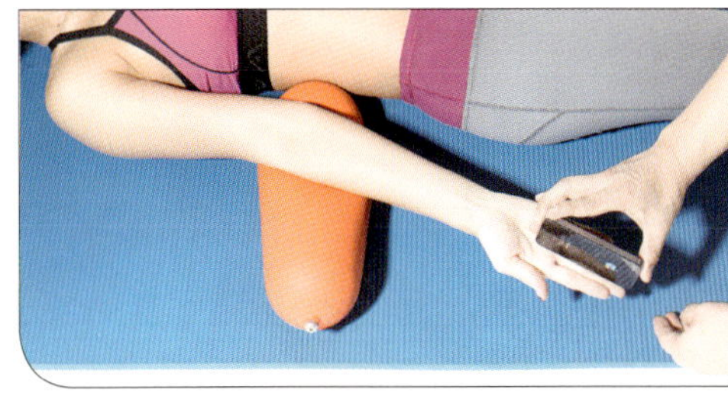
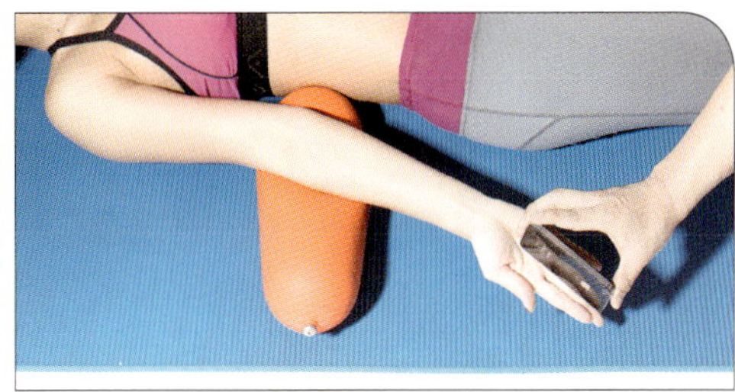

① 스마트폰을 손의 중앙에 세로로 놓는다.
② 스마트폰의 한쪽 끝은 가운데 손가락, 다른 쪽은 손목 중앙에 둔다.
③ 시작(Start)을 누른 후 손목을 편다.
④ 손목을 바깥쪽으로 꺾은 후 종료(Stop)를 누르고 각도 차이를 기록한다.
주의: 전완 후면에 수건을 놓아 팔을 어깨 높이까지 올린다.
좌우 움직임 측정이 안되는 어플의 경우 서있는 상태에서 측정한다.

4) 손목 바깥쪽으로 꺾을 때 통증을 없애는 폼롤러 이완운동

전완의 새끼손가락 측면을 집중적으로 이완한다.

(1) 척측수근굴근

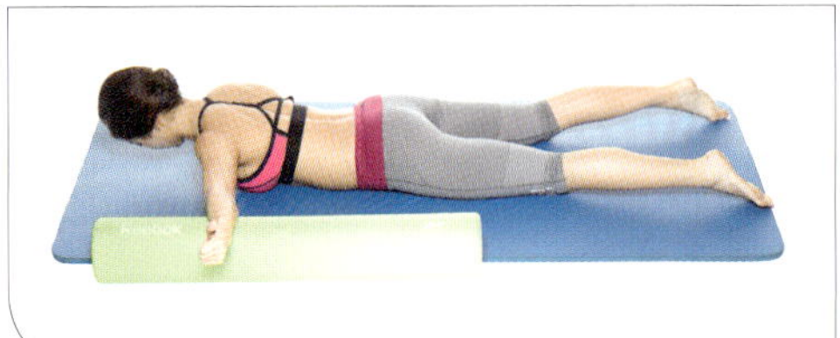

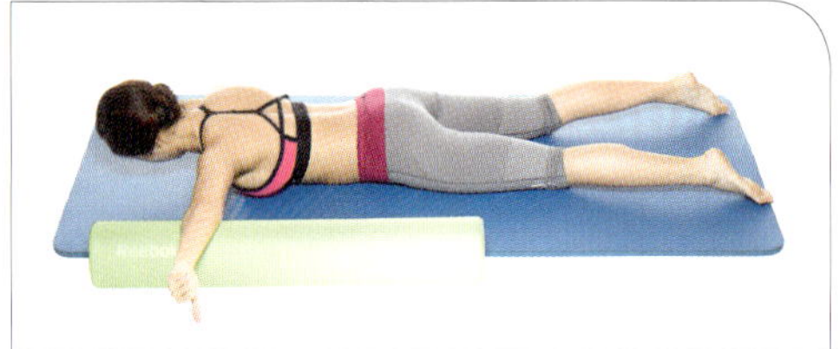

3장 전완 전면 근육 폼롤러 이완운동(71~72쪽) 참고

(2) 척측수근신근

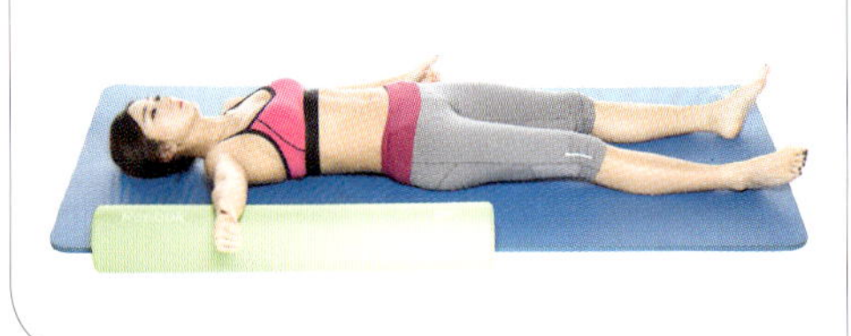

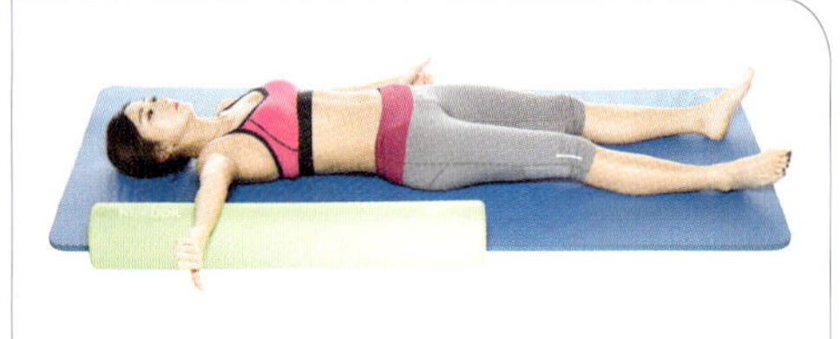

3장 전완 후면 근육 폼롤러 이완운동(73쪽) 참고

8.4 손목 안쪽으로 꺾을 때 통증과 폼롤러 이완운동

1) 손목 안쪽으로 꺾기 움직임

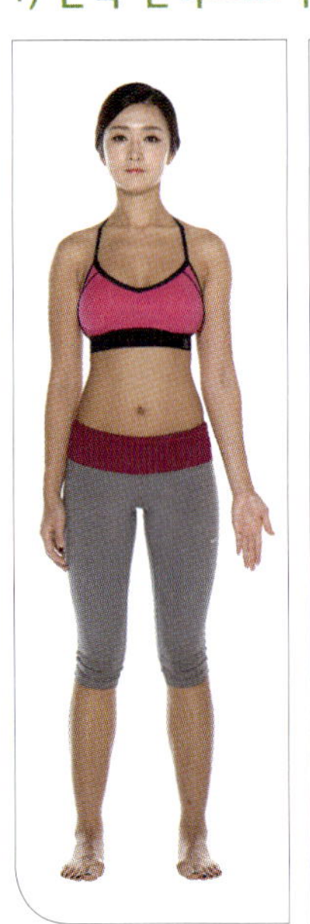

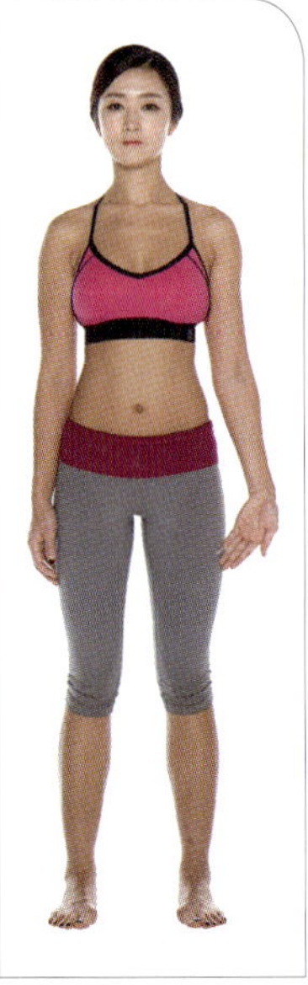

① 올바른 자세를 유지하면서 똑바로 선다.

② 손목 외측 근육에 긴장을 느끼면서 손목을 안쪽으로 꺾는다.

③ 손목이 안쪽으로 꺾이는 각도와 길이를 기록한다.

주의: 손목을 꺾을 때 전완과 몸을 고정한다.

2) 손목 안쪽으로 꺾기 움직임에 사용되는 근육

손목을 안쪽으로 꺾는 움직임에 사용되는 근육은 대부분 전완 내측에 위치한다. 전완 내측의 근육들이 수축하면서 팔이 안쪽으로 꺾이는 동작을 만든다. 반면 전완 외측의 근육은 손목이 안쪽으로 꺾이는 데 반대되는 역할을 하여 손목 안쪽으로 꺾기 움직임을 방해한다. 이렇게 움직임을 방해하는 근육으로는 요측수근굴근, 장요측수근신근, 단요측수근신근 등이 있는데 이들 근육을 이완시키면 손목 안쪽으로 꺾기 움직임과 통증을 개선할 수 있다.

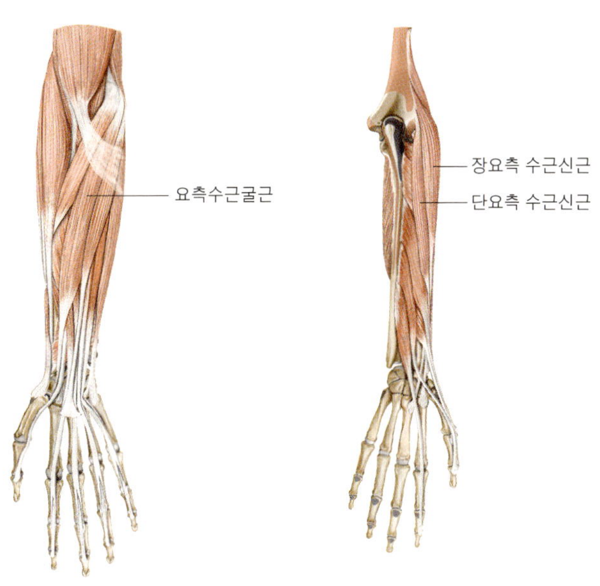

3) 손목 안쪽으로 꺾기 움직임 확인 방법

(1) 줄자를 이용한 확인

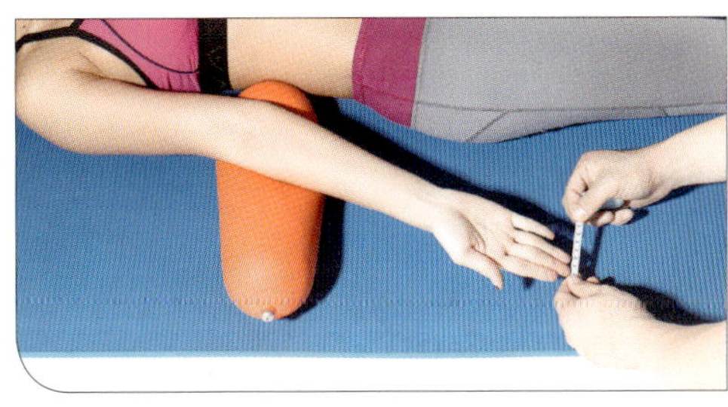

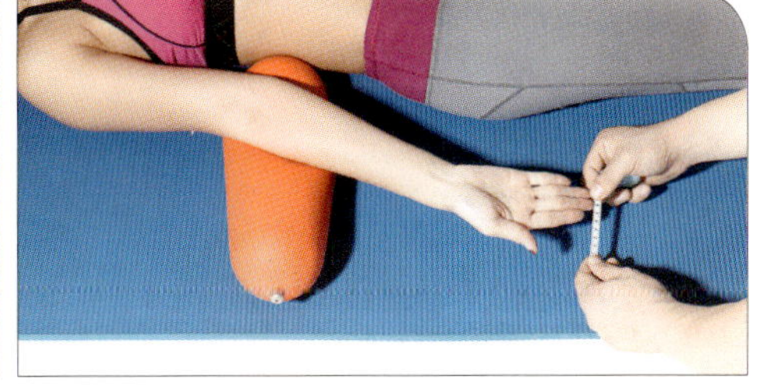

① 줄자를 가운뎃손가락 시작자리에 둔다.
② 손목을 안쪽으로 꺾은 후 움직인 길이를 측정한다.
주의: 전완 후면에 수건을 놓아 팔을 어깨 높이까지 올린다.

(2) 스마트폰을 이용한 확인

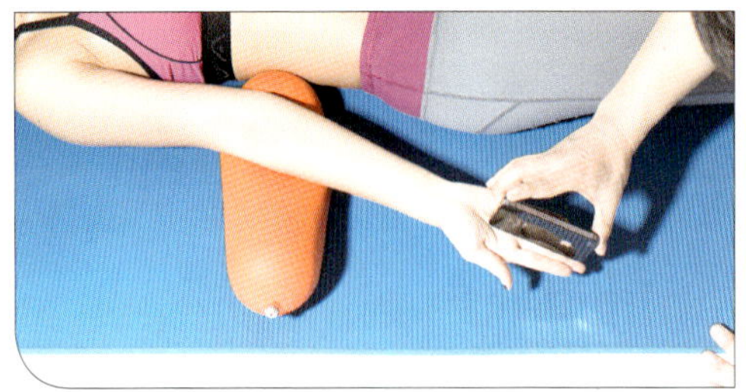
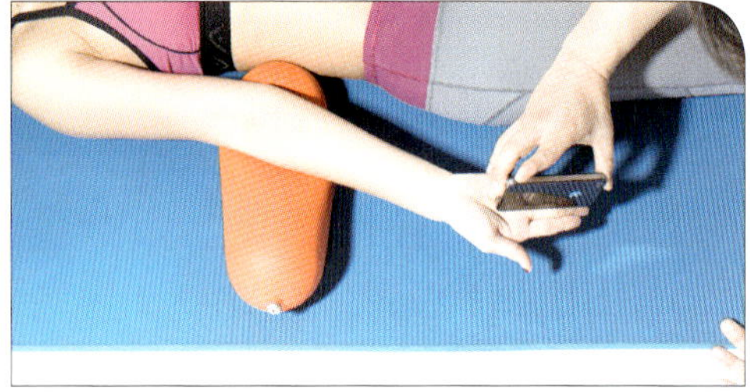

① 스마트폰을 손 중앙에 세로로 놓는다.
② 스마트폰의 한쪽 끝은 가운뎃손가락, 다른 쪽은 손목 중앙에 둔다.
③ 시작(Start)을 누른 후 손목을 편다.
④ 손목을 안쪽으로 꺾은 후 종료(Stop)를 누르고 각도 차이를 기록한다.
주의: 전완 후면에 수건을 놓아 팔을 어깨 높이까지 올린다.
좌우 움직임 측정이 안되는 어플의 경우 서있는 상태에서 측정한다.

4) 손목 안쪽으로 꺾을 때 통증을 없애는 폼롤러 이완운동

전완의 엄지손가락 측면을 집중적으로 이완한다.

(1) 장요측수근신근, 단요측수근신근

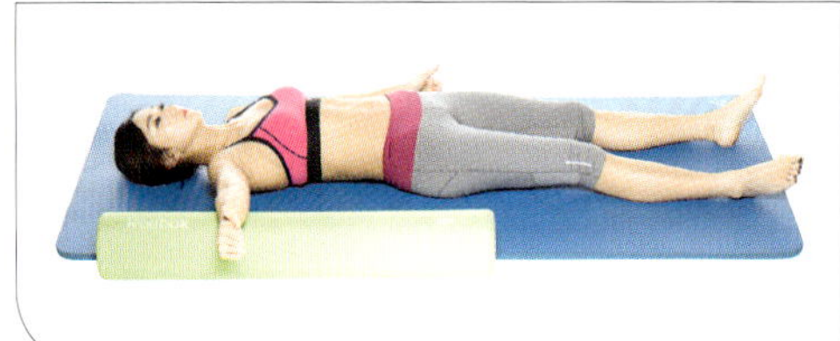
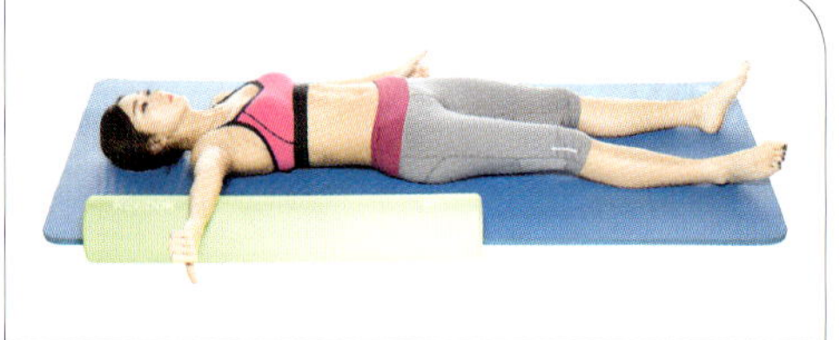

3장 전완 후면 근육 폼롤러 이완운동(73쪽) 참고

(2) 요측수근굴근

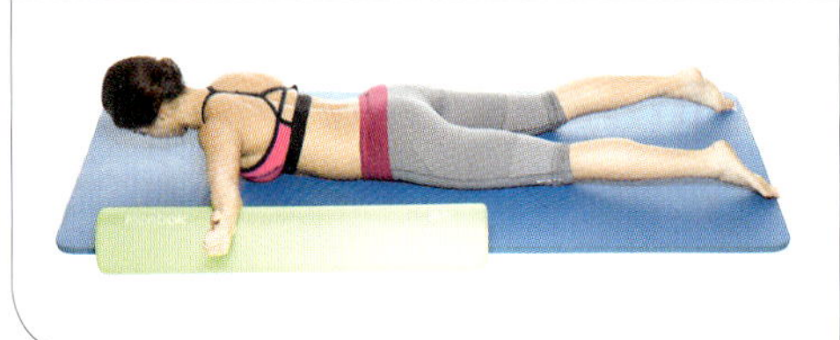
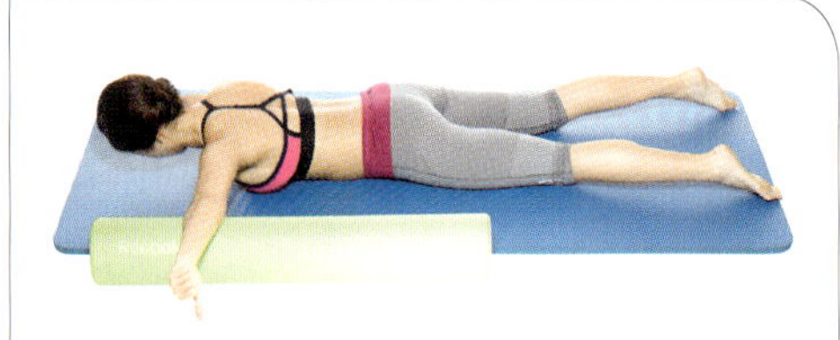

3장 전완 전면 근육 폼롤러 이완운동(71~72쪽) 참고

8.5 손목 움직임의 정상범위

움직임 / 각도	접기	펴기	바깥쪽으로 꺾기	안쪽으로 꺾기
정상범위	80~90°	70~90°	15°	30~45°

8.6 폼롤러 이완운동 전후 비교표 작성

폼롤러 이완운동 전과 후의 차이를 체크리스트에 작성한다.

움직임 / 각도	접기		펴기		바깥쪽으로 꺾기		안쪽으로 꺾기	
	전	후	전	후	전	후	전	후
가동범위(각도)								
가동범위(길이)								
움직이고 통증 없음								
움직이지 않고 통증 없음								
움직이지 않고 통증								

9. 폼롤러를 이용해 골반의 통증을 없애는 이완운동

다리는 다리를 앞으로 올리기(굴곡), 뒤로 올리기(신전), 바깥쪽으로 벌리기(외전), 안쪽으로 모으기(내전), 바깥쪽으로 돌리기(외회전), 안쪽으로 돌리기(내회전)의 움직임을 할 수 있다. 그러나 잘못된 자세와 스트레스로 인해 많은 사람들이 이러한 움직임에 제한을 느끼고 통증을 호소한다. 그러나 이러한 움직임을 제한하는 근육을 이완시키는 것만으로도 다리의 움직임 향상과 통증 감소에 도움을 줄 수 있다.

이러한 움직임이 일어나는 골반은 어깨와 같은 절구구조로 만들어진 관절로 다양한 움직임을 만드는 것은 물론, 작은 움직임을 이용해 최대의 힘과 유연성을 연결시켜 움직임에 중요한 역할을 한다. 또한 골반은 몸 안의 장기를 담는 그릇 형태의 관절로 골반 내부에는 장기와 생식기를 골반저근이 받치는 구조를 가지고 있다. 이러한 구조는 골반의 상태에 따라 장기와 생식기에 영향을 미친다. 그러나 최근 신체활동의 감소와 좌업식 생활로 인해 골반 주변의 움직임이 줄어 들었고 이로 인한 복부지방의 증가와 엉덩이 근육이 약화되어 골반저근의 압박은 증가하고 표면 엉덩이 근육의 약화로 골반 심부 엉덩이 근육이 긴장이 증가하고 있다. 이러한 골반저근 약화와 엉덩이 심부 근육의 긴장으로 인해 여성의 경우는 요실금, 생리통 증가, 장내 가스 증가와 같은 증상이 나타나고, 남성의 경우 전립선 이상과 정력 감소와 같은 생식기 기능 문제가 증가되고 있다. 폼롤러를 이용한 이완운동은 골반의 긴장된 근육을 이완시켜 골반 내부의 장기 및 생식기의 기능을 증진시키는 것은 물론 다리의 움직임 향상에 도움을 줄 수 있다.

9.1 다리를 앞으로 올릴 때 통증과 폼롤러 이완운동

1) 다리 앞으로 올리기 움직임

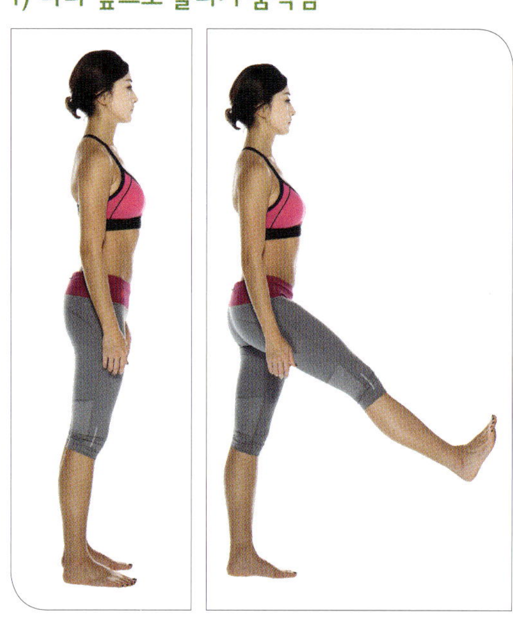

① 올바른 자세를 유지하면서 똑바로 선다.
② 둔부와 대퇴부 후면 근육의 긴장을 느끼면서 다리를 앞으로 올린다.
③ 다리가 앞으로 올라가는 각도와 길이를 기록한다.

주의: 다리를 올릴 때 허리가 뒤로 나오지 않도록 한다.
무릎을 편 상태에서 동작을 한다.

2) 다리 앞으로 올리기 움직임을 방해하는 근육

다리를 앞으로 올리는 움직임에 사용되는 근육은 대부분 대퇴부 전면에 위치한다. 대퇴부 전

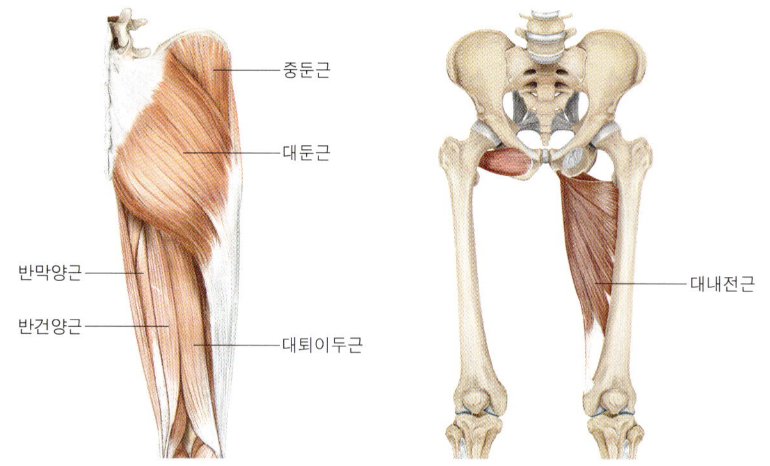

면의 근육들이 수축하면서 다리가 앞으로 올라가는 동작을 만든다. 반면 대퇴부 후면 근육은 다리가 올라가는 데 반대되는 역할을 하여 다리가 앞으로 올라가는 움직임을 방해한다. 다리가 앞으로 올라가는 움직임을 방해하는 근육으로는 후면의 대둔근, 중둔근, 대퇴이두근, 반건양근, 반막양근과 내측의 대내전근 등이 있는데 이들 근육을 이완시키면 다리를 앞으로 올리는 움직임과 통증을 개선할 수 있다.

3) 다리 앞으로 올리기 움직임 확인 방법

(1) 줄자를 이용한 확인

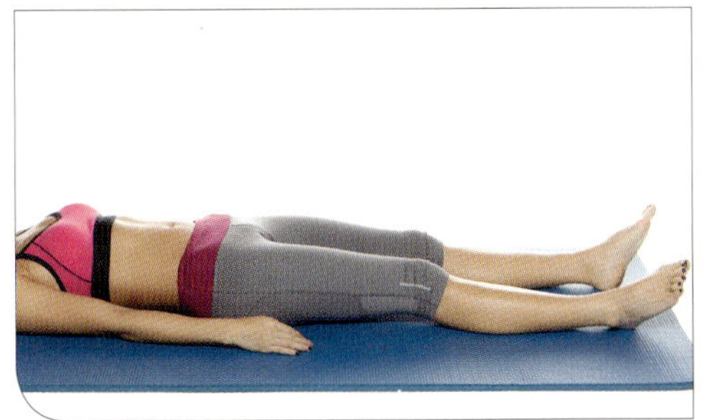

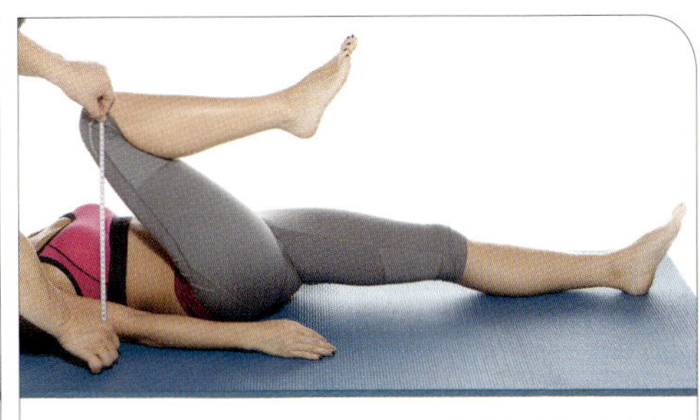

① 누운 상태로 무릎을 위로 들어올린다.

② 지면과 수직인 상태로 지면과 무릎까지의 거리를 측정한다.
무릎을 구부린 상태에서는 둔부의 유연성, 다리를 편 상태에서는 대퇴 후면의 유연성을 평가할 수 있다.

주의: 다리를 앞으로 올릴 때 반대 다리가 들리지 않게 한다.

(2) 스마트폰을 이용한 확인

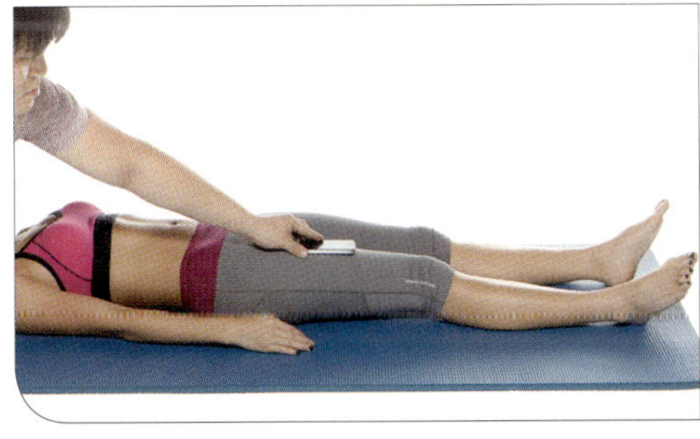

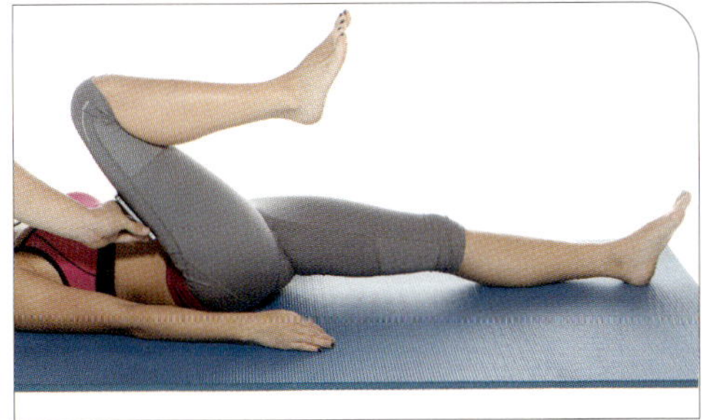

① 스마트폰을 대퇴부 전면에 놓는다.

② 무릎을 위로 올린 후 각도 차이를 기록한다.
무릎을 구부린 상태에서는 둔부의 유연성, 다리를 편 상태에서는 대퇴 후면의 유연성을 평가할 수 있다.

주의: 다리를 앞으로 올릴 때 반대 다리가 들리지 않게 한다.

4) 다리 앞으로 올릴 때 통증을 없애는 이완운동

(1) 대둔근, 중둔근

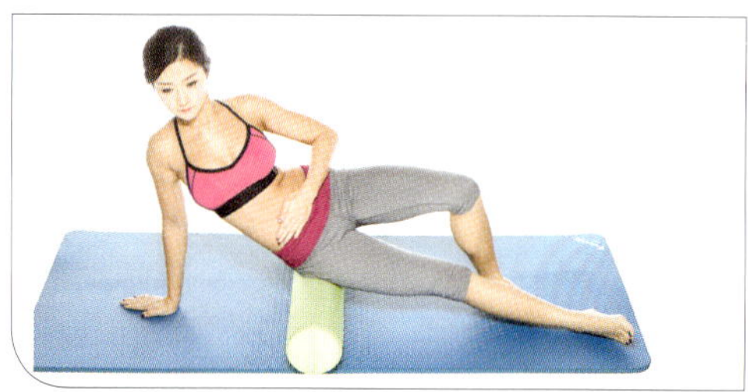

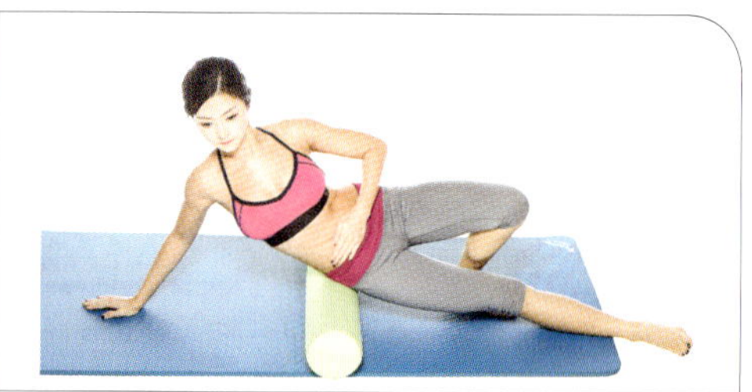

3장 둔부 후면 근육 폼롤러 이완운동(77쪽) 참고

(2) 반건양근, 반막양근, 대퇴이두근

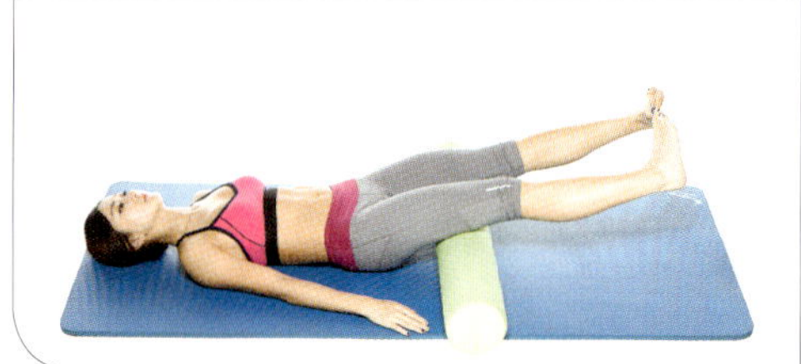

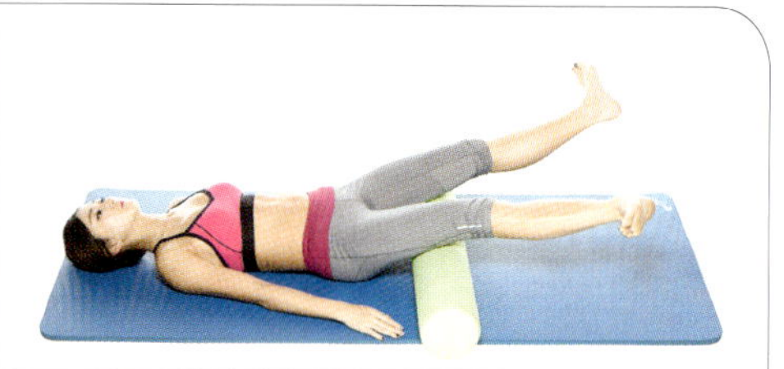

3장 대퇴부 후면 근육 폼롤러 이완운동(85~87쪽) 참고

(3) 대내전근

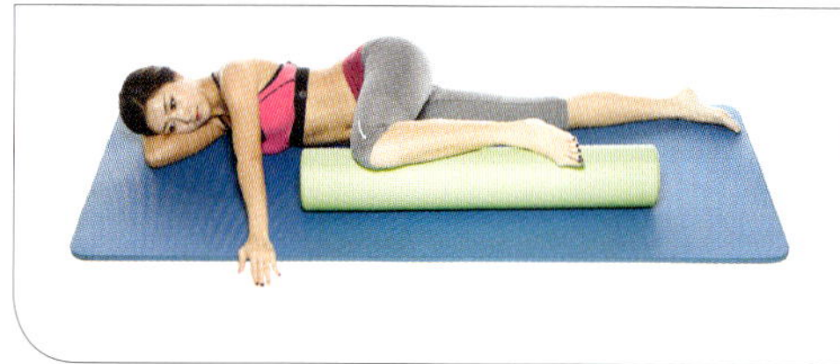

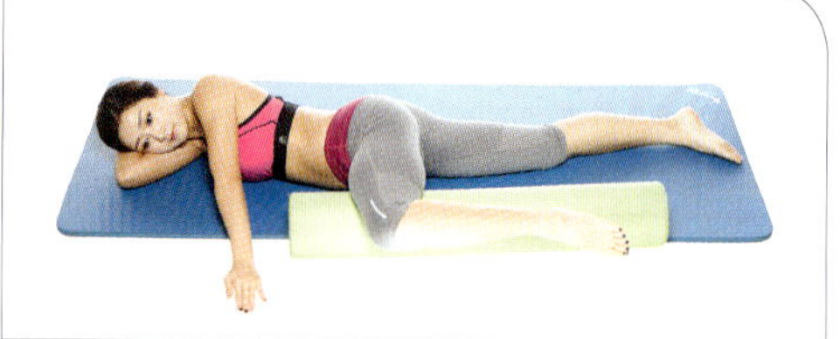

3장 대퇴부 내측 근육 폼롤러 이완운동(91쪽) 참고

9.2 다리 뒤로 올릴 때 통증과 폼롤러 이완운동

1) 다리 뒤로 올리기 움직임

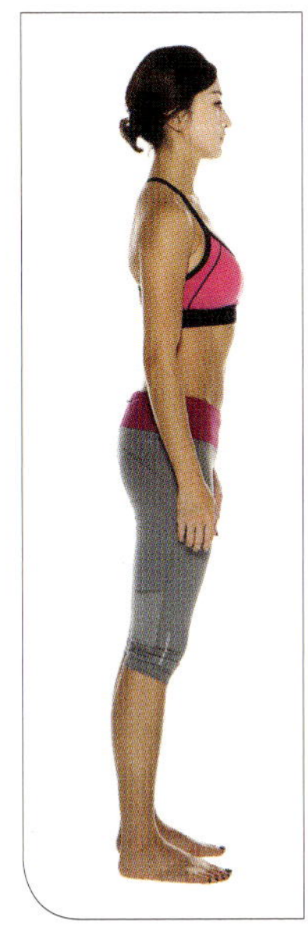

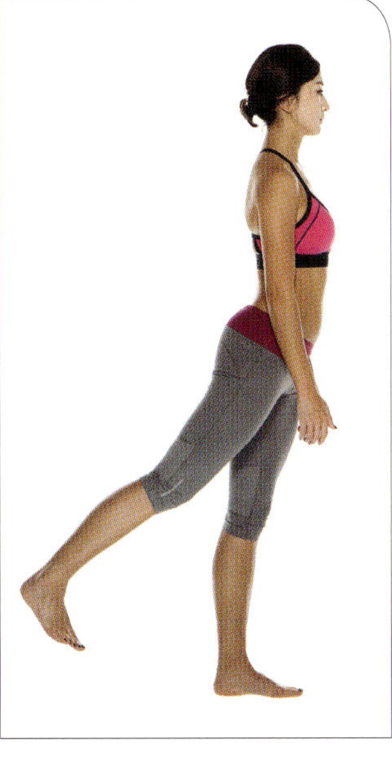

① 올바른 자세를 유지하면서 똑바로 선다.

② 골반과 대퇴부 전면 근육의 긴장을 느끼면서 다리를 뒤로 올린다.

③ 다리가 뒤로 올라가는 각도와 길이를 기록한다.

주의: 다리를 올릴 때 배가 앞으로 나오지 않도록 한다.
무릎을 편 상태에서 동작을 한다.

2) 다리 뒤로 올리기 움직임에 사용되는 근육

다리를 뒤로 올리는 움직임에 사용되는 근육은 대부분 대퇴부 후면에 위치한다. 대퇴부 후면 근육들이 수축하면서 다리가 뒤로 올라가는 동작을 만든다. 반면 대부분의 대퇴부 전면 근육은 다리가 뒤로 올라가는 데 반대되는 역할을 하여 다리 뒤로 올리기 움직임을 방해한다. 이렇게 움직임을 방해하는 근육으로는 전면의 대요근, 장골근, 대퇴직근, 봉공근, 전측면의 대퇴근막장근(장경인대), 내측의 대내전근, 장내전근, 단내전근, 치골근, 후면의 중둔근, 소둔근 등이 있는데 이들 근육을 이완시키면 다리를 뒤로 올리는 움직임과 통증을 개선할 수 있다.

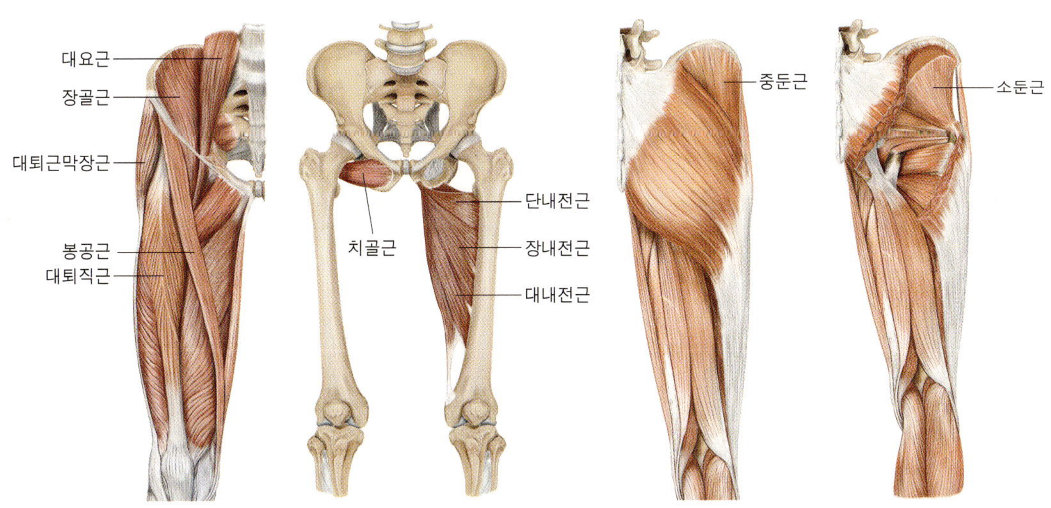

3) 다리 뒤로 올리기 움직임 확인 방법

(1) 줄자를 이용한 확인

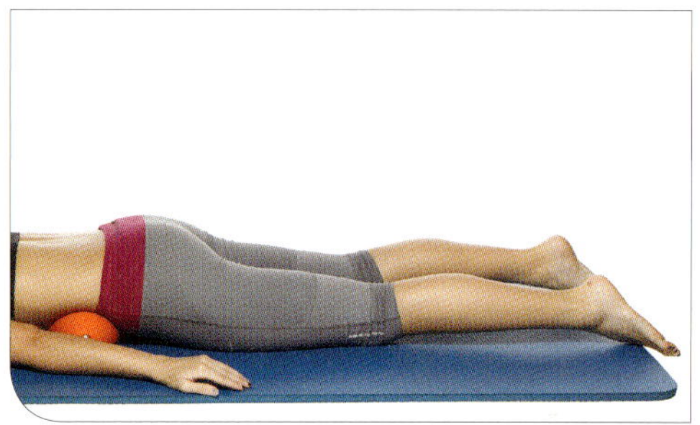
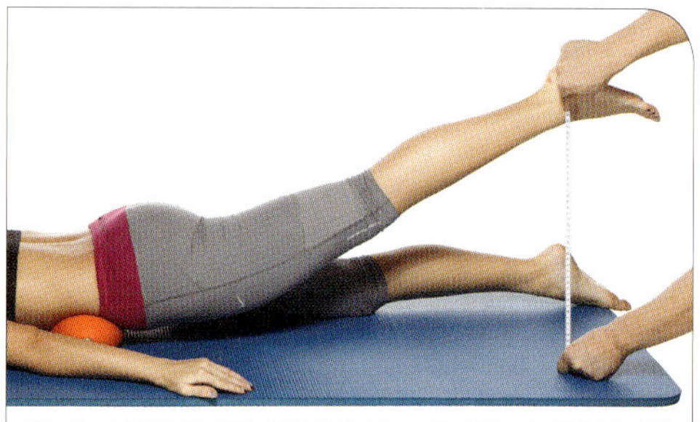

① 엎드려 누운 상태에서 다리를 뒤로 들어올린다.

② 지면과 수직인 상태로 지면과 발목까지의 거리를 측정한다.

주의: 복부 전면에 수건을 놓고 다리를 올릴 때 허리가 꺾이지 않게 한다.
다리를 올릴 때 무릎이 구부러지지 않게 한다.

(2) 스마트폰을 이용한 확인

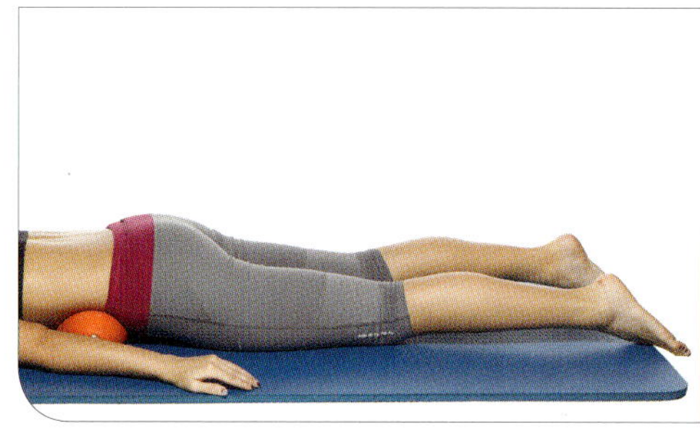
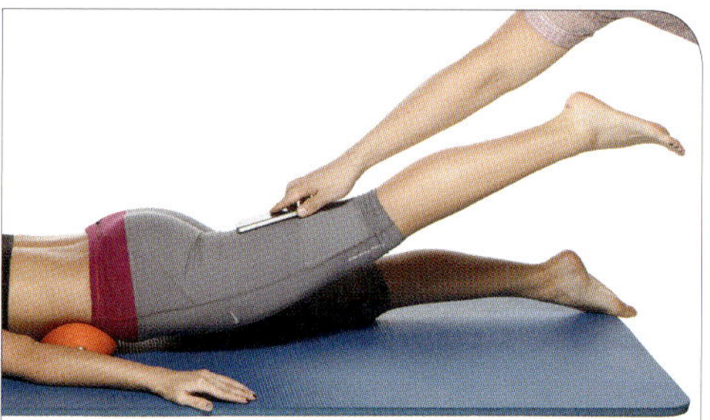

① 스마트폰을 허벅지 후면에 놓는다.

② 다리를 뒤로 올린 후 각도 차이를 기록한다.

주의: 복부 전면에 수건을 놓고 다리를 올릴 때 허리가 꺾이지 않게 한다.
다리를 올릴 때 무릎이 구부러지지 않게 한다.

4) 다리 뒤로 올릴 때 통증을 없애는 폼롤러 이완운동

(1) 대요근, 장골근

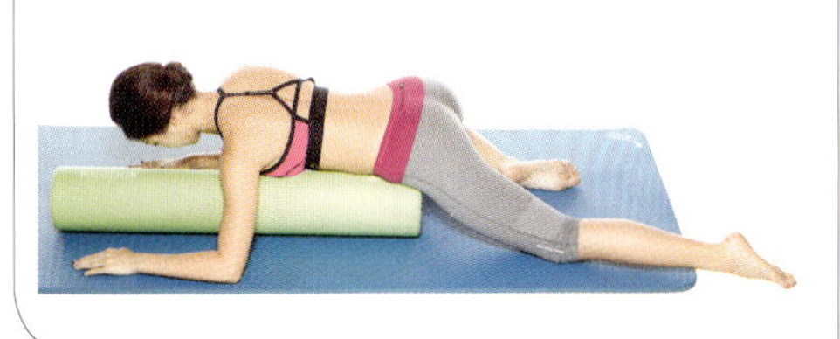
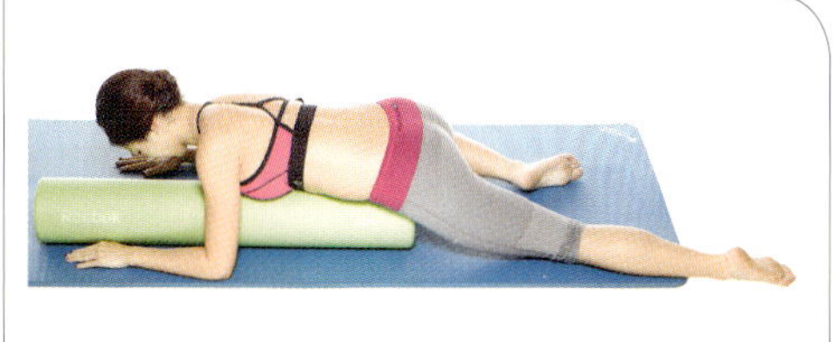

3장 골반 전면 근육 폼롤러 이완운동(75쪽) 참고

(2) 대퇴직근, 봉공근

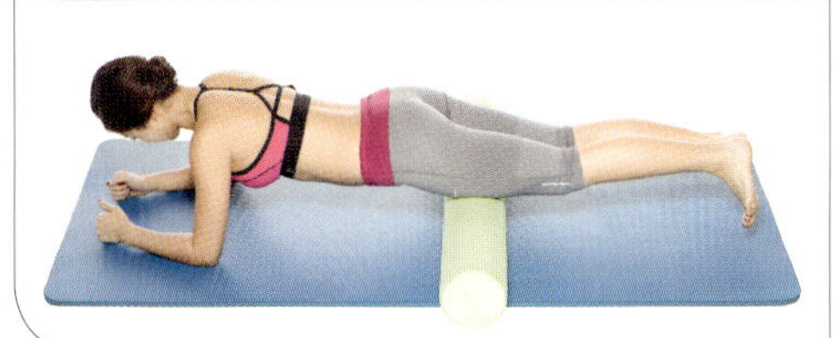
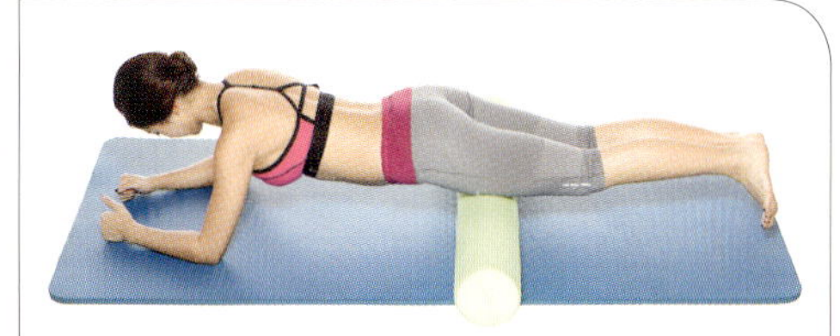

3장 대퇴부 전면 근육 폼롤러 이완운동(80~83쪽) 참고

(3) 대내전근, 장내전근, 단내전근, 치골근

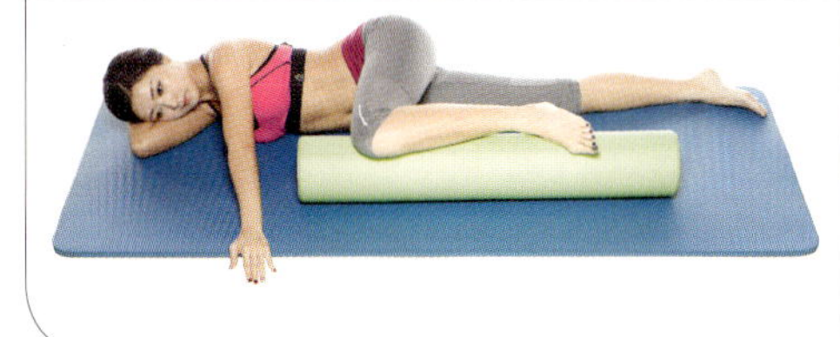
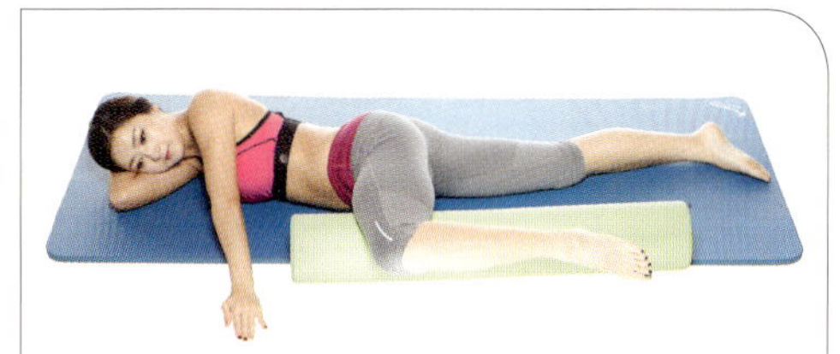

3장 대퇴부 내측 근육 폼롤러 이완운동(91쪽) 참고

(4) 대퇴근막장근(장경인대)

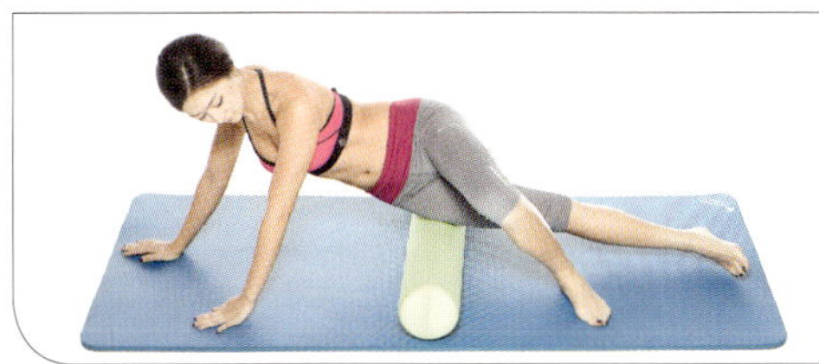
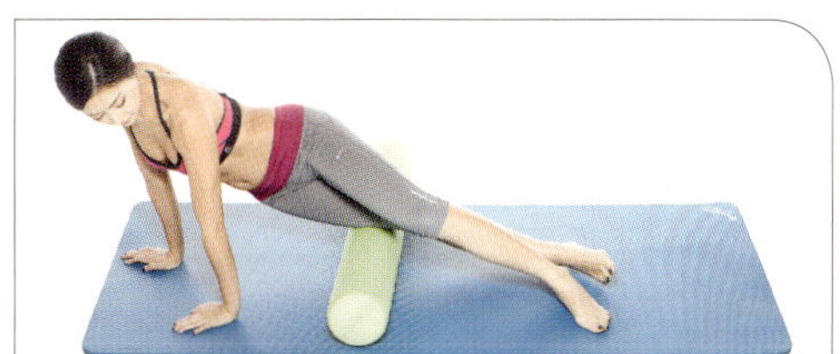

3장 대퇴부 외측 근육 폼롤러 이완운동(89쪽) 참고

(5) 중둔근, 소둔근

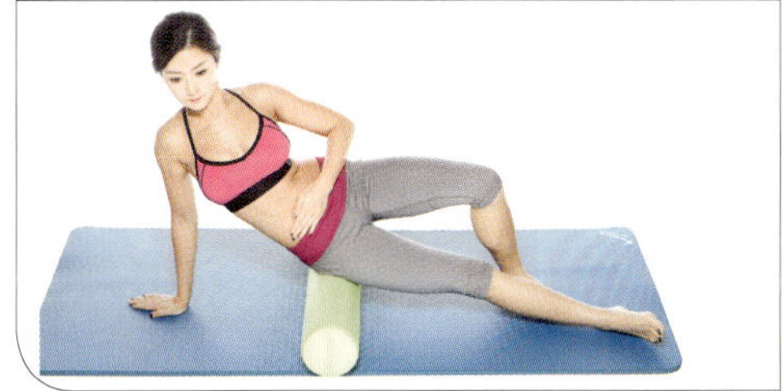
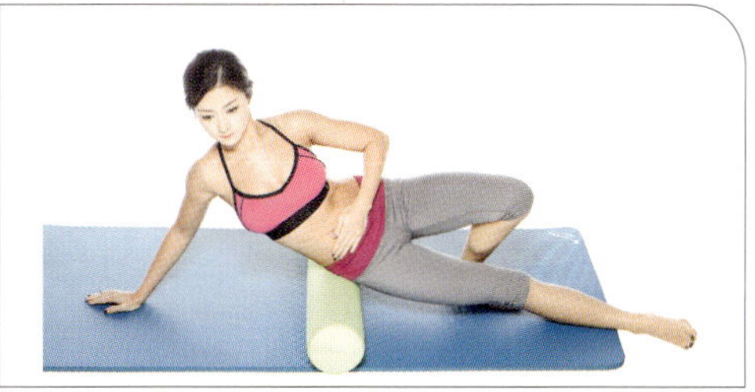

3장 둔부 후면 근육 폼롤러 이완운동(77쪽) 참고

9.3 다리 바깥쪽으로 벌릴 때 통증과 폼롤러 이완운동

1) 다리 바깥쪽으로 벌리기 움직임

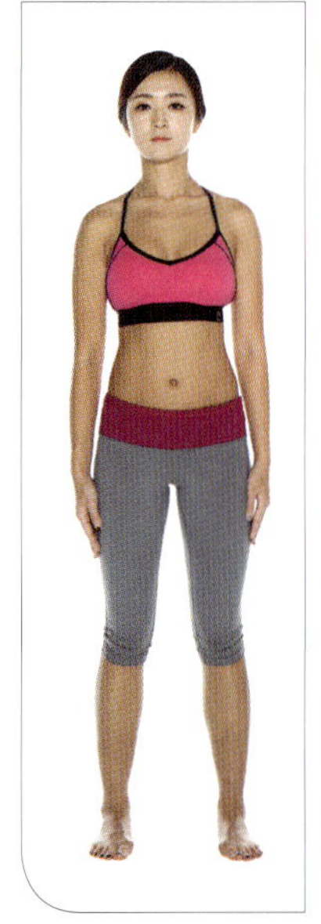

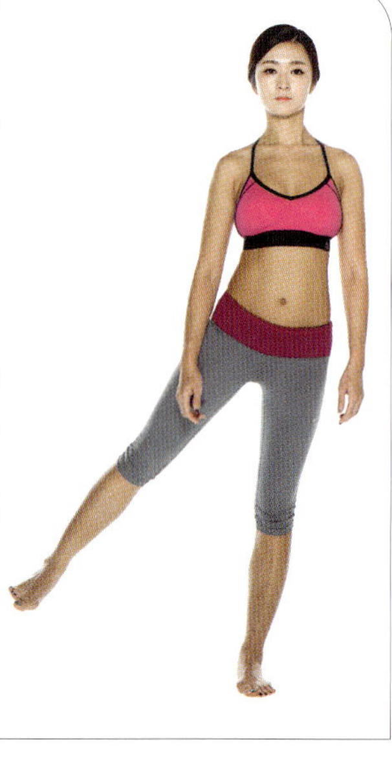

① 올바른 자세를 유지하면서 똑바로 선다.

② 대퇴부 내측 근육의 긴장을 느끼면서 다리를 바깥쪽으로 벌린다.

③ 다리가 바깥쪽으로 벌어지는 각도와 길이를 기록한다.

주의: 다리를 벌릴 때 몸과 엉덩이를 고정한다.

2) 다리 바깥쪽으로 벌리기 움직임에 사용되는 근육

다리를 바깥쪽으로 벌리는 움직임에 사용되는 근육은 대부분 대퇴부의 외측에 위치한다. 대퇴부 외측의 근육들이 수축하면서 다리가 바깥쪽으로 벌어지는 동작을 만든다. 반면 대부분의 대퇴부 내측 근육은 다리가 바깥쪽으로 벌어지는 데 반대되는 역할을 하여 다리 바깥쪽으로 벌리기 움직임을 방해한다. 이렇게 움직임을 방해하는 근육으로는 내측의 대내전근, 장내전근, 단내전근, 박근, 치골근과 전면의 대요근, 장골근, 후면의 대둔근 등이 있는데 이들 근육을 이완시키면 다리를 바깥쪽으로 벌리는 움직임과 통증을 개선할 수 있다.

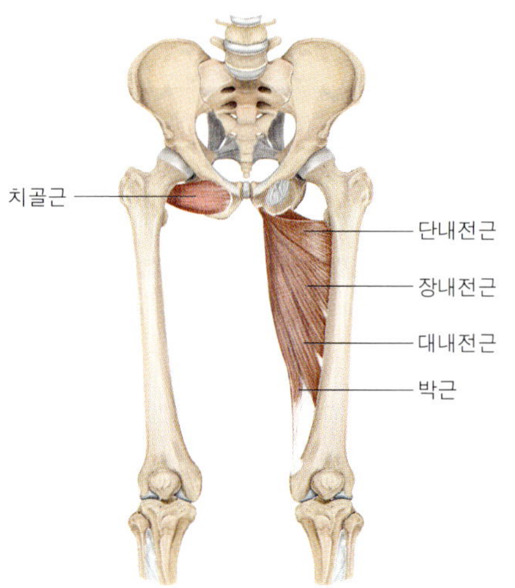

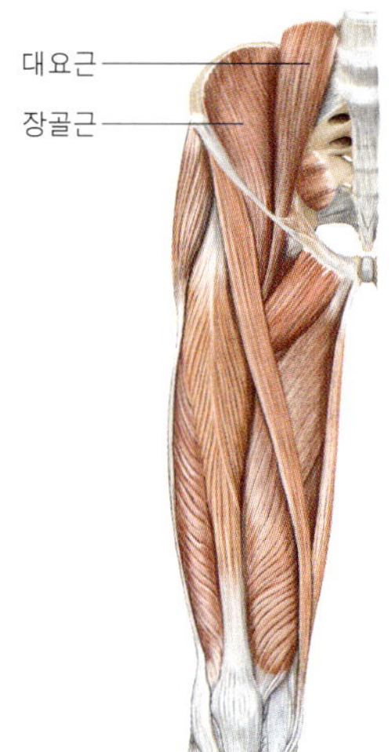

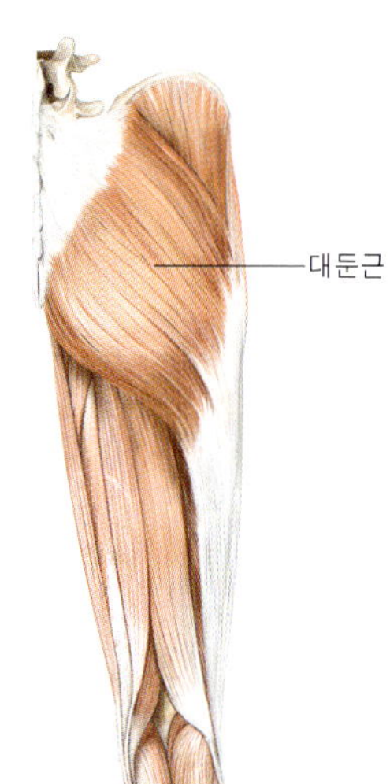

3) 다리 바깥쪽으로 벌리기 움직임 확인 방법

(1) 줄자를 이용한 확인

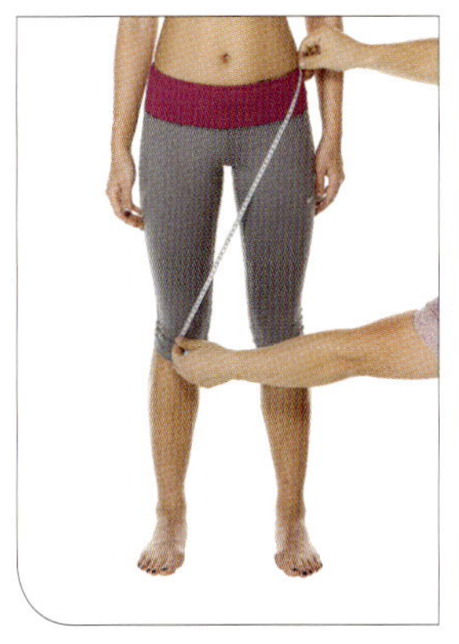
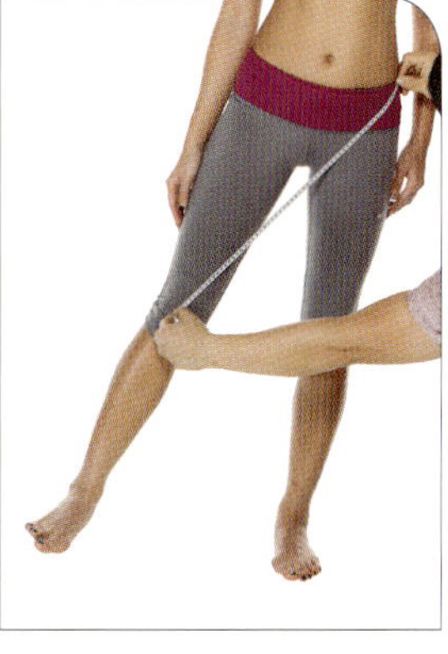

① 전상장골극에서 반대편 슬개골 중앙까지의 길이를 측정한다.
② 다리를 벌린 후 전상장골극에서 반대편 슬개골 중앙까지의 길이를 재측정한다.
③ 벌리기 전과 벌린 후 길이의 차이를 기록한다.

주의: 다리를 바깥으로 벌릴 때 몸이 틀어지지 않게 한다.

(2) 스마트폰을 이용한 확인

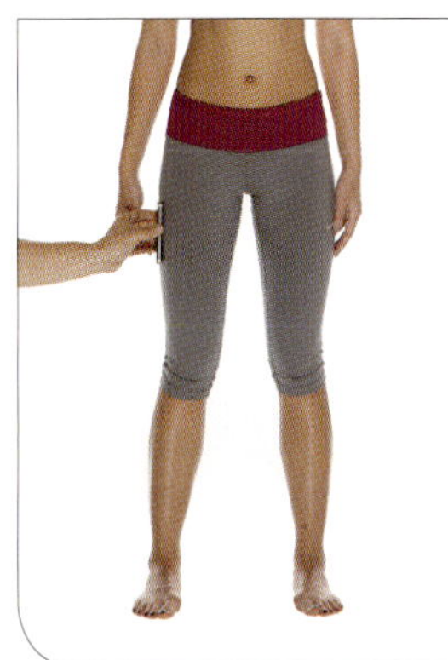
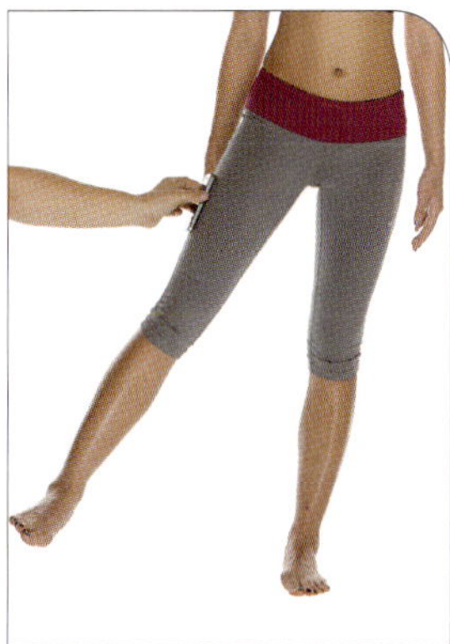

① 스마트폰을 대퇴부 외측 중앙에 둔다.
② 스마트폰을 대퇴부와 평행이 되도록 한다.
③ 다리를 바깥쪽으로 벌린 후 각도 차이를 기록한다.

주의: 다리를 바깥으로 벌릴 때 몸이 틀어지지 않게 한다.

4) 다리 바깥쪽으로 벌릴 때 통증을 없애는 폼롤러 이완운동

(1) 대내전근, 장내전근, 단내전근, 치골근, 박근

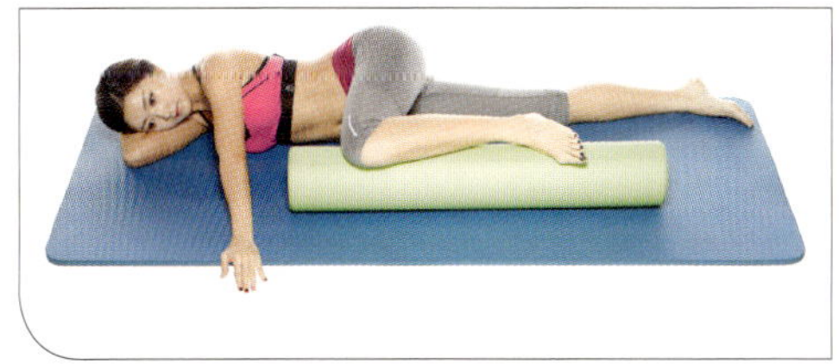
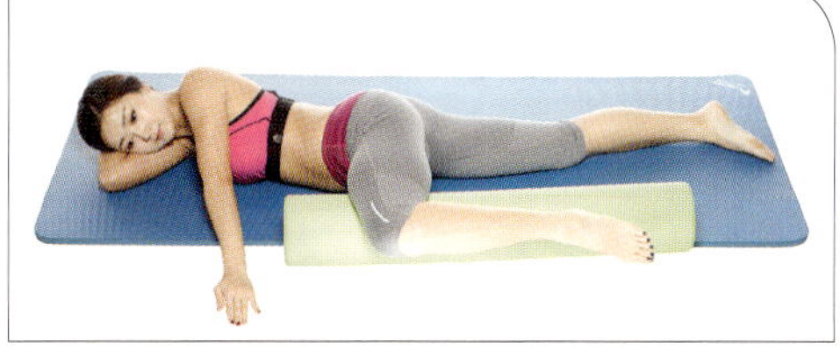

3장 대퇴부 내측 근육 폼롤러 이완운동(91쪽) 참고

(2) 대요근, 장골근

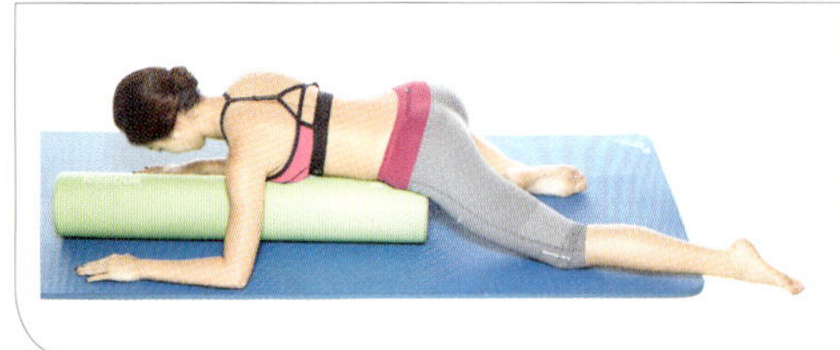

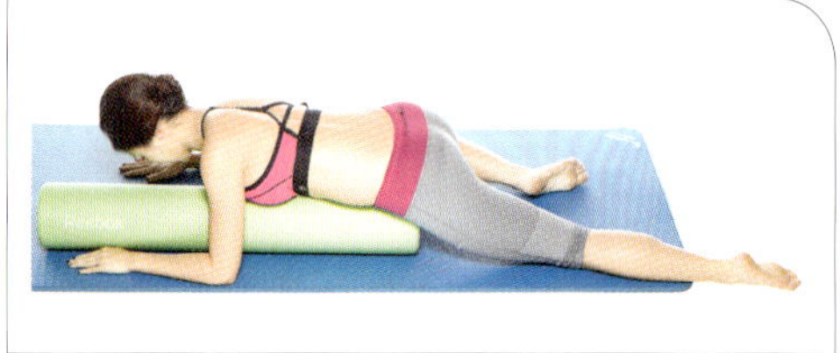

3장 골반 전면 근육 폼롤러 이완운동(75쪽) 참고

(3) 대둔근(하부 섬유)

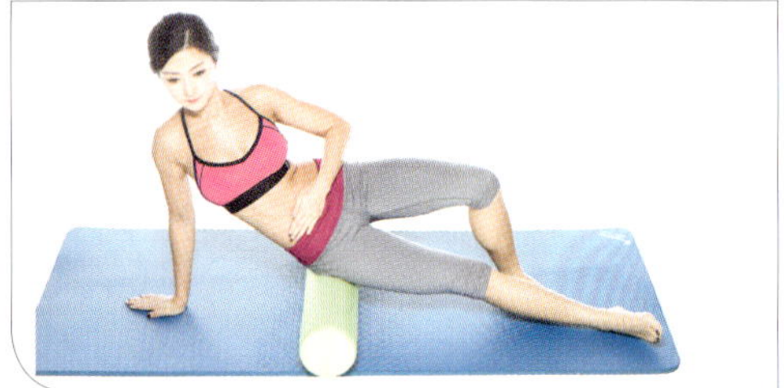

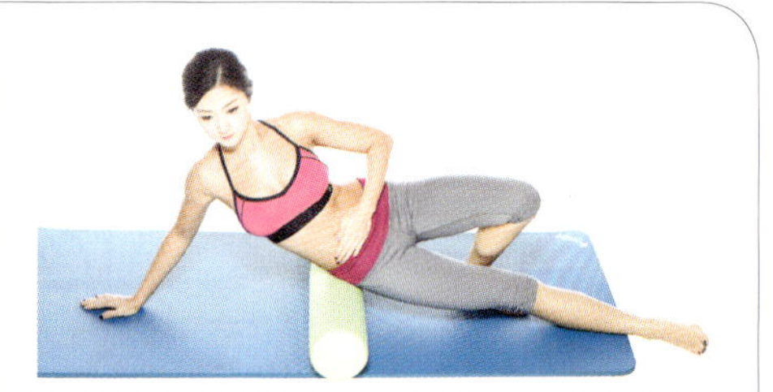

3장 둔부 후면 근육 폼롤러 이완운동(77쪽) 참고

9.4 다리 안쪽으로 모을 때 통증과 폼롤러 이완운동

1) 다리 안쪽으로 모으기 움직임

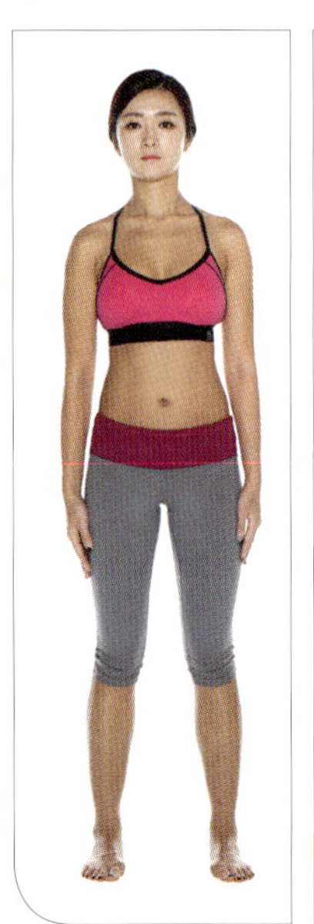

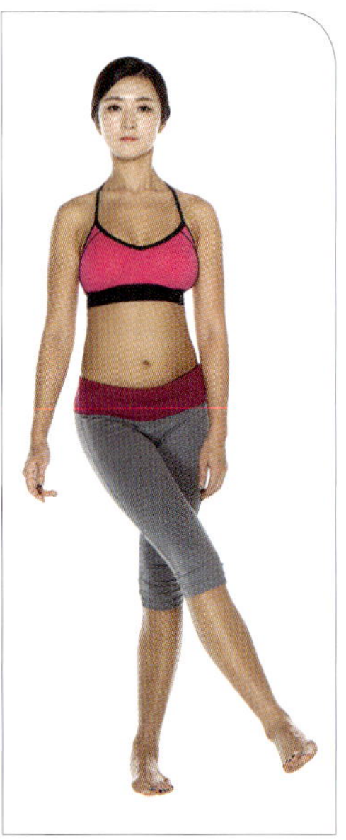

① 올바른 자세를 유지하면서 똑바로 선다.
② 대퇴부와 둔부 외측 근육의 긴장을 느끼면서 다리를 안쪽으로 모은다.
③ 다리가 안쪽으로 모이는 각도와 길이를 기록한다.

주의: 다리를 모을 때 몸과 엉덩이를 고정한다.

2) 다리 안쪽으로 모으기 움직임에 사용되는 근육

다리를 안쪽으로 모으는 움직임에 사용되는 근육은 대부분 대퇴부 내측에 위치한다. 대퇴부 내측의 근육들이 수축하면서 다리가 모이는 동작을 만든다. 반면 대퇴부 외측의 근육은 다리가 모이는 데 반대되는 역할을 하여 다리 안쪽으로 모으기 움직임을 방해한다. 이렇게 움직임을 방해하는 근육으로는 전측면의 대퇴근막장근(장경인대), 봉공근과 후면의 대둔근, 중둔근, 소둔근, 이상근 등이 있는데 이들 근육을 이완시키면 다리를 안쪽으로 모으는 움직임과 통증을 개선할 수 있다.

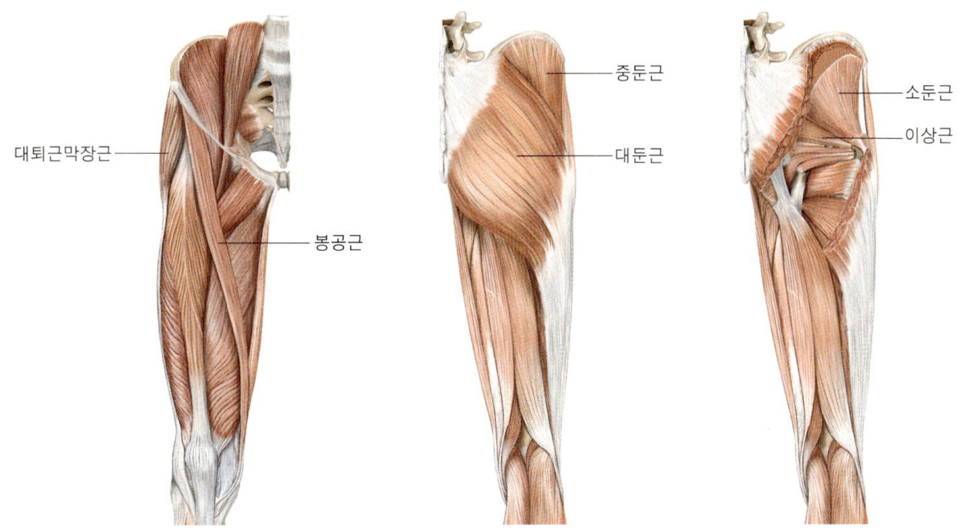

3) 다리 안쪽으로 모으기 움직임 확인 방법

(1) 줄자를 이용한 확인

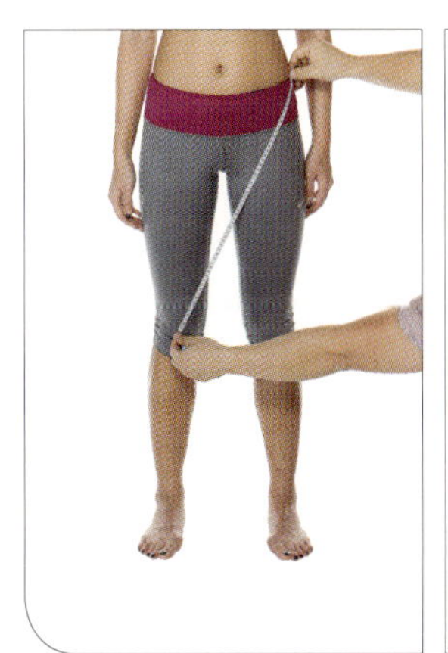

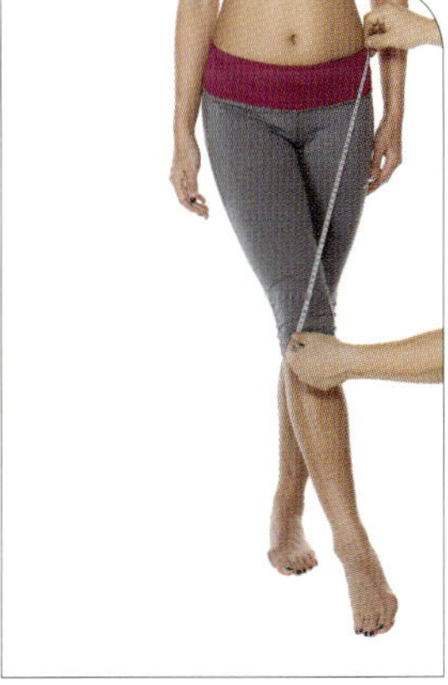

① 전상장골극에서 반대편 슬개골 중앙까지의 길이를 측정한다.
② 다리를 모은 후 전상장골극에서 반대편 슬개골 중앙까지의 길이를 재측정한다.
③ 모으기 전과 모은 후의 길이 차이를 기록한다.

주의: 다리를 안쪽으로 모을 때 몸이 틀어지지 않게 한다.

(2) 스마트폰을 이용한 확인

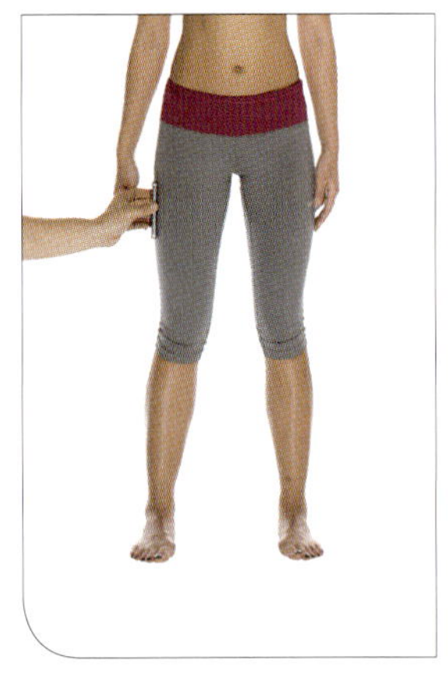
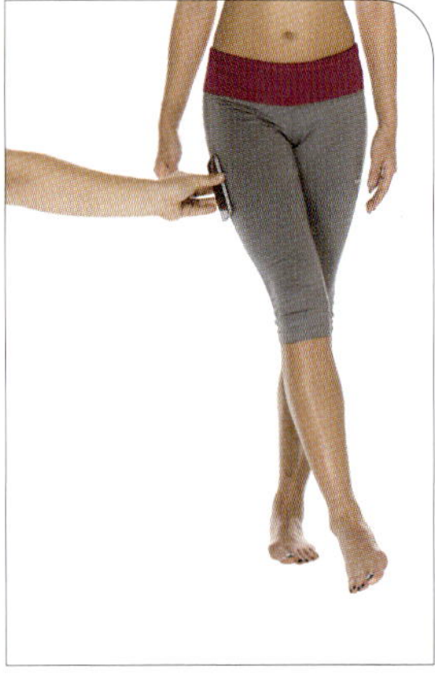

① 스마트폰을 대퇴부 외측 중앙에 둔다.
② 스마트폰을 대퇴부와 평행축이 되도록 한다.
③ 다리를 안쪽으로 모은 후 각도 차이를 기록한다.

주의: 다리를 안쪽으로 모을 때 몸이 틀어지지 않게 한다.

4) 다리 안쪽으로 모을 때 통증을 없애는 폼롤러 이완운동

(1) 대둔근, 중둔근

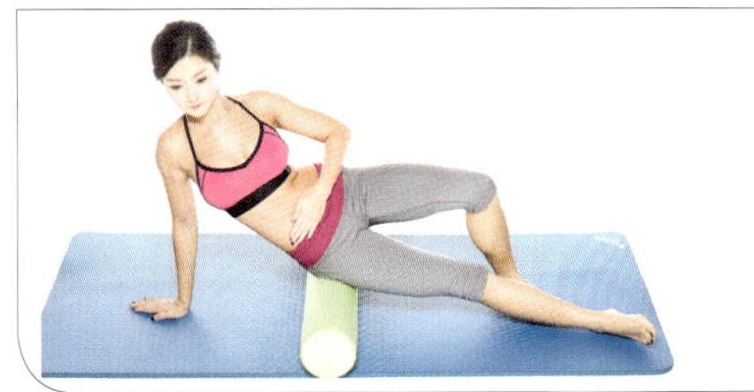
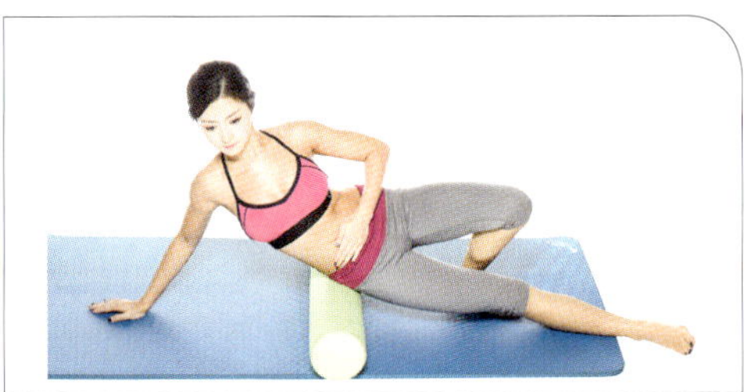

3장 둔부 후면 근육 폼롤러 이완운동(91쪽) 참고

(2) 소둔근, 이상근

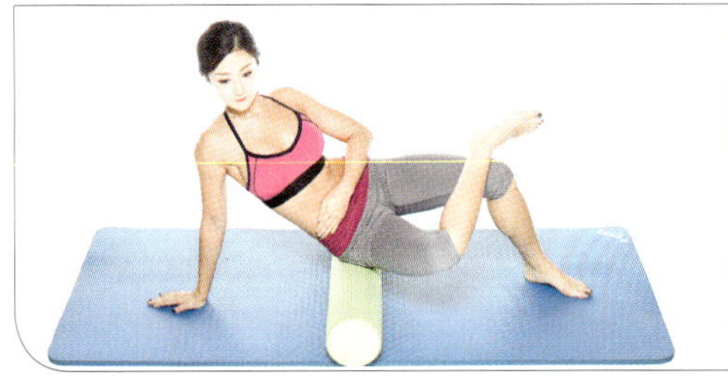
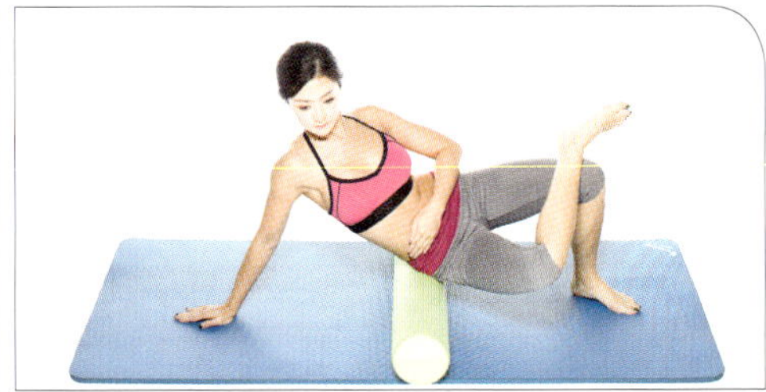

3장 둔부 후면 근육 폼롤러 이완운동(78~79쪽) 참고

(3) 대퇴근막장근(장경인대)

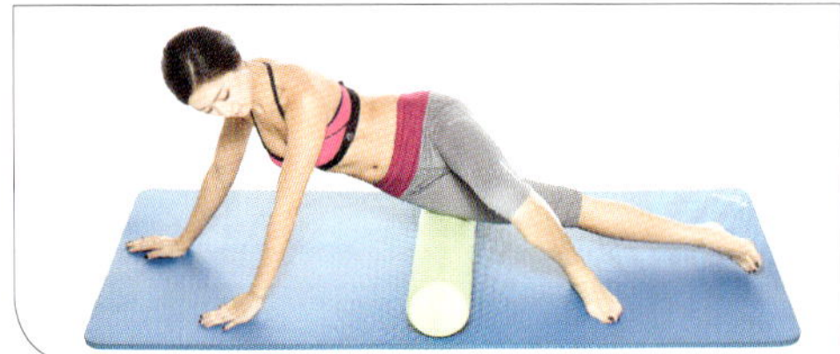
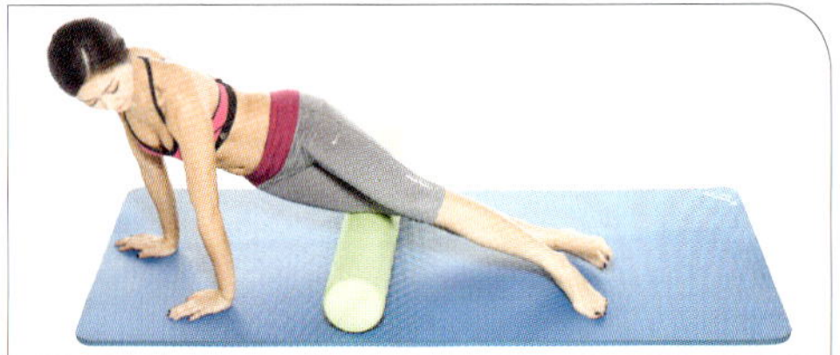

3장 대퇴부 외측 근육 폼롤러 이완운동(89쪽) 참고

(4) 봉공근

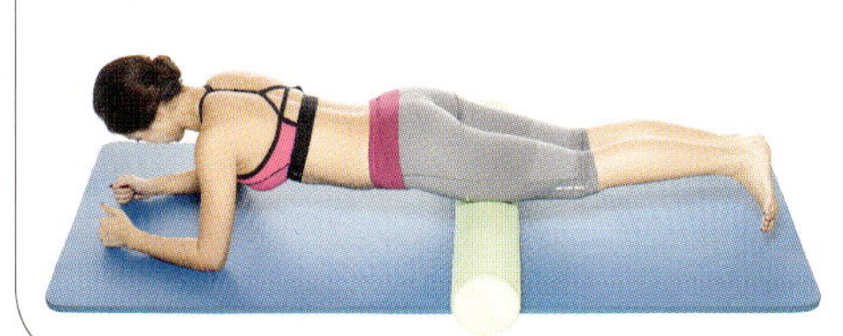

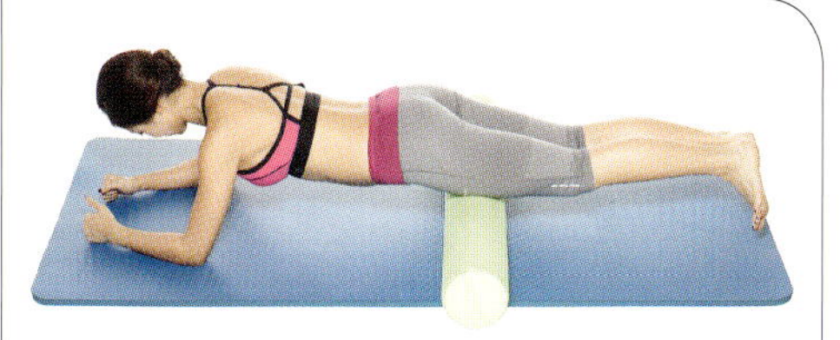

3장 대퇴부 전면 근육 폼롤러 이완운동(80~83쪽) 참고

9.5 다리 바깥쪽으로 돌릴 때 통증과 폼롤러 이완운동

1) 다리 바깥쪽으로 돌리기 움직임

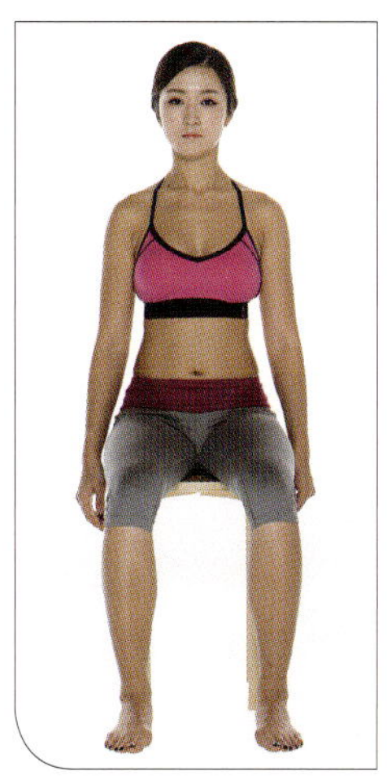

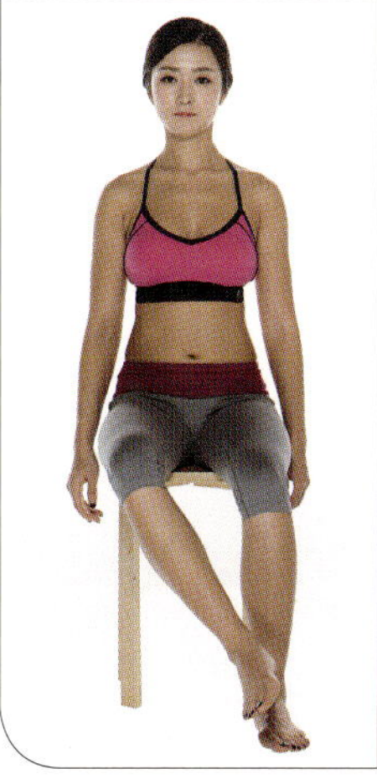

① 올바른 자세를 유지하면서 똑바로 앉는다.
② 대퇴부 내측 근육의 긴장을 느끼면서 종아리를 안쪽으로 돌린다.
③ 종아리가 안쪽으로 돌아가는 각도와 길이를 기록한다.
주의: 다리를 돌릴 때 몸과 무릎을 고정한다.

2) 다리 바깥쪽으로 돌리기 움직임에 사용되는 근육

다리를 바깥쪽으로 돌리는 움직임에 사용되는 근육은 대부분 둔부 후면에 위치한다. 둔부 후

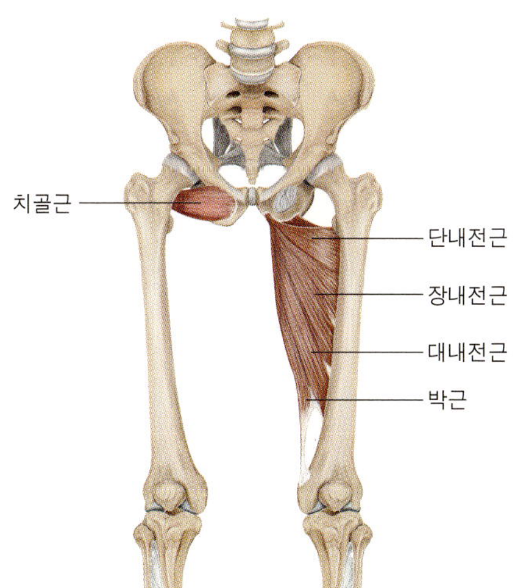

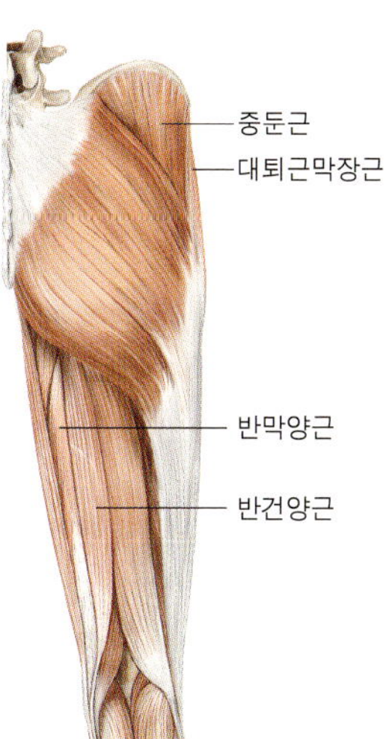

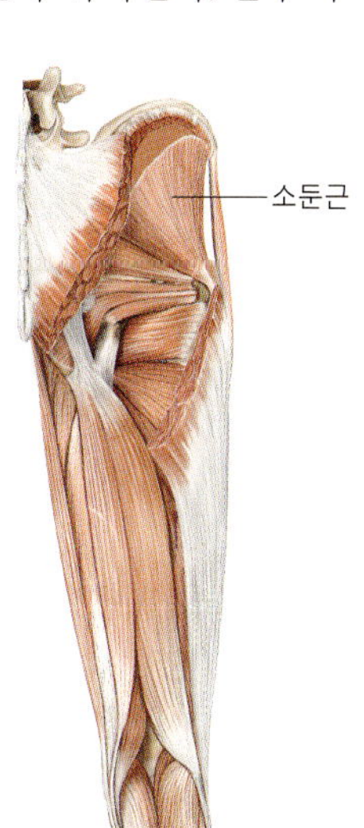

면의 근육들이 수축하면서 다리가 바깥쪽으로 돌아가는 동작을 만든다. 반면 대퇴부 전면과 내측의 근육은 다리가 바깥쪽으로 돌아가는 데 반대되는 역할을 하여 다리 바깥쪽으로 돌리기 움직임을 방해한다. 이렇게 움직임을 방해하는 근육으로는 내측의 대내전근, 장내전근, 단내전근, 박근, 치골근과 전측면의 대퇴근막장근(장경인대), 후면의 중둔근, 소둔근, 반막양근, 반건양근 등이 있는데 이들 근육을 이완시키면 다리를 바깥쪽으로 돌리는 움직임과 통증을 개선할 수 있다.

3) 다리 바깥쪽으로 돌리기 움직임 확인 방법

(1) 줄자를 이용한 확인

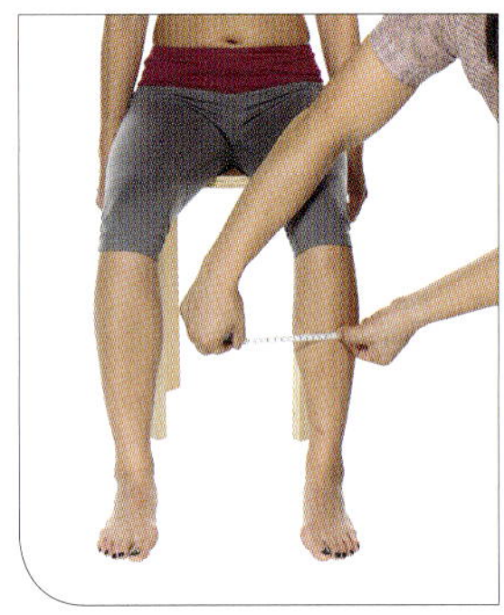

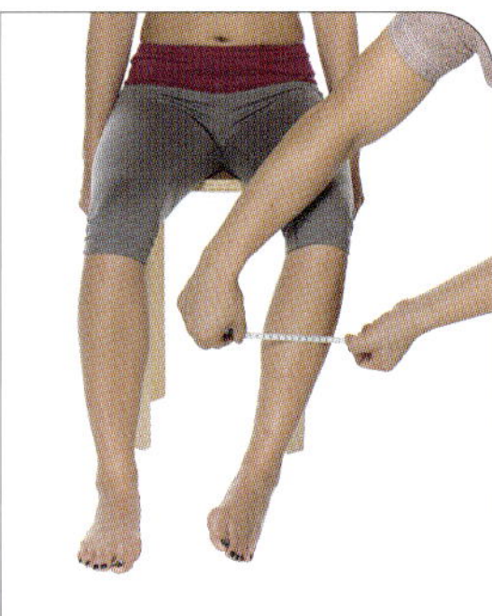

① 줄자를 경골과 수직인 상태로 경골 중앙에 둔다.

② 다리를 안쪽으로 돌린 후 경골 중앙의 이동길이를 측정한다.
(앉은 상태에서 경골은 안쪽으로 움직이지만 다리는 바깥쪽으로 돌아가는 움직임이 발생한다.)

주의: 경골을 안쪽으로 돌릴 때 무릎 위치가 바뀌지 않도록 한다.

(2) 스마트폰을 이용한 확인

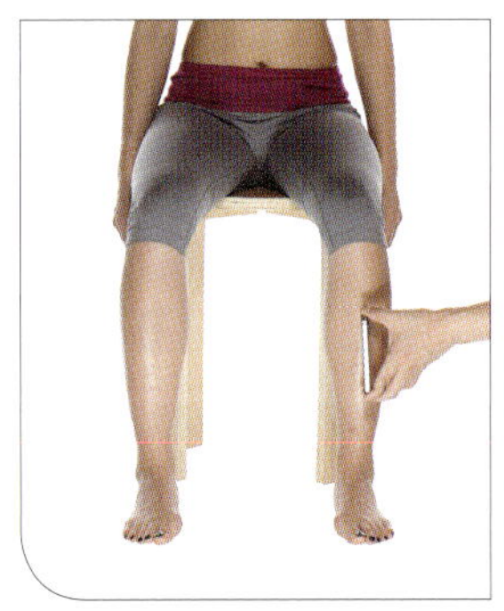

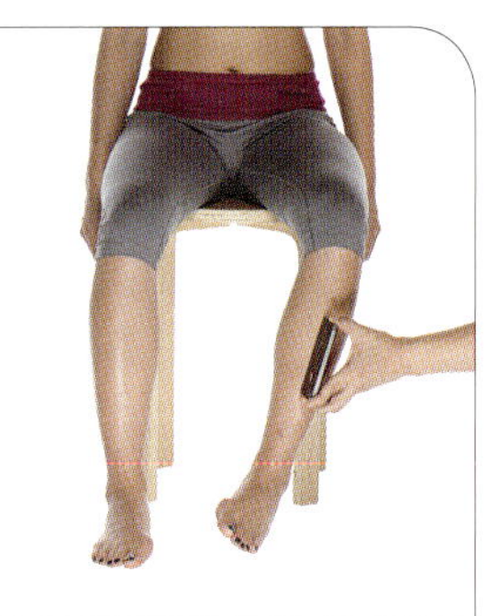

① 스마트폰의 세로 면을 경골과 수평이 되도록 놓는다.

② 스마트폰이 지면과 수직을 이루게 한다.

③ 경골을 안쪽으로 돌린 후 각도 차이를 기록한다.
(앉은 상태에서 경골은 안쪽으로 움직이지만 다리는 바깥쪽으로 돌아간다.)

주의: 경골을 안쪽으로 돌릴 때 무릎 위치가 바뀌지 않도록 한다.

4) 다리 바깥쪽으로 돌릴 때 통증을 없애는 폼롤러 이완운동

(1) 대내전근, 장내전근, 단내전근, 박근, 치골근

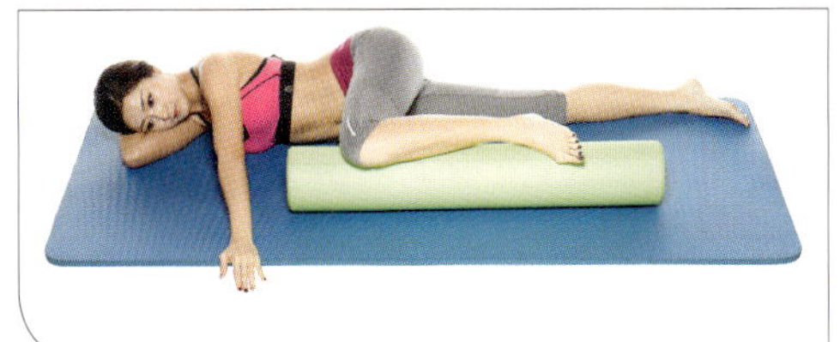
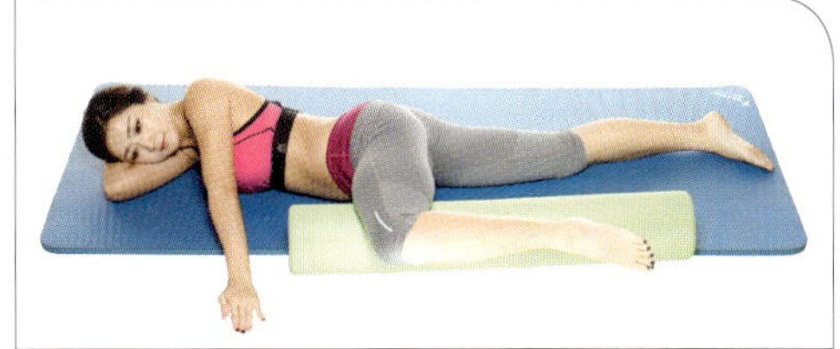

3장 대퇴부 내측 근육 폼롤러 이완운동(91쪽) 참고

(2) 대퇴근막장근(장경인대)

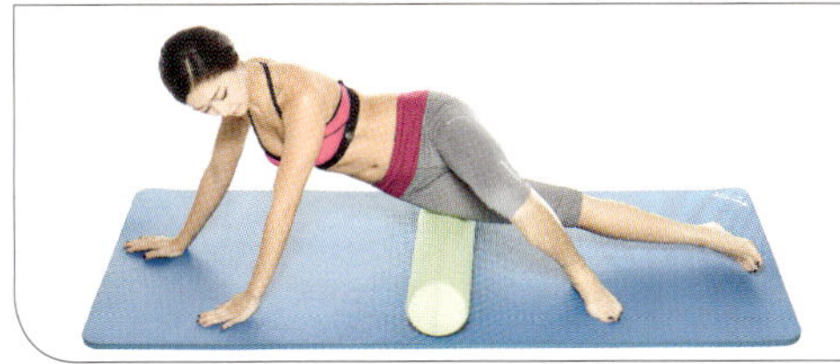
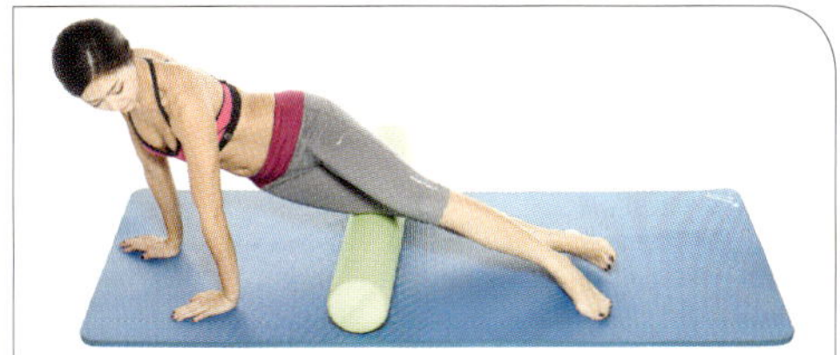

3장 대퇴부 외측 근육 폼롤러 이완운동(89쪽) 참고

(3) 중둔근(전부섬유), 소둔근

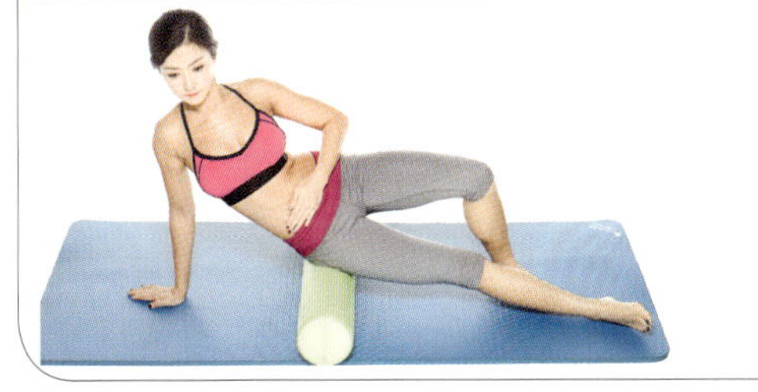
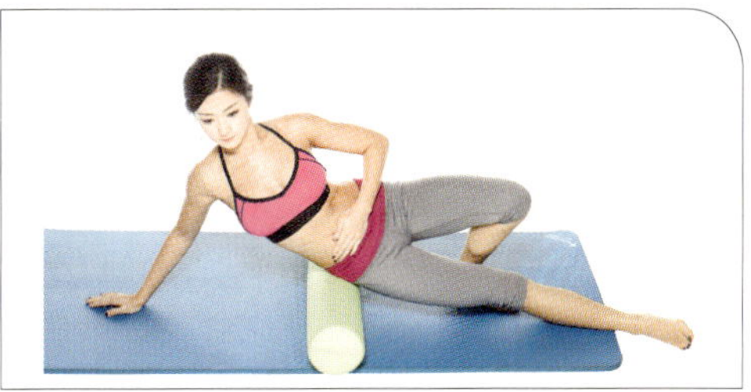

3장 둔부 후면 근육 폼롤러 이완운동(77쪽) 참고

(4) 반건양근, 반막양근

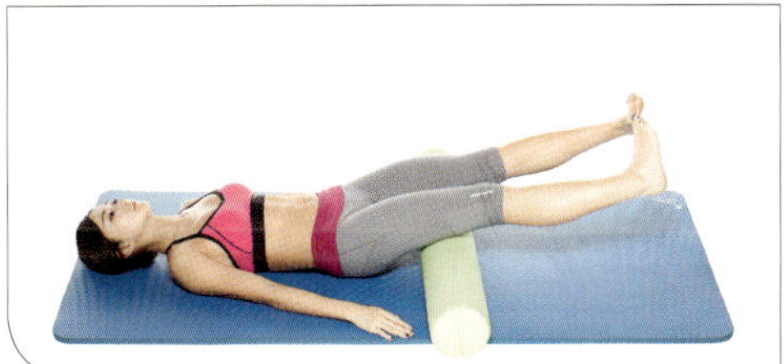
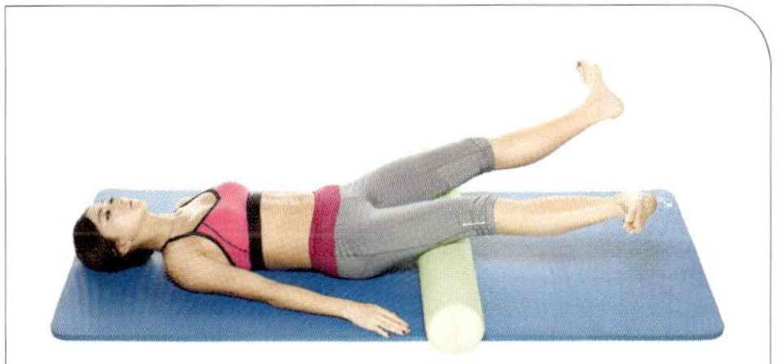

3장 대퇴부 후면 근육 폼롤러 이완운동(85~87쪽) 참고

9.6 다리 안쪽으로 돌릴 때 통증과 폼롤러 이완운동

1) 다리 안쪽으로 돌리기 움직임

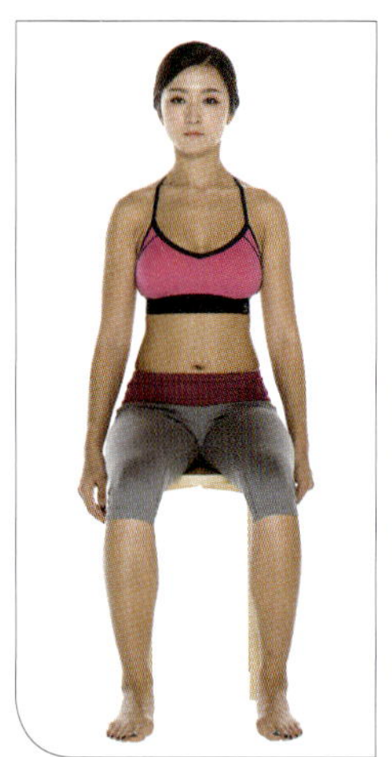

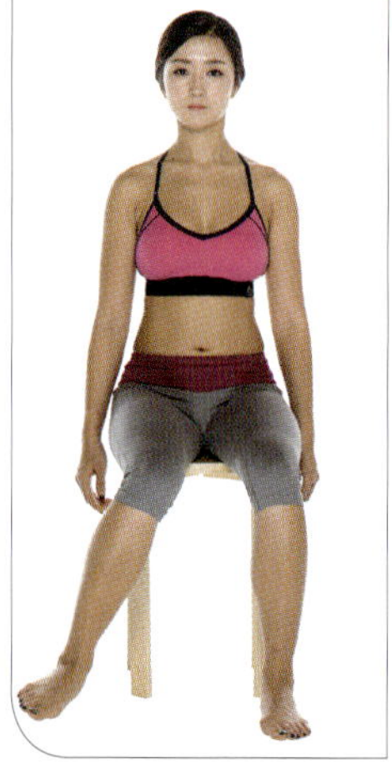

① 올바른 자세를 유지하면서 똑바로 앉는다.
② 둔부 근육에 긴장을 느끼면서 종아리를 바깥쪽으로 돌린다.
③ 종아리가 바깥쪽으로 돌아가는 각도와 길이를 기록한다.

주의: 다리를 돌릴 때 몸과 무릎을 고정한다.

2) 다리 안쪽으로 돌리기 움직임에 사용되는 근육

다리를 안쪽으로 돌리는 움직임에 사용되는 근육은 대부분 대퇴골 내측에 위치한다. 대퇴골 내측 근육들이 수축하면서 다리가 안쪽으로 돌아가는 동작을 만든다. 반면 둔부 후면 근육은 다리가 안쪽으로 돌아가는 데 반대되는 역할을 하여 다리 안쪽으로 돌리기 움직임을 방해한다. 이렇게 움직임을 방해하는 근육으로는 후면의 대둔근, 중둔근, 이상근, 대퇴방형근, 내폐쇄근, 외폐쇄근, 상쌍자근, 하쌍자근, 대퇴이두근과 전면의 봉공근, 대요근, 장골근 등이 있는데 이들 근육을 이완시키면 다리를 안쪽으로 돌리는 움직임과 통증을 개선할 수 있다.

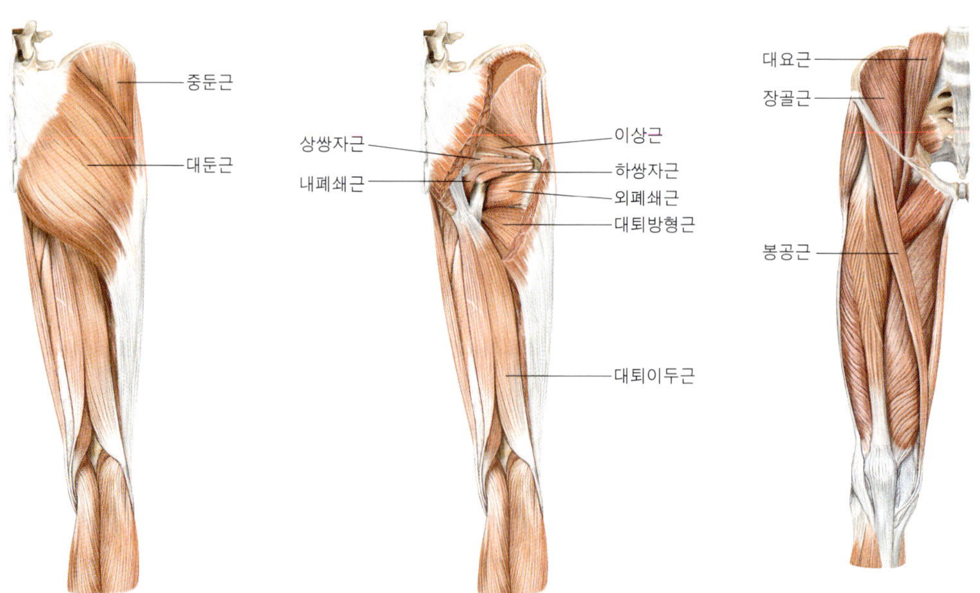

3) 다리 안쪽으로 돌리기 움직임 확인 방법

(1) 줄자를 이용한 확인

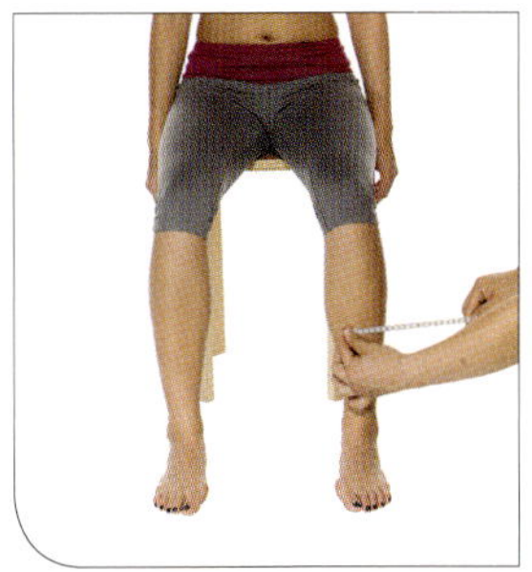
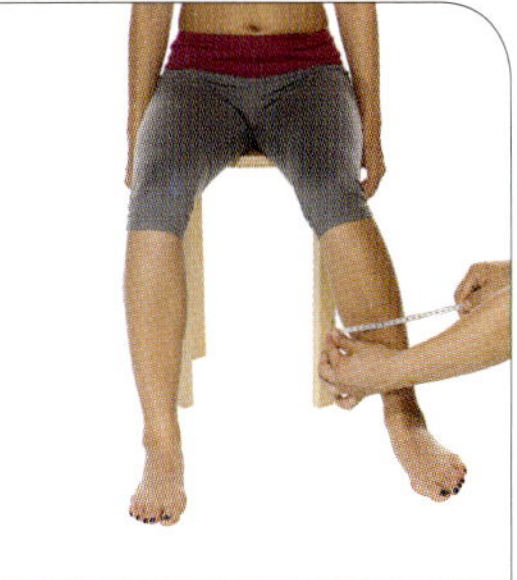

① 줄자를 하퇴부와 수직인 상태로 경골 중앙에 둔다.

② 다리를 바깥쪽으로 돌린 후 경골 중앙의 이동길이를 측정한다.

앉은 상태에서 경골은 바깥쪽으로 움직이지만 다리는 안쪽으로 돌아간다.

주의: 경골을 바깥쪽으로 돌릴 때 무릎 위치가 바뀌지 않도록 한다.

(2) 스마트폰을 이용한 확인

① 스마트폰의 세로 면을 경골과 수평이 되도록 놓는다.

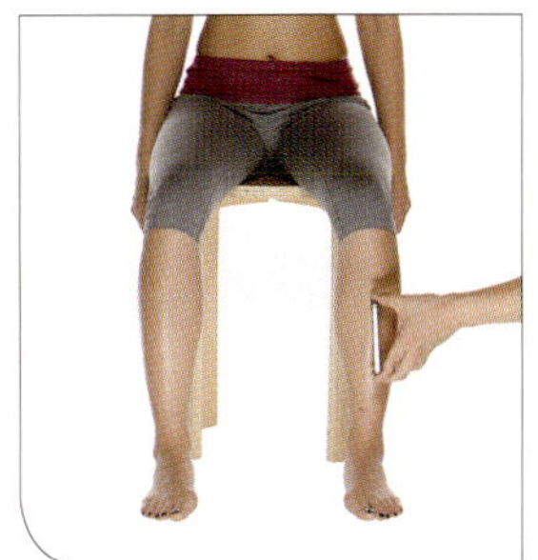
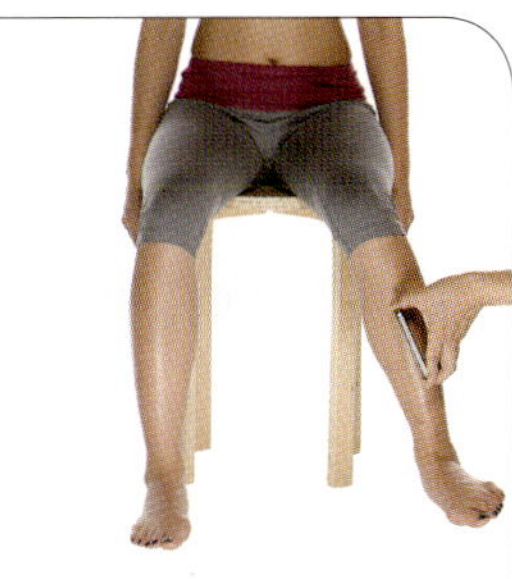

② 스마트폰을 지면과 수직을 이루게 한다.

③ 경골을 바깥쪽으로 돌린 후 각도 차이를 기록한다.

앉은 상태에서 경골은 바깥쪽으로 움직이지만 다리는 안쪽으로 돌아간다.

주의: 경골을 바깥쪽으로 돌릴 때 무릎 위치가 바뀌지 않도록 한다.

4) 다리 안쪽으로 돌릴 때 통증을 없애는 폼롤러 이완운동

(1) 대둔근, 중둔근

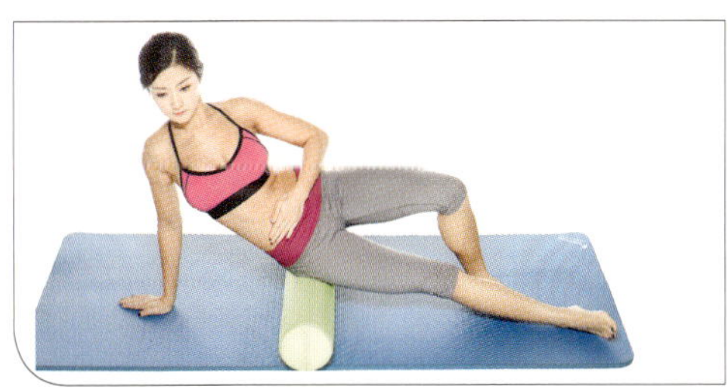
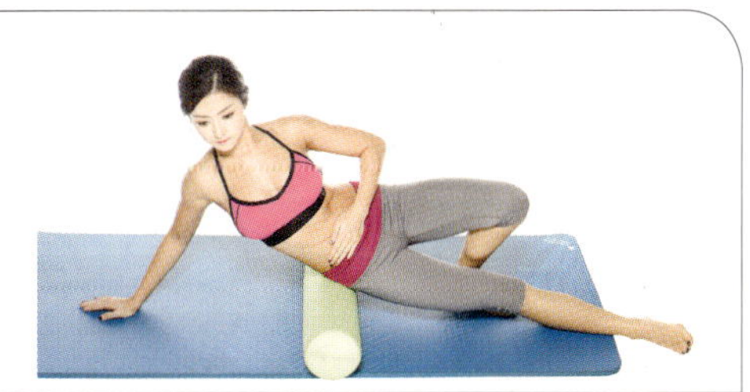

3장 둔부 후면 근육 폼롤러 이완운동(77쪽) 참고

(2) 이상근, 대퇴방형근, 내폐쇄근, 외폐쇄근, 상쌍자근, 하쌍자근

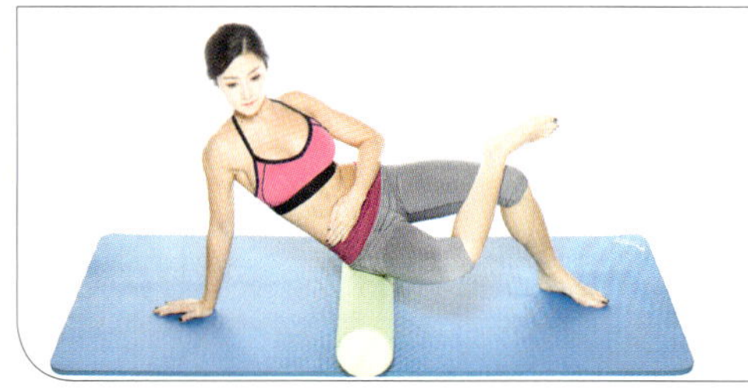
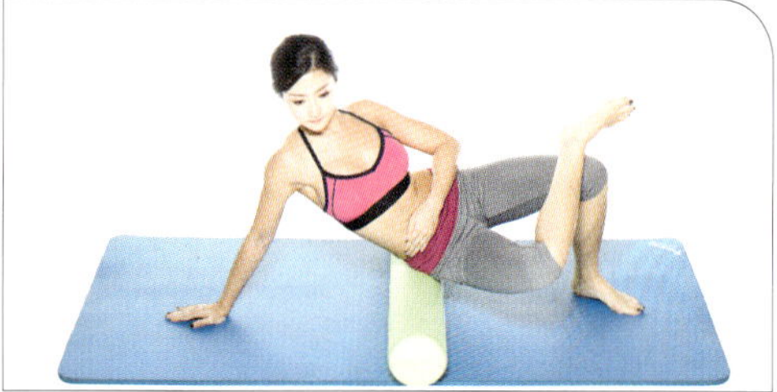

3장 둔부 후면 근육 폼롤러 이완운동(78~79쪽) 참고

(3) 대퇴이두근

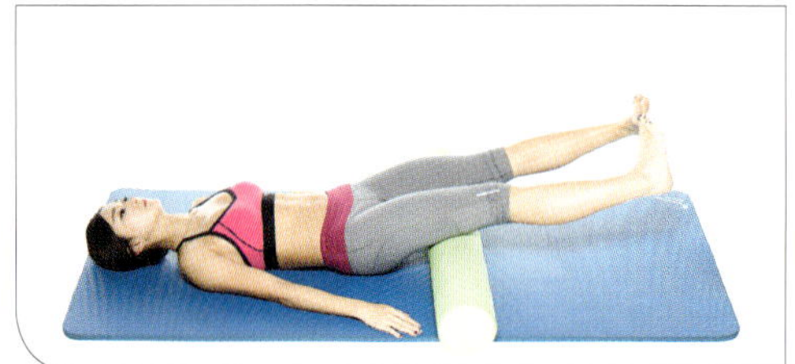
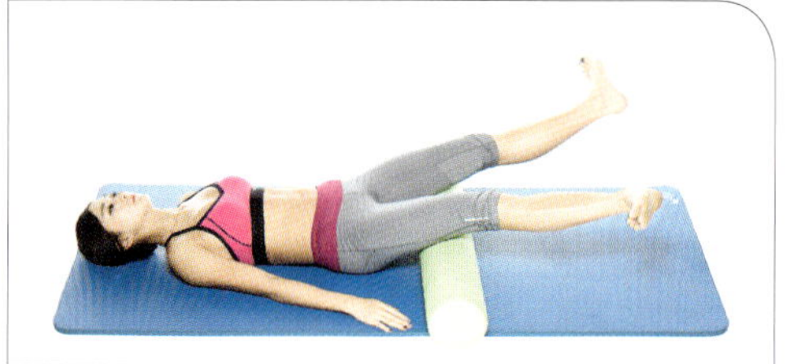

3장 대퇴부 후면 근육 폼롤러 이완운동(85~87쪽) 참고

(4) 대요근, 장골근

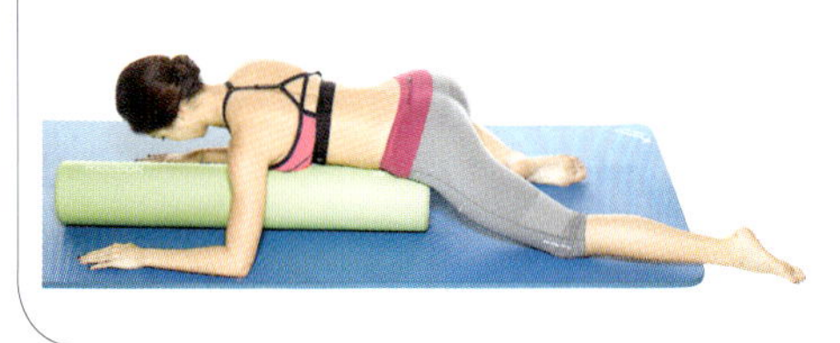
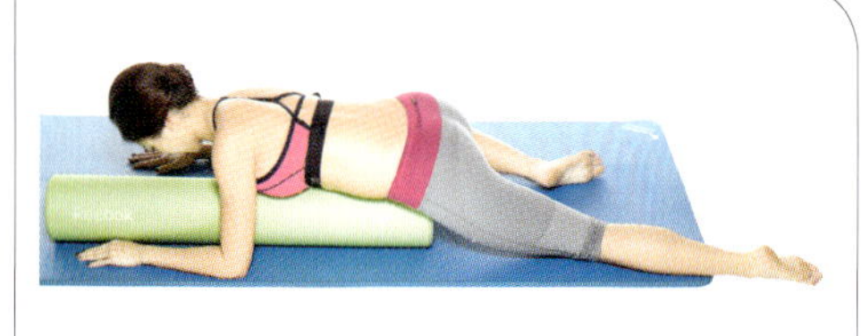

3장 골반 전면 근육 폼롤러 이완운동(75쪽) 참고

(5) 봉공근

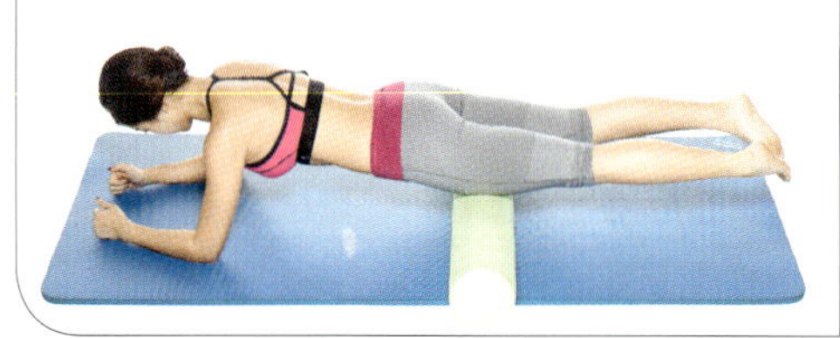
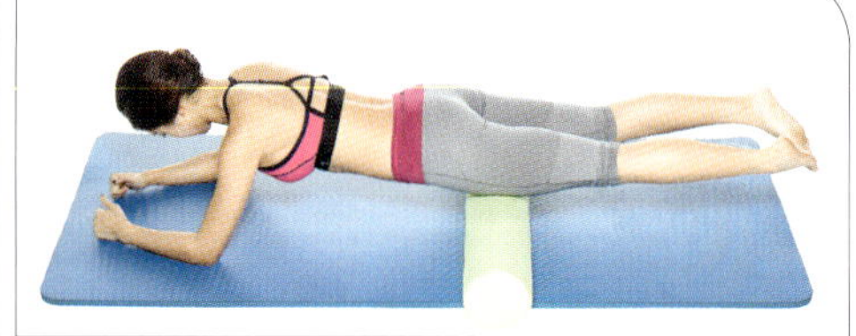

3장 대퇴부 전면 근육 폼롤러 이완운동(80~83쪽) 참고

9.7 다리 움직임의 정상범위

움직임 / 각도	앞으로 올리기	뒤로 올리기	바깥쪽 벌리기	안 모으기	바깥쪽 돌리기	안쪽 돌리기
정상범위	120°	15°	45°	30°	45°	35°

9.8 폼롤러 이완운동 전후 비교표 작성

폼롤러 이완운동 전과 후의 차이를 체크리스트에 작성한다.

움직임 / 각도	앞으로 올리기		뒤로 올리기		바깥쪽 벌리기		안쪽 모으기		바깥쪽 돌리기		안쪽 돌리기	
	전	후	전	후	전	후	전	후	전	후	전	후
가동범위(각도)												
가동범위(길이)												
움직이고 통증 없음												
움직이지 않고 통증 없음												
움직이지 않고 통증												

10. 폼롤러를 이용해 무릎의 통증을 없애는 이완운동

무릎은 접기(굴곡), 펴기(신전), 바깥쪽으로 돌리기(외회전), 안쪽으로 돌리기(내회전)의 움직임을 할 수 있다. 그러나 잘못된 자세와 스트레스로 인해서 많은 사람들이 이러한 움직임에 제한을 느끼고 통증을 호소한다. 이러한 움직임을 제한하는 근육을 이완하는 것만으로도 무릎의 움직임 향상과 통증 감소에 도움을 줄 수 있다.

무릎은 인체를 구성하는 다양한 관절 중 가장 많은 일을 하고 체중의 영향을 많이 받는 관절이다. 또한 엉덩이와 발목을 동시에 움직일 수 있게 만드는 단순한 일을 하는 복잡한 관절이기도 하다. 큰 힘을 낼 수 있도록 안정적인 구조를 가지고 있어 몸을 움직이는데 중요한 역할을 한다.

그런데 최근 아무것도 안했는데 갑자기 무릎이 아프다고 말하는 경우가 많이 있다. 이러한 통증의 가장 큰 문제는 아무 일도 하지 않았다는 것이다. 무릎의 움직임을 주로 담당하는 대퇴부의 경우 인체에서 근육이 가장 밀도 높게 위치한 관절로, 많은 힘을 낼 수 있는 것은 물론 이동하는 움직임에서 몸의 안정성을 높여주는 중요한 역할을 한다. 그런데 이러한 움직임을 하지 않게 되면 근육의 약화와 함께 무릎의 굴리고 돌리고 미끄러트리는 움직임을 담당하는 근육에 불균형을 초래할 수 있다. 또한 무릎의 경우 여러 근육의 상호작용에 의해 움직임이 발생하게 되는데 이러한 상호작용에 문제가 발생하면 잘못된 움직임과 함께 근육과 골격 간 불균형이 발생한다. 폼롤러 이완운동은 운동부족으로 인해 약해진 무릎 주변 근육의 불균형을 바로잡아 무릎 통증을 줄이는 것은 물론, 무릎 움직임을 개선해 기능적 향상을 가져올 수 있다.

10.1 무릎을 접을 때 통증과 폼롤러 이완운동

1) 무릎 접기 움직임

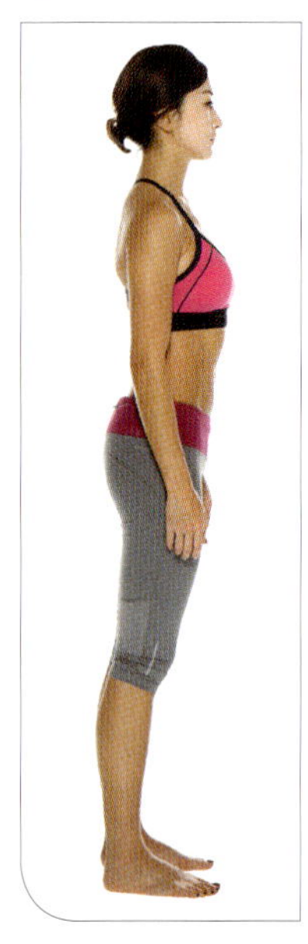

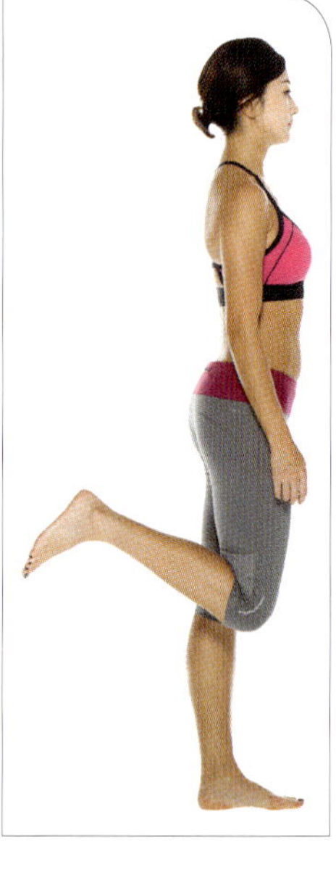

① 올바른 자세를 유지하면서 똑바로 선다.

② 대퇴부 전면 근육의 긴장을 느끼면서 무릎을 접는다.

③ 무릎이 접히는 각도와 길이를 기록한다.

주의: 무릎을 접을 때 무릎과 몸을 고정한다.

2) 무릎 접기 움직임을 방해하는 근육

무릎을 접는 움직임에 사용되는 근육은 대부분 대퇴부 후면에 위치한다. 대퇴부 후면의 근육들이 수축하면서 무릎이 접히는 동작을 만든다. 반면 대퇴부 전면 근육은 무릎이 접히는 데 반대되는 역할을 하여 무릎 접기 움직임을 방해한다. 이렇게 움직임을 방해하는 근육으로는 대퇴직근, 외측광근, 중간광근, 내측광근 등이 있는데 이들 근육을 이완시키면 무릎을 접는 움직임과 통증을 개선할 수 있다.

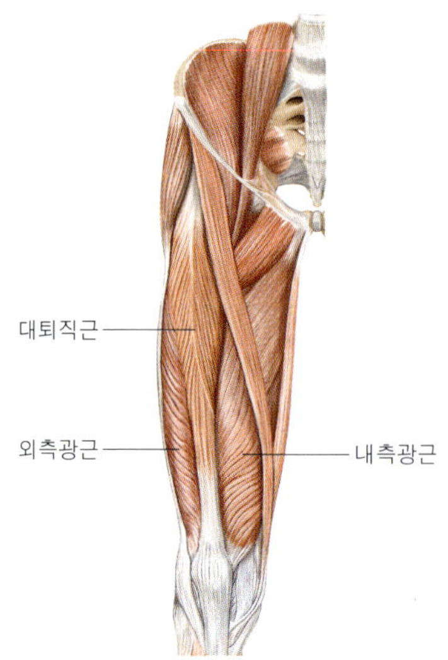

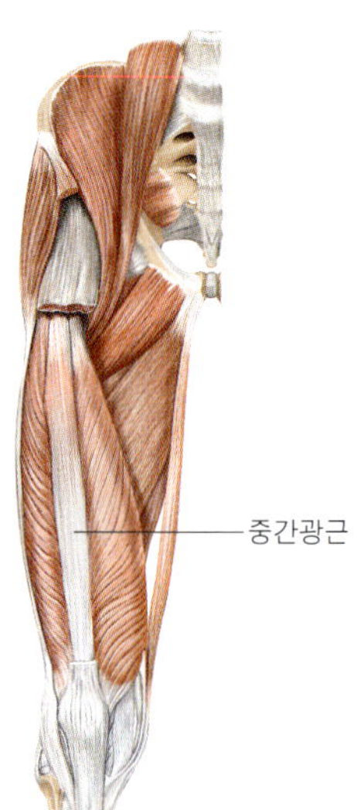

3) 무릎 접기 움직임 확인 방법

(1) 줄자를 이용한 확인

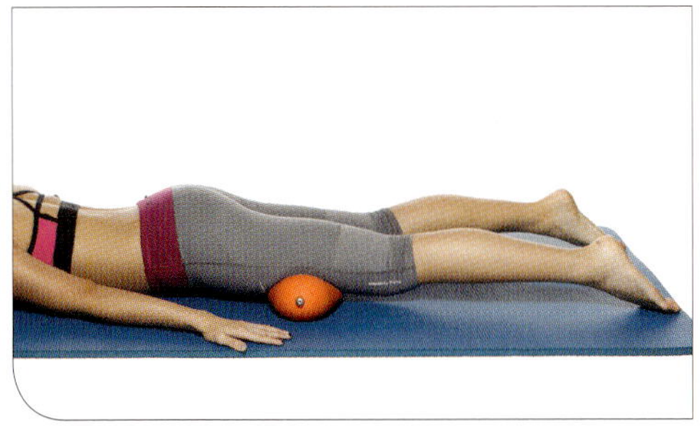

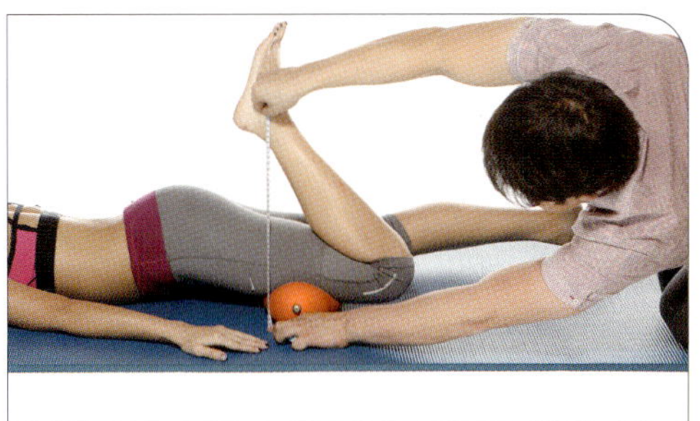

① 엎드려 누운 상태에서 무릎을 접는다.

② 지면에 수직인 상태로 발목까지의 거리를 측정한다.

주의: 대퇴부 전면에 수건을 놓아 다리를 엉덩이 중앙 높이까지 올린다.
다리를 접을 때 골반이 들리지 않게 한다.

(2) 스마트폰을 이용한 확인

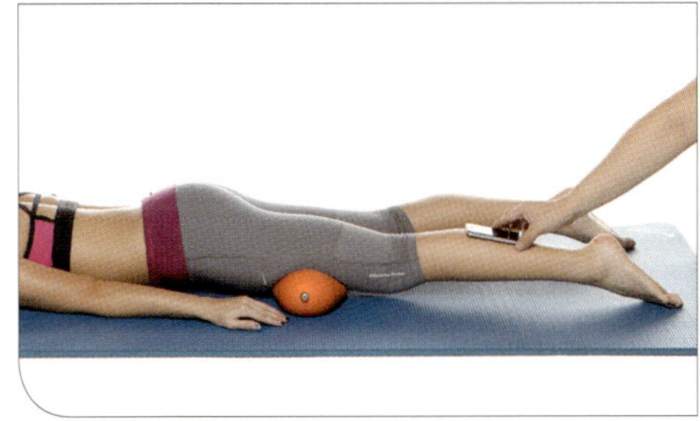

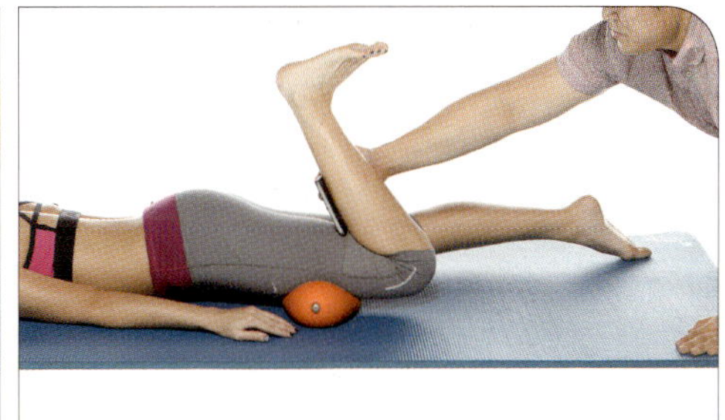

① 스마트폰을 종아리 뒤에 놓는다.

② 스마트폰을 지면과 평행하게 유지한 상태로 무릎 접기를 한다.

③ 무릎을 접은 후 각도 차이를 기록한다.

주의: 대퇴부 전면에 수건을 놓아 다리를 엉덩이 중앙 높이까지 올린다.
다리를 접을 때 골반이 들리지 않게 한다.

4) 무릎을 접을 때 통증을 없애는 이완운동

대퇴직근, 외측광근, 내측광근, 중간광근

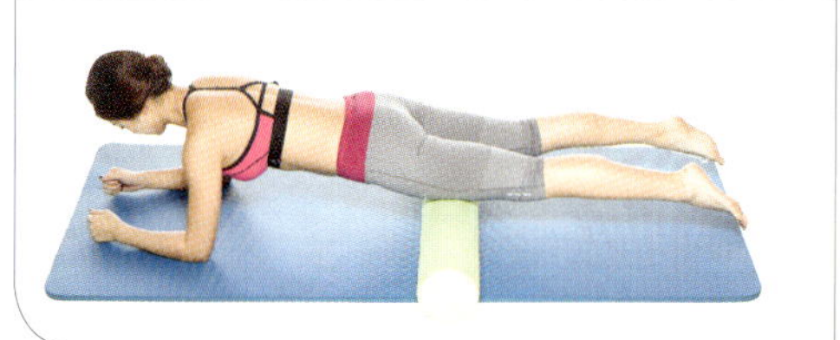

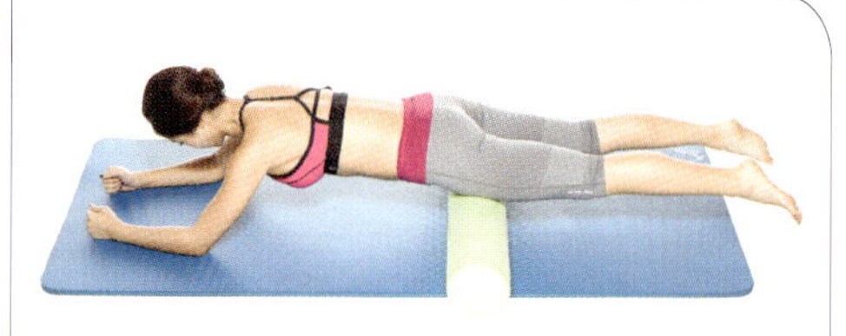

3장 대퇴부 전면 근육 폼롤러 이완운동(80~83쪽) 참고

10.2 무릎 펼 때 통증과 폼롤러 이완운동

1) 무릎 펴기 움직임

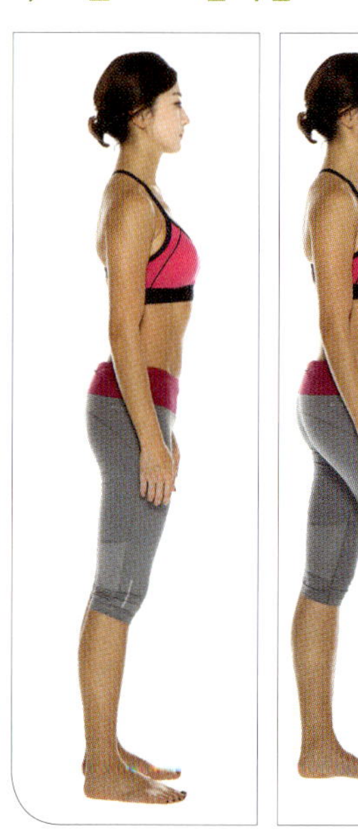

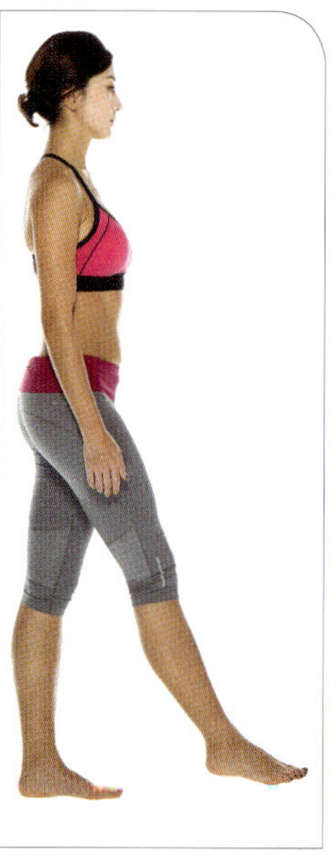

① 올바른 자세를 유지하면서 똑바로 선다.
② 대퇴부 후면 근육의 긴장을 느끼면서 무릎을 편다.
③ 무릎이 펴지는 각도와 길이를 기록한다.
주의: 무릎을 펼 때 무릎과 몸을 고정한다.

2) 무릎 펴기 움직임에 사용되는 근육

무릎을 펴는 움직임에 사용되는 근육은 대부분 대퇴부 전면에 위치한다. 대퇴부 전면의 근육들이 수축하면서 무릎이 펴지는 동작을 만든다. 반면 대퇴부 후면 근육은 무릎이 펴지는 데 반대되는 역할을 하여 무릎 펴기 움직임을 방해한다. 이렇게 움직임을 방해하는 근육으로는 대퇴부 후면의 대퇴이두근, 반건양근, 반막양근, 박근, 비복근, 슬와근, 족척근과 전면의 봉공근 등이 있는데 이들 근육을 이완시키면 무릎을 펴는 움직임과 통증을 개선할 수 있다.

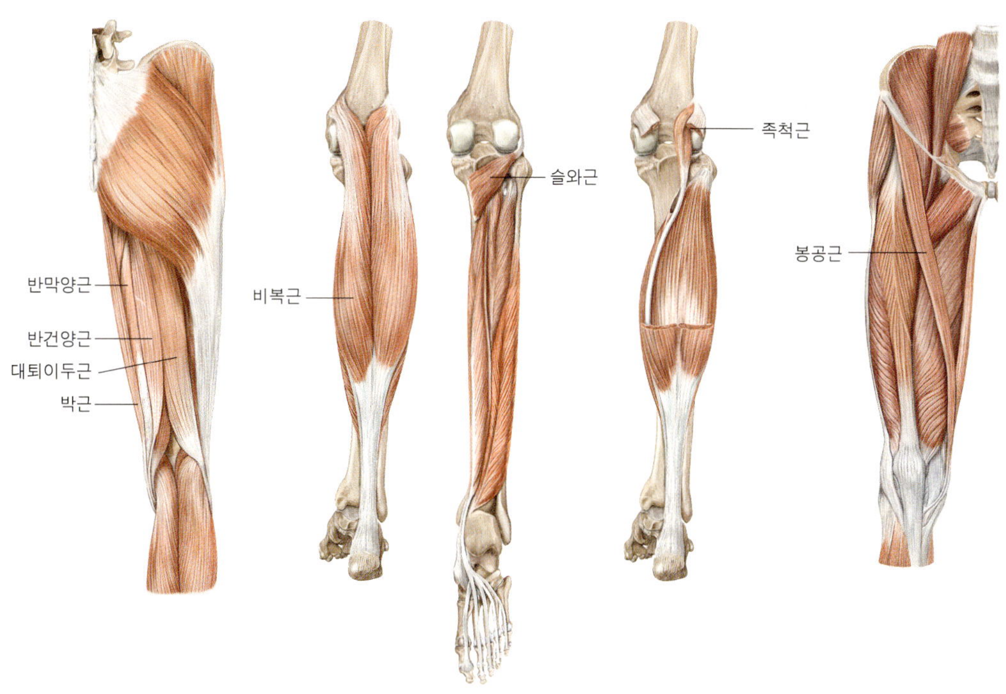

3) 무릎 펴기 움직임 확인 방법

(1) 줄자를 이용한 확인

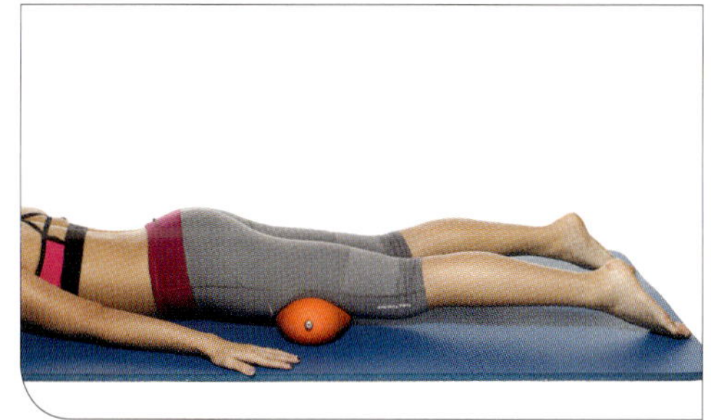
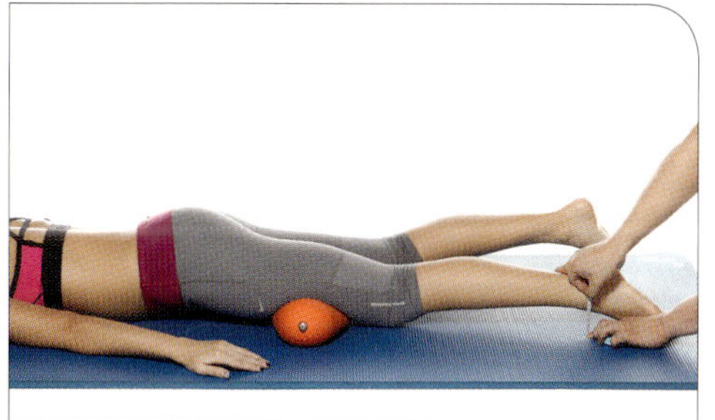

① 엎드려 누운 상태에서 무릎을 편다.

② 지면에서 수직인 상태로 발목까지의 거리를 측정한다.

주의: 대퇴부 전면에 수건을 놓아 다리를 엉덩이 중앙 높이까지 올린다.
다리를 펼 때 골반이 눌리지 않도록 한다.
위 방법에서 유연성이 높을 경우 다리를 펴고 다리 앞으로 올리기(189쪽)를 실시한다.

(2) 스마트폰을 이용한 확인

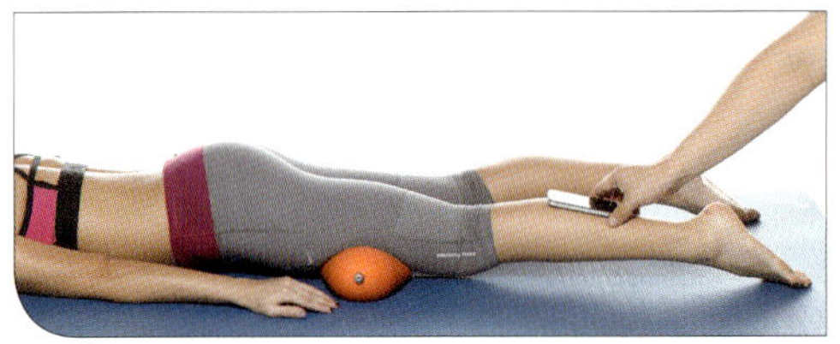

① 스마트폰을 종아리 뒤에 놓는다.
② 스마트폰을 지면과 평행하게 유지한 상태로 무릎 펴기를 한다.
③ 무릎을 편 후 각도 차이를 기록한다.

주의: 대퇴부 전면에 수건을 놓아 다리를 엉덩이 중앙 높이까지 올린다.
다리를 펼 때 골반이 눌리지 않도록 한다.
위 방법에서 유연성이 높을 경우 다리를 펴고 다리 앞으로 올리기(189쪽)를 실시한다.

4) 무릎을 펼 때 통증을 없애는 폼롤러 이완운동

(1) 대퇴이두근, 반막양근, 반건양근, 슬와근, 족척근

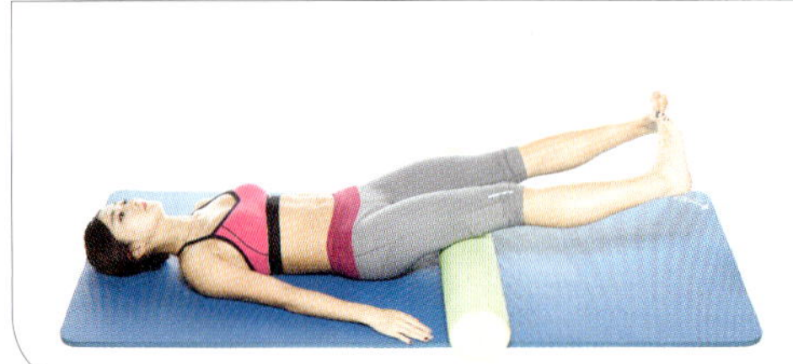

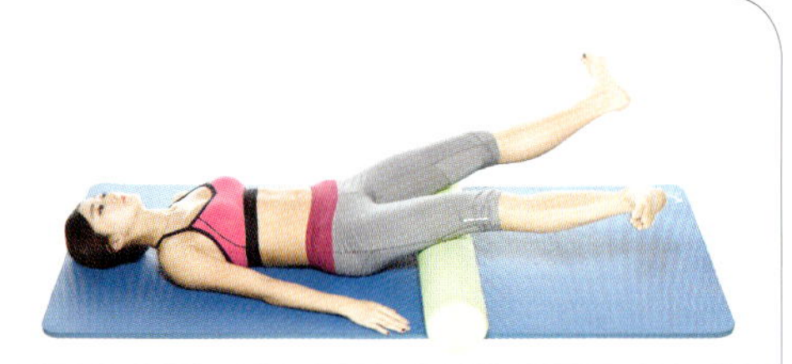

3장 대퇴부 후면 근육 폼롤러 이완운동(85~87쪽) 참고

(2) 비복근

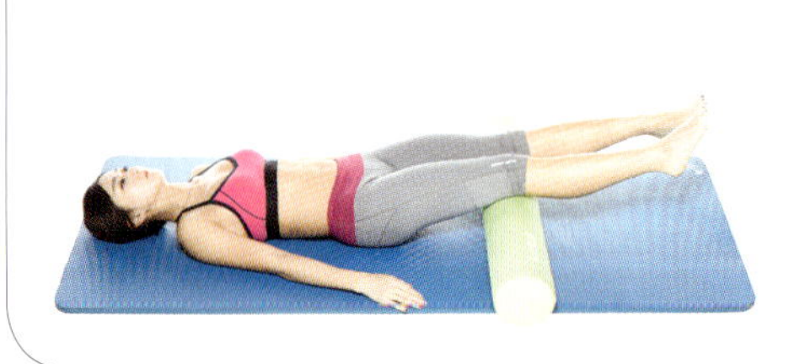

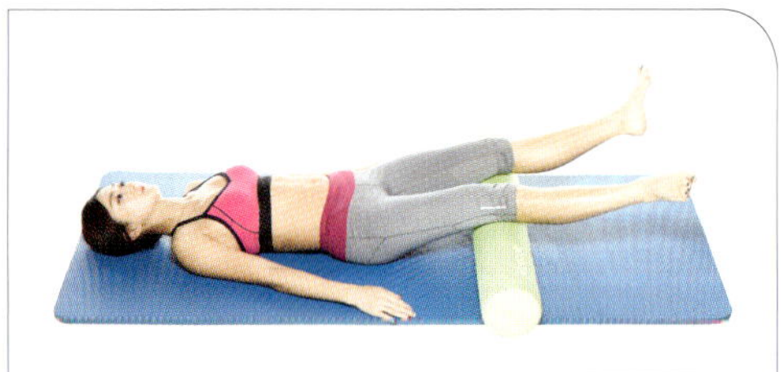

3장 하퇴부 후면 근육 폼롤러 이완운동(85~87쪽) 참고

(3) 박근

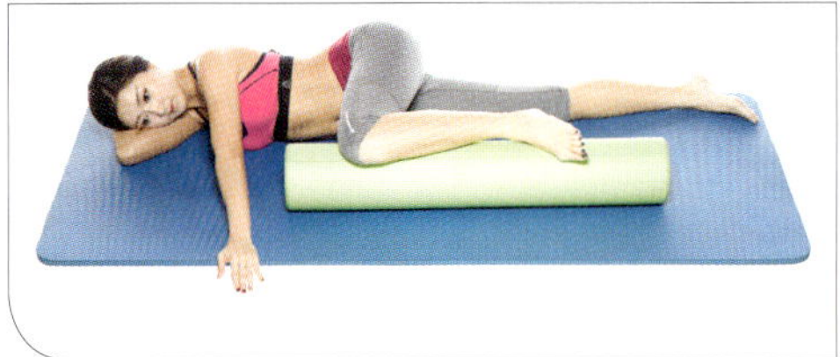

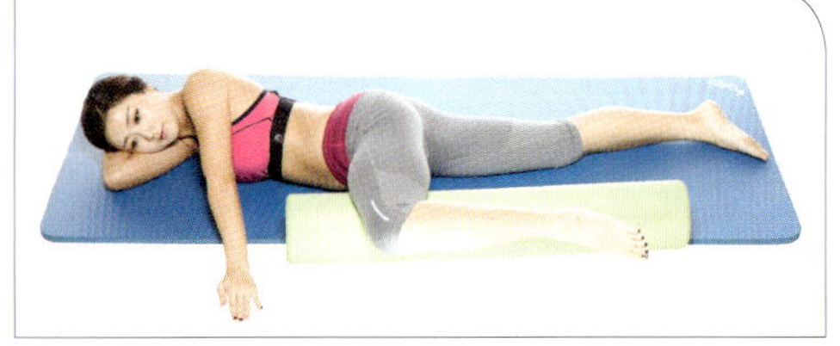

3장 대퇴부 내측 근육 폼롤러 이완운동(91쪽) 참고

(4) 봉공근

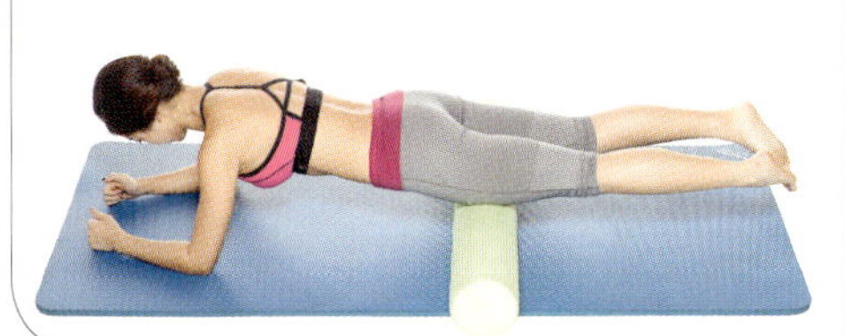

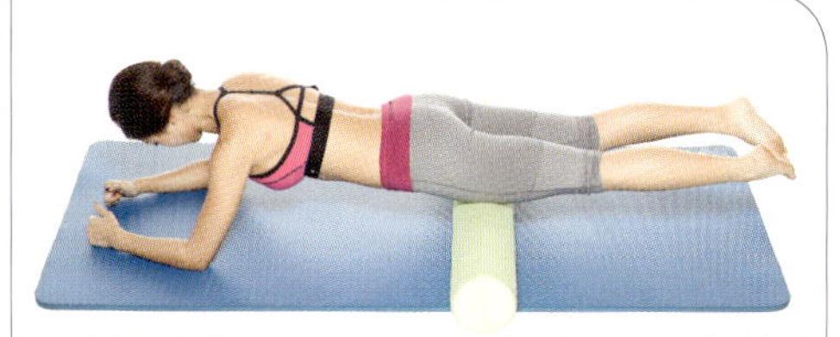

3장 대퇴부 전면 근육 폼롤러 이완운동(80~83쪽) 참고

10.3 무릎 바깥쪽으로 돌릴 때 통증과 폼롤러 이완운동

1) 무릎 바깥쪽으로 돌리기 움직임

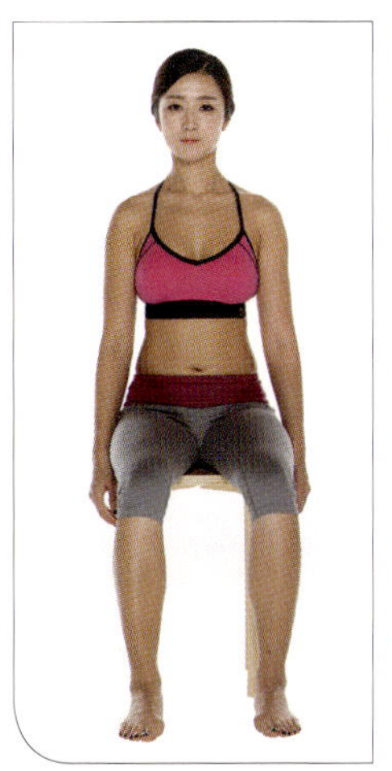

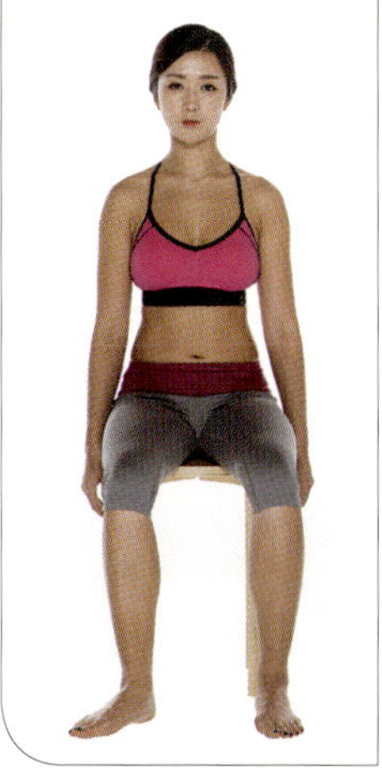

① 올바른 자세를 유지하면서 똑바로 앉는다.
② 무릎 내측 근육의 긴장을 느끼면서 다리를 바깥쪽으로 돌린다.
③ 무릎이 바깥쪽으로 돌아가는 각도와 길이를 기록한다.

주의: 무릎을 돌릴 때 엉덩이와 무릎을 고정한다.

2) 무릎 바깥쪽으로 돌리기 움직임에 사용되는 근육

무릎을 바깥쪽으로 돌리는 움직임에 사용되는 근육은 대부분 대퇴부 후면 외측에 위치한다. 대퇴부 후면 외측 근육이 수축하면서 무릎이 바깥쪽으로 돌아가는 동작을 만든다. 반면 대퇴부 후면 내측 및 전면 근육은 무릎이 바깥쪽으로 돌아가는 데 반대되는 역할을 하여 무릎 바깥쪽으로 돌리기 움직임을 방해한다. 이렇게 움직임을 방해하는 근육으로는 후면의 반건양근, 반막양근, 박근, 슬와근과 전면의

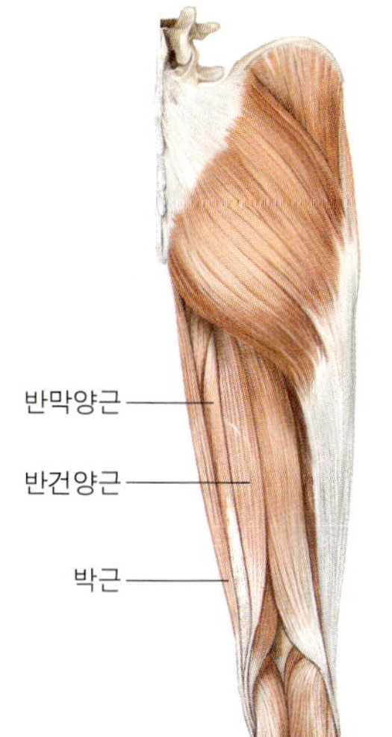

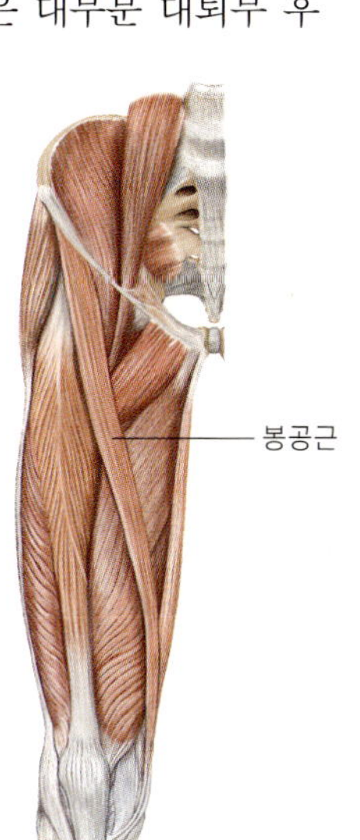

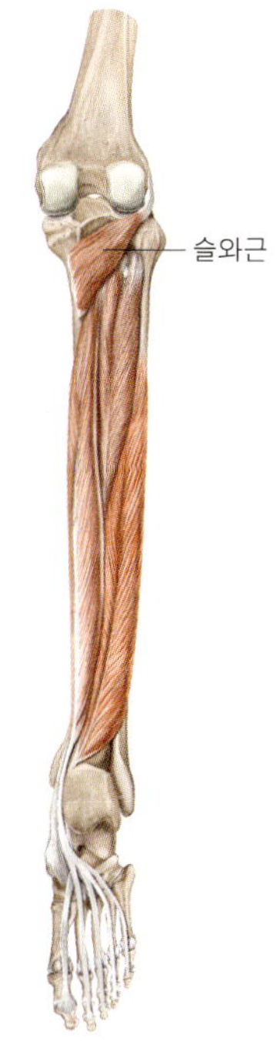

봉공근 등이 있는데 이들 근육을 이완시키면 무릎을 바깥쪽으로 돌리는 움직임과 통증을 개선할 수 있다.

3) 무릎 바깥쪽으로 돌리기 움직임 확인 방법

(1) 줄자를 이용한 확인

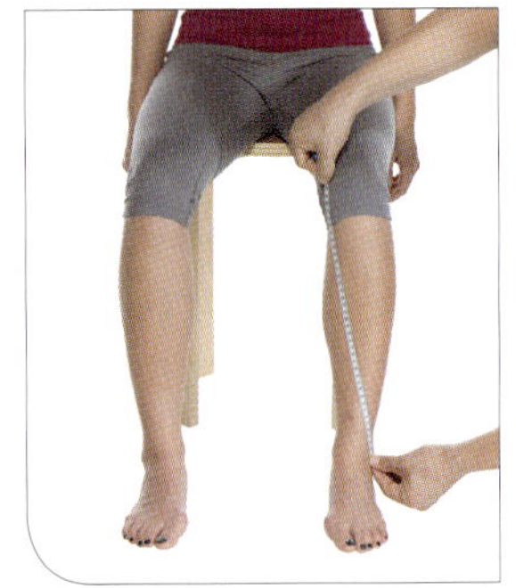

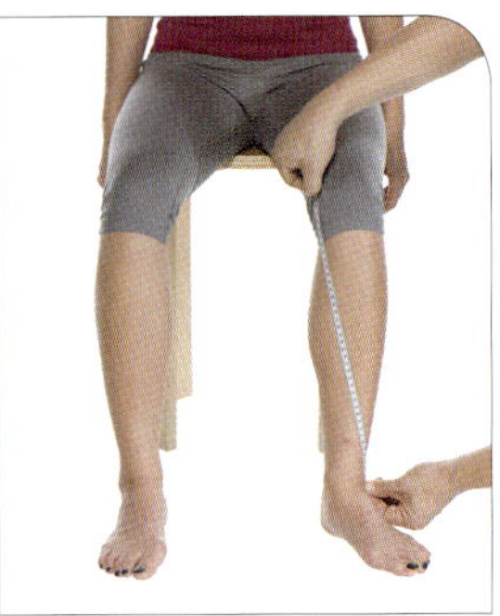

주의: 무릎을 90도 구부린 상태로 앉아서 한다.

① 줄자를 무릎 내측과 발목 외측에 둔다.
② 정강이를 바깥쪽으로 돌린 후 무릎 내측에서 발목 외측까지의 길이를 측정한다.
③ 시작 자세의 길이와 정강이를 바깥쪽으로 돌린 후 길이의 차이를 기록한다.

(2) 스마트폰을 이용한 확인

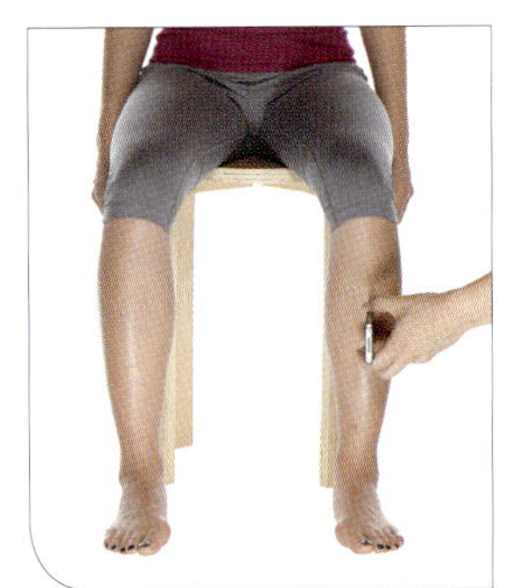

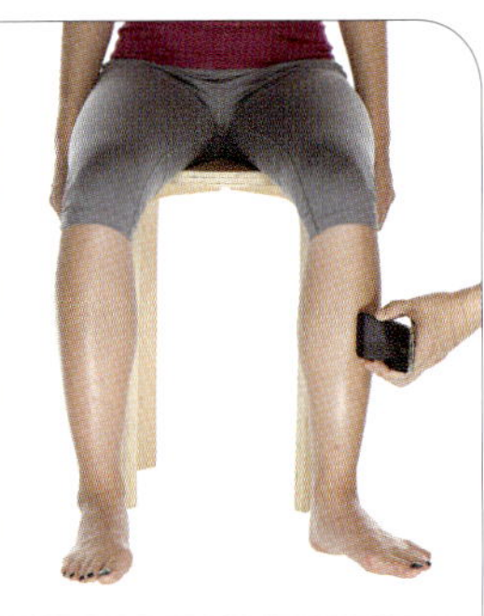

주의: 무릎을 90도로 구부린 상태로 앉아서 한다.

① 무릎을 90도로 구부린 상태로 스마트폰을 경골 위에 수직으로 둔다.
② 대퇴부가 돌아가지 않게 고정한 상태에서 정강이를 바깥쪽으로 돌린다.
③ 정강이를 바깥쪽으로 돌린 후의 각도 차이를 기록한다.

4) 무릎 바깥쪽으로 돌릴 때 통증을 없애는 폼롤러 이완운동

(1) 반막양근, 반건양근, 슬와근

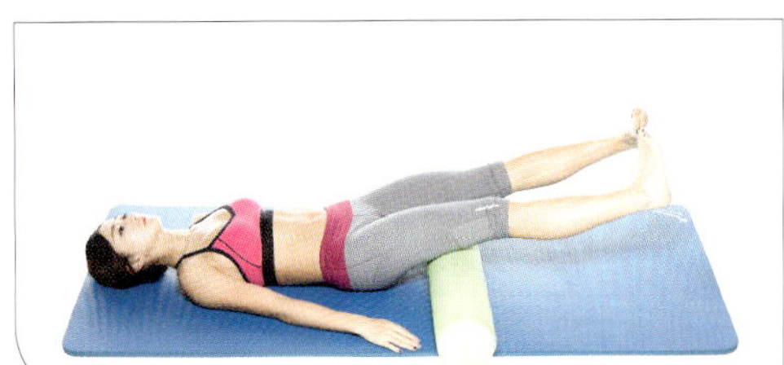

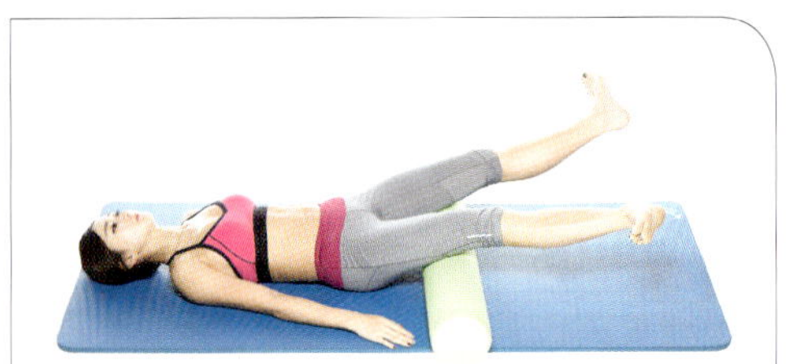

3장 대퇴부 후면 근육 폼롤러 이완운동(85~87쪽) 참고

(2) 박근

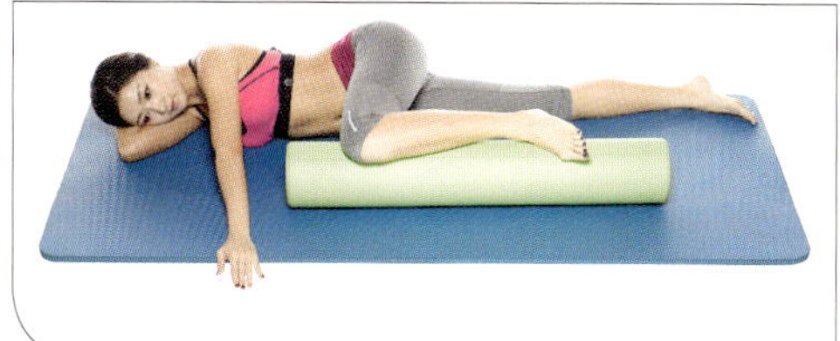
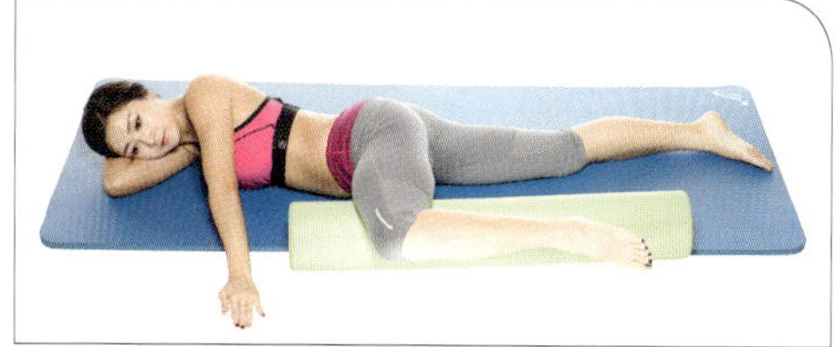

3장 대퇴부 내측 근육 폼롤러 이완운동(91쪽) 참고

(3) 봉공근

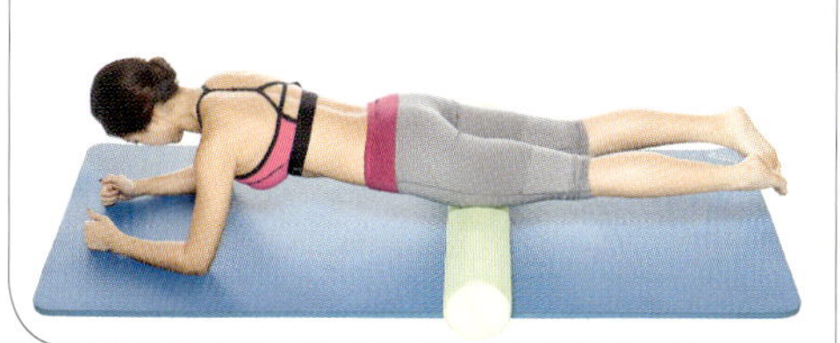
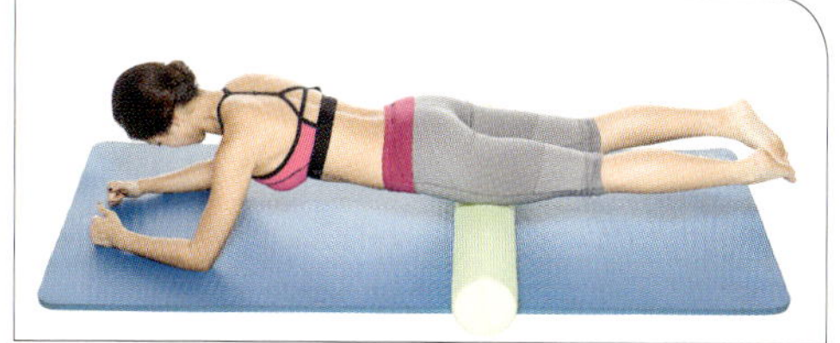

3장 대퇴부 전면 근육 폼롤러 이완운동(80~83쪽) 참고

10.4 무릎 안쪽으로 돌릴 때 통증과 폼롤러 이완운동

1) 무릎 안쪽으로 돌리기 움직임

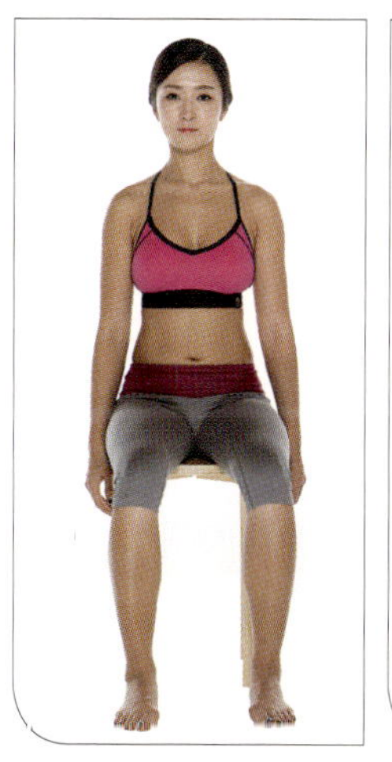
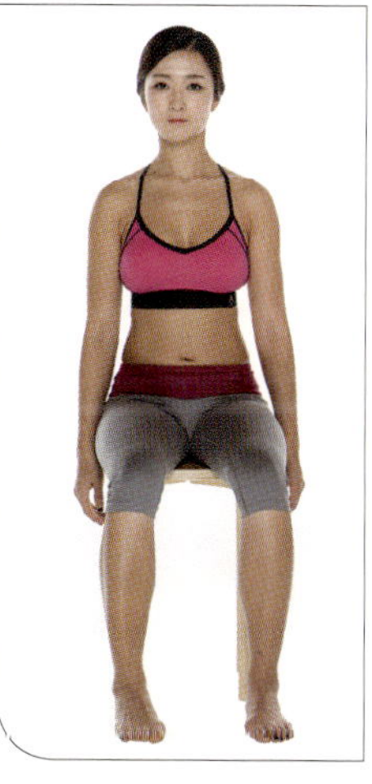

① 올바른 자세를 유지하면서 똑바로 앉는다.
② 무릎 외측 근육의 긴장을 느끼면서 다리를 안쪽으로 돌린다.
③ 무릎이 안쪽으로 돌아가는 각도와 길이를 기록한다.

주의: 무릎을 돌릴 때 엉덩이와 무릎을 고정한다.

2) 무릎 안쪽으로 돌리기 움직임에 사용되는 근육

무릎을 안쪽으로 돌리는 움직임에 사용되는 근육은 대퇴부 후면 내측과 전면에 위치한다. 대퇴부 후면 내측과 전면 근육들이 수축하면서 무릎이 안쪽으로 돌아가는 동작을 만든다. 반면 대퇴부 후면 외측 근육은 무릎이 안쪽으로 돌아가는 데 반대되는 역할을 하여 무릎 안쪽으로 돌리기 움직임을 방해한다. 이렇게 움직임을 방해하는 대퇴부 후면 외측 근육으로는 대퇴이두근이 있는데 이 근육을 이완시키면 무릎을 안쪽으로 돌리는 움직임과 통증을 개선할 수 있다.

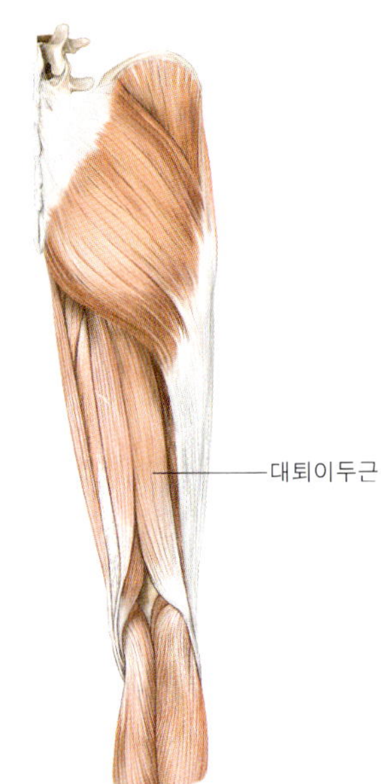

3) 무릎 안쪽으로 돌리기 움직임 확인 방법

(1) 줄자를 이용한 확인

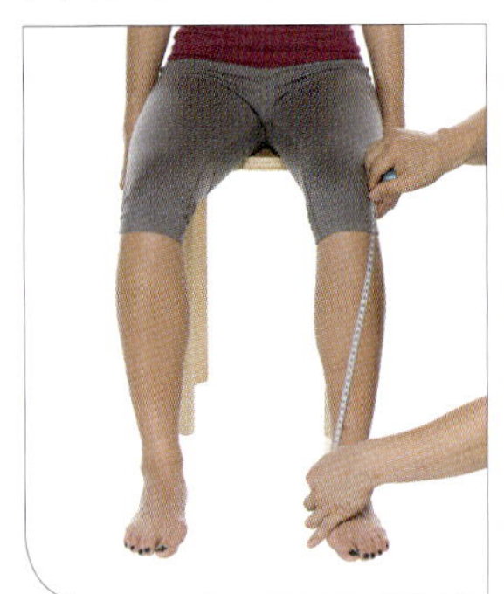
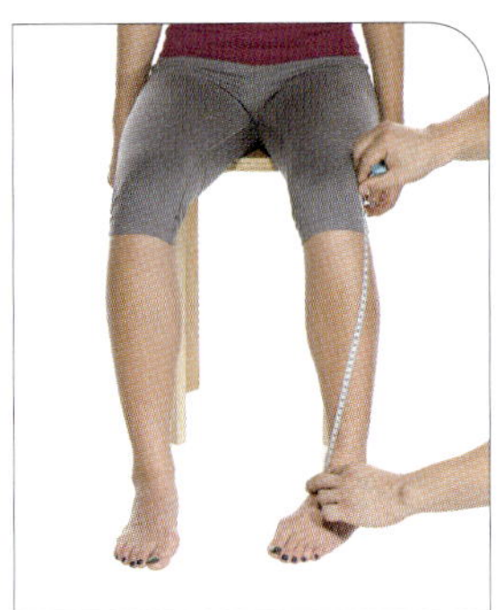

주의: 무릎을 90도 구부린 상태로 앉아서 한다.

① 줄자를 무릎 외측과 발목 내측에 둔다.
② 정강이를 안쪽으로 돌린 후 무릎 외측에서 발목 내측까지의 길이를 측정한다.
③ 시작 자세의 길이와 정강이를 안쪽으로 돌린 후 길이의 차이를 기록한다.

(2) 스마트폰을 이용한 확인

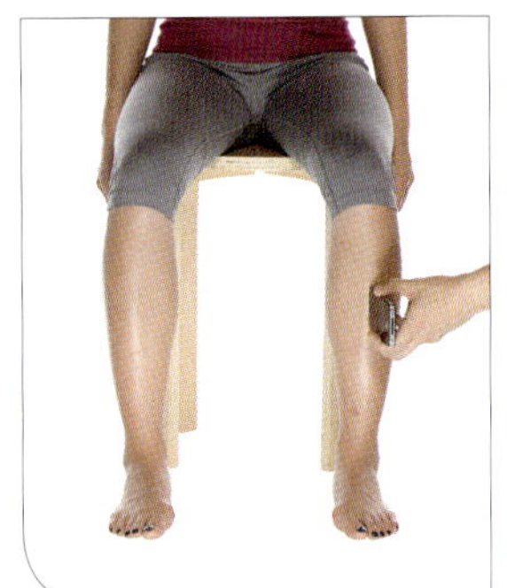
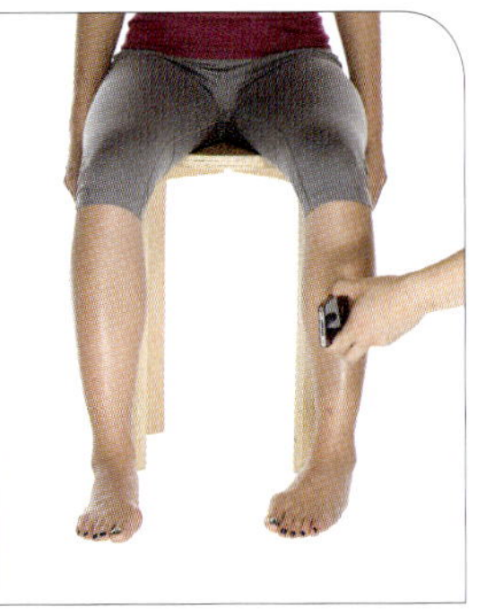

주의: 무릎을 90도로 구부린 상태로 앉아서 한다.

① 무릎을 90도로 구부린 상태로 스마트폰을 경골 위에 수직으로 둔다.
② 대퇴부가 돌아가지 않도록 고정한 상태에서 정강이를 안쪽으로 돌린다.
③ 정강이를 안쪽으로 돌린 후 각도 차이를 기록한다.

4) 무릎 안쪽으로 돌릴 때 통증을 없애는 폼롤러 이완운동

대퇴이두근

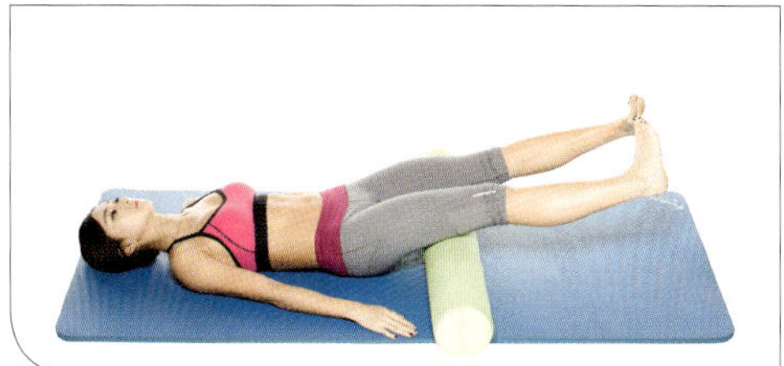

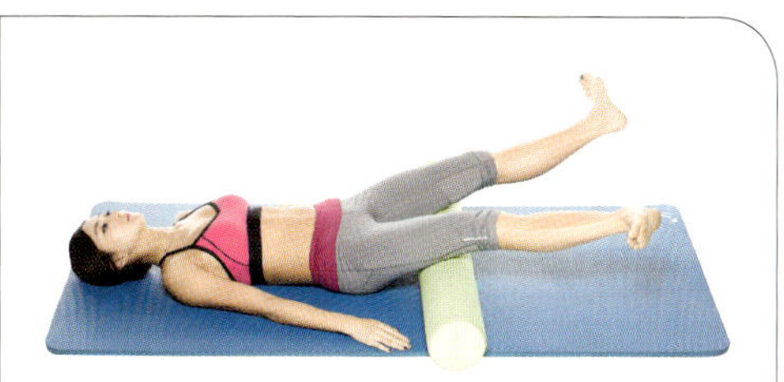

3장 대퇴부 후면 근육 폼롤러 이완운동(85~87쪽) 참고

10.5 무릎 움직임의 정상범위

각도 \ 움직임	접기	펴기	바깥쪽으로 돌리기	안쪽으로 돌리기
정상범위	135°	0~15°	10°	10°

10.6 폼롤러 이완운동 전후 비교표 작성

폼롤러 이완운동 전과 후의 차이를 체크리스트에 작성한다.

각도 \ 움직임	접기		펴기		바깥쪽으로 돌리기		안쪽으로 돌리기	
	전	후	전	후	전	후	전	후
가동범위(각도)								
가동범위(길이)								
움직이고 통증 없음								
움직이지 않고 통증 없음								
움직이지 않고 통증								

11. 폼롤러를 이용해 발목의 통증을 없애는 이완운동

발목은 바닥으로 내리기(족측 굴곡), 발등으로 올리기(배측 굴곡), 바깥쪽으로 꺾기(외번), 안쪽으로 꺾기(내번)의 움직임을 할 수 있다. 그러나 잘못된 자세와 스트레스로 인해서 많은 사람들이 이러한 움직임에 제한을 느끼고 통증을 호소한다. 이렇게 움직임을 제한하는 근육을 이완하는 것만으로도 발목의 움직임 향상과 통증 감소에 도움을 줄 수 있다.

발목 관절은 손목과 같이 안쪽으로 접고 바깥쪽으로 접는 움직임과 함께 바깥쪽으로 벌리고 안쪽으로 모으는 비교적 다양한 움직임을 가지는 관절이다. 또한 발목의 움직임에서 중요한 역할을 하는 종아리 근육은 제2의 심장이라고 불릴 정도로 혈액순환계에 있어 중요한 역할을 한다. 그런데 최근 신체활동량의 감소와 함께 보행할 때 발목 사용에 문제가 생기면서 종아리, 발바닥, 발끝에서의 저림 증상을 호소하거나, 발목의 불안정으로 인해 일상생활을 하면서 발목을 자주 삐는 사람들이 증가하고 있다. 이러한 발목의 불균형은 인체에서 뿌리 역할을 하는 발의 불안정에 영향을 미쳐 요통, 무릎 통증, 어깨 통증과 같은 2차적인 근골격계 질환으로 이어진다. 폼롤러 이완운동은 이러한 움직임을 일으키는 종아리 근육을 이완시킴으로써 발목의 안정성을 높이는 것은 물론 2차적인 근골격계 질환을 예방할 수 있다.

11.1 발목 바닥으로 내릴 때 통증과 폼롤러 이완운동

1) 발목 바닥으로 내리기 움직임

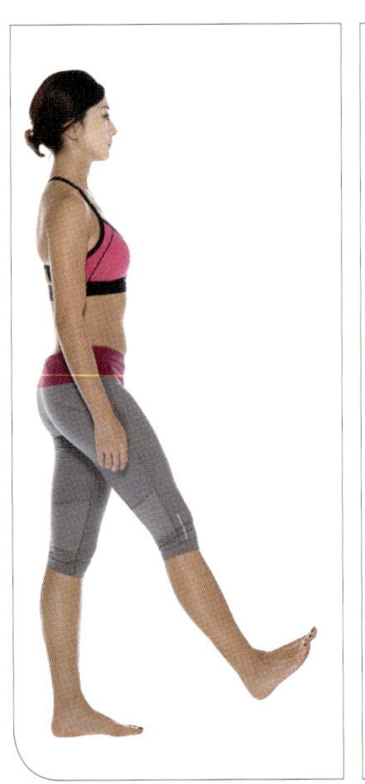

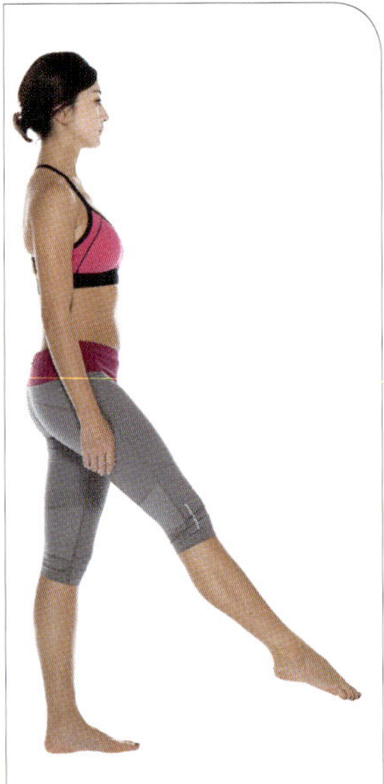

① 올바른 자세를 유지하면서 똑바로 선다.

② 하퇴부 전면 근육에 긴장을 느끼면서 발목을 바닥으로 내린다.

③ 발목이 바닥으로 내려간 각도와 길이를 기록한다.

주의: 발목을 내릴 때 골반과 무릎을 고정한다.

2) 발목 바닥으로 내리기 움직임을 방해하는 근육

발목을 바닥으로 내리는 움직임에 사용되는 근육은 대부분 하퇴부 후면에 위치한다. 하퇴부 후면의 근육들이 수축하면서 발목이 내려가는 동작을 만든다. 반면 하퇴부 전면 근육은 발목이 내려가는 데 반대되는 역할을 하여 발목 내리기 움직임을 방해한다. 이러한 움직임을 방해하는 하퇴부 전면 근육으로는 전경골근, 장지신근, 장무지신근 등이 있는데 이들 근육을 이완시키면 발목을 바닥으로 내리고 발가락을 쥐는 움직임과 통증을 개선할 수 있다.

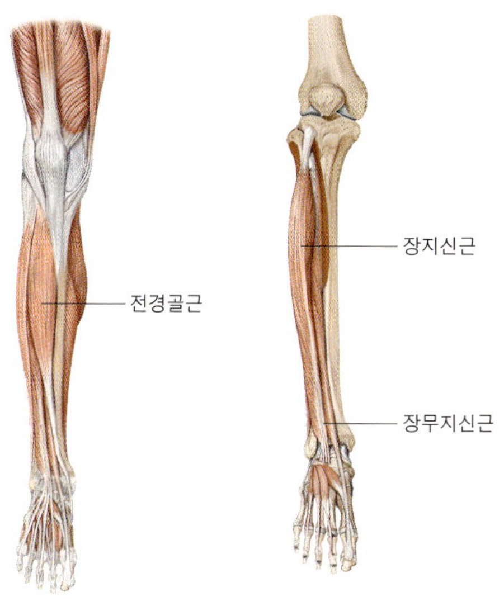

3) 발목 바닥으로 내리기 움직임 확인 방법

(1) 줄자를 이용한 확인

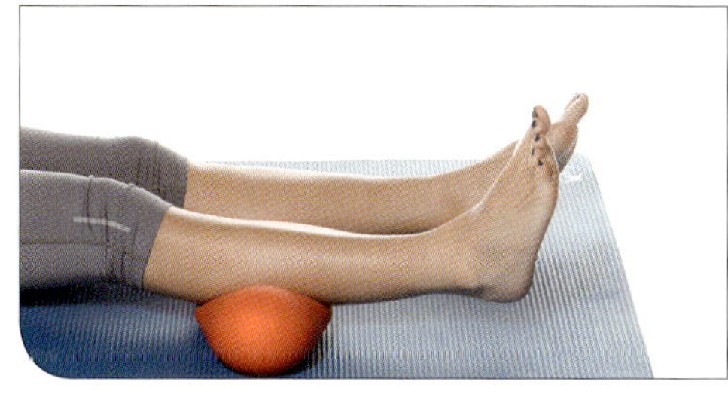

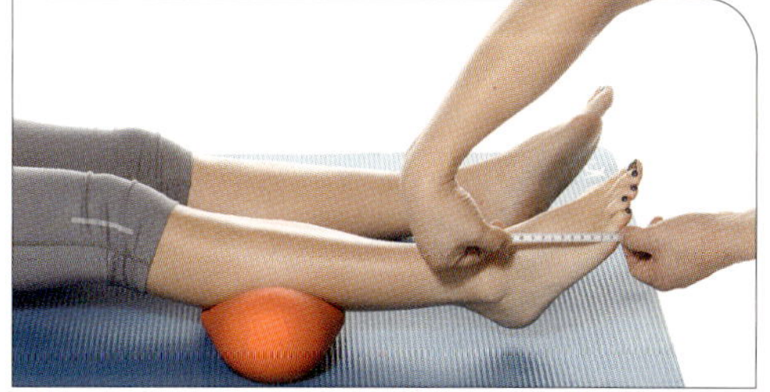

① 누운 상태에서 줄자를 지면과 평행하게 둔다.

② 발목을 아래로 내린 후 거리를 측정한다.

주의: 종아리 뒤에 수건을 놓아 다리를 일직선으로 만든다.

(2) 스마트폰을 이용한 확인

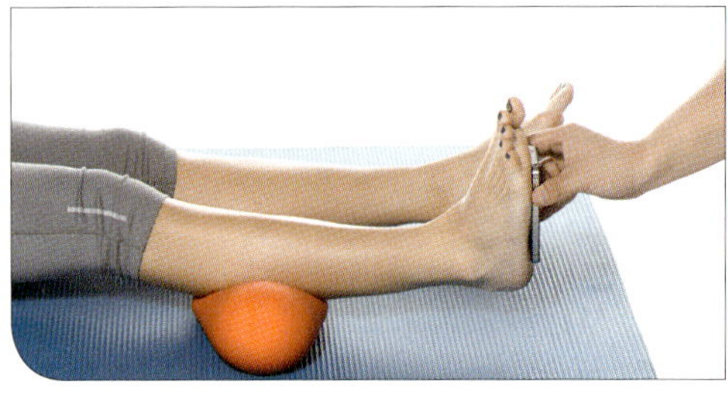
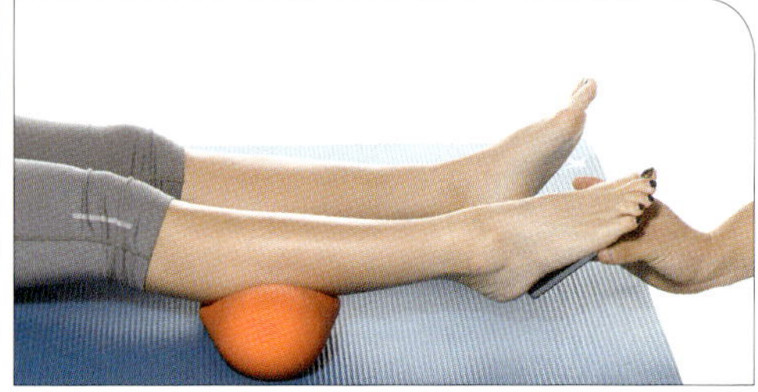

① 누운 상태에서 스마트폰을 발바닥에 놓는다.
② 스마트폰을 발바닥과 평행하게 한다.
③ 발목을 발바닥으로 내린 후 각도 차이를 기록한다.
주의: 종아리 뒤에 수건을 놓아 다리를 일직선으로 만든다.

4) 발목 바닥으로 내릴 때 통증을 없애는 이완운동

전경골근, 장지신근, 장무지신근

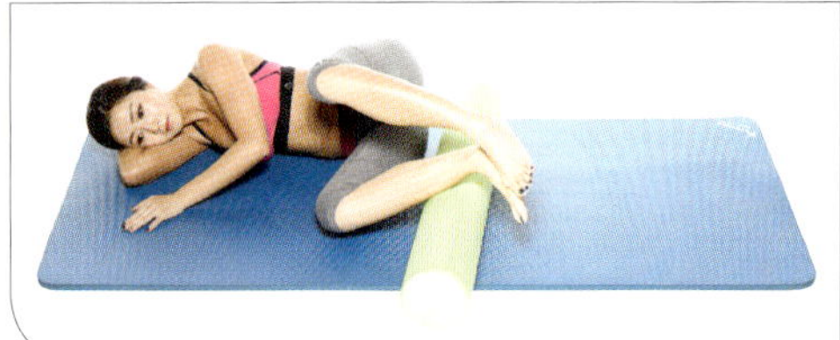
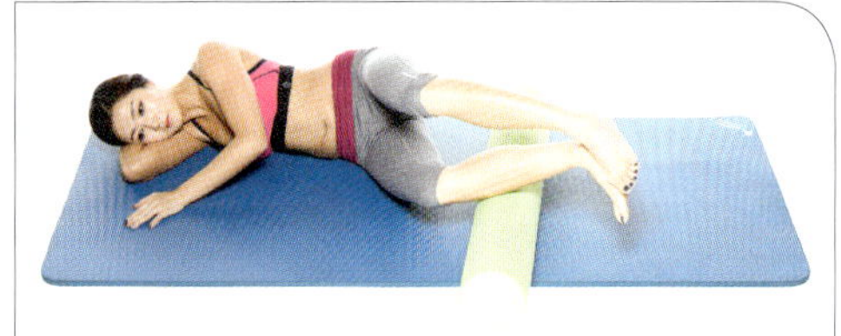

3장 하퇴부 전면 근육 폼롤러 이완운동(93쪽) 참고

11.2 발목 발등으로 올릴 때 통증과 폼롤러 이완운동

1) 발목 발등으로 올리기 움직임

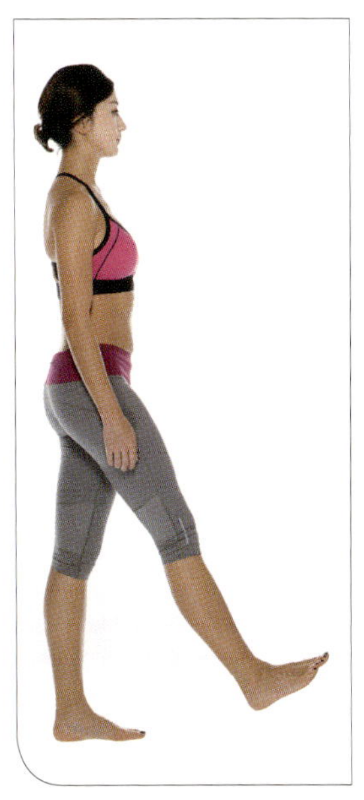

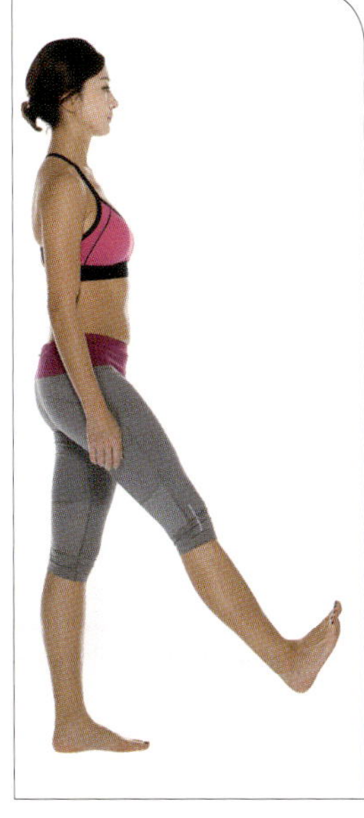

① 올바른 자세를 유지하면서 똑바로 선다.

② 하퇴부 후면 근육의 긴장을 느끼면서 발목을 발등으로 올린다.

③ 발목이 발등으로 올라간 각도와 길이를 기록한다.

주의: 발목을 올릴 때 골반과 무릎을 고정한다.

2) 발목 발등으로 올리기 움직임에 사용되는 근육

발목을 발등으로 올리는 움직임에 사용되는 근육은 대부분 하퇴부 전면에 위치한다. 하퇴부 전면의 근육들이 수축하면서 발목을 발등으로 올리는 동작을 만든다. 반면 하퇴부 후면 근육은 발목이 올라가는 데 역할을 하여 발목 발등으로 올리기 움직임을 방해한다. 이렇게 움직임을 방해하는 근육으로는 후면의 비복

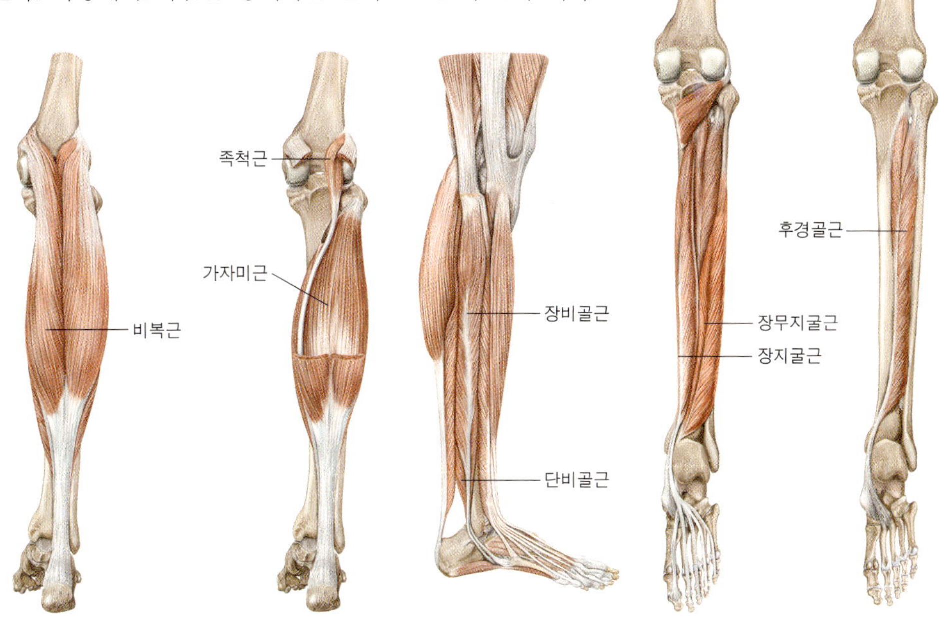

근, 가자미근, 족척근, 후경골근, 장지굴근, 장무지굴근과 측면의 장비골근, 단비골근 등이 있는데 이들 근육을 이완하면 발목을 펴는 움직임과 통증을 개선할 수 있다.

3) 발목 발등으로 올리기 움직임 확인 방법

(1) 줄자를 이용한 확인

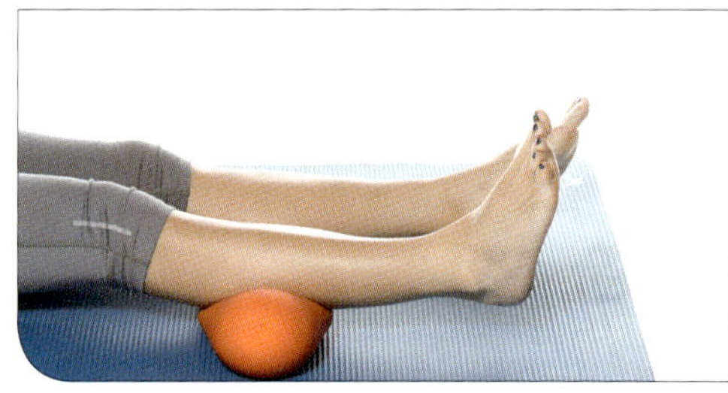
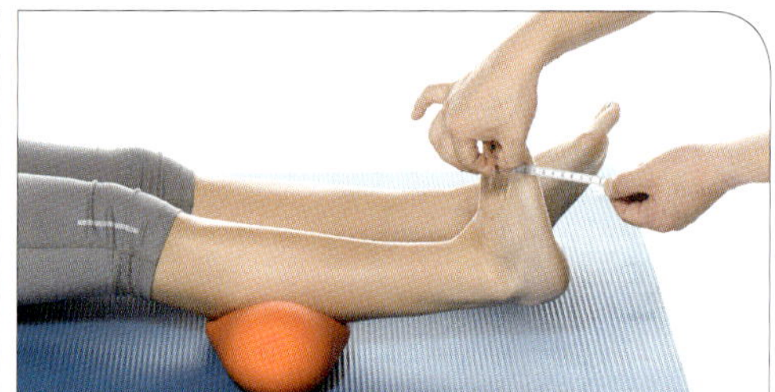

① 누운 상태에서 줄자를 지면과 평행하게 놓는다.
② 발목을 위로 올린 후 거리를 측정한다.
주의: 종아리 뒤에 수건을 놓아 다리를 일직선으로 만든다.

(2) 스마트폰을 이용한 확인

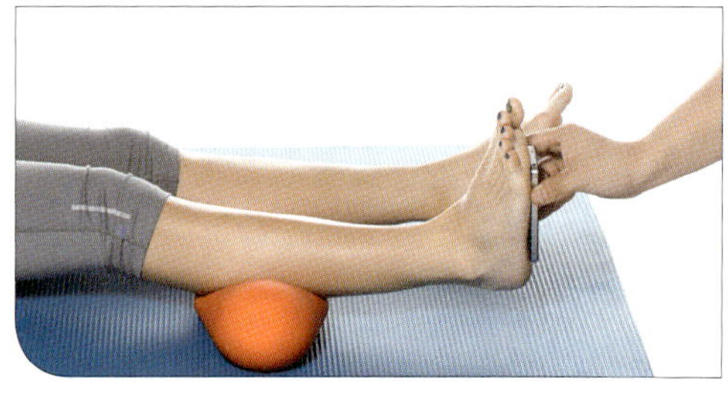
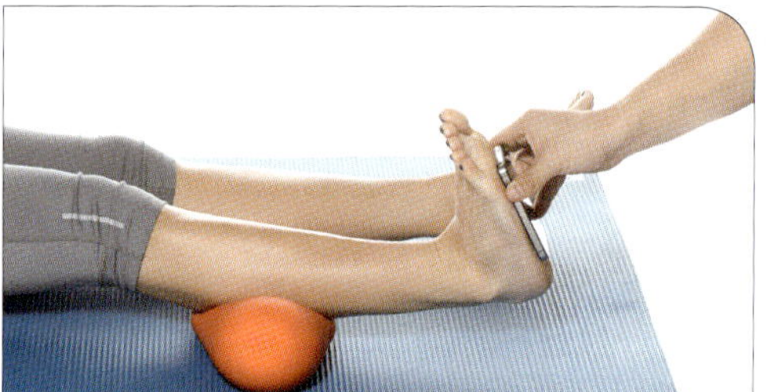

① 누운 상태에서 스마트폰을 발바닥에 놓는다.
② 스마트폰을 발바닥과 평행하게 한다.
③ 발목을 위로 올린 후 각도 차이를 기록한다.
주의: 종아리 뒤에 수건을 놓아 다리를 일직선으로 만든다.

4) 발목 발등으로 올릴 때 통증을 없애는 폼롤러 이완운동

(1) 비복근, 가자미근, 후경골근, 장지굴근, 장무지굴근

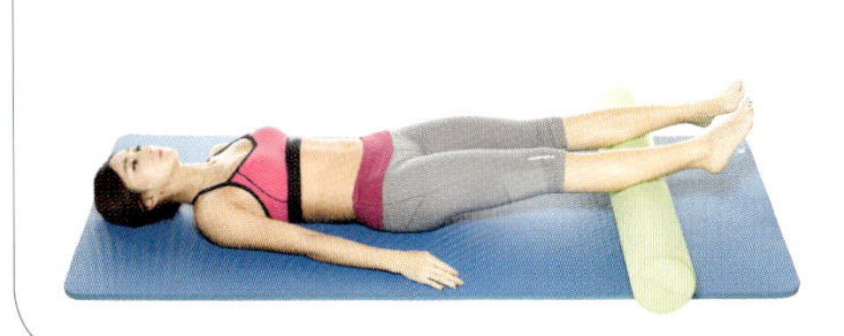

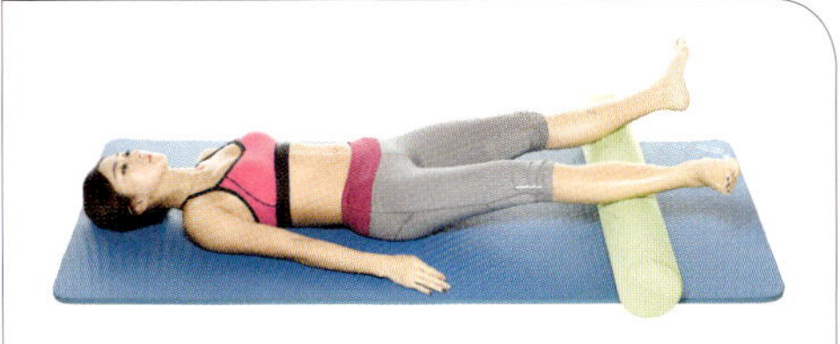

3장 하퇴부 후면 근육 폼롤러 이완운동(94~95쪽) 참고

(2) 족척근

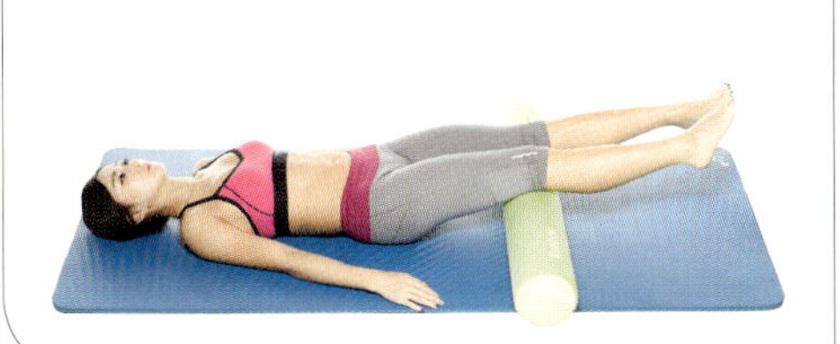

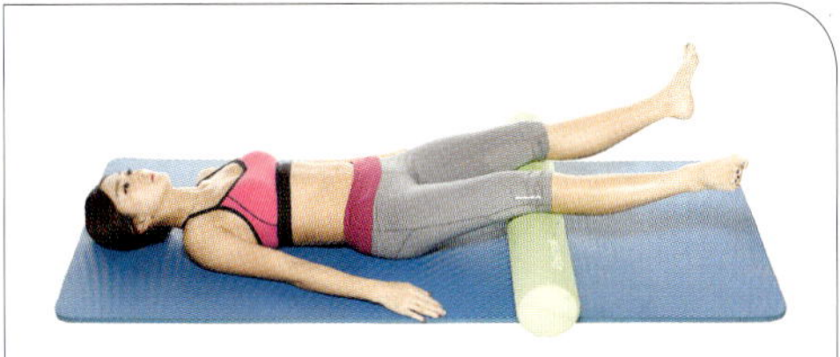

3장 대퇴부 후면 근육 폼롤러 이완운동(85~87쪽) 참고

(3) 장비골근, 단비골근

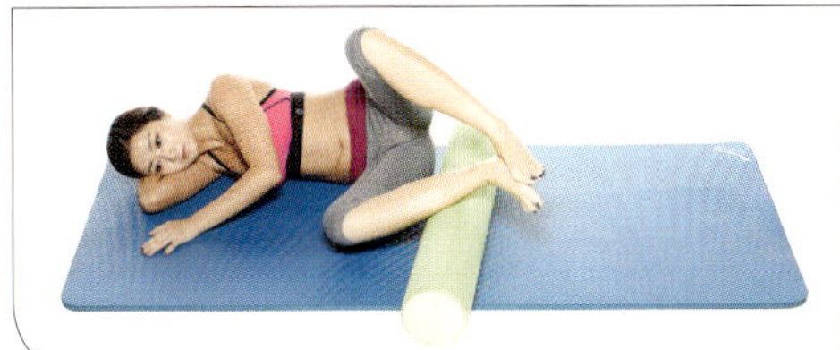

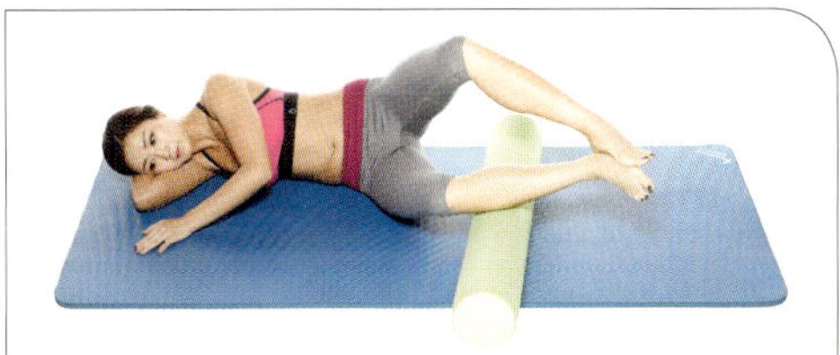

3장 하퇴부 외측 근육 폼롤러 이완운동(97쪽) 참고

11.3 발목 바깥쪽으로 꺾을 때 통증과 폼롤러 이완운동

1) 발목 바깥쪽으로 꺾기 움직임

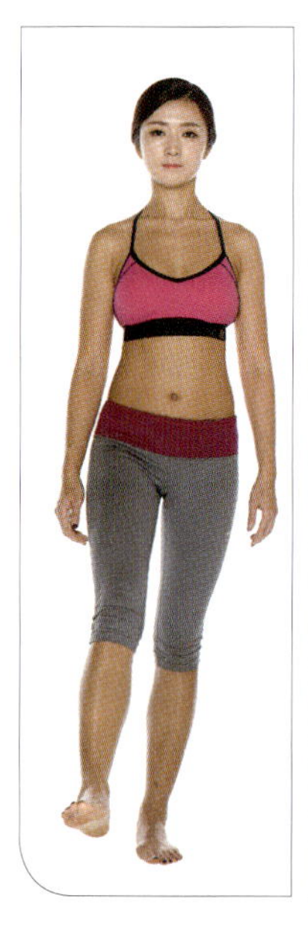
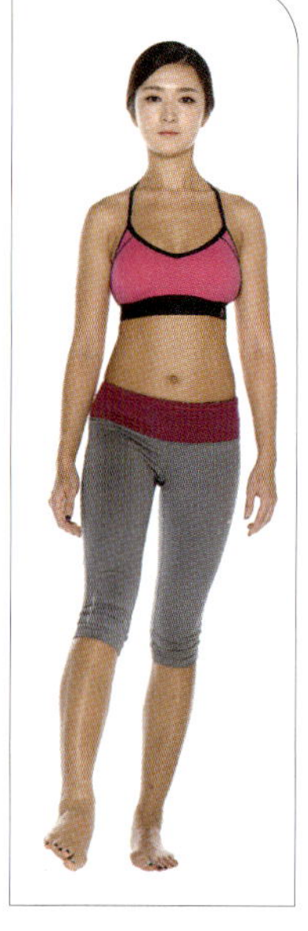

① 올바른 자세를 유지하면서 똑바로 선다.

② 하퇴부 내측 근육의 긴장을 느끼면서 발목을 바깥쪽으로 꺾는다.

③ 발목이 꺾이는 각도와 길이를 기록한다.

주의: 발목을 꺾을 때 골반과 무릎을 고정한다.

2) 발목 바깥쪽으로 꺾기 움직임에 사용되는 근육

발목을 바깥쪽으로 꺾는 움직임에 사용되는 근육은 대부분 하퇴부 외측에 위치한다. 하퇴부 외측의 근육이 수축하면서 발목이 바깥쪽으로 꺾이는 동작을 만든다. 반면 하퇴부 내측의 근육은 발목이 바깥쪽으로 꺾이는 데 반대되는 역할을 하여 발목 바깥쪽으로 꺾기 움직임을 방해한다. 이렇게 움직임을 방해하는 근육으로는 전면의 전경골근, 장무지신근과 후면의 후경골근, 장지굴근, 장무지굴근 등이 있는데 이들 근육을 이완시키면 발목을 바깥쪽으로 꺾는 움직임과 통증을 개선할 수 있다.

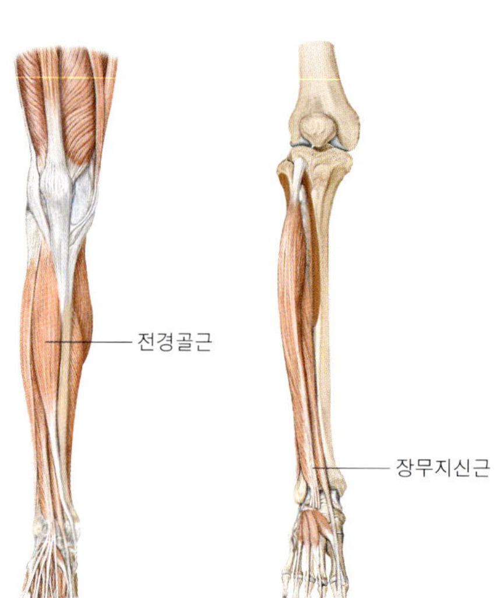

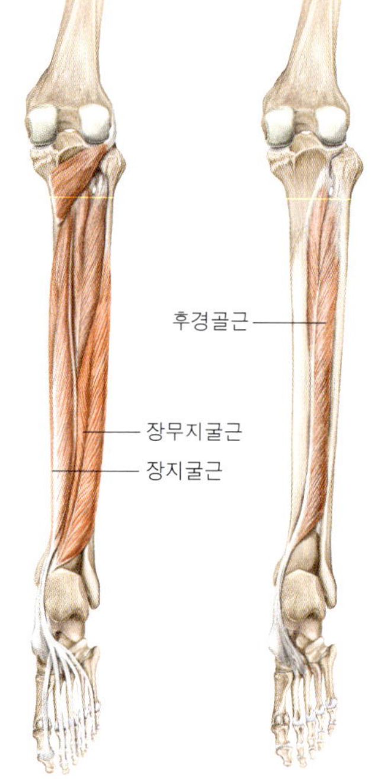

3) 발목 바깥쪽으로 꺾기 움직임 확인 방법

(1) 줄자를 이용한 확인

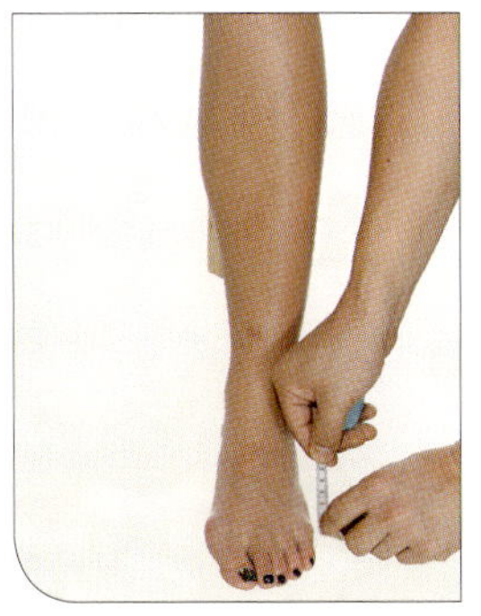
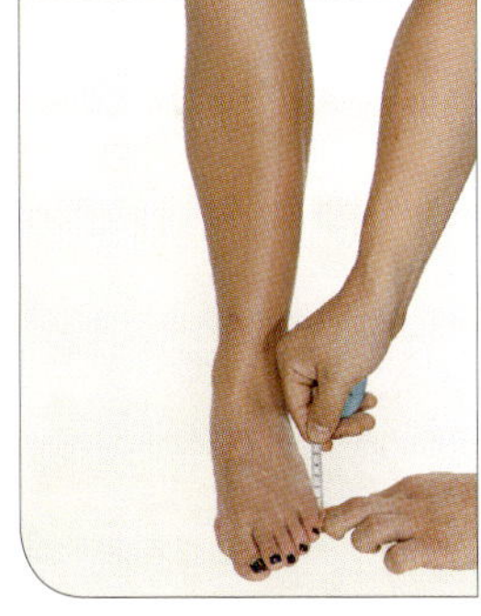

① 의자에 앉은 상태에서 줄자를 새끼 발가락 옆에 둔다.
② 발목을 바깥쪽으로 꺾은 후 거리를 측정한다.

주의: 무릎이 안쪽으로 돌아가지 않게 한다.

(2) 스마트폰을 이용한 확인

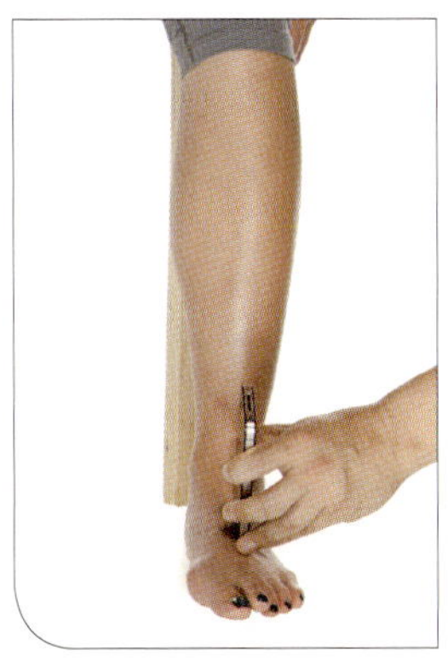
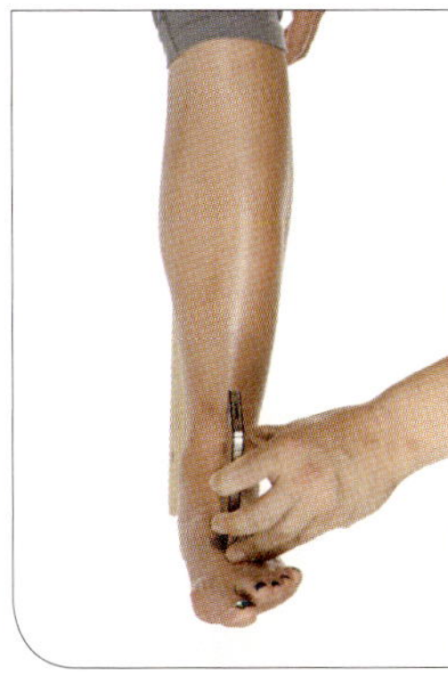

① 의자에 앉은 상태에서 스마트폰을 발등에 놓는다.
② 스마트폰을 지면과 수직이 되게 한다.
③ 발목을 바깥쪽으로 꺾은 후 각도 차이를 기록한다.

주의: 무릎이 안쪽으로 돌아가지 않게 한다.

4) 발목 바깥쪽으로 꺾을 때 통증을 없애는 폼롤러 이완운동

하퇴부 전면과 후면의 내측을 집중적으로 이완한다.

(1) 전경골근, 장무지신근

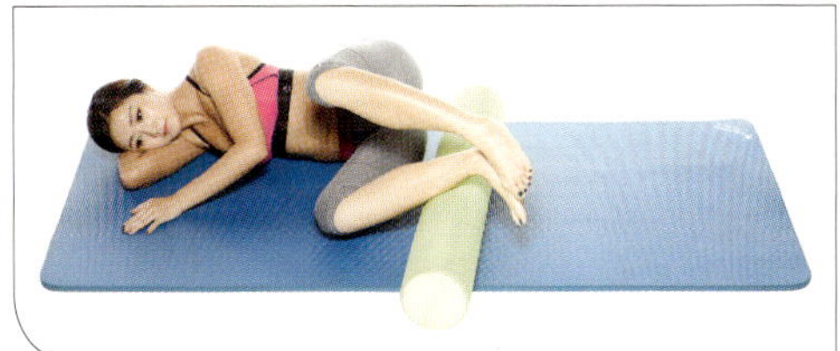
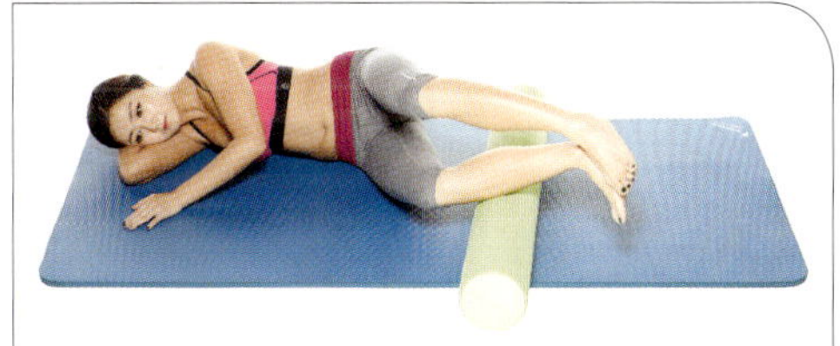

3장 하퇴부 전면 근육 폼롤러 이완운동(93쪽) 참고

(2) 후경골근, 장지굴근, 장무지굴근

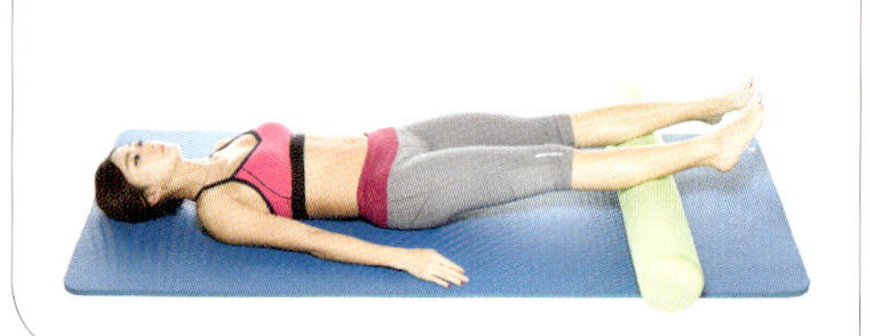

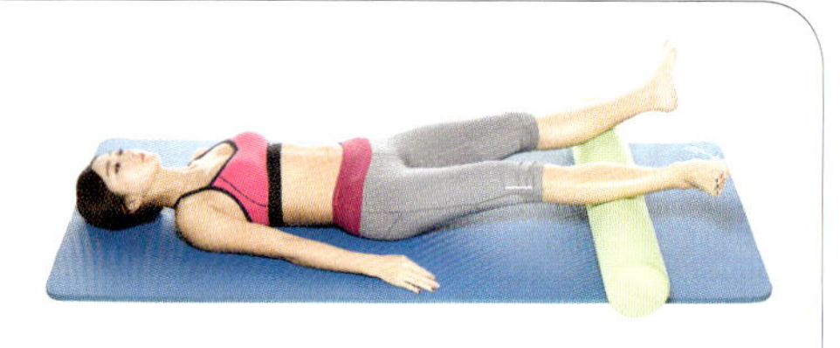

3장 하퇴부 후면 근육 폼롤러 이완운동(85~87쪽) 참고

11.4 발목 안쪽으로 꺾을 때 통증과 폼롤러 이완운동

1) 발목 안쪽으로 꺾기 움직임

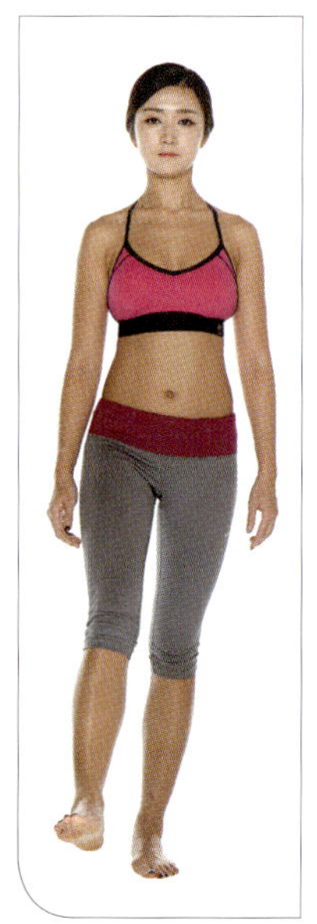

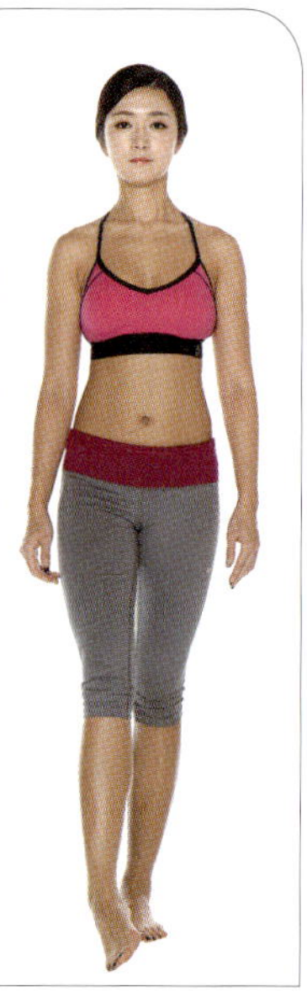

① 올바른 자세를 유지하면서 똑바로 선다.
② 하퇴부 외측 근육에 긴장을 느끼면서 발목을 안쪽으로 꺾는다.
③ 발목이 꺾이는 각도와 길이를 기록한다.
주의: 발목을 꺾을 때 골반과 무릎을 고정한다.

2) 발목 안쪽으로 꺾기 움직임에 사용되는 근육

발목을 안쪽으로 꺾는 움직임에 사용되는 근육은 하퇴부 전면과 후면 내측에 위치한다. 하퇴부 내측의 근육들이 수축하면서 발목이 안쪽으로 꺾이는 동작을 만든다. 반면 하퇴부 외측 근육은 발목이 안쪽으로 꺾이는 데 반대되는 역할을 하여 발목 안쪽으로 꺾기 움직임을 방해한다. 이렇게 움직임을 방해하는 하퇴부 외측 근육으로는 측면의 장비골근, 단비골근, 전면의 장지신근 등이 있는데 이들 근육을 이완하면 발목을 안쪽으로 꺾는 움직임과 통증을 개선할 수 있다.

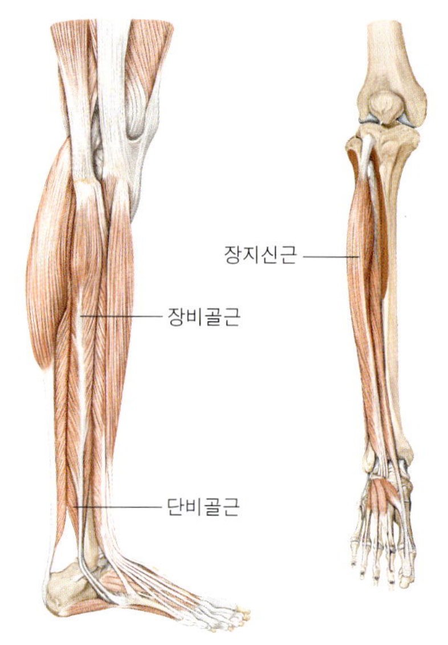

3) 발목 안쪽으로 꺾기 움직임 확인 방법

(1) 줄자를 이용한 확인

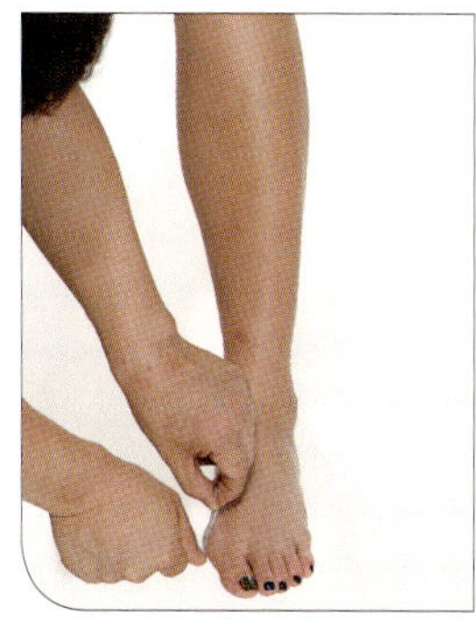
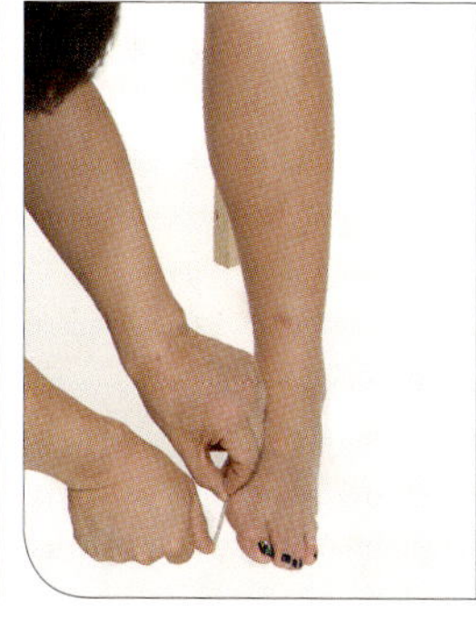

① 의자에 앉은 상태에서 줄자를 엄지발가락 측면에 둔다.
② 발목을 안쪽으로 꺾은 후 거리를 측정한다.
주의: 무릎이 바깥쪽으로 돌아가지 않게 한다.

(2) 스마트폰을 이용한 확인

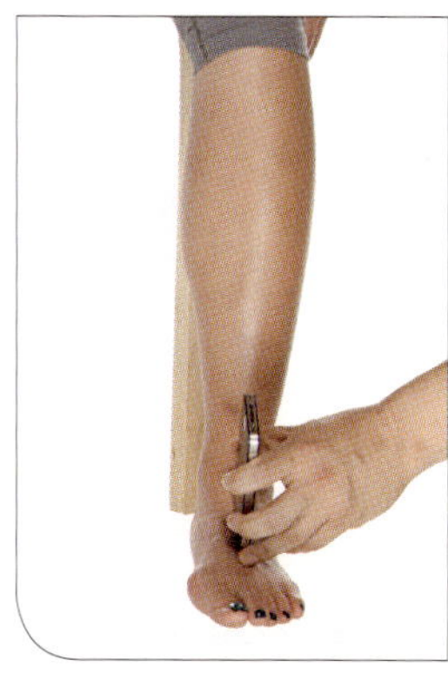
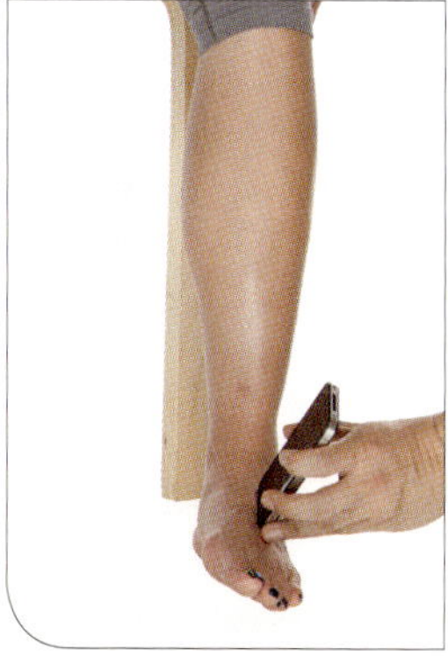

① 의자에 앉은 상태에서 스마트폰을 발등에 놓는다.
② 스마트폰을 지면과 수직을 이루게 한다.
③ 발목을 안쪽으로 꺾은 후 각도 차이를 기록한다.
주의: 무릎이 바깥쪽으로 돌아가지 않게 한다.

4) 발목 안쪽으로 꺾을 때 통증을 없애는 폼롤러 이완운동

(1) 장비골근, 단비골근

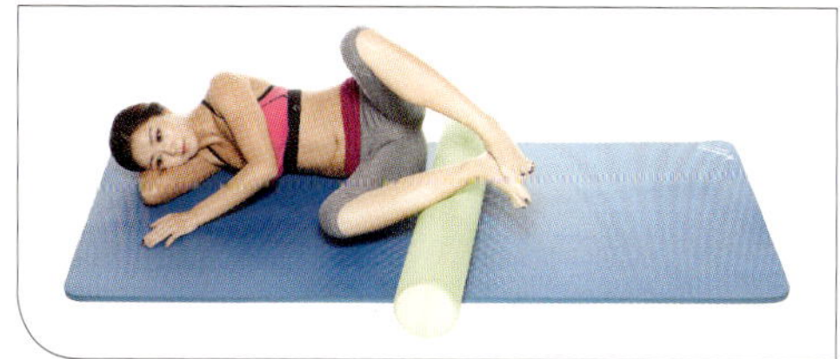
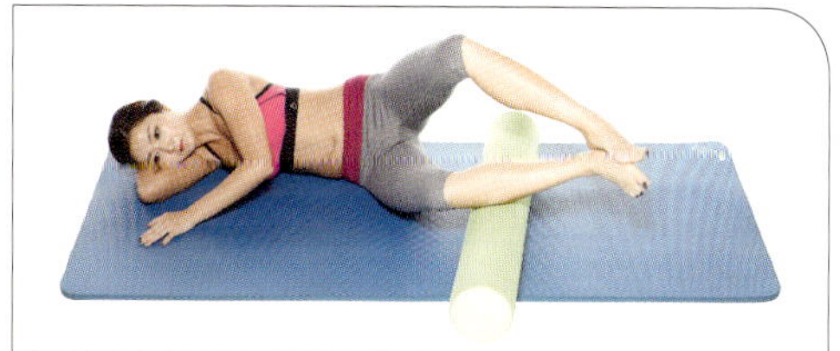

3장 하퇴부 외측 근육 폼롤러 이완운동(97쪽) 참고

(2) 장지신근

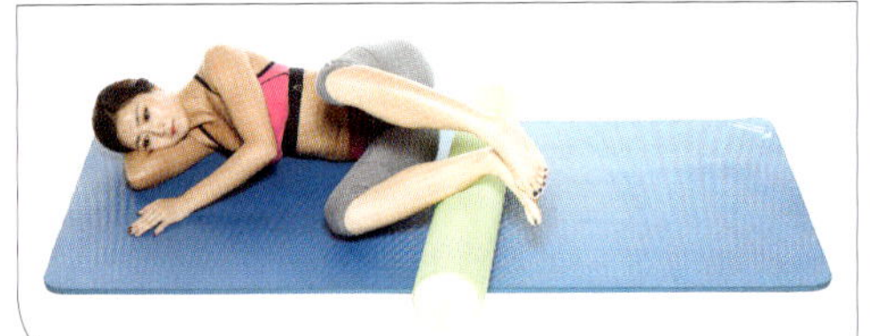

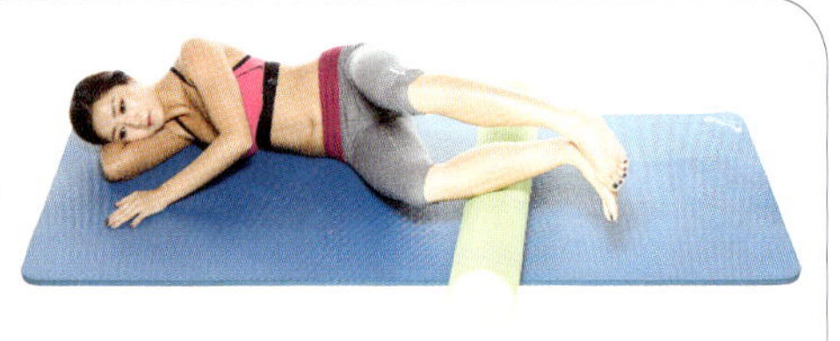

3장 하퇴부 전면 근육 폼롤러 이완운동(93쪽) 참고

11.5 발목 움직임의 정상범위

움직임 / 각도	바닥 내리기	발등 올리기	바깥쪽으로 꺾기	안쪽으로 꺾기
정상범위	50°	20°	15~30°	45~60°

11.6 폼롤러 이완운동 전후 비교표 작성

폼롤러 이완운동 전과 후의 차이를 체크리스트에 작성한다.

움직임 / 각도	바닥 내리기		발등 올리기		바깥쪽으로 꺾기		안쪽으로 꺾기	
	전	후	전	후	전	후	전	후
가동범위(각도)								
가동범위(길이)								
움직이고 통증 없음								
움직이지 않고 통증 없음								
움직이지 않고 통증								

5장

폼롤러 균형운동

폼롤러 이완운동을 통해 근육과 근막을 이완하였다면, 폼롤러 균형운동은 폼롤러 이완운동을 통해 이완된 근육이 긴장하지 않도록 근육과 신경계를 자극함으로써 이완된 근육이 좀 더 오랜 시간 동안 편안한 상태를 유지할 수 있도록 도움을 주는 운동이라고 할 수 있다.

신체가 올바르게 움직일 때 가장 기본이 되어야 하는 것은 바로 안정성이다. 움직임 이전에 안정성이 확보되어야 정상적인 움직임을 이룰 수 있다. 통증을 가지고 있는 사람들의 대부분은 안정성이 확보되지 않은 상태에서 움직임을 한다. 예를 들면 정상적인 상황에서는 팔을 올릴 때 안정성을 위해 복부 근육이 먼저 수축을 한다. 그러나 허리 통증을 가지고 있는 사람들은 팔 올리는 동작에서 복부의 수축이 느리게 나타나고 불안정한 상태에서 팔의 움직임이 반복된다. 이는 안정성을 갖추지 못한 상태에서는 정상적인 움직임은 물론 효율적인 기능이 나올 수 없음을 의미한다.

안정성을 이루기 위해 전제되어야 할 조건은 바로 균형이다. 균형이 바로잡힌 상태여야만 효율적인 안정성을 만들 수 있다. 물론 균형이 맞지 않은 상태라도 근력으로 안정성을 만들 수는 있다. 하지만 이러한 안정성은 장기적으로 보았을 때 더 큰 불균형을 초래해 부상이라는 결과를 만들 수 있다.

폼롤러를 이용한 균형운동은 본인의 균형 능력에 맞춰 운동을 할 수 있다는 장점을 가진다. 폼롤러 균형운동을 통해 근육불균형에 맞춘 운동 형태 및 난이도 조절을 하여 본인에게 알맞은 강도의 균형운동을 할 수 있다.

1. 누워서 하는 폼롤러 균형운동

누워서 하는 균형운동은 가장 편안히 할 수 있는 운동으로 좌우 근육의 균형을 바로잡을 때 도움을 줄 수 있는 운동 방법이다. 긴장된 근육은 지속적으로 수축하려는 성질을 가지는데 폼롤러에 누워서 균형운동을 하면, 근육이 지속적으로 긴장할 경우 무게중심이 깨지면서 넘어지게 된다. 따라서 균형을 잡기 위해 긴장된 근육의 이완 반응과 함께 반대편 약화된 근육의 수축작용이 일어나야 한다. 누워서 하는 균형운동은 좌우 근육의 비대칭으로 발생하는 불안정성을 이용하여 긴장된 근육을 이완시키고 반대편 약화된 근육을 강화시키는 신경자극을 주어 좌우 균형을 향상시킬 수 있다. 이를 통해 안정성을 향상하고 최종적으로는 좌우 불균형으로 인해 발생하는 통증관리에 도움을 줄 수 있다.

1.1 정적 균형잡기 운동

누워서 하는 정적 균형잡기 운동은 폼롤러 위에 척추라인을 맞춰 누운 상태에서 정적인 상태의 등척성 운동을 이용하여 심부 근육을 자극할 수 있는 운동이다. 정적 균형잡기 운동은 비교적 난이도가 낮은 형태의 운동으로, 정적인 상태에서 좌우에서 발생하는 불균형을 이용하여 근육의 균형을 맞출 수 있는 운동 방법이다.

1) 다리 골반 넓이로 누워서 배 위에 손 올리기 균형운동 1단계

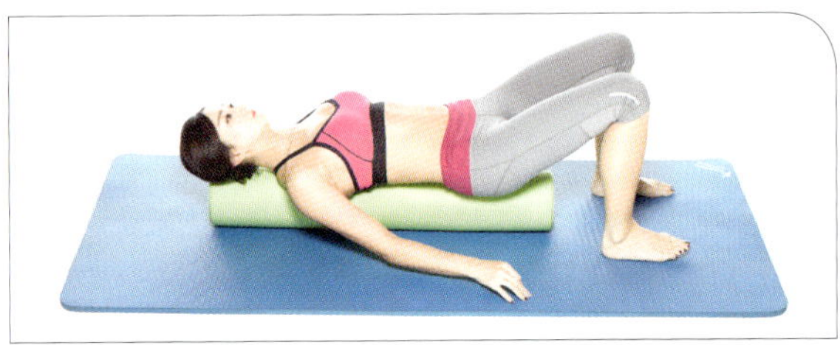

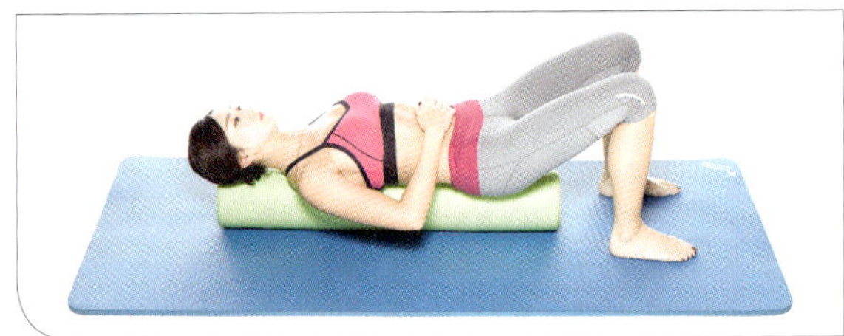

① 양다리를 골반 넓이로 놓고 눕는다.
② 양손을 배 위에 놓고 균형잡기를 한다.
③ 버틸 수 있을 정도의 불균형을 감지하면서 균형잡기를 10초간 한다.
④ 10회(10초 간 버틴 후 10초 휴식) 1세트로, 세트 간 3분 휴식하면서 3세트를 한다.

2) 다리 골반 넓이로 누워서 가슴 위에 손 올리기 균형운동 2단계

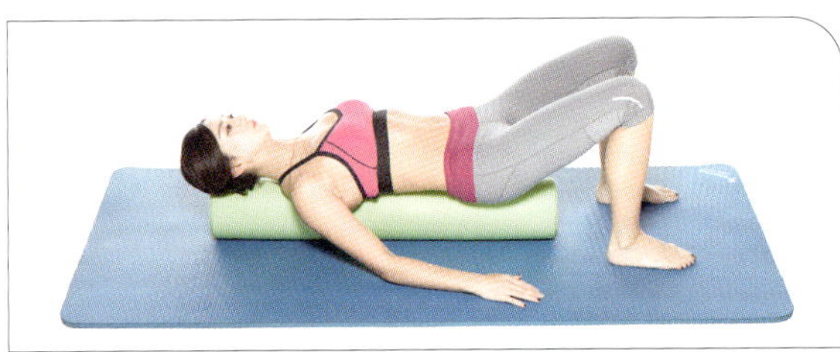

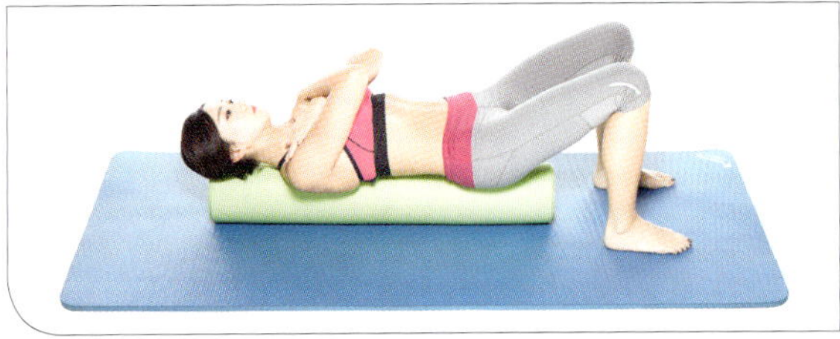

① 양다리를 골반 넓이로 놓고 눕는다.
② 양손을 가슴 위에 놓고 균형잡기를 한다.
③ 버틸 수 있을 정도의 불균형을 감지하면서 균형잡기를 10초간 한다.
④ 10회(10초 간 버틴 후 10초 휴식) 1세트로, 세트 간 3분 휴식하면서 3세트를 한다.

3) 다리 골반 넓이로 누워서 손 위로 올리기 균형운동 3단계

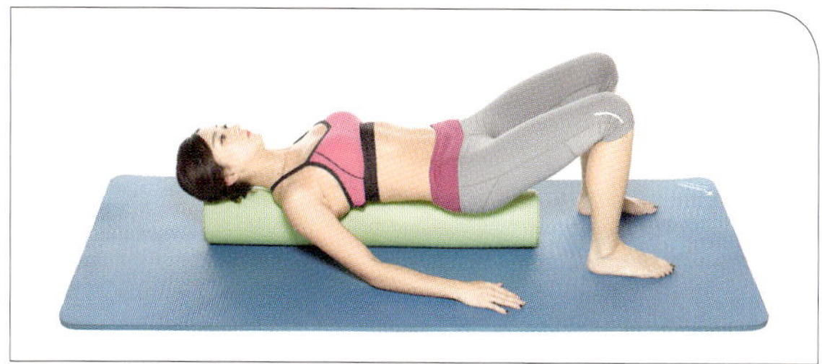

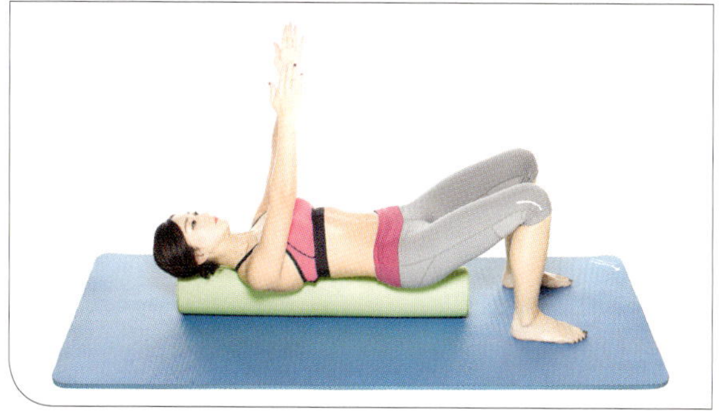

① 양다리를 골반 넓이로 놓고 눕는다.
② 양손을 위로 올리고 균형잡기를 한다.
③ 버틸 수 있을 정도의 불균형을 감지하면서 균형잡기를 10초간 한다.
④ 10회(10초 버틴 후 10초 휴식) 1세트로, 세트 간 3분 휴식하면서 3세트를 한다.

1.2 동적 균형잡기 상체 자극운동

누워서 하는 동적 균형잡기 상체 자극운동은 폼롤러 위에 척추라인을 맞추고 누운 상태에서 상체의 동적 움직임을 이용하여 견관절에 다양한 자극의 변화를 주고, 움직임 안에서 안정성을 제공하는 데 도움을 주는 운동이다. 동적 균형잡기 상체 자극운동은 정적 균형잡기 운동에 비해 난이도가 높은 형태의 운동으로, 상체에 움직임이 있을 때 좌우에서 발생하는 추가적인 불균형을 이용하여 어깨 움직임에 나타나는 코어를 활성하고 동시에 어깨의 안정성을 담당하는 근육 및 그에 수반되는 균형을 향상시킬 때 좋은 운동 방법이다.

1) 다리 골반 넓이로 누워서 교대로 한쪽 팔 벌리기 균형운동 1단계

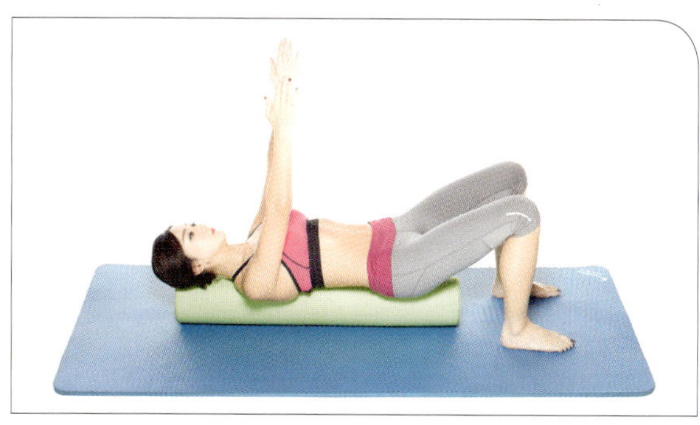

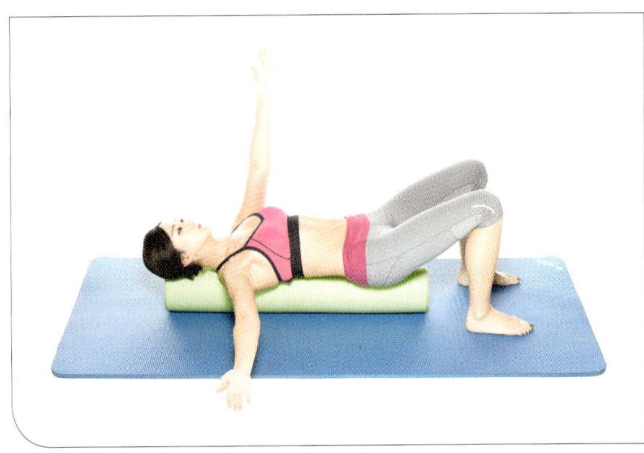

① 양다리를 골반 넓이로 놓고 눕는다.
② 양손을 위로 올린 상태에서 한쪽 팔을 옆으로 벌렸다 모으면서 균형운동을 한다.
③ 천천히 버틸 수 있을 정도의 불균형을 감지하면서 벌렸다 모으기를 10회 한다.
④ 좌우 10회 후 3분 간 휴식을 1세트로, 3세트를 한다.

2) 다리 골반 넓이로 90도 유지하면서 좌우로 벌리기 균형운동 2단계

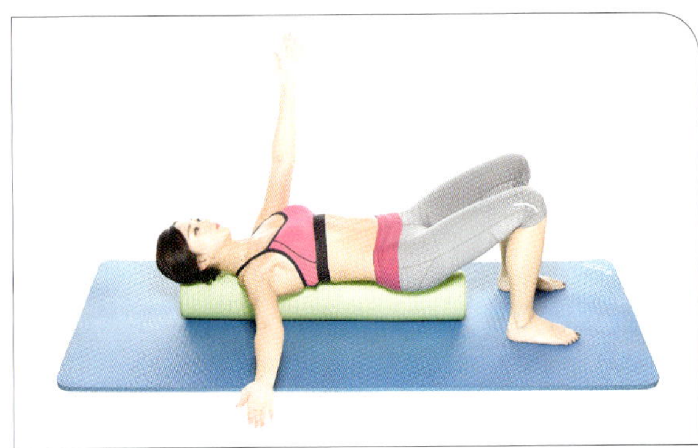

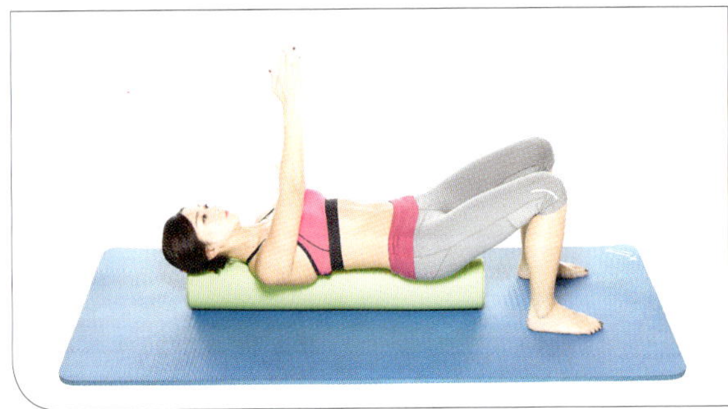

① 양다리를 골반 넓이로 놓고 양팔을 앞으로 한 상태로 눕는다.
② 한쪽 팔을 벌려 90도를 유지한 상태에서 좌우로 돌리면서 균형운동을 한다.
③ 천천히 버틸 수 있을 정도의 불균형을 감지하면서 좌우로 돌리기를 10회 한다.
④ 좌우 10회 후 3분 간 휴식을 1세트로, 3세트를 한다.

3) 다리 골반 넓이 양팔 위로 올리기 균형운동 3단계

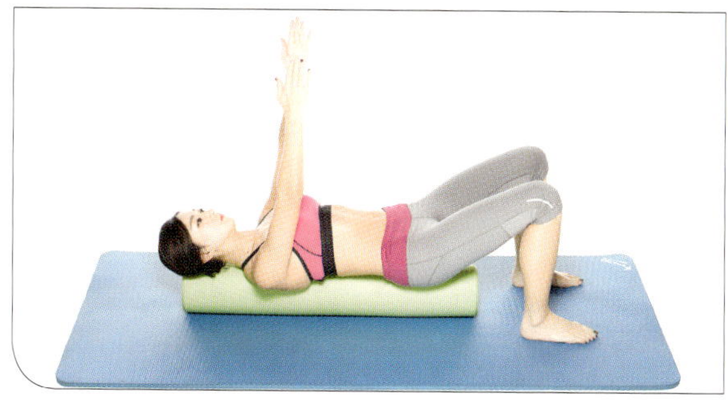

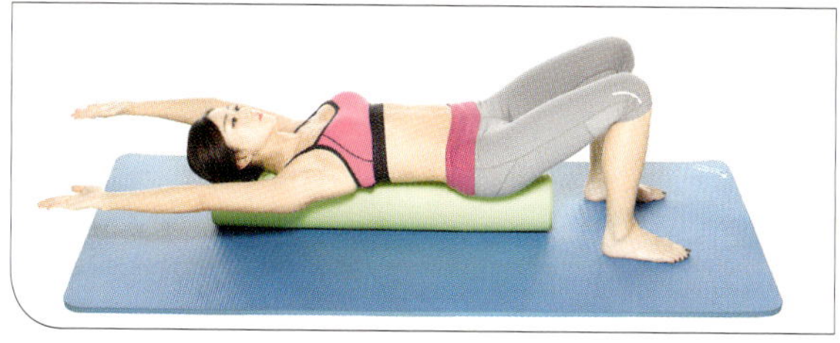

① 양다리를 골반 넓이로 놓고 눕는다.

② 양손을 위로 올린 상태에서 양팔을 올렸다 내리면서 균형운동을 한다.

③ 버틸 수 있을 정도의 불균형을 감지하면서 올렸다 내리기를 10회 한다.

④ 10회 후 3분 간 휴식을 1세트로, 3세트를 한다.

1.3 동적 균형잡기 하체 자극운동

누워서 하는 동적 균형잡기 하체 자극운동은 폼롤러 위에 척추라인을 맞춰 누운 상태에서, 하체의 동적 움직임을 이용하여 고관절에 다양한 자극의 변화를 주어 움직임 안에서 안정성을 제공하는 데 도움을 주는 운동이다. 동적 균형잡기 하체 자극운동은 상체 자극운동에 비해 난이도가 높은 형태의 운동으로, 하체에 움직임이 있을 때 좌우에서 발생하는 추가적인 불균형을 이용하여 골반 움직임에서 나타나는 코어를 활성하고 골반의 안정성을 담당하는 근육 및 그에 수반되는 균형을 향상시킬 때 좋은 운동 방법이다.

1) 손가락 끝으로 보조하며 무릎 들기 균형운동 1단계

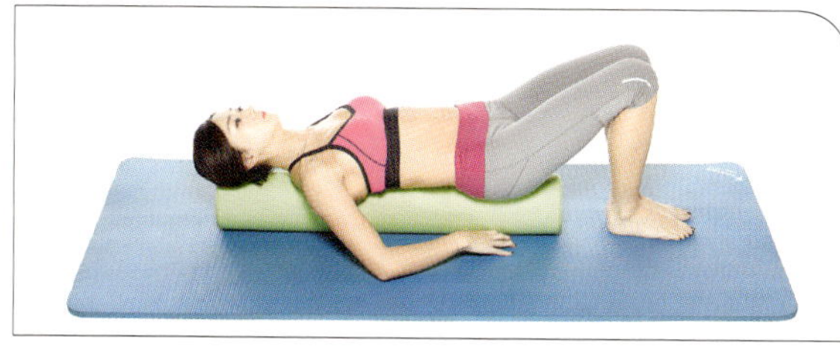

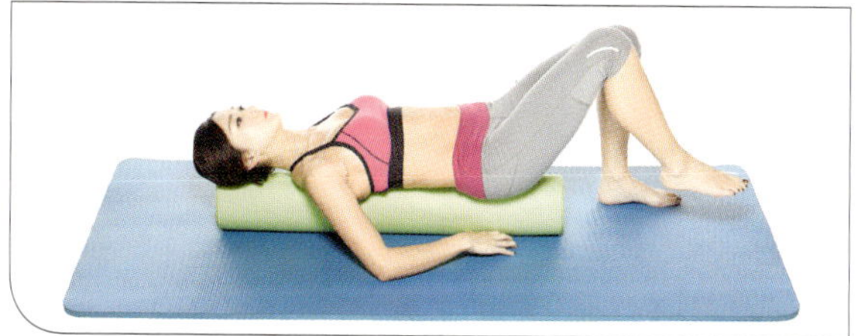

① 양 무릎을 모은 상태로 눕는다.

② 양손가락 끝으로 바닥을 지지한 상태로 무릎을 교대로 들면서 균형운동을 한다.
손가락의 보조는 많은 도움을 줄 수 있으므로 미세하게 보조한다.

③ 버틸 수 있을 정도의 불균형을 감지하면서 교대로 무릎 들기를 10회 한다.

④ 좌우 10회 후 3분 간 휴식을 1세트로, 3세트를 한다.

2) 손가락 끝으로 보조하며 다리 펴기 균형운동 2단계

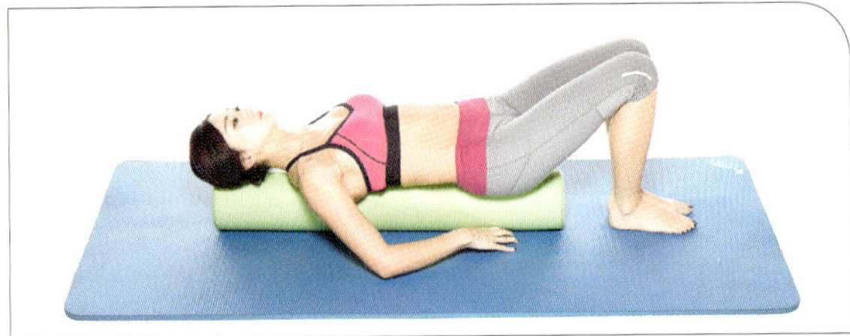

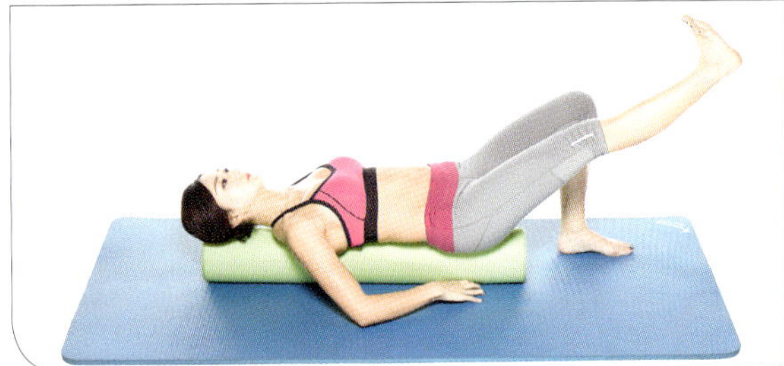

① 양 무릎을 모은 상태로 눕는다.
② 양 손가락 끝으로 바닥을 지지하면서 교대로 무릎을 들고 다리 펴기 균형운동을 한다.
손가락의 보조는 많은 도움을 줄 수 있으므로 미세하게 보조한다.
③ 버틸 수 있을 정도의 불균형을 감지하면서 교대로 무릎 들고 다리 펴기를 10회 한다.
④ 좌우 10회 후 3분 간 휴식을 1세트로, 3세트를 한다.

3) 배 위에 한 손 올리고 다리 펴기 균형운동 3단계

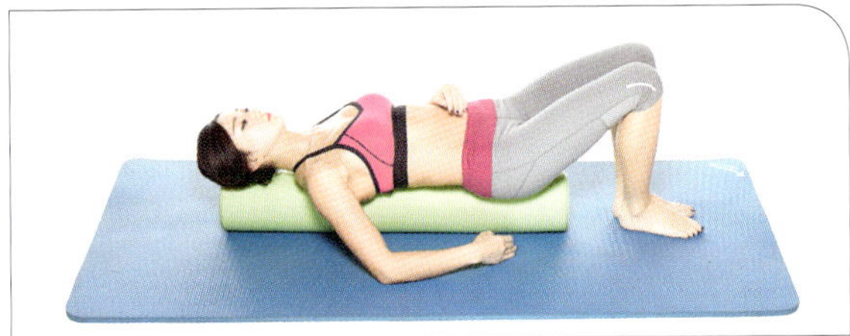

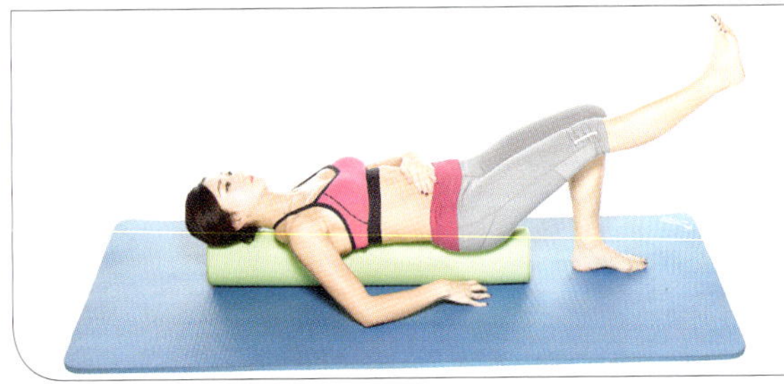

① 양 무릎을 모은 상태로 눕는다.
② 배 위에 한 손을 올린 상태에서 교대로 다리를 펴면서 균형운동을 한다.
손가락의 보조는 많은 도움을 줄 수 있으므로 미세하게 보조한다.
③ 버틸 수 있을 정도의 불균형을 감지하면서 교대로 다리 펴기를 10회 한다.
④ 좌우 10회 후 3분 간 휴식을 1세트로, 3세트를 한다.

4) 배 위에 양손 올리고 다리 펴기 균형운동 4단계

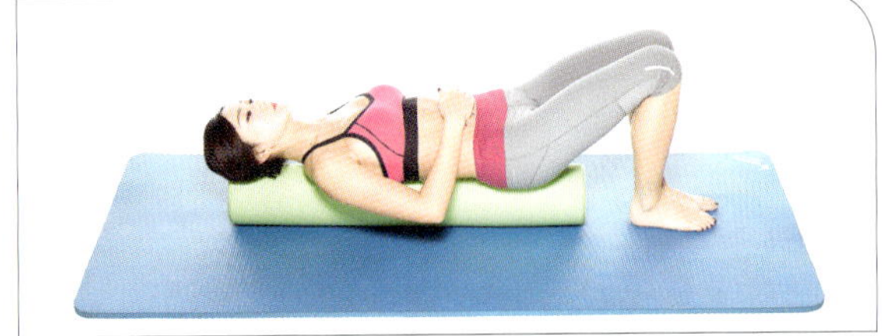

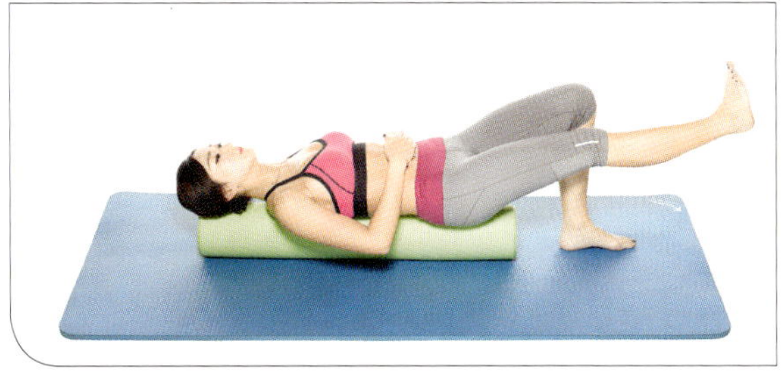

① 양 무릎을 모은 상태로 눕는다.
② 배 위에 양손을 올린 상태에서 교대로 무릎을 들고 다리 펴기 균형운동을 한다.
③ 버틸 수 있을 정도의 불균형을 감지하면서 교대로 무릎 들고 다리 펴기를 10회 한다.
④ 좌우 10회 후 3분 간 휴식을 1세트로, 3세트 한다.

1.4 추가 난이도 조절 방법

폼롤러 균형운동에 있어 난이도 조절은 무엇보다 중요하다. 근력이 있을 경우 어떠한 상태에서도 무리하게 균형을 잡을 수 있다. 그러나 이러한 상태로 균형을 잡는 것은 표층부에서 힘을 담당하는 근육을 자극시킬 뿐 심부에서 안정성을 담당하는 근육에는 자극을 줄 수 없다. 즉 균형운동을 하고 있지만 심부 근육에는 자극을 주지 못한 상태로 불균형을 일으킬 수 있다. 난이도가 높으면 앞서 설명한 것과 같이 심부 근육에 자극이 가지 않을 수 있고, 난이도가 낮으면 운동의 효과가 나타나지 않을 수 있다. 따라서 무엇보다 올바른 난이도를 설정하는 것이 중요하다. 올바른 난이도를 설정하는 방법은 아주 쉽다. 균형운동을 할 때 약간 힘들게 버틸 수 있는 불안정성에서 운동을 하면 가장 효율적인 균형운동이 될 수 있다. 이와 같이 본인에게 맞는 난이도를 선택하면 미세한 불균형에 반응하는 심부 근육과 표층 근육에 조화를 줄 수 있는 균형운동을 할 수 있고 이는 운동 효율의 증가 및 통증관리에 도움을 줄 수 있다. 폼롤러 균형운동의 추가적인 난이도 조절 방법은 다음과 같다.

1) 다리 넓이 변화

(1) 정적 균형잡기 운동과 동적 균형잡기 상체 자극운동

정적 균형잡기 운동과 동적 균형잡기 상체 자극운동의 경우 아래와 같이 다리를 모으면 안정성에 영향을 주는 기저면이 좁아지기 때문에 불안정성이 높아진다. 따라서 다리를 모으면서 난이도를 조절할 수 있다.

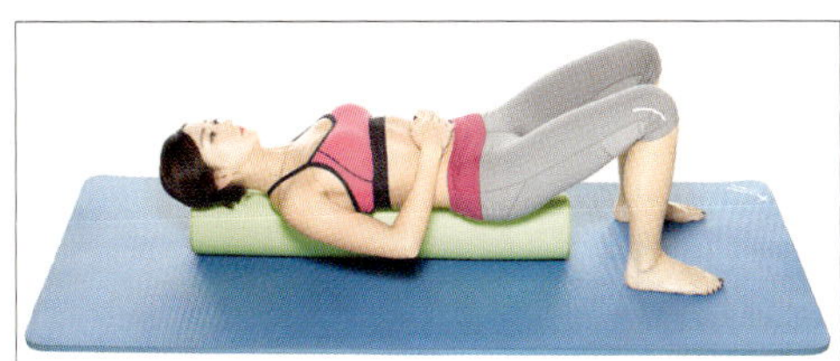

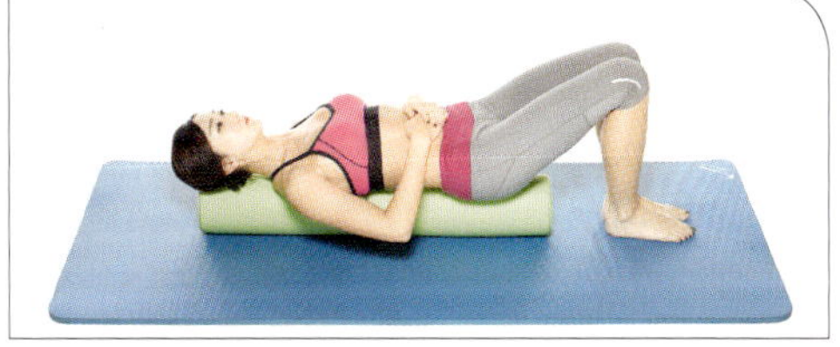

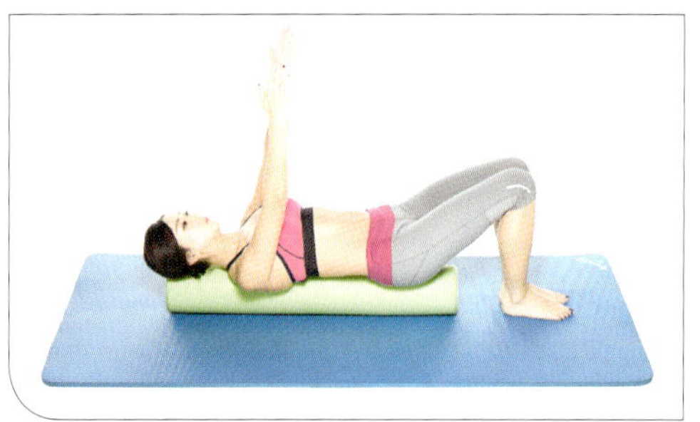
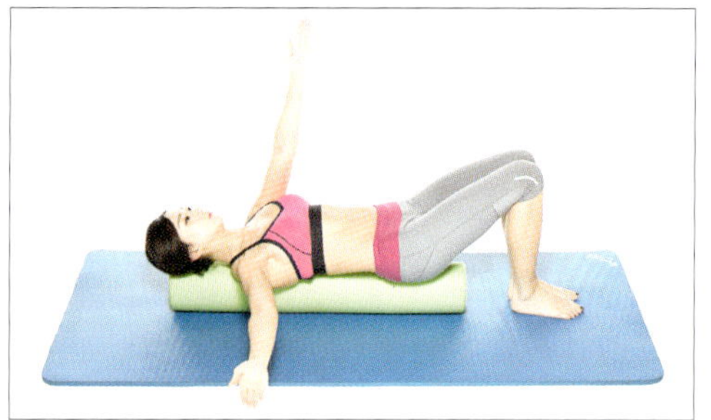

(2) 균형잡기 하체 자극운동

정적 균형잡기 운동이나 동적 균형잡기 상체 자극운동과 달리, 동적 균형잡기 하체 자극운동의 경우 다리를 넓히면 무릎과 다리를 들어올리는 과정에서 좌우로 발생하는 불균형을 증가시키기 때문에 다리를 넓힌 상태에서의 운동 난이도가 높아질 수 있다. 따라서 동적 균형잡기 하체 자극운동은 다리를 넓히면서 난이도를 조절할 수 있다.

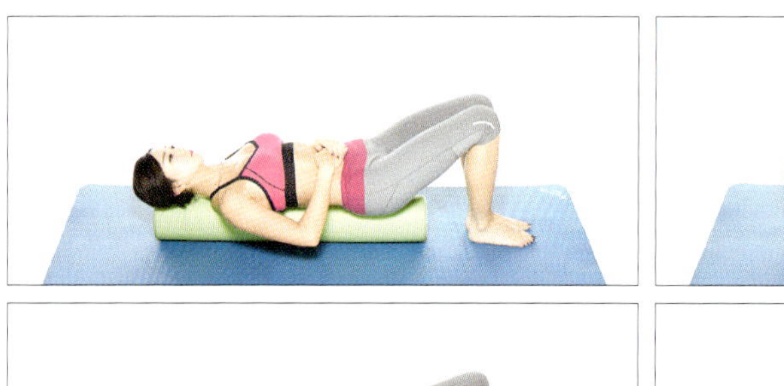
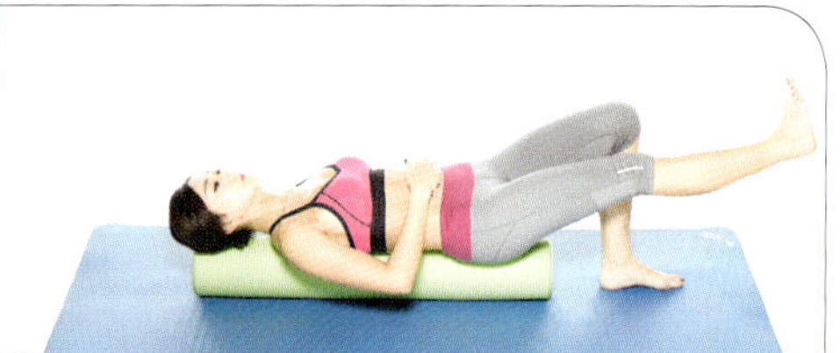
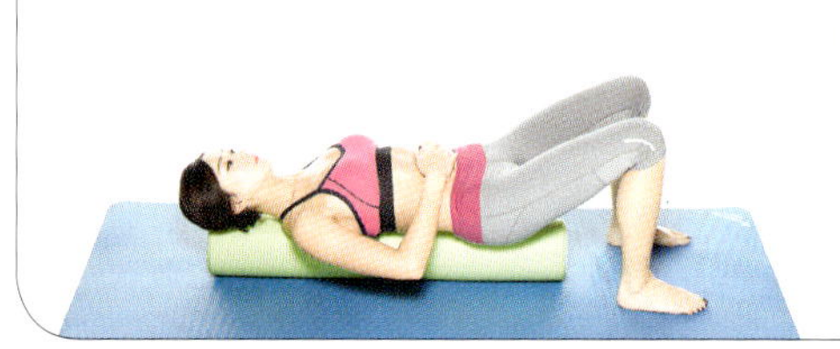
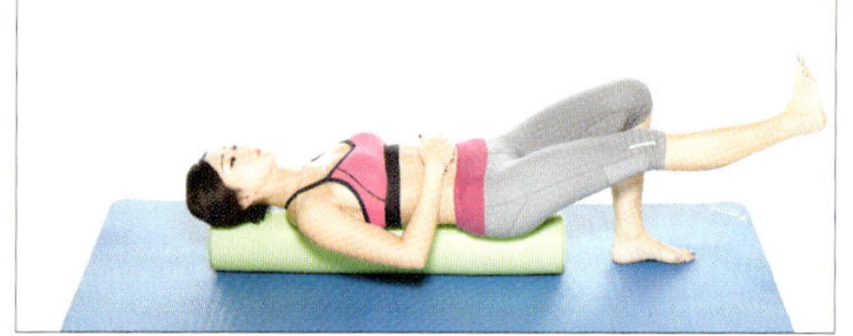

2) 시각 보조 차단

균형에 있어 시각계의 기능은 전정계, 체성감각계와 함께 중요한 기능을 한다. 눈을 감는 것은 시각계의 균형 보조 역할을 차단함으로써 균형난이도를 높일 수 있는 자극이 될 수 있다. 따라서 동작에 따라 눈을 뜨고 감는 것만으로도 균형난이도를 조절할 수 있다.

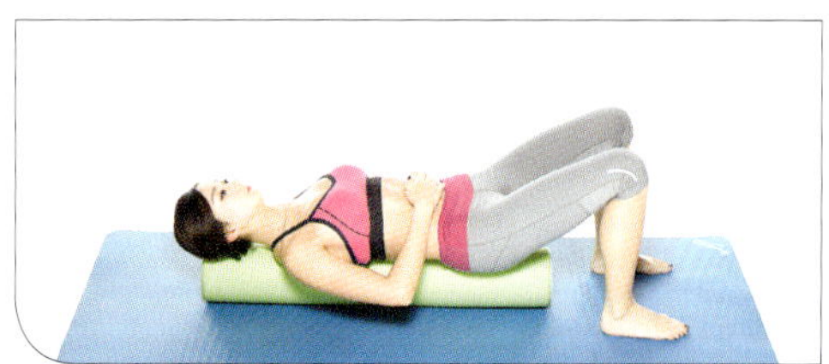
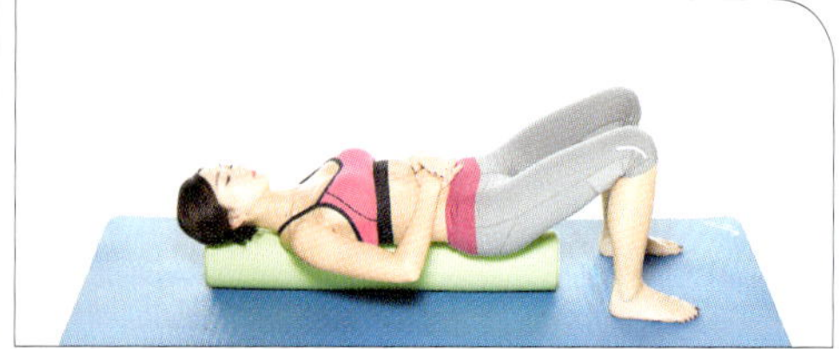

3) 손의 보조 차단

불균형한 상태에서의 손을 이용한 작은 보조는 무거운 무게를 드는 운동보다 균형운동에서 운동 난이도 조절에 더 큰 영향을 준다. 손가락이 아닌 손톱 끝을 이용한 보조만으로도 균형운동에 큰 도움을 줄 수 있으므로 손으로 보조할 때는 최대한 손톱 끝을 이용한 보조를 사용하는 것이 무엇보다 효율적이다.

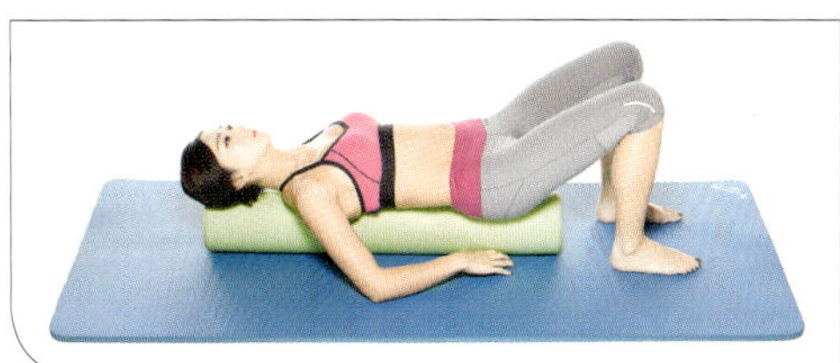
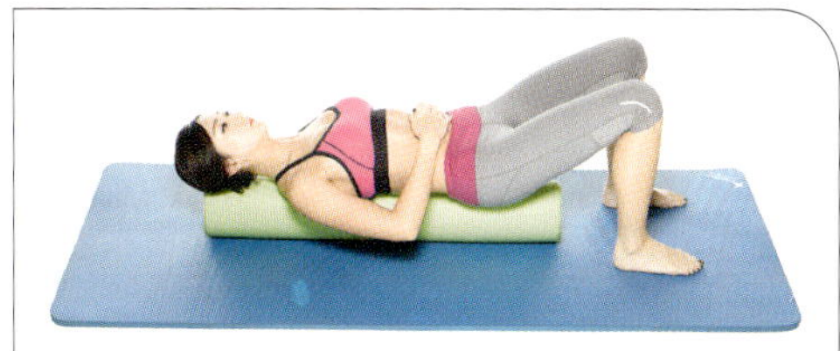

4) 움직임 추가

불안정한 상태에서의 작은 움직임은 불균형을 증가시킨다. 불균형한 상태에서 어깨를 상하좌우로 움직이는 자극과 무릎과 다리를 펴는 자극은 불안정성을 증가시켜 난이도를 조절하는 데 도움을 주는 것은 물론, 움직임을 주관하는 관절 내 안정성을 향상시키는 데에도 도움을 줄 수 있다.

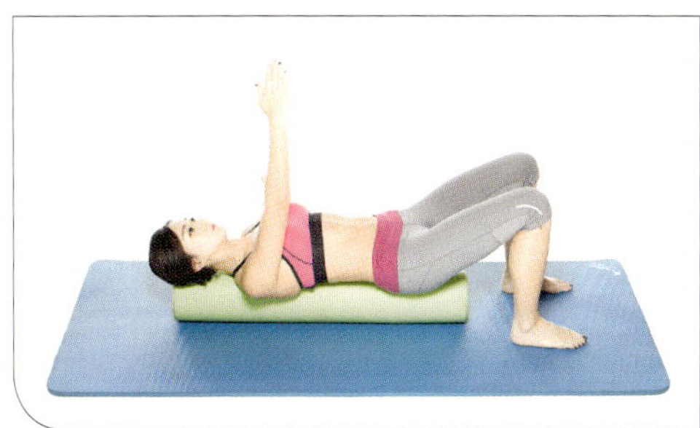
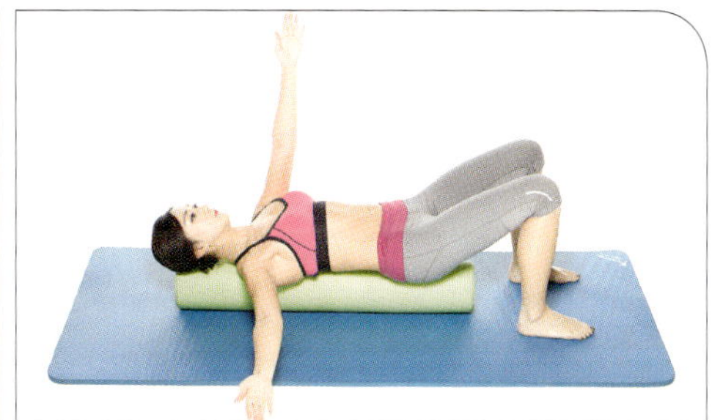

2. 서서 하는 폼롤러 균형운동

서서 하는 균형운동은 누워서 하는 균형운동에 비해 무게중심이 높은 상태에서 하기 때문에 불안정성이 높아져 상대적으로 난이도가 높아진다. 서서 하는 균형운동은 폼롤러의 위치와 서 있는 형태에 따라 자극을 줄 수 있는 운동 방법으로, 누워 있는 상태에 비해 서 있는 상태를 유지하기 위해 필요한 근수축이 추가적으로 발생하기 때문에 서 있는 상태에서의 안정성 향상에 도움을 줄 수 있다. 서서 하는 폼롤러 균형운동은 가로로 서서 하는 운동과 세로로 서서 하는 운동으로 나뉘는데, 가로로 서서 하는 운동은 앞뒤에서 발생하는 불균형 향상에 도움을 줄 수 있고 세로로 서서 하는 균형운동은 좌우 불균형 향상에 도움을 줄 수 있다. 따라서 사용 목적에 따라 폼롤러의 위치와 서 있는 형태를 바꿔서 할 수 있다.

2.1 가로로 서서 하는 폼롤러 균형운동

폼롤러를 가로로 놓고 서서 하는 균형운동은, 근막으로는 표면 전방경선과 표면 후방경선의 기능 및 균형을 향상시키며 전후로 발생하는 불균형을 이용하여 안정성을 향상시킨다. 가로로 서서 하는 균형운동은 주로 앞뒤로 접히거나 펴는 데 작용하는 근육들의 불균형을 바로잡는 데 도움을 줄 수 있다. 예를 들어 구부러진 무릎, 앞으로 나온 배의 경우 전후의 균형을 잡는 데 어려움을 주는 변수가 될 수 있다. 이러한 상태에서 균형을 잡기 위해 앞으로 나온 배를 넣는다던지 무릎을 펴는 등의 불균형을 잡아주는 자극이 필요하다. 폼롤러를 가로로 놓고 서서 하는 균형운동을 할 경우 목, 허리, 골반, 무릎, 발목과 같은 관절에서 앞뒤로 발생하는 불균형을 바로 잡으려는 움직임이 발생하고 이로 인해 균형 향상 및 안정성을 증가시킬 수 있다.

1) 정적 균형잡기 운동

가로로 서서 하는 정적 균형잡기 운동은 폼롤러를 가로로 놓고 그 위에 올라가서 정적인 상태의 등척성 운동을 이용하여 심부 근육을 자극할 수 있는 운동이다. 정적 균형잡기 운동은 비교적 난이도가 낮은 형태의 운동으로, 폼롤러에 서 있는 정적인 상태에서 앞뒤에서 발생하는 불균형을 이용하여 앞뒤 근육의 균형을 맞출 수 있는 운동 방법이다.

(1) 가로로 서서 균형운동 1단계

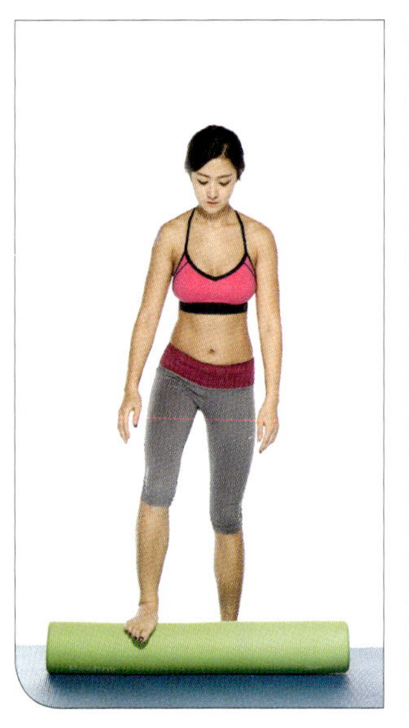

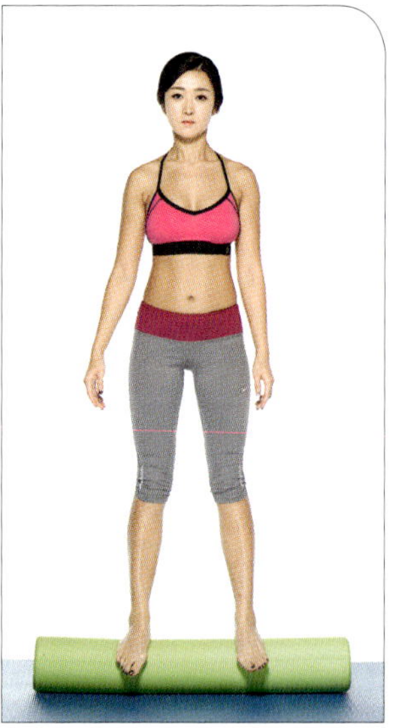

① 폼롤러를 가로로 놓고 위에 올라선다.
② 앞뒤로 발생하는 불균형을 느끼면서 균형잡기를 한다.
③ 버틸 수 있을 정도의 불균형을 감지하면서 균형잡기를 10초간 한다.
④ 10회(10초 간 버틴 후 10초 휴식) 1세트로, 세트 간 3분 휴식하면서 3세트를 한다.

(2) 가로로 서서 양손 앞으로 균형운동 1단계

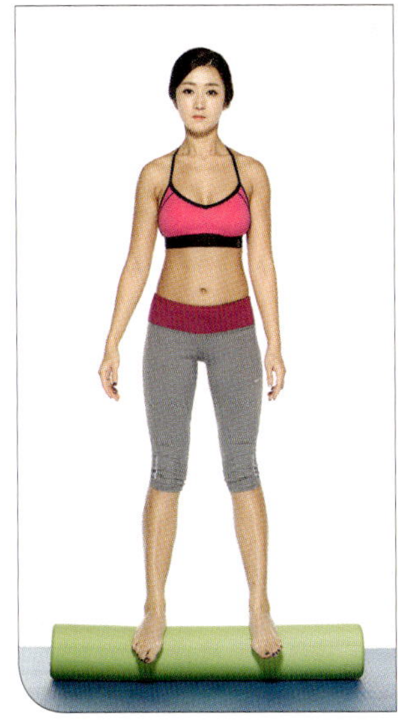
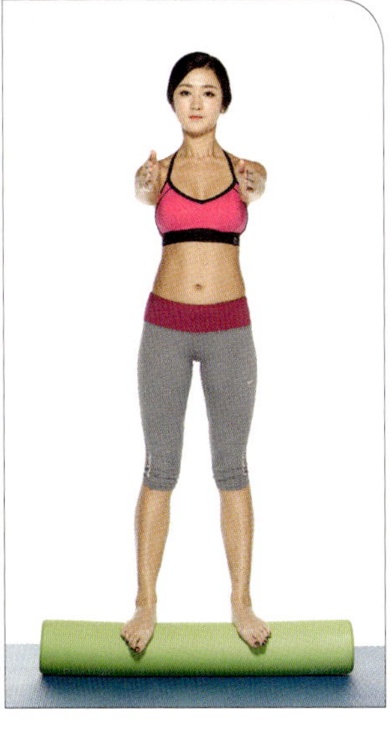

① 폼롤러를 가로로 놓고 위에 올라선다.
② 양손을 앞으로 올리고 앞뒤로 발생하는 불균형을 느끼면서 균형잡기를 한다.
③ 버틸 수 있을 정도의 불균형을 감지하면서 균형잡기를 10초간 한다.
④ 10회(10초 간 버틴 후 10초 휴식) 1세트로, 세트 간 3분 휴식하면서 3세트를 한다.

(3) 가로로 서서 양손 위로 균형운동 3단계

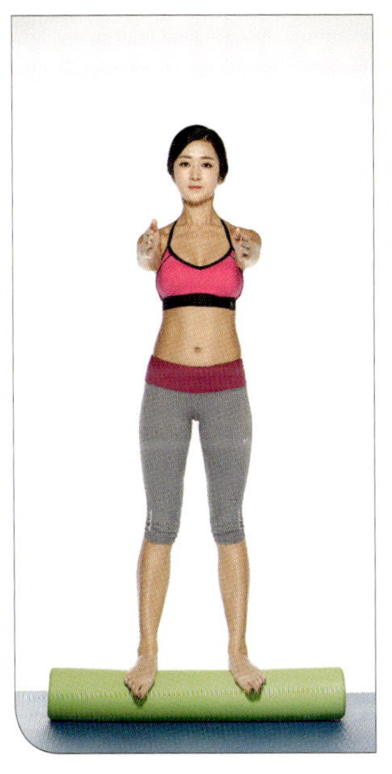
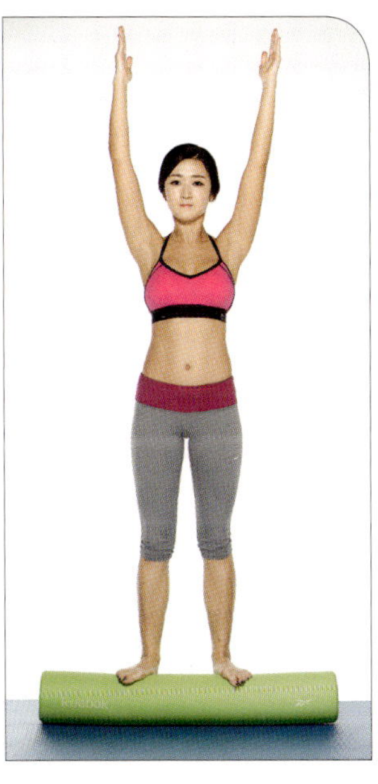

① 폼롤러를 가로로 놓고 위에 올라선다.
② 양손을 위로 올리고 앞뒤로 발생하는 불균형을 느끼면서 균형잡기를 한다.
③ 버틸 수 있을 정도의 불균형을 감지하면서 균형잡기를 10초 간 한다.
④ 10회(10초 버틴 후 10초 휴식) 1세트로, 세트 간 3분 휴식하면서 3세트를 한다.

2) 동적 상체 자극 균형잡기 운동

서서 하는 동적 상체 자극 균형잡기 운동은 폼롤러를 가로로 놓고 그 위에 올라선 상태에서 상체의 동적 움직임을 이용하여 견관절에 다양한 자극 변화를 주고 움직임 안에서 안정성을 제공하는 데 도움을 주는 운동이다. 동적 균형잡기 상체 자극운동은 정적 균형잡기 운동에 비해 난이도가 높은 형태의 운동으로 상체에 움직임이 있을 때 앞뒤에서 발생하는 추가적인 불균형을 이용하여 어깨 움직임에서 나타나는 코어를 활성하는 동시에 어깨의 안정성을 담당하는 근육 및 그에 수반되는 균형을 향상시킬 때 좋은 운동 방법이다.

(1) 가로로 양손 앞으로 서서 좌우 교대로 팔 벌리기 균형운동 1단계

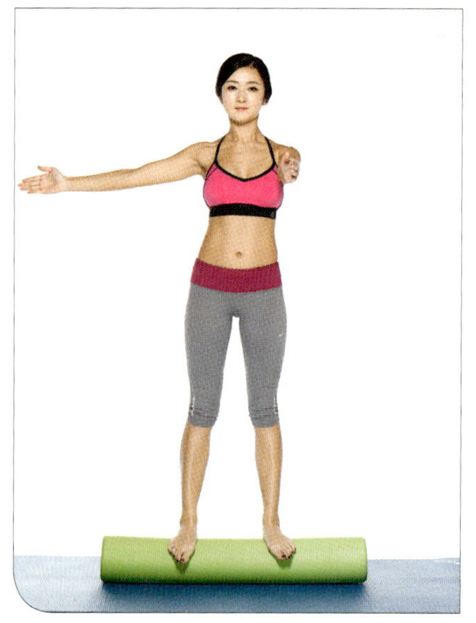
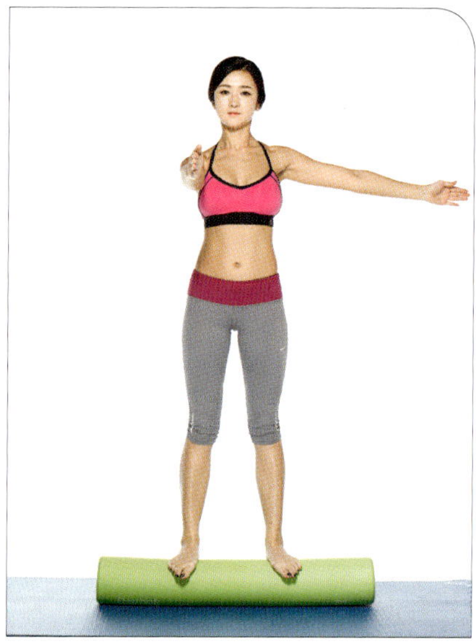

① 폼롤러를 가로로 놓고 위에 올라선다.
② 앞뒤로 발생하는 불균형을 느끼면서 교대로 한팔 벌리기를 한다.
③ 버틸 수 있을 정도의 불균형을 감지하면서 교대로 한 팔 벌리기를 10회 한다.
④ 좌우 10회 후 3분 간 휴식을 1세트로, 3세트를 한다.

(2) 가로로 양손 앞으로 서서 좌우 교대로 팔 올리기 균형운동 2단계

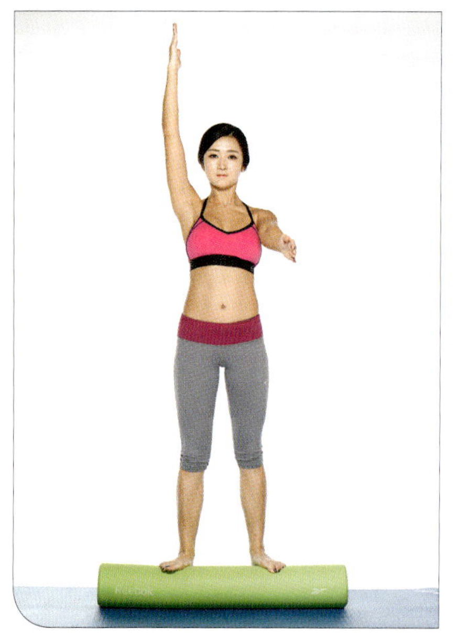
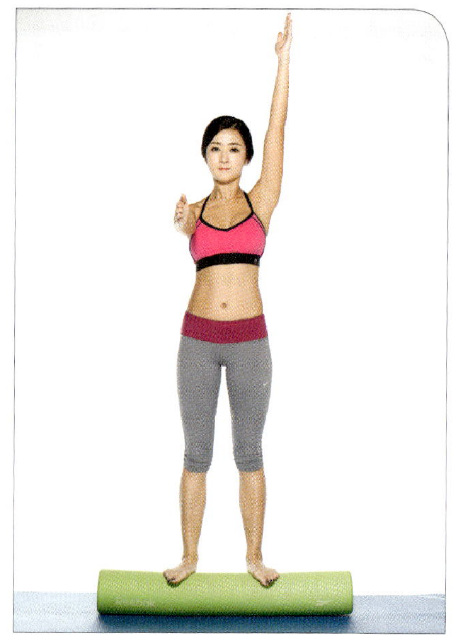

① 폼롤러를 가로로 놓고 위에 올라선다.
② 앞뒤로 발생하는 불균형을 느끼면서 교대로 한팔 올리기를 한다.
③ 버틸 수 있을 정도의 불균형을 감지하면서 교대로 한 팔 올리기를 10회 한다.
④ 좌우 10회 후 3분 간 휴식을 1세트로, 3세트 한다.

(3) 가로로 양손 앞으로 서서 양팔 올리기 균형운동 3단계

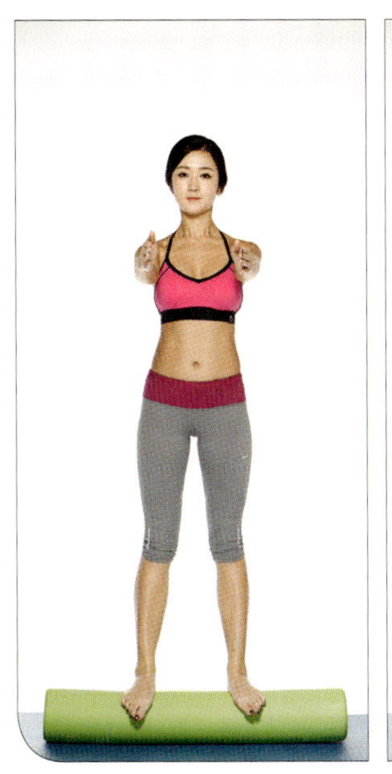
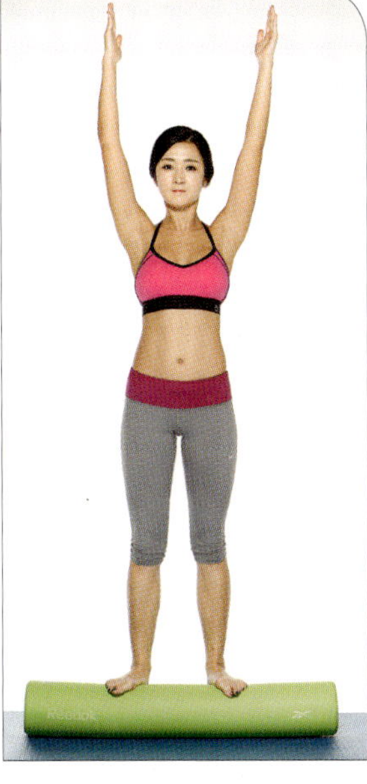

① 폼롤러를 가로로 놓고 위에 올라선다.
② 앞뒤로 발생하는 불균형을 느끼면서 양팔 올리기를 한다.
③ 버틸 수 있을 정도의 불균형을 감지하면서 양팔 올리기를 10회 한다.
④ 10회 후 3분 간 휴식을 1세트로, 3세트를 한다.

(4) 가로로 양손 앞으로 서서 양팔 사선 올렸다 내리기 균형운동 4단계

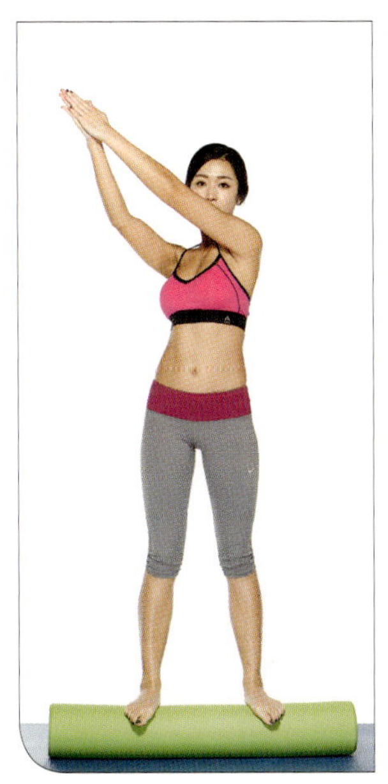
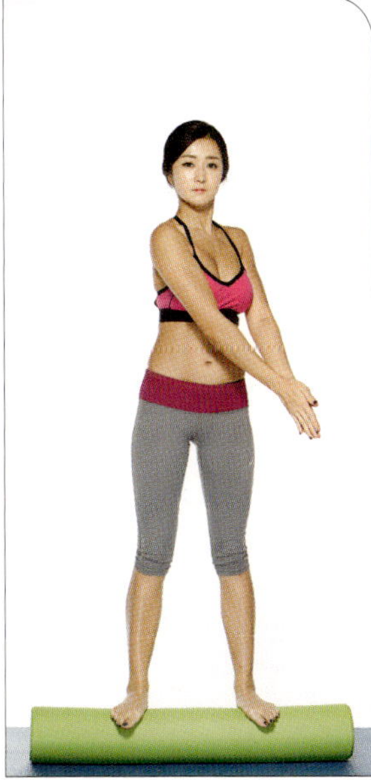

① 폼롤러를 가로로 놓고 위에 올라선다.
② 앞뒤로 발생하는 불균형을 느끼면서 양손 사선 위로 올렸다 내리기를 한다.
③ 버틸 수 있을 정도의 불균형을 삼시하면서 양손 사선 위로 올렸다 내리기를 10회 한다.
④ 좌우 10회 후 3분 간 휴식을 1세트로, 3세트를 한다.

3) 동적 하체 균형잡기 자극운동

동적 균형잡기 하체 자극운동의 경우 정적 균형잡기 운동과 동적 균형잡기 상체 자극운동 과 달리, 다관절 움직임이 일어나는 앉았다 일어서기 및 옆으로 걷기를 하기 때문에 움직임의 불안정성이 크게 나타난다는 특징을 가지고 있다. 따라서 동적 상황에서의 안정성에 대한 집중력이 무엇보다 필요하다. 또한 다리 간격을 조절하여 난이도 조절 및 근육 자극을 조절할 수 있다는 특징을 가진다.

(1) 가로로 양손 앞으로 서서 앉았다 일어서기 균형운동 1단계

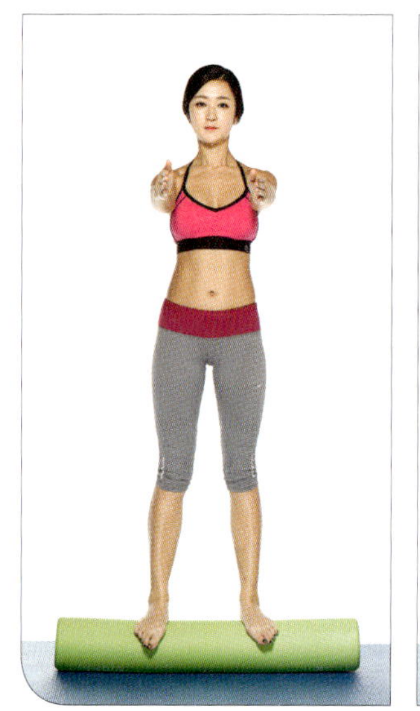

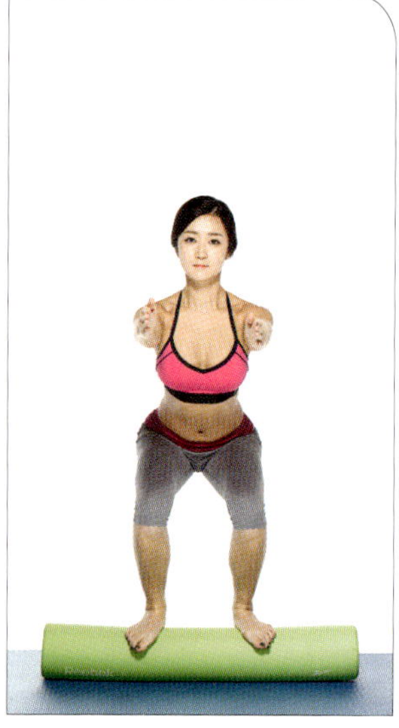

① 폼롤러를 가로로 놓고 위에 올라선다.
② 앞뒤로 발생하는 불균형을 느끼면서 양손을 앞으로 하고 앉았다 일어서기를 한다.
③ 버틸 수 있을 정도의 불균형을 감지하면서 양손 앞으로 앉았다 일어서기를 10회 한다.
④ 10회 후 3분 간 휴식을 1세트로, 3세트 한다.

(2) 가로로 양손 앞으로 교차하고 서서 앉았다 일어서기 균형운동 2단계

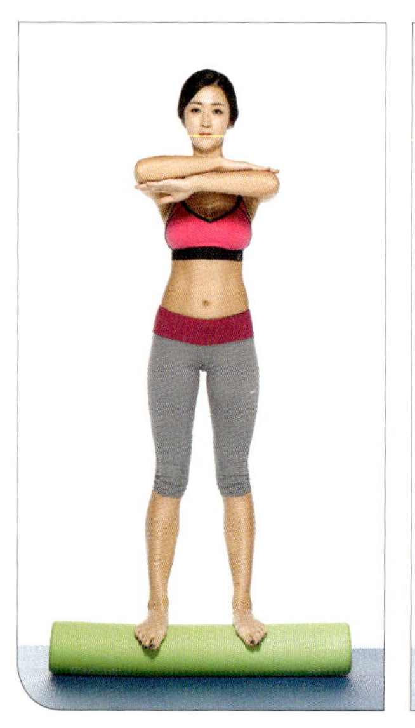

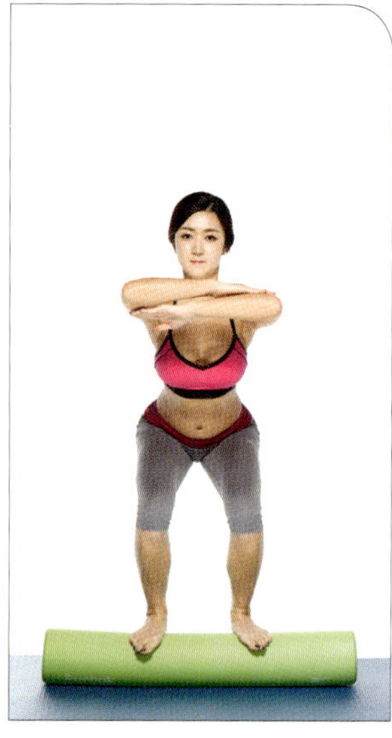

① 폼롤러를 가로로 놓고 위에 올라선다.
② 앞뒤로 발생하는 불균형을 느끼면서 양손을 교차한 채 앉았다 일어서기를 한다.
③ 버틸 수 있을 정도의 불균형을 감지하면서 양손을 교차해 앉았다 일어서기를 10회 한다.
④ 10회 후 3분 간 휴식을 1세트로, 3세트를 한다.

(3) 가로로 서서 옆으로 걷기 균형운동 3단계

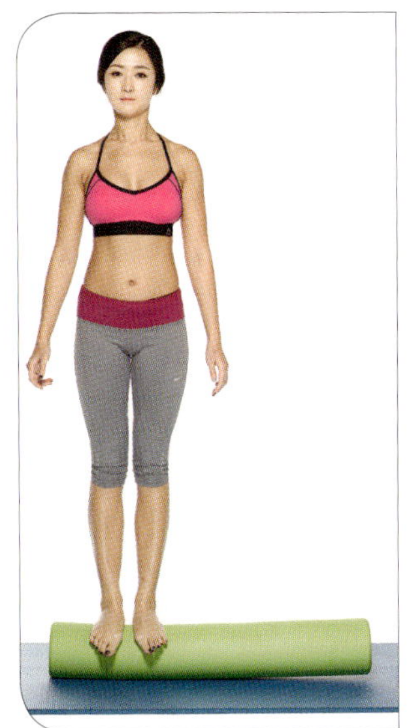
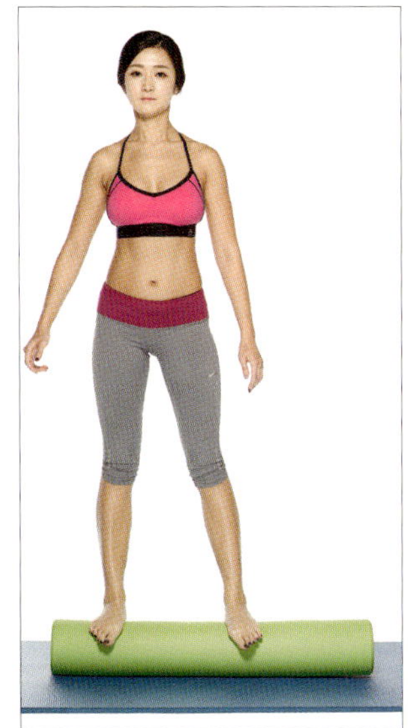
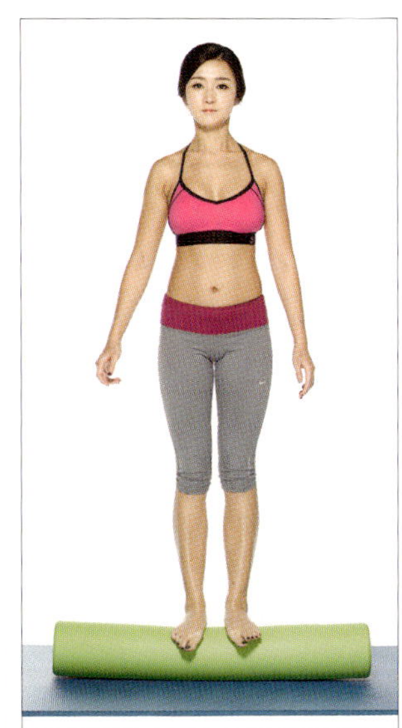
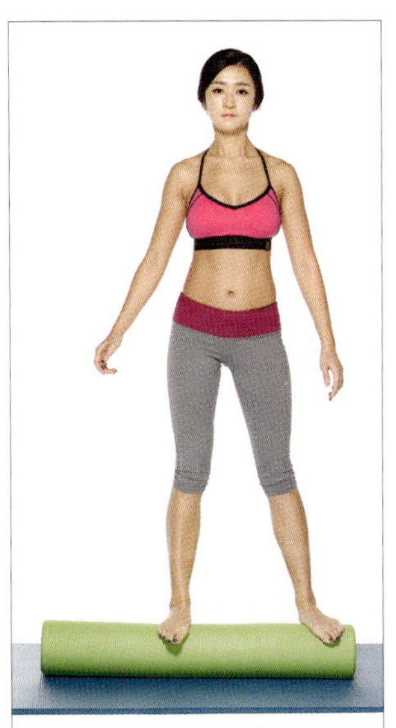
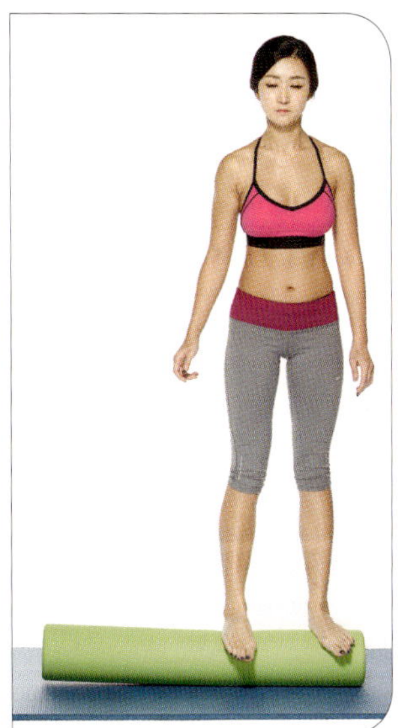

① 폼롤러를 가로로 놓고 위에 올라선다.
② 앞뒤로 발생하는 불균형을 느끼면서 옆으로 걷기를 한다.
③ 버틸 수 있을 정도의 불균형을 감지하면서 옆으로 걷기를 10회 한다.
④ 좌우 10회 후 3분 간 휴식을 1세트로, 3세트를 한다.

2.2 세로로 서서 하는 폼롤러 균형운동

세로로 서서 하는 폼롤러 균형운동은 가장 난이도가 높은 균형운동의 형태로, 좌우 불균형을 바로잡는 데 도움을 주는 운동 방법이다. 근막으로는 외측선, 나선선, 기능선에 영향을 주며 좌우의 불안정성을 향상시키는 운동으로, 좌우의 불균형으로 인해 발생하는 골반의 불균형과 상체와 하체 좌우 불균형 및 복부 내외복사근의 불균형을 개선하는 데 도움을 줄 수 있다. 세로로 서서 하는 폼롤러 균형운동은 난이도가 높기 때문에 누워서 하는 운동에서 높은 난이도가 수행되었을 때 할 것을 추천한다.

1) 정적 균형잡기 운동

세로로 서서 하는 폼롤러 정적 균형잡기 운동은 폼롤러를 세로로 놓고 그 위에 올라가서 정적인 상태의 등척성 운동을 이용하여 심부 근육을 자극할 수 있는 운동이다. 정적 균형잡기 운동은 비교적 난이도가 낮으나, 세로로 서서 하는 균형운동은 난이도가 높으며 좌우에서 발생하는 불균형을 이용하여 좌우 근육의 균형을 맞출 수 있는 운동 방법이라 할 수 있다.

(1) 세로로 서서 균형운동 1단계

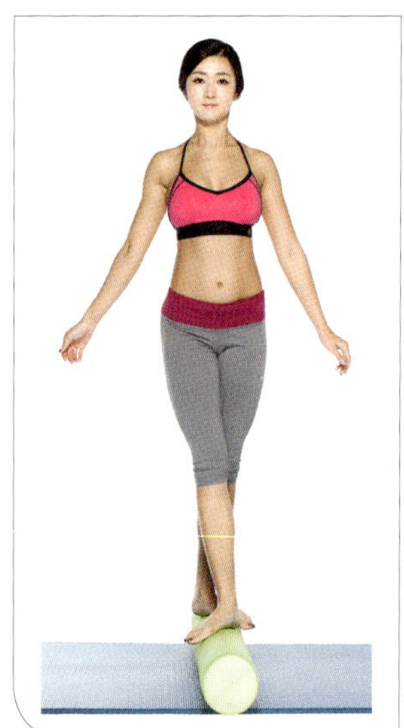

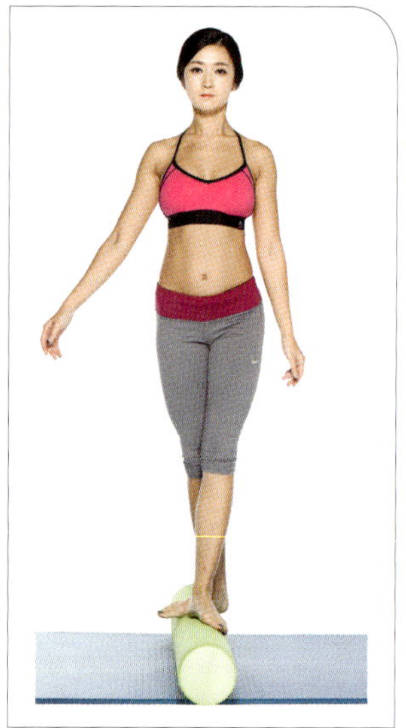

① 폼롤러를 세로로 놓고 위에 올라선다.
② 좌우로 발생하는 불균형을 느끼면서 균형잡기를 한다.
③ 버틸 수 있을 정도의 불균형을 감지하면서 균형잡기를 10초 간 한다.
④ 10회(10초 버틴 후 10초 휴식) 1세트로 세트 간 3분 휴식하면서 3세트를 한다.

(2) 세로로 양손 앞으로 서서 균형운동 2단계

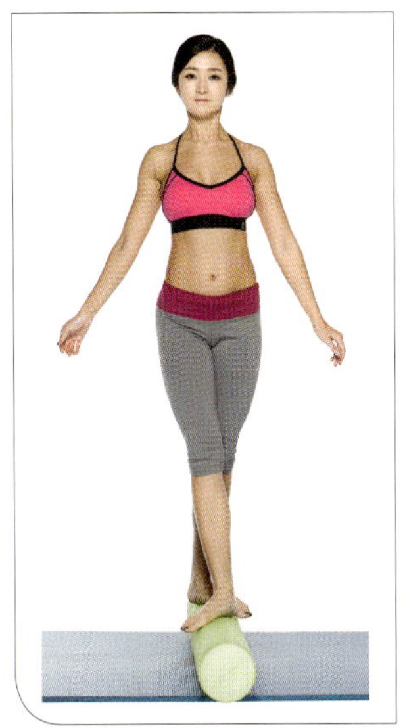

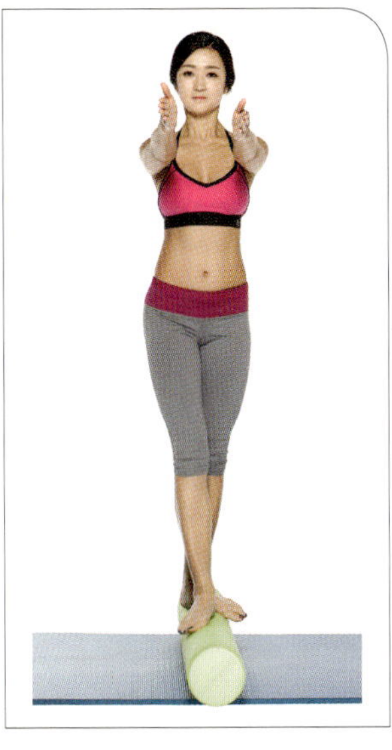

① 폼롤러를 세로로 놓고 위에 올라선다.
② 좌우로 발생하는 불균형을 느끼면서 균형잡기를 한다.
③ 버틸 수 있을 정도의 불균형을 감지하면서 균형잡기를 10초 간 한다.
④ 10회(10초 버틴 후 10초 휴식) 1세트로, 세트 간 3분 휴식하면서 3세트를 한다.

2) 동적 균형잡기 상체 자극운동

서서 하는 동적 균형잡기 상체 자극운동은 폼롤러를 세로로 놓고 그 위에 올라선 상태에서 상체의 동적 움직임을 이용하여 견관절에 다양한 자극의 변화를 주고 움직임 안에서 안정성을 제공하는 데 도움을 주는 운동이다. 세로로 서서 하는 동적 균형잡기 상체 자극운동은 가장 난이도가 높은 형태의 운동으로, 상체에 움직임이 있을 때 좌우에서 발생하는 추가적인 불균형을 이용하여 어깨 움직임에서 나타나는 코어를 활성하고 어깨의 안정성을 담당하는 근육 및 그에 수반되는 균형을 향상시킬 때 좋은 운동 방법이다.

세로로 양손 앞으로 서서 한 팔 교대로 벌렸다 모으기 균형운동 3단계

① 폼롤러를 세로로 놓고 위에 올라신다.
② 좌우로 발생하는 불균형을 느끼면서 교대로 한 팔 벌리기를 한다.
③ 버틸 수 있을 정도의 불균형을 감지하면서 교대로 한 팔 벌리기를 10회 한다.
④ 좌우 10회 후 3분 간 휴식을 1세트로, 3세트를 한다.

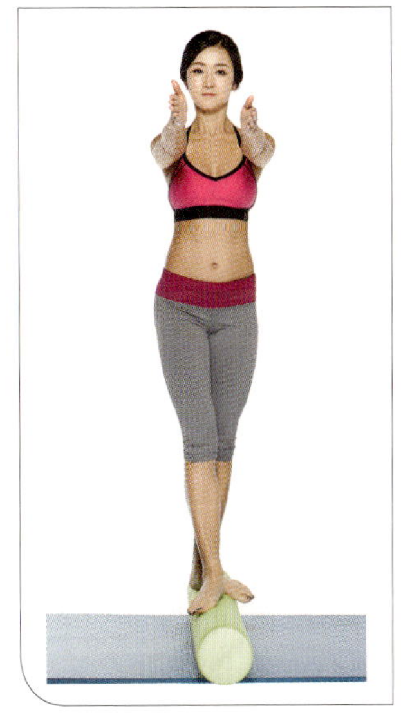

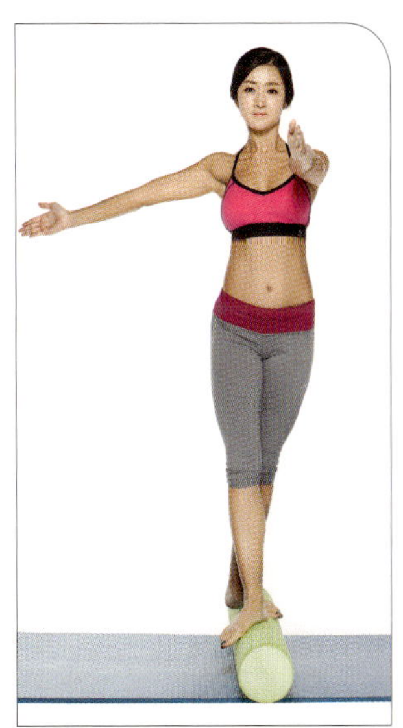

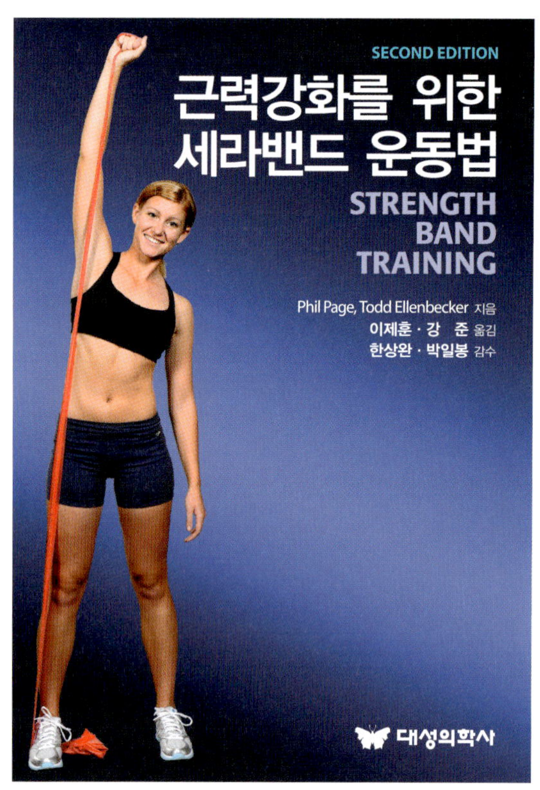

더 쉽고, 더 명쾌하며, 더욱 자세한 설명으로
더 효과적인 근력강화 밴드 트레이닝을
이끌어준다.
체육관에서, 가정에서 또는 여행 중에도
언제 어디서든 트레이닝을 지속할 수 있다.
150개 이상의 운동법과 검증을 거친
피트니스 및 경기력 향상 운동법들로
근력과 스피드, 파워를 극대화하자.

4×6배판, 220페이지, 값 18,000원

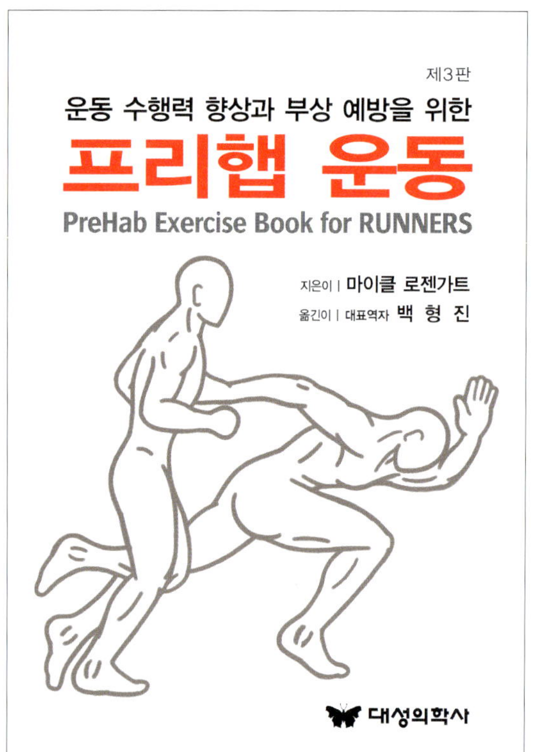

이 책을 통해 당신은 신체 정렬을 측정하고
자기 평가를 하는 방법을 배울 것이다.
또 달리기를 할 때 당신의 신체가 어떻게
움직이는지에 대해 더 잘 이해하게 될 것이다.
이 책에는 신체 불균형의 교정, 근력 성장,
더 빠르고 효율적으로 달리기 위한 훈련 방법,
부상 위험을 줄이는 프리햅 운동과
그것을 수행하는 기술에 대한
수백장의 그림이 수록되어 있다.

크라운판, 528페이지, 값 50,000원

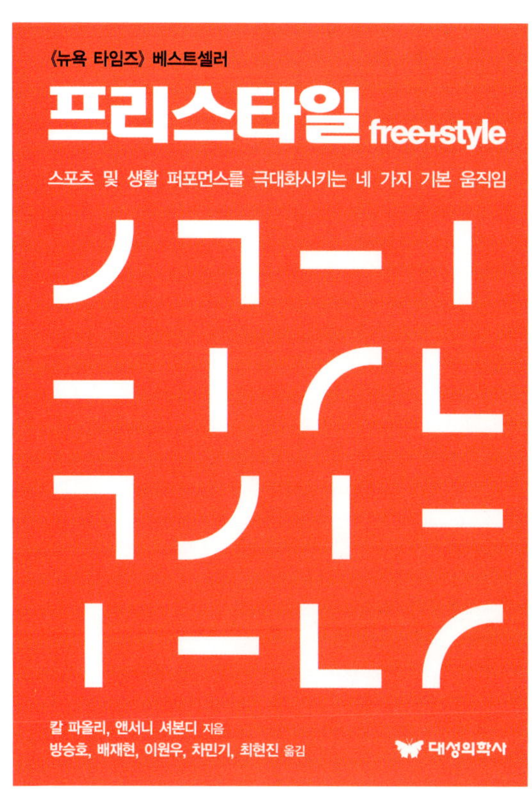

프리스타일은 스킬 레벨에 상관없이
모든 이들의 목표에 개인처방을 할 수 있는
종합적인 프로그램을 제공한다.
트레이닝에 관한 이 새로운 철학은,
고강도 스포츠 수행이든
일상생활을 영위하는 것이든 간에
당신의 훈련 목적을 움직임 스타일과 연계한다.
당신은 이 책을 통해 기본적인 인간의 움직임들을
마스터하고 스포츠와 일상에 필요한 능력을
최대화시키는 틀을 찾을 수 있을 것이다.

국배판, 432페이지, 값 58,000원

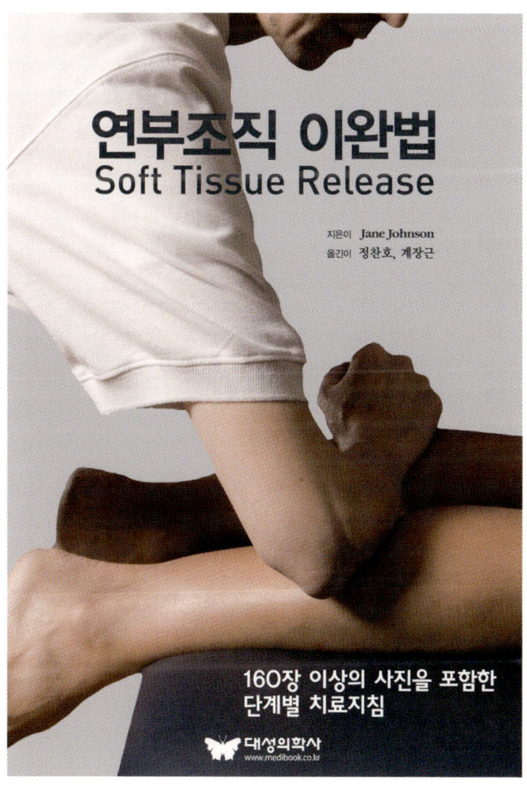

당신에게 STR의 이해와 그 세 가지 방법인
수동적(환자가 참여하지 않는),
능동-보조적(환자와 치료사가 함께 하는)
그리고 능동적(환자가 스스로 그 방법을
시행하는)의 적용을 알려주는
명쾌하고 간결하며, 실용적인 책이다.
이 책은 STR의 특정한 목표에 초점을 맞춰
치료에 대한 기본정보를 제공하므로
당신이 STR의 방법을 사용할 수 있도록
준비시킬 것이다.

4×6배판, 184페이지, 값 20,000원

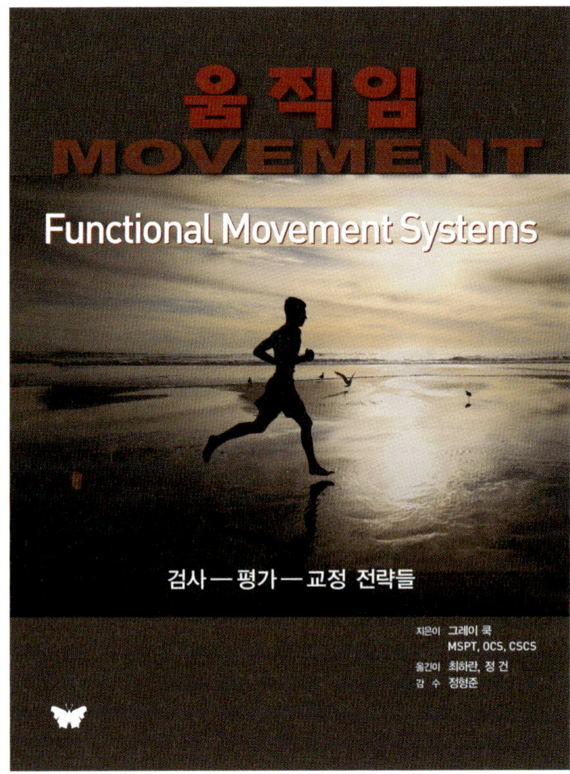

국배판, 424페이지, 값 55,000원

그레이는 체계적인 논리를 사용함과 함께 유아들이 걷고, 뛰고, 기어오르는 것을 학습할 때 사용하는 자연적인 발달 원칙들을 되돌아보게 함으로써 운동 학습, 교정운동, 현대의 컨디셔닝 훈련에 새로운 관점을 제시한다.

당신이 배우게 될 발견, 가르침, 접근법들은 다음과 같다.

- 움직임의 질과 함께 양을 확인하고 측정하는 방법
- 기능적인 움직임 검사(FMS)로 기능장애 패턴들을 확인하는 방법
- 선택적인 기능적 움직임 평가(SFMA)에 대해 임상의들이 알아야 하는 것
- 교정전략들을 적용하는 때와 어떤 전략을 사용해야 하는지를 결정하는 방법
- 단지 기계적 아이디어가 아니라 행동으로서 움직임 패턴들의 지도를 만들고 움직임을 이해하는 방법

박정수(Park, Jung-Su)
inhapac@naver.com

인하대학교 체육교육학 학사
인하대학교 체육학(운동생리학) 석사
클럽무브먼트 대표
인하대학교 외래교수(운동재활, 노인재활)
인하대학교 선수 컨디셔닝 트레이너
대한체육전문학교 교수
인천 카바디협회 메디컬 트레이너
밸런스바디 아카데미 강사
대한건강운동관리사 이사
대한운동사협회 정회원
대한선수트레이너협회 정회원
스포츠의학회 정회원

김민규(Kim, Min-Kyu)
leisure.loisir@gmail.com

인하대학교 체육교육학 학사
인하대학교 일반대학원 체육학(여가학) 석사, 박사
인하대학교, 세명대학교, 동서울대학교 외래교수
연세대학교 스포츠레저학과 POST-DOC 연구원
(한국연구재단 박사 후 국내연수)
(사)한국스포츠복지진흥원 연구위원
(사)한국스포츠관광학회 이사

심재근(Shim, Jae-Geun)
63300@naver.com

경기대학교 대체의학대학원 박사 과정(스포츠재활)
㈜CJ 미래경영연구원 헬스케어 총괄
신라호텔 반트 퍼스널 트레이너
대한체육직업전문학교 운동처방 교수
동원대학교 보건운동학과 외래교수
경기도 보디빌딩연합회 상임이사
대한건강운동관리사 이사
밸런스바디 아카데미 강사
2015 머슬마니아 FItness Korea 스포츠모델 그랑프리

통증을 없애는 **폼롤러 이완운동 치료**

1판 1쇄 펴냄: 2016년 9월 2일

지은이: 박정수, 김민규, 심재근
펴낸이: 권오현
펴낸곳: 대성의학사

출판등록 2009년 6월 22일(제301-2013-095호)
서울특별시 중구 을지로 126-1 (을지로3가, 3층)
전화 02)2279-3444 / 팩스 02)2285-0108
Homepage www.medibook.co.kr

값 30,000원

ISBN 978-89-97436-52-1(13690)